CARBOHIDRATOS
EN ALIMENTOS REGIONALES
IBEROAMERICANOS

UNIVERSIDADE DE SÃO PAULO

Reitora Suely Vilela
Vice-reitor Hélio Nogueira da Cruz

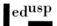 EDITORA DA UNIVERSIDADE DE SÃO PAULO

Diretor-presidente Plinio Martins Filho

COMISSÃO EDITORIAL
Presidente José Mindlin
Vice-presidente Laura de Mello e Souza
Brasílio João Sallum Júnior
Carlos Alberto Barbosa Dantas
Carlos Augusto Monteiro
Franco Maria Lajolo
Guilherme Leite da Silva Dias
Plinio Martins Filho

Diretora Editorial Silvana Biral
Diretora Comercial Ivete Silva
Editores-assistentes Marilena Vizentin
Carla Fernanda Fontana
Marcos Bernardini

CARBOHIDRATOS
EN ALIMENTOS REGIONALES
IBEROAMERICANOS

Franco Maria Lajolo

Departamento de Alimentos e Nutrição Experimental,
Faculdade de Ciências Farmacêuticas, Universidade de
São Paulo - Brasil

Elizabete Wenzel de Menezes

Departamento de Alimentos e Nutrição Experimental,
Faculdade de Ciências Farmacêuticas, Universidade de
São Paulo - Brasil

SUBPROGRAMA XI
Tratamiento y Conservación de Alimentos

PROYECTO CYTED XI.18
Composición, Estructura, Propiedades Biológicas de
Carbohidratos y su Utilización en Alimentos

  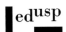

Copyright © 2006 by Organizadores

Ficha Catalográfica elaborada pelo Departamento Técnico
do Sistema Integrado de Bibliotecas da USP

Carbohidratos en Alimentos Regionales Iberoamericanos /
Franco Maria Lajolo, Elizabete Wenzel de Menezes (orgs.). —
São Paulo: Editora da Universidade de São Paulo, 2006.

648 p. ; 16 x 23 cm.
Texto em espanhol e português.
ISBN: 85-314-0935-7

    1. Carboidratos.   2. Nutrição (América Latina).
I. Lajolo, Franco Maria. II. Menezes, Elizabete Wenzel de.

CDD–613.283

Direitos reservados à

Edusp – Editora da Universidade de São Paulo
Av. Prof. Luciano Gualberto, Travessa J, 374
6° andar – Ed. da Antiga Reitoria – Cidade Universitária
05508-900 – São Paulo – SP – Brasil
Divisão Comercial: Tel. (0xx11) 3091-4008 / 3091-4150
SAC (0xx11) 3091-2911 – Fax (0xx11) 3091-4151
www.usp.br/edusp – e-mail: edusp@edu.usp.br

Printed in Brazil 2006

Foi feito o depósito legal

ÍNDICE

PRÓLOGO — 11

1. ALMIDÓN: DEFINICIÓN, ESTRUCTURA Y PROPIEDADES — 15
Luis Arturo Bello-Pérez; Maria Guadalupe Méndez Montealvo;
Edith Agama Acevedo

2. UTILIZAÇÃO DE NOVAS TÉCNICAS DE MICROSCOPIA NA CARACTERIZAÇÃO DO AMIDO — 47
Beatriz Rosana Cordenunsi

3. ALMIDÓN RESISTENTE: CARACTERIZACIÓN Y ANÁLISIS — 63
Juscelino Tovar; Luis Arturo Bello-Pérez; Perla Osorio Díaz;
Rodolfo Rendón Villalobos

4. MÉTODOS INSTRUMENTAIS DE ANÁLISE DE POLISSACARÍDEOS NÃO-AMIDO — 89
Eduardo Purgatto; Tânia Misuzu Shiga; Franco M. Lajolo

5. XILOGLUCANAS: ESTRUTURA, PROPRIEDADES E APLICAÇÕES — 125
Carmen Lúcia de Oliveira Petkowicz; Carem Gledes Vargas Rechia;
Ana Paula Busato; Fany Reicher

6. RELEVÂNCIA DOS PROCESSOS DE BIOSSÍNTESE DE POLISSACARÍDEOS DA PAREDE CELULAR PARA A BIOTECNOLOGIA DE FRUTOS — 149
Marcos Silveira Buckeridge; Aline Andréia Cavalari;
Clóvis Oliveira Silva; Marco Aurélio Silva Tiné

7. COMPOSIÇÃO E ESTRUTURA DE POLISSACARÍDEOS DE LEGUMINOSAS E FRUTOS TROPICAIS — 171
Tânia Misuzu Shiga; Eduardo Purgatto; Franco Maria Lajolo

8. FRUCTANOS: CARACTERÍSTICAS ESTRUCTURALES Y METODOLOGÍA ANALÍTICA — 197
Angela Zuleta; María Elena Sambucetti

9. USO DA BIOTECNOLOGIA PARA MODIFICAÇÃO DO AMIDO EM PLANTAS

211

João Roberto Oliveira do Nascimento

10. EVOLUCIÓN DEL CONCEPTO DE FIBRA

235

Fulgencio Saura-Calixto

11. FIBRA ALIMENTAR: DEFINIÇÃO E MÉTODOS ANALÍTICOS

255

Tullia Maria Clara Caterina Filisetti

12. CARBOHIDRATOS Y SALUD GASTROINTESTINAL

287

Isabel Goñi; Elvira López-Oliva

13. MARCADORES *IN VIVO* E *IN VITRO* PARA AVALIAÇÃO DE CARBOIDRATOS

309

Elizabete Wenzel de Menezes; Franco Maria Lajolo

14. INULINA Y FRUCTOOLIGOSACÁRIDOS: PROPIEDADES NUTRICIONALES Y FUNCIONALES

335

Nelly Pak

15. BETA-GLUCANAS EM ALIMENTOS: ASPECTOS ANALÍTICOS E NUTRICIONAIS

357

Alicia de Francisco; Caroline Franciele Rosa;
Aderley Serenita Sartori da Silva

16. CARBOHIDRATOS DISPONIBLES Y REGULACIÓN DEL CONSUMO ENERGÉTICO

379

Héctor Araya López

17. ENERGÍA DE LOS CARBOHIDRATOS

405

U. Ruth Charrondiere; Barbara Burlingame

18. PROCESSO CONTÍNUO PARA OBTENÇÃO DE PURÊ DE BANANA (*Musa cavendishii*): ASPECTOS DE ENGENHARIA

429

Carmen Cecilia Tadini; Cynthia Ditchfield

19. AISLAMIENTO DE ALMIDÓN DE PLÁTANO: ESCALA DE PLANTA PILOTO E INDUSTRIAL

457

Luis Arturo Bello-Pérez; Francisco Javier Leobardo García-Suárez;
Emmanuel Flores-Huicochea

20. ALMIDONES MODIFICADOS DE TUBÉRCULOS TROPICALES EXPERIENCIA DE VENEZUELA

487

Elevina E. Pérez Sira; Emperatriz Pacheco de Delahaye

21. PROPIEDADES FISICOQUÍMICAS DE ALMIDONES DE LEGUMINOSAS TROPICALES. EXPERIENCIA DE MÉXICO

519

Luis Chel-Guerrero; David Betancur-Ancona

22. OBTENCIÓN Y APLICACIÓN DE INULINA A PARTIR DEL MAGUEY PULQUERO (*Agave atrovirens*). EXPERIENCIA DE MÉXICO Y CUBA

549

Diana Nuevo Rosas; Yoja Gallardo Navarro; Haydee Hernández Unzón; Lourdes Valdés Fraga; Sarah Gutiérrez Rodríguez; Tamara Rodríguez Herrera

23. APLICACIÓN DE FRUCTANOS EN PRODUCTOS: DESARROLLO Y EVALUACIÓN SENSORIAL. EXPERIENCIA DE CHILE

569

Emma Wittig de Penna; Delia Soto

24. APLICACIÓN DE POLISACÁRIDOS FUNCIONALES COMO INGREDIENTE. EXPERIENCIA DE CUBA

587

José Luis Rodríguez Sánchez; Marilis Fernández Pérez; Roger de Hombre Morgado; Juan González Rios; María A. Guerra Álvarez; Marta Álvarez González

25. ALMIDÓN Y FIBRA DIETÉTICA EN ALIMENTOS. EXPERIENCIA DE PERÚ

605

Patricia Glorio Paulet; Ritva Repo Carrasco; Carmen Velezmoro Sánchez

26. ELABORACIÓN DE BEBIDA LÁCTEA CON PECTINA. EXPERIENCIA DE COLOMBIA

635

Ana Silvia Bermúdez Pinilla; Gina Alejandra Montoya Parra; Liliana Lisset Valderrama Sánchez

PRÓLOGO

Los carbohidratos son las moléculas biológicas más abundantes en la naturaleza, se encuentran en todas las formas de vida y se presentan en forma de azúcares, almidones y fibras. Se han usado por generaciones en la industria alimentaria como espesantes, gelificantes, crioprotectores, emulsificantes, humectantes, edulcorantes, estabilizantes, sustitutos de grasa en alimentos bajos en calorías, y pueden conferir sabor, textura y aroma a los alimentos, haciendo que la comida sea más variada y agradable.

En los últimos años se ha comprendido la influencia de los carbohidratos en la nutrición y en la salud humana, principalmente por la fuerte recomendación de disminuir el consumo de grasa. Actualmente está comprobado que al menos el 55% de las calorías diarias que ingerimos deberían provenir de los carbohidratos, destacando que gran parte de este aporte calórico debe corresponder a hidratos de carbono complejos con bajo índice glicémico.

Diversas investigaciones científicas han mostrado la utilidad que los carbohidratos tienen en el cuerpo y su importancia para gozar de una buena salud; desempeñan numerosas funciones íntimamente relacionadas con infinidad de procesos bioquímicos, como, por ejemplo, son marcadores biológicos, mensajeros químicos, y contribuyen en la dieta humana proporcionando energía y fibra.

Durante los últimos años, nuevos conceptos han emergido en relación con la ciencia de la nutrición; como, por ejemplo, tomar conciencia de que los alimentos tienen beneficios más allá de su composición como nutrientes. Los carbohidratos, aparte de ser fuente de energía y fibra, tienen funciones fisiológicas y nutricionales más complejas, convirtiéndose en lo que se conoce actualmente como alimentos nutracéuticos o funcionales. Todo este conocimiento ha motivado la creación de este tipo de alimentos, lo que constituye un nuevo desafío para la industria de alimentos. Se trata de alimentos que incluyen ingredientes con funciones nutricionales en su formulación, y que deben conferir un efecto benéfico sobre la salud del usuario. Tanto la inulina como los FOS (fructoligosacáridos) han sido reconocidos oficialmente como ingredientes funcionales en Europa y se clasificaron como fibra dietética en la mayoría de los países de la Comunidad Europea. El consumo diario se estima en 1 a 4g en EUA y entre 3 y 12g en Europa.

La fibra dietética es el remanente de las partes comestibles de los vegetales que son resistentes a la digestión y absorción en el intestino delgado y tiene una fermentación parcial o completa en el intestino grueso; incluye polisacáridos, oligosacáridos, lignina y otras sustancias. La fibra dietética promueve efectos fisiológicos importantes en el cuerpo, tales como efecto laxante, disminución del colesterol sanguíneo, disminución de la glicemia, por lo que ha adquirido gran importancia en nutrición y salud. Actualmente, es el ingrediente más utilizado en la elaboración de alimentos nutracéuticos, representando más de un 50% del total de ingredientes del mercado y se encuentra en expansión como suplemento dietético y farmacéutico. También los oligosacáridos han destacado porque son capaces de aumentar la absorción de calcio o de reducir el colesterol; propiedades que dependen de sus características estructurales. Por otro lado, el concepto de que el uso de determinados alimentos o sus componentes pueden influenciar características fisiológicas del tracto gastrointestinal y tener efectos sistémicos beneficiosos para el individuo ha despertado mucho interés, especialmente aquellos relacionados con los efectos prebióticos (nutrientes de bacterias que colonizan el intestino grueso y que promueven la salud).

También los alimentos ricos en almidones como fuentes de carbohidratos complejos adquieren una relevancia especial porque contribuyen a cumplir las actuales metas nutricionales y otras recomendaciones más específicas, como aumentar el consumo de fibra dietética y disminuir el de azúcares simples. La producción de almidones es una de las actividades agroindustriales más importantes en el ámbito mundial, su aplicación no sólo se extiende a la industria de alimentos, sino también a otras industrias tales como textil, papel, fármacos, petróleo, etc. Es importante porque ofrece una amplia gama de propiedades funcionales que determinan la calidad del producto final.

Desde un punto de vista botánico, el almidón es muy importante pues es la principal reserva de carbono y, por lo tanto, de energía para las plantas. En las células vegetales el almidón se almacena en forma de gránulos insolubles, formando una estructura semicristalina y compuesta básicamente de dos tipos de polímeros: amilasa y amilopectina. Las propiedades fisicoquímicas y los usos finales de los almidones de diversas fuentes están íntimamente asociados con la estructura de los gránulos y con la distribución de las moléculas de glucosa que los componen.

Debido a que los almidones nativos presentan ciertas limitaciones de uso, tales como intolerancia a un amplio rango de técnicas de procesamiento, manejo durante la distribución, almacenamiento y condiciones finales de preparación del alimento, y por la gran variedad de nuevos productos en la industria alimentaria, hay una creciente demanda de almidones modificados y por ello una búsqueda constante de almidones con propiedades diferentes que puedan ayudar a resolver algunos de los problemas que aparecen constantemente. La consideración más crítica es la elaboración de un almidón modificado que se adecue a una aplicación particular. Aunque los almidones nativos han sido el pilar fundamental de estudio para los científicos de alimentos por muchos años, los almidones modificados presentan ilimitados aspectos a ser investigados. A medida que son desarrollados nuevos alimentos, se requieren nuevas modificaciones y nuevas técnicas para aplicar estas modificaciones.

En consecuencia, la pregunta esencial que se intentó responder en esta interesante publicación tiene que ver con la influencia de los carbohidratos en la salud y en la industria alimentaria, evaluando de forma clara y concisa su estructura, tipos, modificación y efecto en el ser humano.

La información contenida aquí será de gran utilidad para profesionales en Ciencia y Tecnología de Alimentos, Nutrición y Salud; por esta razón el CYTED (Programa Iberoamericano de Ciencia y Tecnología para el Desarrollo) también merece un reconocimiento especial. Este libro contiene 26 capítulos escritos por expertos de reputación internacional y cubre todos los aspectos de la investigación en carbohidratos; por lo que puede ser muy útil para estudiantes y profesores, así como para jóvenes investigadores que están iniciando sus carreras, y para diversos sectores empresariales y agencias gubernamentales.

Los países Latinoamericanos que participaron en la elaboración del mismo son: Argentina (1), Brasil (10), Chile (3), Colombia (1), Cuba (1.5), Perú (1), México (3+0.5+0.5) y Venezuela (1.5). Destaca la participación de Brasil con diez capítulos, y México con tres además de uno en conjunto con Cuba y otro con Venezuela. También intervinieron España (2) e Italia (1). Esta loable labor debe continuar ya que, entre otros aspectos, hace interaccionar y consecuentemente cataliza la ciencia y la tecnología del mundo iberoamericano.

Octavio Paredes López, PhD, DSc

Depto. de Biotecnología y Bioquímica
Centro de Investigación y de Estudios Avanzados del IPN
Irapuato, Guanajuato, México
Presidente, Academia Mexicana de Ciencias

CAPÍTULO 1

ALMIDÓN: DEFINICIÓN, ESTRUCTURA Y PROPIEDADES

Luis Arturo Bello-Pérez
Maria Guadalupe Méndez Montealvo
Edith Agama Acevedo

I. INTRODUCCIÓN

II. ASPECTOS GENERALES
1. GRÁNULO DE ALMIDÓN
2. COMPOSICIÓN QUÍMICA

III. QUÍMICA DEL ALMIDÓN
1. AMILOSA
2. AMILOPECTINA

IV. ESTUDIOS ESTRUCTURALES
1. ALMIDÓN
2. AMILOSA
3. AMILOPECTINA

V. PROPIEDADES FUNCIONALES
1. ASPECTOS GENERALES
2. VISCOSIDAD
3. CLARIDAD
4. HINCHAMIENTO Y SOLUBILIDAD
5. CAPACIDAD DE RETENCIÓN DE AGUA

VI. PROPIEDADES FISICOQUÍMICAS
1. GELATINIZACIÓN
2. GELIFICACIÓN Y RETROGRADACIÓN

VII. CONCLUSIONES

VIII. REFERENCIAS BIBLIOGRÁFICAS

Centro de Desarrollo de Productos Bióticos del IPN, Departamento de Desarrollo Tecnológico.
Km. 8.5 carr. Yautepec-Jojutla Col. San Isidro C.P. 62731

I. INTRODUCCIÓN

La disponibilidad de muchos polisacáridos en grandes cantidades los hace una opción como recursos renovables; sus propiedades se han explotado principalmente en la industria de alimentos, farmacéutica, textil, papel, y de cosmético (López et al., 1994).

El almidón es el principal polisacárido de almacenamiento de plantas superiores (Figura 1) y constituye una fuente de energía esencial para muchos organismos, especialmente el hombre. Desde el punto de vista nutricional, el almidón es el componente mayoritario en la dieta de las poblaciones humanas.

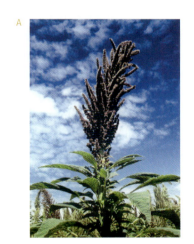
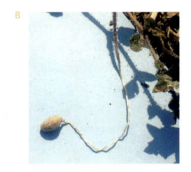
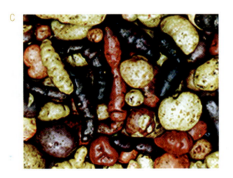
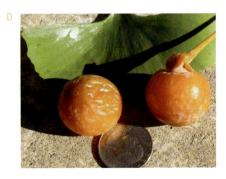

FIGURA 1. Diferentes fuentes de almidón no convencionales: A) Amaranto; B) Okenia; C) Tubérculos y D) Ginkgo biloba.

El almidón está constituido de gránulos en los cloroplastos de las hojas verdes y en los amiloplastos, estos últimos son los órganos de almacenamiento en las semillas y tubérculos. Las fuentes potenciales más importantes de almidones son los granos de cereales (40-90% de su peso seco), leguminosas (30-50% de su peso seco), tubérculos (65-85% de su peso seco) y frutas inmaduras o verdes (40-70% de su peso seco) (Guilbot & Mercier, 1985).

Los gránulos de almidón pueden aislarse fácilmente por medios físicos y debido a su abundancia, ha sido posible desarrollar procesos industriales pues su uso se ha expandido en la industria alimentaria, farmacéutica, biotecnológica y química en general. Este biopolímero constituye un excelente material para modificar la textura y la consistencia de los alimentos. No sólo la cantidad de almidón es importante para la textura de los alimentos, sino también el tipo de almidón. La composición y propiedades del almidón varían con la fuente de que se deriva y pueden posteriormente modificarse por un medio químico o físico para impartir cierta funcionalidad (Biliaderis, 1991). Algunas de las más recientes aplicaciones industriales del almidón incluyen su uso como sustituto de grasa en alimentos bajos en calorías, en materiales de empaque biodegradables, películas y materiales termoplásticos que poseen resistencia y propiedades mecánicas diferentes a los obtenidos por síntesis química.

II. ASPECTOS GENERALES

1. GRÁNULO DE ALMIDÓN

El almidón es el principal hidrato de carbono de reserva en todas las plantas superiores. En su estado nativo, el almidón es insoluble en agua fría, sus gránulos son parcialmente cristalinos cuya morfología, composición química, y estructura supramolecular son características de cada especie en particular. Existe una variación de tamaño de estos gránulos, especialmente entre las diferentes fuentes (entre 0.5 y 100µm) (Tabla 1) (Figura 2). El tamaño de la partícula, incluso la distribución del tamaño, son algunas de las características que mayormente influyen en las propiedades funcionales de los gránulos de almidón. Se ha reportado que los gránulos más pequeños tienen un mayor poder de hinchamiento, menor solubilidad, mayor capacidad de retención de agua, y más baja susceptibilidad a la α-amilasa.

TABLA 1. Características del gránulo de almidón de diferentes fuentes

Origen botánico	Almidón (% base seca)	Forma	Tamaño (μm)	Referencia
Amaranto	65.2	Esférico Poligonal	1.0 - 3.0	Zhao & Whistler, 1994; Bello-Pérez et al., 1998b
Plátano	44.0-77.5	Elipsoidal	10.0 - 40.0	Guilbot & Mercier, 1985
Mango	21.0-60.0	Elipsoidal	8.0 - 20.0	Guilbot & Mercier, 1985
Avena	41.5-43.3	-	19.0 - 24.0	Guilbot & Mercier, 1985
Papa	65.0-85.0	Elipsoidal	15.0 - 100.0	Guilbot & Mercier, 1985
Plátano	10.0-12.0	Irregular	10.0 - 50.0	Bello-Pérez et al., 2000
Cebada	65.0	Esférico-ovalado	2.0 - 5.0 15.0 - 25.0	Spence & Jane, 1999
Sago	65.0	Ovalado	20.0 - 40.0	Ahmad et al., 1999
Arroz	74.6-88.0	Poliédrico Poligonal	3.0 - 8.0	Guilbot & Mercier, 1985

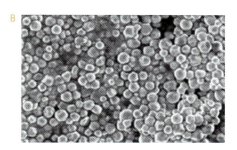
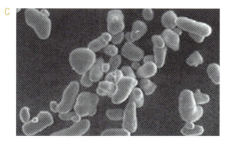

FIGURA 2. Gránulos de almidón de fuentes no convencionales: A) Mango; B) Okenia y C) Plátano.

Fuentes alternativas de almidón de gránulos pequeños, como amaranto, okenia y cebada, podrían emplearse pero todavía falta implantar el proceso a nivel industrial. Debido al tamaño pequeño de los gránulos del almidón de amaranto, éstos pueden formar agregados esféricos. Los agregados esféricos contienen espacios libres en las cavidades que proporcionan cierta porosidad, capaces de llenarse y usarse para transportar material dentro de las esferas, como aceites esenciales y saborizantes (Zhao & Whistler, 1994).

En solución acuosa, el almidón es birrefringente en luz polarizada y muestra el modelo típico de la cruz de Malta. El hilium, el punto original de crecimiento del gránulo, está al centro de la cruz. Existe todavía confusión al mencionar si el almidón es cristalino tanto como birrefringente. Las dos propiedades no están necesariamente relacionadas. La birrefringencia implica sólo un alto grado de orientación molecular dentro del gránulo y no tiene relación a cualquier forma cristalina en particular (Lineback & Rasper, 1988).

2. COMPOSICIÓN QUÍMICA

Los gránulos de almidón están compuestos de polímero de α-D-glucanos y pequeñas cantidades de constituyentes no carbohidratos, particularmente lípidos, proteínas, y minerales (Tabla 2), el último, aunque es un componente menor, puede influir en las propiedades funcionales del almidón. Los almidones presentan generalmente niveles bajos de proteína, como los de amaranto de diferentes variedades que presentan contenidos de proteína entre 0.02 y 0.9%. Sin embargo, una variedad de sorgo presenta un nivel de proteína alto (2.11%). En general, el almidón debe su funcionalidad a sus dos componentes moleculares principales, la amilosa y la amilopectina, así como a la organización física de las macromoléculas en la estructura del gránulo. Por consiguiente, la estructura de almidón necesita ser considerada a dos niveles distintos: (1) a un nivel molecular que se refiere a la cantidad, estructura fina, tamaño, y forma de sus componentes moleculares y (2) a la estructura supramolecular del gránulo.

Los almidones muestran modelos de difracción de rayos X característicos que se dan por las cadenas cortas del componente de la amilopectina. Hay tres patrones de difracción para los almidones (A, B y C). El tipo A es típico de almidones de cereales; los tubérculos presentan el tipo B; y ciertas raíces y almidones de semillas dan el tipo C (Zobel, 1988). El almidón de amaranto y de cebada presenta un patrón tipo A (López et al., 1994), el almidón de ginkgo presenta el tipo C (Spence & Jane, 1999) y el sago muestra una mezcla de las dos formas cristalinas tipo A y B (Ahmad et al., 1999).

TABLA 2. Composición química de almidones de diferentes fuentes

Origen botánico	Proteína	Cenizas	Humedad	Amilosa	Grasa	Referencia
Amaranthus hipochondriacus	0.9	0.12	5.2	0	0.2	López et al., 1994
Amaranthus cruentus	0.02	0.08	12.59	-	0.01	Zhao & Whistler, 1994
Amilomaiz	0.2	0.1	-	48.7	0.9	Swinkels, 1985
Trigo australiano	0.25	0.15	10.7	30.8	-	Kobayashi et al., 1986
Cebada	0.1	0.2	-	36.1	0.7	Swinkels, 1985
Maíz	0.48	0.10	11.8	25	0.75	Swinkels, 1985
Lenteja	0.2	0.1	-	37.4	0.2	Swinkels, 1985
Avena	0.53	0.03	9.4	25.4	0.73	Swinkels, 1985
Plátano	-	0.002	9.8	-	0.09	Bello-Pérez et al., 2000
Arroz	0.49	0.33	10.9	24	0.89	Hizukuri et al., 1989
Sorgo blanco	2.11	1.47	5.3	16.03	0.85	Pérez et al., 1997

III. QUÍMICA DEL ALMIDÓN

1. AMILOSA

La amilosa es una macromolécula lineal (Figura 3) que consiste de residuos de α-D-glucopiranosidos α-(1-4) unidos, con un grado de polimerización (DP) de algunos centenares de residuos de glucosa de 500 a 2000 unidades. La percepción de la amilosa como una molécula lineal está basada en la conversión cuantitativa a maltosa por β-amilasa, una exoenzima que hidroliza las uniones α-(1-4). En el caso de la amilosa, esta hidrólisis es incompleta, sugiriendo la presencia de puntos de ramificación. Esto, sin embargo, se presenta muy raramente, el comportamiento de la amilosa es esencialmente la de un polímero lineal.

Muchas de las propiedades pueden explicarse en la habilidad de la amilosa de adoptar diferentes estructuras moleculares. En soluciones acuosas neutras, la estructura normal es la de una espiral. La amilosa tiene la capacidad de interactuar

A

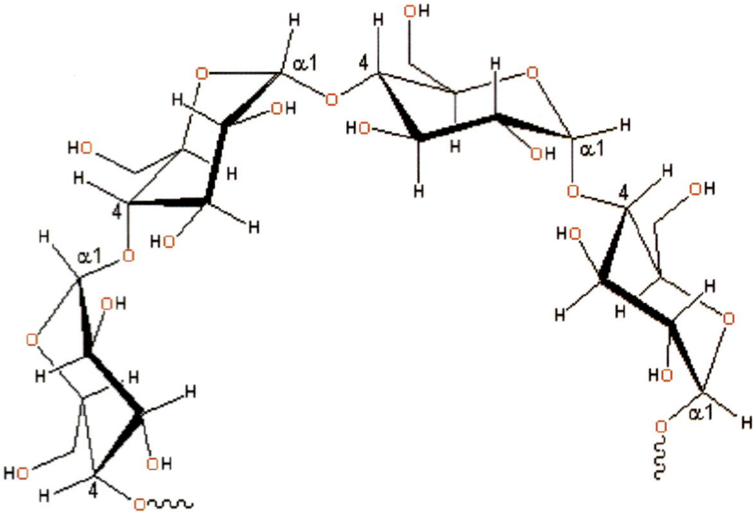

B

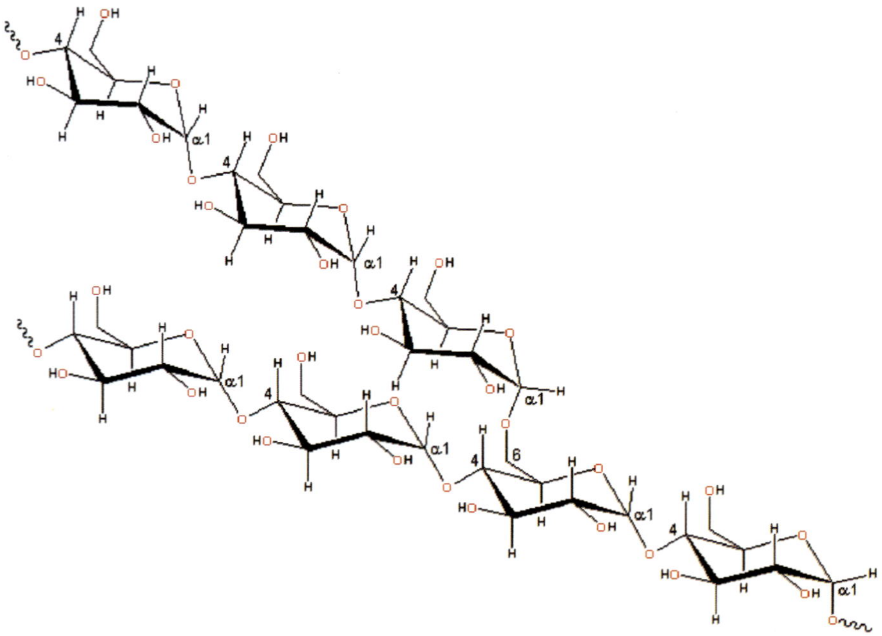

FIGURA 3. Componentes del almidón. A) Amilosa, polímero lineal flexible compuesto de D-glucosa (α-1→4); B) Amilopectina, polímero ramificado compuesto de D-glucosa (α-1→4) y (α-1→6).

con el yodo que produce un complejo de inclusión helicoidal, teniendo aproximadamente seis moléculas de glucosa por giro, en el cual la molécula de yodo está en la cavidad central helicoidal del polisacárido. Este complejo da un color azul con una absorción máxima a las longitudes de onda entre 620 y 680nm. La amilosa puede formar complejos con los lípidos en las regiones superficiales del gránulo. Es conocido que este tipo de complejo inhibe la degradación del almidón por enzimas como la fosforilasa, α-amilasa y β-amilasa. Otros investigadores han reportado que la amilosa y los lípidos coexisten independientemente dentro del gránulo y sólo forman complejos una vez que la gelatinización se ha llevado a cabo (Morrison, 1988).

Basado en el contenido de amilosa, los almidones pueden ser clasificados en diferentes grupos: almidones cerosos, que contienen cantidades muy pequeñas de amilosa (por ejemplo, almidón de amaranto), alrededor del 1%; almidones normales, con contenidos de amilosa entre 17 y 24%; y almidones altos en amilosa con 70% o más. Los almidones con más del 1% de amilosa son también conocidos como tipo no ceroso.

2. AMILOPECTINA

La amilopectina es el componente ramificado del almidón (Figura 3). Está formado por las cadenas de los residuos de α-D-glucopiranosidos (entre 17 y 25 unidades) principalmente, unidos por enlaces α-(1→6), en los puntos de ramificación (French, 1984). La amilopectina puede degradarse por acción de la enzima β-amilasa en las uniones α-(1→4) produciendo dextrinas β-límite (que son las cadenas residuales que contienen los puntos de ramificación) y después puede ser atacada por las enzimas pululanasa o isoamilasa que actúan en los enlaces α-(1→6) produciendo maltosa. El peso molecular de la amilopectina varía entre 50 y 500×10^6 Daltons. Estas variaciones están influenciadas por el origen botánico del almidón, el método empleado para el fraccionamiento del almidón a amilosa y amilopectina, y el método usado para determinar la masa molar. El tamaño tan grande de esta molécula genera algunos problemas en la determinación de la masa molar, los cuales se han ido superando con las recientes técnicas desarrolladas (por ejemplo, las técnicas de dispersión de luz, ultracentrifugación) (Bello-Pérez et al., 1996a).

Debido a que la estructura y propiedades de la amilopectina contribuyen notablemente a la composición del gránulo, en esta revisión se le da particular atención a varios aspectos como el tamaño molecular, grado de ramificación, y longitudes de cadenas internas y externas de estas macromoléculas.

IV. ESTUDIOS ESTRUCTURALES

1. ALMIDÓN

La solubilización de almidón ha sido un problema, principalmente debido a la presencia de la amilopectina. Fishman & Hoagland (1994) describieron un método acelerado para la preparación de la muestra, realizando una disolución en agua por calentamiento en microonda en un recipiente de alta presión (MWHPV). Sin embargo, las proporciones de la muestra recuperadas después de las columnas cromatográficas estuvieron en un intervalo de 48.9-71.2%. Posteriormente, Fishman et al. (1996) encontraron que, con 80s de calentamiento en microonda, se logró una máxima recuperación, en un intervalo de 59-81%. Los almidones de varias fuentes botánicas, teniendo diferentes niveles de amilosa-amilopectina, se trataron con dimetilsulfóxido al 95% (v/v) y se utilizó un MWHPV. Con este procedimiento se realizó casi una solubilización completa de la muestra de almidón al mezclarla con agua. Se realizaron varios tratamientos a diferentes tiempos y las condiciones óptimas correspondieron a 35s de tiempo de calentamiento en MWHPV. Bajo estas condiciones, la degradación de los polímeros no fue considerable y el grado de solubilización del almidón en las muestras estuvo en un intervalo de 87 a 100%. El sistema de cromatografía de alta presión de exclusión por tamaño (HPSEC) acoplada con los detectores de dispersión de luz múltiples ángulos (MALLS) e índice de refracción (RI) se empleó para investigar la masa molar (M_W) y el radio de giro (R_G), de los componentes de almidón. Los valores aparentes de M_W y R_G para las muestras con diferentes contenidos de amilosa (entre ≈ 0 y 65.8%) estuvieron entre $2.2 \pm 0.2 \times 10^8$ y $2.4 \pm 0.2 \times 10^7$ g/mol y entre 250 ± 10 y 163 ± 5nm, respectivamente. Estos valores fueron mayores que aquéllos que se han reportado previamente, probablemente debido al procedimiento de solubilización que se realizó, el cual fue más completo y menos severo. Cuando el tiempo de calentamiento aumentó de 35 a 90s, los valores de M_W y R_G disminuyeron, mostrando una posible degradación del polímero debido al efecto de la temperatura. Se detectó una precipitación parcial de las muestras con alto contenido de amilosa después de 24h de almacenamiento, dando una modificación en los cromatogramas, comparado con los obtenidos de las muestras recién preparadas (Bello-Pérez et al., 1998a). El análisis de los factores de las partículas dispersas (la dependencia angular de la luz dispersada) mostró pequeñas diferencias en la estructura interna de las muestras solubilizadas durante 35, 50 y 70s. Se encontró una degradación estructural de la muestra conforme se aumentó el calentamiento en el horno de microonda.

Los estudios estructurales de los almidones de fuentes alternativas (como el almidón de amaranto) se realizaron a través de HPSEC, dispersor de luz estática (SLS) y dinámica (DLS). El almidón fue solubilizado en una MWHPV a diferentes tiempos de calentamiento y se obtuvieron algunas características macromoleculares. Las técnicas de HPSEC-MALLS, SLS y DLS permitieron la valoración de la estructura y el comportamiento de la solución de almidón de amaranto preparada a diferentes tiempos de calentamiento. Los valores de M_W, R_G, radio hidrodinámico (R_H) y d_f que se obtuvieron por HPSEC-MALLS y SLS fueron diferentes. Ambas técnicas pueden ser complementarias para estudiar las características macromoleculares de las muestras de almidón (Bello-Pérez et al., 1998b).

2. AMILOSA

Se han realizado estudios estructurales de la amilosa. La influencia de la longitud de cadena en el comportamiento hidrodinámico de amilosa en soluciones diluidas se ha estudiado por técnicas de dispersión de luz dinámica y estática. Los resultados obtenidos confirman que, en soluciones diluidas neutras, la amilosa se comporta como una hélice no-libre. Se realizó una caracterización macromolecular de la amilosa de diferentes fuentes empleando una combinación de cromatografía de líquidos de alta resolución por exclusión de tamaño (HPSEC) y un detector MALLS con 0.1M KOH como disolvente. Para todas las amilosas estudiadas (Tabla 3), dos valores de ν se observaron, indicando la baja dependencia del tamaño en la masa (ν ≈ 0.1-0.6) y la segunda mostrando un aumento en la forma (ν ≈ 0.8-1.4) a mayor peso molecular ($M > 2 \times 10^6$ g/mol). Este fenómeno puede explicarse por la presencia de agregados eluidos a bajos volúmenes de elución (Roger & Colonna, 1993). El aislamiento y caracterización de la cadena de amilosa se realizó en amilosa comercial y amilosa obtenida en el laboratorio por su complejo con timol. Cuando se analizaron las muestras de amilosa, las características macromoleculares, como M_W, R_G y R_H, fueron dependientes del origen botánico. Sin embargo, los resultados corroboran la conformación de hélice en la amilosa. Si desde el inicio se desramifica la muestra, la distribución de pesos moleculares no afecta la conformación de la estructura comparada con una cadena lineal (Roger & Colonna, 1996) (Tabla 3).

TABLA 3. Características macromoleculares de la amilosa de diferentes fuentes

Amilosa	M_W	R_G	P	$[\eta, cp]$
Avena	400	37.7	2.8	150
Yuca	1200	77.4	1.7	367
Maíz	870	66.7	4.4	225
Frijol	780	73.0	2.6	253
Papa	980	71.6	2.2	261
Trigo	1100	80.0	2.6	278

M_W = Peso molecular (g/mol); R_G = Radio de giro (nm); P = Polodispersidad; η = Viscosidad intrínseca. (Roger & Colonna, 1993).

3. AMILOPECTINA

Los primeros estudios estructurales de amilopectina fueron reportados en 1937 por Harworth (apud Roger & Colonna, 1993) quienes propusieron una estructura laminada; en el mismo año, Staudinger & Husemann sugieren una estructura helicoidal y posteriormente Meyer & Bernfeld propusieron una estructura ramificada al azar (apud Roger & Colonna, 1993). Estos modelos se basaron en un análisis químico. Se enfatiza que estos modelos contienen diferentes modos de organización de las mismas cadenas. Un concepto fundamental que se introdujo posteriormente involucra una terminología para la clasificación de las cadenas empleando letras: A-, B-, y C-. El tipo A- describe una cadena no-reductora unida a un tipo-B por α-$(1\rightarrow6)$. Las cadenas tipo B- contienen tanto como una o varias cadenas A- y puede contener cadenas B- unidas a través de un grupo hidroxilo primario. El tipo C- es el único tipo que contiene un grupo reductor terminal, y sólo una cadena tipo C- puede encontrarse en una molécula de la amilopectina. La relación de las cadenas A:B varía entre los diferentes modelos.

Se ha encontrado información más detallada sobre la estructura de la amilopectina empleando las enzimas desramificantes (pululanasa e isoamilasa) que selectivamente hidrolizan las uniones glucosídicas α-(1-6) localizadas en los puntos de ramificación. Las cadenas pueden separarse por cromatografía de filtración en gel, y posteriormente proporcionar información sobre el grado de polimerización (DP) de las cadenas. Se puede obtener diferentes distribuciones; entre ellas se han reportado bimodal, trimodal, y polimodal (Hizukuri, 1986).

Se ha propuesto una estructura diferente para la amilopectina, basada en el modelo de racimo (Hizukuri, 1986). En este modelo, las cadenas A- y B- forman la estructura de la amilopectina y se extienden a dos o más racimos. Cada racimo contiene de dos a cuatro cadenas tipo A-. Los racimos asociados a las cadenas tipo A- son los responsables de las regiones cristalinas dentro del gránulo. El área intercristalina (amorfa) se presenta en un intervalo de 60 a 70Å y contiene la mayoría de los enlaces α-(1-6); estas uniones son relativamente susceptibles a agentes hidrolíticos (ácidos, enzimas). En conjunto, la molécula de amilopectina es de 100 a 150Å de diámetro y de 1200 a 4000Å de longitud. En los gránulos, la amilosa puede localizarse entre las moléculas de la amilopectina y puede asociarse con las regiones lineales de la misma. Tal arreglo contribuye a un alto grado de orden dentro de las regiones cristalinas de las moléculas de amilopectina.

El modelo de racimo explica mejor la característica estructural de la amilopectina, la cual contiene regiones cristalinas, que son las regiones más organizadas, y las amorfas con un grado alto de desorganización. La relación de las cadenas A:B (entre 2.6:1.0 y 1.0:1.0) se ha empleado como un modelo para verificar o refutar los diferentes modelos de la molécula de amilopectina. También se han realizado estudios de difracción de rayos X para confirmar el modelo de racimo y el papel de la amilopectina en la cristalinidad del almidón. El grado de cristalinidad de la amilopectina depende del peso molecular promedio y de la longitud de las cadenas, respectivamente. Las longitudes de cadena parecen ser específicas para cada fuente botánica. Basado en esto, ahora se sabe que las longitudes de cadena en los almidones con un patrón de difracción tipo A son más cortas que las longitudes de la cadena en los almidones con un patrón tipo B. Además, las amilodextrinas con cadenas cortas y largas tienen una tendencia relativamente alta para cristalizar en los tipos A y B, respectivamente. Se ha concluido que el promedio de las longitudes de cadena de la amilopectina depende principalmente de las cadenas tipo B. Esto sugiere un mecanismo de control, el cual difiere ligeramente entre las diferentes plantas. Al mismo tiempo, este mecanismo de control puede estar implícito en la biosíntesis de la amilopectina. Puede darse que la longitud de la cadena de amilopectina sea un factor intrínseco que juega un papel determinante en la estructura cristalina del gránulo de almidón. La variación regular en la estructura molecular de la amilopectina es de interés para entender las propiedades funcionales de los almidones.

En el caso de amilopectina, se han dado varios reportes en cuanto a las características estructurales de este componente del almidón. Kobayashi et al. (1986) trabajaron con diez amilopectinas del trigo, desramificaron la amilopectina con pululanasa y encontraron que el perfil de las fracciones obtenidas por HPSEC no mostraba diferencias significativas. Estos resultados mostraron que las estructuras de las amilopectinas aisladas no afectaron notoriamente las propiedades funcionales de los almidones del trigo. Otros autores trabajaron con almidones de maíz (normal, ceroso, y alto en amilosa) y almidón de papa, reportando que la estructura de la amilopectina de almidón ceroso presentó un patrón diferente a todas las demás amilopectinas estudiadas. Después, Hizukuri et al. (1989) reportaron diferencias entre las amilopectinas extraídas de almidones de arroz, las cuales contenían diferentes niveles de amilosa y amilopectina en el gránulo. Yuan et al. (1993) realizaron estudios estructurales de la amilopectina empleando la enzima isoamilasa. Encontraron diferencias estructurales en la amilopectina de almidones de maíz de tres genotipos-wx. El perfil de distribución de las longitudes de cadena de amilopectina desramificada con isoamilasa fue diferente según el genotipo. Los estudios con cromatografía de filtración en gel reportados por Paredes-López et al. (1994) encontraron una distribución bimodal de la amilopectina desramificada con pululanasa en amaranto, maíz ceroso y maíz normal, conteniendo una alta proporción de cadenas cortas. También, el grupo estudió las estructuras de amilopectina empleando HPSEC con un detector de índice de refracción (RI), y cromatografía de líquidos de alta resolución por intercambio aniónico (HPAEC) con un detector amperométrico de pulsos (PAD); esta última técnica determina las cadenas individuales obtenidas después de la desramificación con las enzimas (Bello-Pérez et al., 1996a). Las amilopectinas de las diversas fuentes mostraron diferentes tiempos de elución, lo cual indicó diferencias estructurales. Además, el procedimiento HPAEC-PAD reporta diferencias estructurales entre las amilopectinas y en los patrones de desramificación de las enzimas isoamilasa y pululanasa. Las mismas amilopectinas desramificadas se analizaron con SLS y DLS para determinar el comportamiento de la solución, M_W, R_G y R_H. El R_G para amaranto sin desramificar mostró el valor más alto, sugiriendo que esta amilopectina presentó la estructura más ramificada. Sin embargo, después de desramificarla con pululanasa, todos los valores de M_W, R_G, y R_H disminuyeron, con excepción de los valores de la amilopectina de papa que aumentaron. Esta tendencia sugiere una agregación de las cadenas. La relación de R_G/R_H proporciona información sobre la estructura molecular. Las amilopectinas de amaranto, maíz ceroso y comercial dieron valores superiores a 2.0 que corresponden a un comportamiento de cadena semiflexible y la amilopectina de maíz normal y papa tuvieron valores menores a 2.0, sugiriendo una estructura esférica o globular (Bello-Pérez et al., 1996b).

V. PROPIEDADES FUNCIONALES

1. ASPECTOS GENERALES

El tamaño y forma de gránulos de almidón, la relación amilosa/amilopectina, y la cantidad y naturaleza de sus componentes que no son hidratos de carbono afectan su uso industrial. Se han realizado estudios funcionales de los almidones de fuentes alternativas. Estos almidones muestran un comportamiento muy interesante. Los atributos como la viscosidad, claridad, solubilidad, capacidad de retención de agua, hinchamiento, gelatinización y retrogradación son importantes en la industria alimentaria.

Los almidones granulares o nativos muestran propiedades funcionales que en algunos casos son necesarias en una aplicación en particular. Los almidones granulares han sido usados como materiales de relleno en petroquímica y para producir plásticos biodegradables. Se han elaborado películas y botellas plásticas conteniendo almidón mezclándolo con polímeros químicos. Cuando estos plásticos son expuestos a los microorganismos, el almidón es hidrolizado dejando al componente plástico frágil. Las propiedades mecánicas de los plásticos biodegradables se pierden y hay un aumento en la permeabilidad del material, junto con un aumento en la proporción de la relación de superficie/volumen. Estos cambios resultan de la biodegradación de los gránulos de almidón, facilitando posteriormente los procesos de degradación de los abióticos.

2. VISCOSIDAD

La viscosidad que se obtiene después de mezclar y calentar una suspensión acuosa de almidón, manteniéndola a una temperatura por un tiempo deseado y posteriormente enfriada a una velocidad definida, puede medirse por diferentes métodos viscoamilografos. Se han estudiado las propiedades de pasta de los almidones empleando el viscoamilografo Brabender (BV), en almidones de diferentes fuentes tradicionales y alternativas. Uriyapongson & Rayas-Duarte (1994) reportaron los amilogramas al 6% (bs) para dos muestras de almidón de amaranto, papa, trigo, maíz y maíz ceroso. El almidón de papa presentó la menor temperatura inicial de formación de pasta; el almidón del trigo presentó la más alta. La temperatura de pasta del almidón de amaranto fue más alta que la del almidón de papa y más baja que la de los almidones de maíz, maíz ceroso, y trigo. El pico de viscosidad máxima de la muestra de almidón de amaranto fue más bajo que el de los almidones de papa y de maíz ceroso y mayor que el de almidón del trigo. Una disminución en la viscosidad después de calentar a 95°C refleja la fragilidad de los gránulos hinchados que primero se hinchan y después se rompen bajo condiciones continuas de mezclado. Los almidones de amaranto, maíz, y trigo mostraron una ligera disminución en la viscosidad, sugiriendo una mayor estabilidad de gránulos de almidón contra el corte mecánico cuando se compara a los almidones de maíz ceroso y papa. Después de cocinar por 15min a 95°C, la viscosidad de las muestras de almidón de amaranto fue relativamente estable, mostrando una pequeña ruptura en la viscosidad de la pasta durante el cocimiento. Los almidones de maíz ceroso y papa mostraron una disminución en la viscosidad de la pasta durante el periodo de cocción. La concentración es un factor importante en la formación de pasta para los estudios de las propiedades reológicas, debido a que la viscosidad de la pasta incrementa rápidamente al aumentar la concentración.

El analizador rápido de la viscosidad (RVA) se ha usado para estudiar las propiedades de pasta del almidón desde 1988. Las ventajas del RVA son: puede proporcionar un análisis completo de una muestra de 2g en 20min o menos, presenta un fácil funcionamiento, necesita un tamaño de muestra pequeño y es una prueba rápida. Sin embargo, es incierto que los parámetros del BV y del RVA sean directamente comparables. En estudios realizados previamente (Uriyapongson & Rayas-Duarte, 1994), los patrones obtenidos en RVA y BV fueron similares. Sin embargo, los picos del gráfico obtenido en el RVA fueron más definidos y con mejor forma. El rompimiento en la viscosidad en el RVA fue más rápido debido a que la velocidad de corte es mayor a la que se emplea en comparación con el BV. El método de aislamiento que produce una alta cantidad de almidón dañado juega un papel importante en este comportamiento. Pérez et al. (1998) reportaron estudios de almidones del cocoyam empleando las técnicas tanto del BV como del RVA. Encontrando que los resultados obtenidos por los dos métodos de los tres almidones estudiados fueron comparables. Sin embargo, se observaron diferencias de comportamiento en la formación de pastas de los almidones de las fuentes alternativas y del de papa, que sugieren considerar las aplicaciones de estos almidones alternativos.

Igualmente se ha reportado la viscosidad aparente de almidones provenientes de fuentes alternativas empleando un viscosímetro Brookfield. La viscosidad aparente de los almidones disminuyó cuando se incrementó la velocidad de corte. Esta disminución típica en la viscosidad con el aumento en la velocidad de rotación muestra un comportamiento de dilución. Pérez et al. (1997) reportaron estudios de la viscosidad aparente de almidones no-convencionales. A 30°C todos los almidones presentaron una viscosidad aparente más alta que a 50°C, mientras los cambios en la viscosidad se definieron mejor a 30°C y tuvieron velocidades de flujo más bajas que a 50°C. Ellos mencionaron que esto puede deberse a las diferencias en el tamaño molecular, debido a los efectos estéricos que son el resultado de presentar una estructura más enrollada e incrementando la viscosidad aparente. Cuando el almidón de plátano a 50°C se compara con los almidones de sorgo y maíz, es evidente que el almidón del plátano muestra los mayores valores de viscosidad aparente. Sin embargo, a esfuerzos de corte mayores se presenta una menor diferencia entre los almidones estudiados.

3. CLARIDAD

La claridad de una pasta de almidón es otro de sus atributos importantes. El almidón es empleado como relleno en repostería debido a su capacidad de ser transparente, y en el caso de aderezos para ensaladas, el almidón debe ser opaco. La claridad varía considerablemente con la fuente de almidón, con la proporción de amilosa/amilopectina y puede ser alterada por modificaciones químicas o enzimáticas de los gránulos, y por la adición de solutos (Craig et al., 1989). Por ejemplo, después de la hidrólisis y el enfriamiento, los almidones de papa y maíz cerosos proporcionan soluciones muy claras, mientras que el almidón de maíz normal y trigo dan soluciones turbias. Por otro lado, se han realizado algunos estudios para determinar el efecto de azúcares y sales en la magnitud de claridad de las pastas de almidón. Craig et al. (1989) encontraron que la adición de sacarosa a las pastas de almidón aumenta su transmitancia mientras que disminuye su blancura, lo cual resulta en un incremento en su claridad. Situación contraria que se tiene al adicionar cloruro de sodio al almidón de papa. Bello-Pérez & Paredes-López (1996) encontraron que los almidones de amaranto, maíz ceroso, y maíz normal, así como pastas de amilopectina mostraron valores mayores de transmitancia en presencia de sacarosa y glucosa, y este efecto fue más significativo conforme la concentración del monosacárido aumentó. Se ha reportado que los lípidos contribuyen a la opacidad de las pastas, tal vez por la restricción del hinchamiento de los gránulos (Craig et al., 1989). Swinkels (1985) calculó la proporción de las moléculas de amilosa a amilopectina para los diferentes almidones y reportó que los almidones con una pequeña proporción de amilosa fueron fácilmente dispersados, aumentando por consiguiente su %T. Singhal & Kulkarni (1990), reportaron que, en todo el intervalo de concentraciones de 0.5-5.0%, el almidón del rajgeera tuvo una menor claridad de la pasta que el almidón de maíz. Esto probablemente puede atribuirse al tamaño del gránulo del almidón de rajgeera, que es sumamente pequeño (de 1-2µm). El efecto de ácidos grasos en la claridad de pastas de almidón fue evaluado por Bello-Pérez et al. (1998c). Se estudió el efecto de tres ácidos grasos (esteárico, palmítico y oleico) a diferentes concentraciones y dos procedimientos de solubilización, para evaluar la claridad del almidón de pastas de amilosa y amilopectina. En general, la claridad de las pastas, medida como %T, disminuyó con el aumento de la concentración de ácidos grasos y este efecto fue diferente con respecto a la fuente de almidón. El ácido oleico mostró el menor %T, y este efecto se asoció a la insaturación en su estructura que podría producir interacciones intermoleculares más fuertes entre el ácido graso y las cadenas del almidón. En contraste, las interacciones entre los ácidos grasos saturados (palmítico y esteárico) y las cadenas del almidón podrían asociarse a la estructura molecular de los almidones más que a la longitud de la cadena de los ácidos grasos. Adicionalmente, se observó que, al adicionar ácidos grasos antes de la gelatinización del almidón, las pastas se desarrollan más claras que cuando la adición se realiza después de la gelatinización.

La estabilidad y claridad de las pastas de almidón de papa sin amilosa y con amilosa se determinaron a dos temperaturas: ambiente y a 4°C. La amilosa tiene un gran efecto en la claridad de las pastas y la estabilidad de los geles, por lo cual podría esperarse que los geles libres de amilosa estuvieran mejor en estos dos parámetros. El análisis turbimétrico se empleó para estudiar el fenómeno de retrogradación en los almidones. Se observaron diferencias en la turbidez inicial de diferentes pastas de almidón. Se pudieron visualizar tres grupos de almidones basados en la turbidez inicial: los almidones de papa y tapioca presentaron la mayor claridad; el almidón de maíz ceroso presentó un valor intermedio de claridad; y los almidones de arroz, trigo y maíz normal tuvieron la menor claridad. Se encontró que hay una rápida velocidad inicial de retrogradación y se relaciona a la pérdida de la red de la amilosa, y en consecuencia, el desarrollo de agregados de esta. Bello-Pérez et al. (2000) estudiaron las pastas de almidón de plátano; las pastas formadas del almidón de plátano criollo fueron más opacas que las elaboradas con el de plátano macho y la temperatura de almacenamiento tuvo un ligero efecto en la claridad de pastas de plátano macho, pero no en aquéllas de plátano criollo.

4. HINCHAMIENTO Y SOLUBILIDAD

Cuando el almidón se pone en contacto con agua caliente, los gránulos se hinchan y una porción del almidón se disuelve en el medio acuoso circundante. El grado de hinchamiento y la cantidad de solubles dependerá de la especie del almidón y del tipo y magnitud de la modificación. Para una completa caracterización del almidón, puede determinarse el hinchamiento y la solubilidad en intervalos de 5°C durante la formación de pasta (60-95°C).

Se han estudiado las propiedades de hinchamiento de almidones noconvencionales. El almidón de plátano de la variedad macho mostró los valores más altos, pero otros almidones de fuentes alternativas, como el fonio (koulli) y plátano criollo, presentaron los valores de hinchamiento similares a los de almidones tradicionales como el maíz normal y arroz. El almidón de quinoa dio valores de hinchamiento similar al almidón de trigo. Sin embargo, el almidón de amaranto presentó los valores de hinchamiento más bajos, el tamaño del gránulo pequeño en este almidón juega un papel importante en este comportamiento. En general, los almidones de las fuentes alternativas mostraron un mejor hinchamiento que los almidones tradicionales.

La prueba de solubilidad mostró un comportamiento similar al de hinchamiento. En este caso, el maíz normal presentó la mayor solubilidad a 95°C, los almidones de plátano y trigo presentaron una solubilidad más alta que los almidones de fonio, quinoa y amaranto. Sin embargo, a 75°C, los almidones de plátano mostraron los valores de solubilidad más altos. Es importante mencionar que los almidones con el tamaño del gránulo mayor tuvieron los valores más altos en solubilidad. En esta propiedad funcional, los almidones de plátano presentaron el mejor comportamiento.

5. CAPACIDAD DE RETENCIÓN DE AGUA

El almidón tiene la habilidad de enlazar las moléculas de agua. Esta propiedad es muy importante en las aplicaciones del almidón, debido a que el uso de este polisacárido es muy variado, tal como en el área de alimentos y cosméticos, dónde se requiere una textura seca o con consistencia. La capacidad de retención de agua del almidón de plátano macho fue similar al del de plátano criollo, ligeras diferencias en las regiones amorfas y cristalinas de la amilopectina pueden estar presentes en los gránulos de ambos almidones. Los valores intermedios de capacidad de retención de agua los presentó el almidón de plátano, alcanzando el valor mayor (aproximadamente 50%) a 95°C.

VI. PROPIEDADES FISICOQUÍMICAS

1. GELATINIZACIÓN

La gelatinización es de gran importancia en muchas operaciones de procesamiento de alimentos. Los procesos como la elaboración de pan, tortillas, productos de pasta, la fabricación de botanas y salsas, todas ellas son dependientes de la gelatinización del almidón para producir esa textura deseada.

Cuando se pone el almidón en agua fría, los gránulos se hinchan ligeramente (10 a 20%), debido a la difusión y absorción del agua en las regiones amorfas, pero este hinchamiento es un proceso reversible al secarse. Sin embargo, cuando los gránulos son calentados en agua a temperaturas mayores, se alcanza un punto donde los gránulos hinchados presentan un fenómeno irreversible, pierden el orden estructural (se pierde la birrefringencia), el cual es debido a la fusión de los cristales. Cuando los gránulos continúan expandiéndose, la amilosa lixivia a la fase intergranular acuosa. Estos cambios moleculares llevan a un aumento sustancial en la viscosidad de la muestra. En conjunto, la ruptura de la estructura granular, el hinchamiento y la hidratación, y solubilización de las moléculas de almidón se describe por el término gelatinización. Debido a que la gelatinización es un proceso endotérmico, los métodos de análisis térmicos se han utilizado ampliamente para estudiar algunos de estos fenómenos involucrados. En particular, la calorimetría diferencial de barrido (CDB) ha sido al que se le ha dado mayor interés durante la última década para los estudios de transición de fase en los sistemas acuosos de almidón. La CDB puede proporcionar las temperaturas y entalpías características de la transición, siendo utilizado para una amplia gama de concentraciones de almidón. La endoterma en CDB es debida principalmente a la fusión de las dobles hélices y de los cristales (Tester & Morrison, 1990). Se ha demostrado que las fuerzas que mantienen a los gránulos juntos se dan principalmente a nivel de la doble hélice más que al nivel de los cristales de almidón. Por la analogía con otros polímeros sintéticos, la gelatinización se presenta como un proceso de fusión de los cristales del almidón. Por consiguiente, las mezclas de almidón-agua que contienen más de 60% de agua (p/p) muestran una sola endoterma simétrica. Se presenta un cambio de la endoterma, un desplazamiento a mayores temperaturas, conforme el contenido de humedad disminuye, esto debido a que el agua no es suficiente para llevar a cabo una gelatinización completa y lo que se produce es una fusión de los cristales a mayor temperatura. Las propiedades térmicas de algunos almidones (Tabla 4) de fuentes no-convencionales de almidones como plátano, cocoyam, amaranto y raíz mostraron temperaturas mayores que los almidones tradicionales como maíz, papa y yuca. Ahmad et al. (1999) estudiaron diferentes variedades de almidón de sago y determinaron la temperatura de gelatinización entre 69.4 y 70.1 y los valores de entalpía entre 15.1 y 16.7, los cuales fueron mayores que para los almidones de maíz ceroso, tapioca y frijol. Sin embargo, las propiedades térmicas en algunos casos no mostraron un patrón definido, como el maíz alto en amilosa, que presentó una temperatura final mayor, pero una menor entalpía de gelatinización, y el maíz ceroso tuvo una mayor entalpía de gelatinización. La proporción de amilosa/amilopectina, el tamaño del gránulo y la distribución de las longitudes de cadena juegan un papel importante en las propiedades térmicas de los almidones nativos.

La gelatinización de almidón también está influenciada por la presencia de solutos de bajo peso molecular (ej. no-ionicos y electrólitos) así como por los hidrocoloides hidrofílicos. Entendiendo que estos efectos son un paso importante para el mejoramiento de control de proceso, así como para mejorar la textura y otros atributos de calidad en alimentos a base de almidón. El aumento en la concentración de azúcares y otros compuestos polihidroxilicos, se sabe que impiden el hinchamiento del gránulo, aumentando la temperatura de gelatinización, y retardando el incremento en la viscosidad (formación de pastas).

El efecto de los solutos en la gelatinización se ha estudiado empleando almidón de amaranto. Se encontró que la temperatura de gelatinización aumentó cuando se añadió sacarosa al sistema; y las tres temperaturas de transición aumentaron (Paredes-López & Hernández-López, 1991). Bello-Pérez & Paredes-López (1995) estudiaron el efecto de solutos en el comportamiento calorimétrico del almidón y amilopectina en presencia de azúcares (sacarosa y glucosa); el almidón de amaranto presentó los valores más bajos de temperaturas de gelatinización, pero tuvo valores mayores de entalpía que los almidones de maíz ceroso y normal. Los valores mayores de entalpía en los almidones del tipo ceroso pueden atribuirse a los diferentes niveles y grado de ramificación de la amilopectina de esos materiales. El almidón de amaranto con sacarosa presentó temperaturas de gelatinización mayores que con glucosa, y el almidón de maíz ceroso mostró valores de entalpía más altos en presencia de glucosa que con sacarosa.

También, se ha evaluado el efecto de sacarosa en el almidón de sago (Ahmad et al., 1999), empleando diferentes concentraciones y niveles de agua. Las T_P del almidón a bajos niveles de agua y altos niveles de sacarosa se incrementaron en presencia de sacarosa, considerando que el ΔH no fue afectado. El intervalo de valores de T_P en presencia de sacarosa o sin ella no fue amplio. Además, la forma de la endoterma de gelatinización cambió por la adición de sacarosa.

TABLA 4. Propiedades térmicas del almidón de diferentes fuentes

Origen botánico	T_0 (°C)	T_P (°C)	T_C (°C)	ΔH (j/g)	Referencia
Amaranto	67.7	72.6	78.1	13.4	Pérez et al., 1998
Raíces	68.5	68.5	85.0	4.4	Pérez et al., 1998
Plátano criollo	71.4	75.0	80.4	14.8	Bello-Pérez et al., 2000
Plátano macho	69.6	74.5	81.6	13.0	Bello-Pérez et al., 2000
Cebada	46.7	56.5	73.7	10.5	Pérez et al., 1998
Yuca	62.4	69.3	84.1	4.8	Pérez et al., 1998
Cocoyam	74.0	78	87.0	3.98	Pérez et al., 1998
Maíz alto en amilosa	67.6	74.6	105.7	8.18	Yuan et al., 1993
Maíz	65.5	71.1	76.4	13.2	Yuan et al., 1993
Peruano	56.0	60	73.0	4.19	Pérez et al., 1998
Papa	60.0	69	80.0	4.64	Pérez et al., 1998
Sago	61.6	64.8	74.5	1.8	Maaurf et al., 2001
Maíz ceroso	64.9	71.7	77.8	16.8	Yuan et al., 1993
Arroz silvestre	63.0	67.0	73.0	-	Hizukuri et al., 1989

T_0, T_P, T_C = Temperatura de inicio, pico y final de gelatinización (°C); ΔH = entalpía de gelatinización.

Varias teorías se han propuesto para explicar el efecto de los hidratos de carbono en la gelatinización del almidón, incluso la competencia entre el almidón y la sacarosa por el agua disponible, la inhibición de sacarosa a la hidratación granular, y las interacciones de sacarosa-almidón. Cuando se agregan solutos como la sacarosa a la fase acuosa, se tiene menor cantidad de agua disponible para actuar como plastificante y, por consiguiente, las temperaturas asociadas con la gelatinización aumentan. Se ha definido bien el efecto de los azúcares en la gelatinización y en formación de pastas para los almidones nativos y modificados. Esto es importante para el procesamiento y en las propiedades de los alimentos. Otro soluto, el cloruro de sodio, presenta un efecto diferente y más complejo en la gelatinización del almidón de amaranto que la sacarosa. Los cambios en la concentración de sal aumentaron las tres temperaturas de transición T_0, T_P, y T_C de 63.0, 67.7, y 75.9°C a 70.4, 74.6, y 87.2°C, respectivamente, cuando la concentración de sal aumentó de 0 a 0.066g de cloruro de sodio por gramo de almidón. Con aumentos subsecuentes en el nivel de sal, arriba de 0.20g, las tres temperaturas de transición estuvieron entre los valores iniciales. Los cambios en los niveles de sal también afectaron el grado de gelatinización. Este último parámetro disminuyó en un 76% del control, hasta un mínimo de 31% a una concentración de sal de 0.20g. El cloruro de sodio parece mostrar un efecto inhibitorio máximo en la gelatinización del almidón entre un 6 a 9%. Bello-Pérez & Paredes-López (1995), en su estudio, encontraron que el efecto de cloruro de sodio es complejo. Cuando la concentración del cloruro de sodio en los almidones disminuyó, los valores de entalpía aumentaron. De todas las amilopectinas estudiadas sólo la del maíz comercial mostró una transición. El efecto de diferentes sales en la temperatura del gelatinización (T_P) se estudió en el almidón de sago (Ahmad et al., 1999), mostrando en general que a mayor concentración de sal aumenta el valor de T_P, pero hasta una concentración determinada debido a que la T_P posteriormente disminuye (por ejemplo para NaCl a un valor máximo de 2M), su influencia sigue la serie de Hofmeister, y el efecto de aninones fue mas pronunciada que la de los cationes. Los valores de ΔH aumentaron ligeramente al bajar la concentración de sal pero disminuye a concentraciones mayores. Maaurf et al. (2001) reportaron el efecto de diferentes concentraciones de cloruro de sodio en la gelatinización de almidón de sago. Los valores de T_P aumentaron y posteriormente disminuyeron conforme la concentración del cloruro de sodio aumentó, a concentración mayor de 3M, la temperatura de gelatinización disminuye. El cloruro de sodio presentó efectos similares en las endotermas con contenido en exceso de agua y en la primera endoterma con un contenido limitado de agua.

Se ha sugerido que el almidón actúa como un intercambiador débil de iones ácidos y cationes, para proteger y estabilizar la estructura del gránulo mientras que los aniones llegan a ser agentes gelatinizantes por la ruptura de los enlaces de hidrógeno. Paredes-López & Hernández-López (1991) proponen la hipótesis que cuando el cloruro de sodio se agrega a una suspensión de almidón, algunos grupos hidroxilo en el gránulo de almidón se convierten a grupos de hidroxilato de sodio. Estos compuestos son más fácilmente disociados, causando un aumento en el potencial Donan, el cual efectivamente excluye los iones de cloro de los gránulos. Sin embargo, la absorción de iones de sodio está limitada, dando así a un aumento en la temperatura de gelatinización. Los iones del cloruro rompen los enlaces de hidrógeno entre las cadenas de almidón durante la gelatinización. Diversos estudios han reportado que con el almidón de amaranto se han mostrado efectos específicos de los electrólitos, los cuales son dependientes del almidón en particular y de la sal probada. Indudablemente, debe obtenerse información adicional para elucidar las interacciones específicas entre los iones y almidón y así predecir la dirección y magnitud de los efectos de la sal en la gelatinización del almidón.

2. GELIFICACIÓN Y RETROGRADACIÓN

Después de la gelatinización o formación de pastas del almidón, la amilosa y amilopectina pueden ser consideradas como disueltas. Las moléculas de amilosa tienen una fuerte tendencia a asociarse a través de la formación de puentes de hidrógeno con otras moléculas de amilosa adyacentes cuando la solución se enfría, o al mantenerla por largo periodo de tiempo.

El grado de hinchamiento y desintegración del gránulo, así como la exudación de la amilosa, dependen del tipo y concentración de almidón, temperatura, presencia de otros solutos, y el corte o agitación aplicada durante el calentamiento. Al enfriar, una dispersión de almidón gelatinizada se convierte en una pasta viscoelástica turbia, o en concentraciones de almidón suficientemente altas (> 6%p/p), en un gel elástico opaco. La amilosa exudada de los gránulos hinchados forma una red, por asociación de las cadenas que rodean los gránulos gelatinizados. A concentraciones mayores al nivel crítico (6%p/p), se forma una red tridimensional con los gránulos hinchados (partículas deformadas), que llegan a embeber en una matriz continua moléculas de amilosa enlazadas. La gelificación del almidón es determinante en la calidad en muchos procesos alimentarios. El tamaño del gránulo y la uniformidad, la proporción de amilosa/amilopectina, la organización macromolecular, los constituyentes menores del almidón (lípidos, grupos fosfato, proteínas), presencia de otros solutos (sales, azúcares, lípidos), pH, concentración de almidón, y regímenes de corte-temperatura-tiempo empleados durante la preparación de gel, son todos importantes en las dispersiones viscoelásticas de almidón y pueden responder a las diferencias en las propiedades reológicas entre los almidones. Ha habido considerables investigaciones en los últimos años con respecto a las propiedades mecánicas fundamentales del almidón y geles con el objetivo de identificar la relación entre las propiedades físicas y estructurales de estos materiales. Los métodos dinámicos viscoelásticos proporcionan una herramienta excelente para estudiar los cambios reológicos durante el calentamiento y enfriamiento sin rompimiento de la estructura del almidón, por lo que es posible obtener información de las características moleculares del polisacárido.

Los geles de almidón son sistemas metaestables, en estado de no-equilibrio y así se lleva a cabo la transformación de su estructura (agregación de cadenas, recristalización) durante el almacenamiento. Los cristales eventualmente empiezan a formarse, y esto es acompañado por un aumento gradual en la rigidez y la separación de fases entre el polímero y el disolvente (sinéresis). Si la solución de almidón original se diluye y se enfría lentamente, las moléculas de la amilosa tienen el tiempo suficiente para alinearse de tal forma que varios enlaces de hidrógeno pueden formarse entre cadenas paralelas adyacentes. Este fenómeno es conocido como la retrogradación y se manifiesta por la formación de precipitados o geles. La retrogradación es un fenómeno complejo y depende de muchos factores como la fuente de almidón, concentración de almidón, regímenes de calentamiento y enfriamiento, pH, y la presencia de solutos como lípidos, electrólitos, y azúcares; por ejemplo, repetición de ciclos de congelamiento-deshielo, los cuales son conocidos por acelerar drásticamente la retrogradación y sinéresis. La principal influencia de la retrogradación es en la textura, aceptabilidad, y digestibilidad de los alimentos que contienen almidón. Se ha sugerido que la principal causa que provoca el endurecimiento del pan es la retrogradación. Sin embargo, a pesar de varias investigaciones que ha tratado de elucidar este fenómeno, el mecanismo exacto de la retrogradación, particularmente a un nivel molecular, no está claro.

Se ha demostrado que la retrogradación consiste de dos procesos separados: (1) la gelificación de las moléculas exudadas de amilosa de los gránulos durante la gelatinización y (2) la recristalización de la amilopectina.

La reasociación de la amilosa y amilopectina en el almidón gelatinizado incrementa la rigidez entre los gránulos hinchados. La amilosa normalmente gelifica (solidifica) fuera de los gránulos de almidón inmediatamente después de la gelatinización; la amilopectina normalmente permanece dentro de los gránulos hinchados dónde lentamente recristaliza. La gelificación de la amilosa se completa en horas, mientras que la cristalización de la amilopectina toma más tiempo.

La amilosa, con su naturaleza lineal, es considerada la principal responsable de la gelificación del almidón. Puede formar geles firmes a bajas concentraciones como 1.5% (p/p). En contraste con la amilosa, la gelificación de la amilopectina es un proceso mucho más lento y requiere de concentraciones mayores (normalmente ≥ 15%). A este respeto, las cinéticas de gelificación de la amilopectina son diferentes a las de amilosa y se cree que refleja la formación de la red vía la cristalización de las cadenas cortas exteriores de la molécula. Las bajas velocidades de gelificación-cristalización de la amilopectina están de acuerdo cinéticamente con los efectos de endurecimiento del pan.

En un estudio con el almidón de amaranto (Paredes-López et al., 1994), se presentó una baja tendencia a retrogradar, después de siete días de almacenamiento observando una endoterma. Sin embargo, los valores de entalpía aumentaron, hasta alcanzar valores más altos que los almidones de maíz ceroso y normal. En todos los casos, las endotermas fueron más amplias, debido quizás a la formación de cristales grandes e imperfectos y empezó a temperaturas menores que la de gelatinización. La amilopectina de amaranto presentó una baja tendencia a retrogradar (similar a su almidón), después de 21 días de almacenamiento se observó una pequeña endoterma. En relación a esta muestra, la amilopectina de maíz ceroso mostró una mayor tendencia a retrogradar, y se presentó una endoterma después de 14 días de almacenamiento. También se analizó el efecto de la temperatura en la retrogradación, se almacenó amilopectina de distintas fuentes a dos temperaturas diferentes (temperatura ambiente y a 4°C). El efecto fue más drástico para el amaranto y para la amilopectina de maíz ceroso a la temperatura ambiente ya que en ambos casos no se presentó ninguna endoterma; a 4°C, la amilopectina de amaranto mostró una menor retrogradación que la amilopectina de maíz ceroso; esta diferencia puede deberse a las diferentes distribuciones de la longitud de las cadenas de la amilopectina.

Una pregunta importante que necesita cuestionarse es si la retrogradación y la cristalización son sinónimos, o si los métodos empleados para medirlas dan resultados comparables. Otra pregunta aún sin contestar es si la retrogradación del almidón puede ser definida en términos de un solo componente (amilosa), o deben considerarse la amilosa y la amilopectina.

VII. CONCLUSIONES

En esta revisión, se dieron las bases para el uso de nuevas fuentes de almidón desde la perspectiva de su relación estructura-función así como las propiedades químicas y fisicoquímicas. Las fuentes no-convencionales constituyen una excelente materia prima debido a que los cultivos básicos como el maíz, trigo, papa, arroz, etc., se usan como alimentos directamente y el aislamiento de almidón no siempre es factible en estas fuentes. Las fuentes no-convencionales como amaranto, plátano, cocoyam, etc. pueden proporcionar almidones con buenas propiedades fisicoquímicas y funcionales, en muchos casos sin hacer alguna modificación después del aislamiento. Es importante mencionar que, en el futuro, los almidones transgénicos (por ejemplo, papa sin amilosa) tienen probablemente una nueva perspectiva debido a sus propiedades funcionales especiales. Sin embargo, por algún tiempo es todavía necesario obtener una papa estable a los cambios genéticos. Debido a esto, las fuentes originales pueden ser una buena alternativa para el aislamiento de almidón con una alta recuperación y una buena funcionalidad.

VIII. REFERENCIAS BIBLIOGRÁFICAS

Ahmad, F. B., Williams, P. A., Doublier, J.-L., Durand, S. & Buleon, A. (1999) Physico-chemical characterisation of sago starch. *Carbohydr. Polym.* **38**, 361-370.

Bello-Pérez, L. A. & Paredes-López, O. (1995) Starch and amylopectin: Effects of solutes on their calorimetric behavior. *Food Chem.* **53**, 243-247.

Bello-Pérez, L. A. & Paredes-López, O. (1996) Starch and amylopectin: Effect of solutes on clarity of pastes. *Starch/Stärke* **48**, 205-207.

Bello-Pérez, L. A., Paredes-López, O., Roger, P. & Colonna, P. (1996a) Amylopectin: Properties and fine structure. *Food Chem.* **56**, 171-176.

Bello-Pérez, L. A., Paredes-López, O., Roger, P. & Colonna, P. (1996b) Molecular characterization of some amylopectins. *Cereal Chem.* **73**, 12-17.

Bello-Pérez, L. A., Roger, P., Baud, B. & Colonna, P. (1998a) Macromolecular features of starches determined by aqueous high-performance size exclusion chromatography. *J. Cereal Sci.* **27**, 267-278.

Bello-Pérez, L. A., Roger, P., Colonna, P. & Paredes-López, O. (1998b) Macromolecular features of amaranth starch. *Cereal Chem.* **75**, 395-402.

Bello-Pérez, L. A., Ortiz-Maldonado, F., Villagomez-Méndez, J. & Toro-Vázquez, J. F. (1998c) Effect of fatty acids on clarity of starch pastes. *Starch/Stärke* **50**, 383-386.

Bello-Pérez, L. A., Agama-Acevedo, E., Sayago-Ayerdi, S. G., Moreno-Damián, E. & Figueroa, J. D. C. (2000) Some structural, physicochemical and functional studies of banana starches isolated from two varieties growing in Guerrero, Mexico. *Starch/Stärke* **52**, 68-73.

Biliaderis, C. G. (1991) The structure and interactions of starch with food constituents. *Can J. Physiol. Pharm.* **69**, 60-78.

Craig, S. A. S., Maningat, C. C., Seib, P. A. & Hoseney, R. C. (1989) Starch paste clarity. *Cereal Chem.* **66**, 173-182.

Fishman, M. & Hoagland, P. D. (1994) Characterization of starches dissolved in water by microwave heating in a high pressure vessel. *Carbohydr. Polym.* **23**, 175-183.

Fishman, M. L., Rodriguez, L. & Chau, H. K. (1996) Molar masses and sizes of starches by high-performance size-exclusion chromatography with on-line multi-angle laser light scattering detection. *J. Agric. Food Chem.* **44**, 3182-3188.

French, D. (1984) Organization of starch granules. In *Starch: Chemistry and Technology*, eds. R. L. Whistler, J. N. BeMiller, E. F. Paschall, pp. 183-247. Academic Press, N. Y.

Guilbot, A. & Mercier, C. (1985) Starch. In *The Polysaccharides*, ed. O. Aspinall, pp. 209-282. Academic Press, N. Y.

Hizukuri, S. (1986) Polymodal distribution of the chain lengths of amylopectins, and its significance. *Carbohydr. Res.* **147**, 342-347.

Hizukuri, S., Takeda, Y., Maruta, N. & Juliano, B. O. (1989) Molecular structures of rice starches. *Carbohydr. Res.* **189**, 227-235.

Kobayashi, S., Schwartz, S. J. & Lineback, D. R. (1986) Comparison of the structures of amylopectins from different wheat varieties. *Cereal Chem.* 63-71.

Lineback, D. R. & Rasper, V. F. (1988) Wheat Carbohydrates. In *Wheat: Chemistry and Technology*, ed. Y. Pomeranz, pp. 277-372, American Association of Cereal Chemists, Inc. St. Paul, Minnesota.

López, M. G., Bello-Pérez, L. A. & Paredes-López, O. (1994) Amaranth carbohydrates. In *Amaranth: Biology, Chemistry, and Technology*. CRC Press, Boca Raton, Fl. USA.

Maaurf, A. G., Che Man, Y. B., Asbi, B. A., Junainah, A. H. & Kennedy, J. F. (2001) Gelatinisation of sago starch in the presence of sucrose and sodium chloride as assessed by differential scanning calorimetry. *Carbohydr. Polym.* **45**, 335-345.

Morrison, W. R. (1988) Lipids in cereal starches: a review. *J. Cereal Sci.* **8**, 1-15.

Paredes-López, O. & Hernández-López, D. (1991) Application of differential scanning calorimetry to amaranth starch gelatinization: Influence of water, solutes and annealing. *Starch/Stärke* **43**, 57-61.

Paredes-López, O., Bello-Pérez. L. A. & López, M. G. (1994) Amylopectin: Structural, gelatinisation and retrogradation studies. *Food Chem.* **50**, 411-418.

Pérez, S. E., Lares, M., & González, Z. (1997) Characterization of starch isolated from white and dark sorghum. *Starch/Stärke* **49**, 103-106.

Pérez, E., Breene, W. & Bahanasey, Y. (1998) Gelatinization profiles of Peruvian carrot, cocoyam and potato starches a measured with Brabender Viscoamylograph, Rapid Viscoanalyzer and Differential Scanning Calorimeter. *Starch/Stärke* **50**, 14-16.

Roger, P. & Colonna, P. (1993) Evidence of the presence of large aggregates contaminating amylose solutions. *Carbohydr. Polym.* **21**, 83-89.

Roger, P. & Colonna, P. (1996) Molecular weight distribution of amylose fractions obtained by aqueous leaching of corn starch. *Int. J. Biol. Macromol.* **19**, 51-61.

Singhal, R. S. & Kulkarni, P. R. (1990) Some properties of *Amaranthus paniculatas* (Rajgeera) starch pastes. *Starch/Stärke* **42**, 5-7.

Spence, K. E. & Jane, J. (1999) Chemical and physical properties of Ginkgo (*Ginkgo biloba*) starch. *Carbohydr. Polym.* **40**, 261-269.

Swinkels, J. J. M. (1985) Composition and properties of commercial native starches. *Starch/Stärke* **37**, 1-4.

Tester, R. F. & Morrison, W. R. (1990) Swelling and gelatinization of cereal starches. I. Effects of amylopectin, amylose, and lipids. *Cereal Chem.* 67, 551-557.

Uriyapongson, Y. & Rayas-Duarte, P. (1994) Comparison of yield properties of amaranth starches using wet and dry-wet milling processes. *Cereal Chem.* 71, 571-577.

Yuan, R. C., Thompson, D. B. & Boyer, C. D. (1993) Fine structure of amylopectin in relation to gelatinization and retrogradation behavior of maize starches from three wx-containing genotypes in two inbred lines. *Cereal Chem.* 70, 81-89.

Zhao, J. & Whistler, R. L. (1994) Isolation and characterization of starch from amaranth flour. *Cereal Chem.* 71, 392-393.

Zobel, H. F. (1988) Starch crystal transformation and their industrial importance. *Starch/Stärke* 40, 1-7.

CAPÍTULO 2

UTILIZAÇÃO DE NOVAS TÉCNICAS DE MICROSCOPIA NA CARACTERIZAÇÃO DO AMIDO

Beatriz Rosana Cordenunsi

I. INTRODUÇÃO

II. ESTRUTURA DO GRÂNULO DE AMIDO
1. A TEORIA DOS *BLOCKLETS*
2. ANÉIS DE CRESCIMENTO

III. TÉCNICAS MICROSCÓPICAS PARA A CARACTERIZAÇÃO DO AMIDO
1. MICROSCOPIA ÓPTICA OU DE LUZ
2. MICROSCOPIA ELETRÔNICA
3. MICROSCOPIA DE FORÇA ATÔMICA

IV. MORFOLOGIA E TAMANHO DE GRÂNULOS DE AMIDO DE BANANA

V. CONCLUSÃO

VI. REFERÊNCIAS BIBLIOGRÁFICAS

Departamento de Alimentos e Nutrição Experimental, Faculdade de Ciências Farmacêuticas, Universidade de São Paulo – Avenida Lineu Prestes 580 CEP 05508-900 São Paulo SP Brasil. E-mail: hojak@usp.br

I. INTRODUÇÃO

O amido é o principal carboidrato de reserva produzido pelas plantas e consumido pelo homem. O fato de ser armazenado em grânulos insolúveis em água e de ser facilmente extraível torna-o único na natureza, com ampla possibilidade de utilização diretamente na dieta humana ou na indústria alimentícia. Os amidos de milho, batata, trigo e mandioca são os mais utilizados na indústria de alimentos como ligantes, agentes de textura ou, eventualmente, como substitutos de lipídeos em alimentos dietéticos. Porém, a utilização de amidos nativos em alimentos esbarra na necessidade de processamento do alimento, o que pressupõe estabilidade do gel formado pelo amido na matriz alimentar quando submetido a altas e baixas temperaturas, além de baixos pHs ou altas forças mecânicas. Para que atinjam estas especificações, em geral os amidos são modificados através de métodos físicos ou químicos (entre eles acetilação ou fosfatação), sendo considerados aditivos alimentares e, em geral, mal recebidos pelo consumidor. Por isso, principalmente para a produção de alimentos infantis, a tendência é procurar fontes alternativas de amidos nativos que tenham as propriedades funcionais requeridas pela indústria de alimentos.

A manipulação genética fornece a possibilidade de desenhar amidos com propriedades funcionais específicas para seu uso industrial, mas se detém no pouco conhecimento que existe ainda hoje sobre a estrutura do grânulo de amido e a sua biossíntese. O conhecimento desta estrutura permitirá que se avance no conhecimento das associações da amilose e da amilopectina com componentes menores do amido como as proteínas, os lipídeos e os fosfatos, o que leva a propriedades tecnológicas interessantes. As proteínas podem afetar propriedades como a digestibilidade, a solubilização, a retrogradação e a integridade do grânulo, sem deixar de mencionar que grande parte das proteínas ligadas ao grânulo de amido são enzimas associadas aos processos de síntese e degradação do amido. Por exemplo, sabe-se que a friabilina, uma proteína de baixo peso molecular (~15kDa), está presente em quantidades muito maiores associadas ao amido de trigo-duro do que no trigo-brando. A implicação tecnológica é que a farinha de trigo-duro pode ser utilizada para fabricar biscoitos mas não pães (Kossmann & Lloyd, 2000). Outro exemplo é o teor de fosfatos que um amido pode ter tanto associado ao grânulo quanto ligado covalentemente aos resíduos de glicose. Sabe-se que, dependendo da forma do fosfato (éster de monofosfato, fosfolipídeo, ou fosfato inorgânico) e de sua associação ao grânulo, o composto pode influenciar tanto na clareza e na viscosidade da pasta formada pelo amido quanto na temperatura de gelatinização e na taxa de retrogradação. O que não se conhece ainda é o mecanismo de incorporação do fosfato ao amido *in vivo* (Kossmann & Lloyd, 2000).

II. ESTRUTURA DO GRÂNULO DE AMIDO

Os dois maiores componentes do amido, a amilose e a amilopectina, são polímeros de α-D-glicose unidos por ligações α-1,4 ou α-1,6. O teor de amilopectina no amido varia de 30 a 99% e, tanto estruturalmente quanto tecnologicamente, é o componente mais importante já que, sozinho, é capaz de formar o grânulo de amido. A amilose é um polímero predominantemente linear de moléculas de α-D-glicose unidas por ligações α-1,4, com menos de 0,1% de ligações α-1,6 (ramificação). A amilopectina é composta por até 600000 resíduos de α-D-glicose unidos por ligações α-1,4, com até 6% de ligações α-1,6, resultando em um polissacarídeo altamente ramificado e numa das maiores macromoléculas encontradas na natureza. As ramificações consistem em um grande número de cadeias laterais lineares curtas, arranjadas em duplas hélices, formando cachos (*clusters*) em estruturas extremamente compactas, resultando em regiões cristalinas, conhecidas por sua resistência à hidrólise tanto ácida quanto enzimática (lamela cristalina). Estas regiões se alternam com regiões amorfas, mais suscetíveis à hidrólise ácida, que são pouco ramificadas e menos compactas, na cadeia da amilopectina (lamela amorfa). Manners (1989) calculou que de 80 a 90% do total de cadeias na molécula de amilopectina estão envolvidas na formação dos *clusters* ou cachos de cadeias laterais que formam a lamela cristalina. As 10 a 20% restantes estariam envolvidas nas conexões *interclusters* que formam a lamela amorfa. Existem hoje evidências consistentes de que a largura das duas lamelas juntas seria de 9 a 10nm, com padrão universal, ou seja, lamelas de amidos de diferentes fontes teriam o mesmo tamanho. Unidades repetitivas destas duas regiões formariam os *blocklets*, ou seja, unidades cristalinas que, embebidas em material amorfo, formariam os grânulos de amido.

1. A TEORIA DOS *BLOCKLETS*

A existência dos *blocklets* foi sugerida pela primeira vez por Nägeli em 1858 (apud Kossmann & Lloyd, 2000) e totalmente descartada na década compreendida entre 1960 e 1970. Somente em 1997 (Gallant et al., 1997), foram reunidas evidências suficientes para retomar a teoria dos *blocklets*. Dentro desta teoria, sugere-se que os *blocklets* teriam formatos (redondo ou alongado) e tamanhos (20 a 500nm) variados de acordo com a origem vegetal do amido e também com a sua localização dentro do grânulo. Os *blocklets* localizados nas lamelas semicristalinas teriam diâmetros menores que nas lamelas cristalinas.

2. ANÉIS DE CRESCIMENTO

Os *blocklets* embebidos em material amorfo, por sua vez, formariam os anéis (*shell*) de crescimento cristalinos (*hard*) e semicristalinos (*soft*), com tamanho variando de 120 a 500nm. A teoria de que os anéis são compostos por duas ou três camadas de *blocklets* de diferentes tamanhos e formatos, onde os anéis semicristalinos teriam *blocklets* menores que os anéis cristalinos, foi colocada em dúvida com o auxílio da microscopia de força atômica (AFM). Por este tipo de microscopia, foi visto que estruturas tidas como sendo *blocklets* tinham o mesmo tamanho e formato em todo o grânulo de amido de ervilha vista por dentro (Ridout et al., 2003). A origem dos anéis é ainda obscura e não parece obedecer ao ritmo biológico de claro/escuro ou de ciclos alternados de temperaturas, como sugerido anteriormente (Piling & Smith, 2003).

Muito pouco se conhece, ainda hoje, sobre o anel semicristalino, sendo a maior parte dos trabalhos concentrada no anel cristalino. A difração de raios X mostra que os amidos de cereais em geral possuem um padrão de cristalinidade do tipo A (látice monocíclico), ou seja, as moléculas de amilopectina são densamente empacotadas e resultam em alta cristalinidade. Os amidos de batata, de tubérculos em geral e também de banana possuem amidos com cristalinidade com padrão B (látice hexagonal) e são conhecidos como sendo ricos em amilose. Os amidos com cristalinidade do tipo B têm formatos e tamanhos similares e são resistentes à hidrólise, tanto enzimática quanto ácida. Não se sabe ainda com certeza onde está localizada a amilose na arquitetura do grânulo de amido. Algumas teorias trabalham com a possibilidade de que moléculas de amilose estejam entremeadas com os cachos das cadeias laterais de amilopectina e circundando os *blocklets* nos anéis semicristalinos (Gallant et al., 1997).

Os anéis de crescimento já foram visualizados por microscopia óptica, AFM, microscopia eletrônica de varredura (SEM) e microscopia eletrônica de transmissão (TEM), após tratamento ácido ou enzimático dos grânulos de amido, ou sem tratamento. Estes métodos mostram que os anéis representam camadas concêntricas alternadas de índice de refração (alto/baixo), densidade, cristalinidade e resistência química ao ataque de enzimas capazes de degradar o amido. Dentre os tipos de microscopia mais elucidativas, hoje, se destacam a TEM, a AFM, a óptica sozinha ou acoplada à fluorimetria. A escolha do método de microscopia a ser utilizado depende do nível de informação que se deseja obter. A superfície do grânulo de amido tem sido estudada por SEM e por AFM e a arquitetura do interior do grânulo tem sido estudada por TEM e começa a ser vista por AFM. Enfim, as técnicas de microscopia que utilizam AFM têm-se mostrado as mais promissoras na elucidação da estrutura do grânulo do amido pelas razões que são descritas a seguir.

III. TÉCNICAS MICROSCÓPICAS PARA A CARACTERIZAÇÃO DO AMIDO

A microscopia vem sendo utilizada em estudos para a elucidação da estrutura do amido desde a invenção do microscópio. Apesar de ser, atualmente, a ferramenta mais importante neste tipo de estudo, as observações feitas nos diversos tipos de microscopia existentes ainda são objetos de controvérsia, seja por limitações do tipo de microscópio utilizado, seja pelos métodos de purificação dos grânulos de amido, ou ainda pelo tratamento do amido para visualização no microscópio. Muitas das técnicas de fixação dos grânulos, por exemplo, produzem artefatos de imagem que, depois, são erroneamente interpretados. Mesmo o melhor sistema de microscopia pode render imagens ruins, ou sem valor, se as amostras não forem obtidas e tratadas com o cuidado devido ao sistema utilizado.

1. MICROSCOPIA ÓPTICA OU DE LUZ

Apesar do baixo poder de resolução (0,1μm – poder de separação de dois pontos), a microscopia óptica ou de luz, acoplada a sistemas de análise de imagem, é, freqüentemente, utilizada para estudos de formato, de tamanho e de freqüência de distribuição de grânulos de amido (histogramas), principalmente pela facilidade de uso e pelo custo do aparelho. Também é a ferramenta mais utilizada na identificação, pelo formato e tamanho dos grânulos corados ou não com soluções diluídas de iodeto, da origem botânica do amido em alimentos. As limitações começam quando nanoestruturas como os anéis de crescimento são visualizados em grânulos grandes de amido (batata, banana ou de trigo), quando estudadas por meio de microscopia óptica, mas não em grânulos pequenos como os de cereais.

Recentemente, Hedley et al. (2002), num amplo estudo de morfologia, estrutura e função de grânulos de amido utilizando ervilha (*Pisum sativum*) como modelo, investigaram mudanças no formato e na natureza semicristalina de grânulos de amido de mutantes de ervilha, em que a enzima amido-sintase, responsável pela síntese da amilose, era ausente ou superexpressada. Com o auxílio da microscopia normal de luz e da microscopia de luz polarizada cruzada, foi possível concluir que tanto a forma quanto o padrão de cristalinidade foram alterados nos mutantes de ervilha, como conseqüência dos níveis alterados de amido-sintase e de amilose. A estrutura dos grânulos foi ainda investigada por difração de raio X de amplo espectro, por ressonância magnética nuclear (NMR), por calorimetria diferencial de varredura (DSC) e por SEM.

Um avanço na utilização da microscopia de luz para estudos de grânulos de amido é a microscopia de varredura confocal a laser (CSLM), utilizada recentemente para investigar as características de grânulos de amidos nativos e seu comportamento durante o processo de gelatinização (van de Velde et al., 2002). A CSLM permitiu o estudo da estrutura do grânulo de amido de várias origens botânicas, sem as modificações introduzidas por demoradas preparações, como secagem e recobrimento com metais, exigidas na SEM ou na TEM. Os grânulos foram corados com substâncias fluorescentes como rodamina ou safranina e observados através da CSLM. A metodologia tornou possível a visualização de várias "fatias" virtuais de 0,1μm de um mesmo grânulo, uma vantagem em relação à microscopia eletrônica, no qual o instrumento de corte do grânulo, o micrótomo, possibilita um só corte de 10μm, com possível deformação do grânulo pela compressão exercida pela lâmina de corte.

2. MICROSCOPIA ELETRÔNICA

A microscopia eletrônica de varredura (*scanning electron microscopy* – SEM) tem um poder de resolução cerca de dez vezes maior do que a microscopia de luz, enquanto que a microscopia eletrônica de transmissão (*transmission electron microscopy* – TEM), tem mil vezes mais poder de resolução. Os primeiros dados mais elucidativos relativos a estudos para a determinação da arquitetura do grânulo de amido vieram de microscopias de grânulos submetidos à hidrólise ácida ou enzimática e analisados por SEM ou por TEM. Durante estes tratamentos, as partes amorfas eram preferencialmente digeridas, sobrando as partes duras ou cristalinas. A suscetibilidade do grânulo à hidrólise, ou a maneira como o grânulo é hidrolisado, se por erosão superficial ou por poros, é característica da origem botânica do amido e fornece pistas sobre a estrutura do grânulo. Assim, os amidos foram inicialmente classificados pela intensidade com que eram erodidos ou internamente corroídos. Grânulos de amido de cevada, de trigo, de centeio e de mandioca, por exemplo, tiveram a superfície erodida rapidamente, com a formação ou o aparecimento de poros, enquanto que o grânulo de amido da batata, que é considerado um amido resistente, mostrava exocorrosão, de maneira muito lenta. Mas enzimas de diferentes fontes mostram, hoje, que esta classificação não é apropriada porque mesmo o amido de batata, quando submetido a α-amilase de *Aspergillus fumigatus*, por exemplo, sofre um padrão de corrosão diferente, com formação de poros.

Os últimos anos foram pródigos na tentativa de substituir a metodologia existente de preparo das amostras para análise por SEM ou TEM. Como já comentado, o preparo das amostras é fonte de artefatos, como a deformação produzida pela faca de corte dos grânulos, a interferência dos materiais utilizados para fixar os grânulos e a necessidade de desidratar as amostras, excluindo, inclusive, a água de constituição do grânulo, importante na integridade da cristalinidade. Um passo importante neste sentido foi a introdução do *Nanoplast*, uma resina solúvel em água, que tornou mais fáceis cortes ultrafinos dos grânulos, evitando grandes deformações. Além disso, o caráter hidrofílico da resina parece ter tornado possível preservar a umidade natural do grânulo (Helbert & Chanzy, 1996).

Amidos isolados de cevada (*Hordeum vulgare*) normal (20 a 30% de amilose) e mutantes também foram utilizados como modelo, conduzido por Li et al. (2001), para estudos da morfologia, composição e estrutura da amilopectina. Os mutantes utilizados foram: *waxy* (1 a 5% de amilose), zero amilose e alto teor de amilose (30 a 45%). A morfologia dos grânulos de amido foi checada por SEM, com as amostras recobertas por ouro coloidal, e a estrutura da amilopectina foi determinada por MALDI-MS (*matrix assisted laser desorption/ionization mass spectrometry*). O estudo concluiu que os amidos dos dez genótipos de cevada em questão diferiram em relação à composição química, morfologia, distribuição de tamanho dos grânulos, e distribuição do tamanho das cadeias ramificadas da amilopectina. Um dado interessante foi que a proporção de grânulos pequenos teve correlação com o teor de amilose. A SEM foi utilizada neste estudo porque somente o formato do grânulo de amido estava em foco. Mais tarde, quando foi estudada a ação das α-amilases e glicosidases sobre o grânulo de amido, além da SEM, foi utilizada a TEM, pela necessidade de maior poder de resolução para observar os canais produzidos pelas enzimas. Os amidos com cristalinidade do tipo A, principalmente os de cereais, possuem poros na sua superfície, que conduzem ao interior do grânulo (Li et al., 2004). Existe a teoria de que estes poros, alargados pela ação das enzimas que agem sobre o amido, são responsáveis pela rapidez com que este tipo de amido é degradado, porque facilitariam a entrada e a ação das enzimas no interior do grânulo. Li et al. (2004) observaram neste estudo que a taxa de hidrólise dos grânulos de amido da cevada *waxy* por três amilases de diferentes fontes era, significativamente, mais alta do que a taxa de hidrólise dos amidos com teores normais ou altos teores de amilose. Este estudo confirma que amidos com altos teores de amilose são menos suscetíveis às enzimas que degradam o amido e ficaram conhecidos como "amidos resistentes".

Apesar da SEM ter aumentado muito o conhecimento da estrutura do grânulo de amido, sabe-se que partículas biológicas, por não serem condutoras elétricas, não são ideais para a SEM, requerendo um recobrimento metálico (ouro, por exemplo) para diminuir a carga da amostra e aumentar a qualidade da imagem. Mas, mesmo após o recobrimento, é difícil obter boas imagens sem danificar a amostra. Percebeu-se que o decréscimo na principal voltagem de aceleração diminui o dano à amostra, mas trabalha-se em condições-limite para o microscópio. Para este tipo de amostra foi construído o *Microscópio Eletrônico de*

Varredura de Baixa Voltagem (LVSEM), que permite boa resolução sem o recobrimento da amostra (Pawley, 1984).

De modo geral, as técnicas de preparo das amostras submetidas a SEM ou TEM ainda interferem significativamente na aparência ou na estrutura do amido. Nos últimos anos, a microscopia de força atômica tem tomado o lugar na elucidação da estrutura do amido tanto pelo altíssimo poder de resolução (Å), quanto pela possibilidade de obter imagens sem técnicas de fixação do grânulo de amido, que produzam artefatos.

3. MICROSCOPIA DE FORÇA ATÔMICA

A microscopia de força atômica (AFM) é derivada da microscopia de tunelamento, que foi inventada na Alemanha em 1981. Este tipo de microscopia foi o primeiro a gerar imagens espaciais (3D) de superfícies com resolução atômica.

A AFM mapeia a superfície de uma amostra com um *tip* afiado, com um par de mícrons de comprimento e muitas vezes com menos de 100Å de diâmetro. O *tip* está localizado na ponta livre de um cantiléver com 100 a 200µm de comprimento. As forças entre o *tip* e a superfície da amostra causam a deflexão do cantiléver e um detector mede esta deflexão enquanto o *tip* é escaneado sobre a amostra, ou a amostra é escaneada sob o *tip*. A deflexão medida do cantiléver permite ao computador gerar um mapa topográfico da superfície da amostra. Muitos tipos de força contribuem para a deflexão do cantiléver, porém a mais comum é a força interatômica chamada de van der Waals. A dependência das forças de van der Waals e a distância entre o *tip* e a amostra geram dois tipos de AFM: a de contato e a de não-contato. Na AFM de contato, o cantiléver é mantido a menos de poucos ângstrons da superfície da amostra e a força interatômica entre o cantiléver e a amostra é repulsiva. Na AFM de não-contato, o cantiléver é mantido na ordem de dezenas para centenas de ângstrons da superfície da amostra e a força interatômica entre o cantiléver e a amostra é atrativa. O total de forças entre o *tip* e a amostra em AFM de não-contato é muito baixo, geralmente abaixo de 10^{-12}N. Este tipo de força é vantajosa para estudar amostras macias ou elásticas, ideal para amostras biológicas. Na AFM, amostras não-condutoras podem ter imagens com resolução molecular ou atômica, dependendo da amostra, em condições ambientes, não exigindo condições especiais, como a

SEM ou TEM (vácuo). Além disso, podem ser obtidas imagens de amostras sob ar ou sob líquidos.

Em 1998, Baldwin et al. (1998) publicaram as primeiras imagens da superfície do amido de batata e trigo obtidas por AFM e validadas por LVSEM (Low Voltage SEM). Neste trabalho, o amido foi fixado em um filme de cianocrilato a temperatura ambiente e foi possível ver "nódulos" na superfície do amido de batata, com diâmetros entre 50 e 200nm. Em 1997, Gallant et al. (1997) haviam observado algo semelhante por SEM em amido de batata e trigo e especularam serem os *blocklets*, ou seja, partículas discretas e cristalinas de amilopectina que compunham a superfície dos grânulos. Mas, pelo fato das imagens terem sido feitas por SEM, com as amostras recobertas com ouro coloidal e submetidas a vácuo após digestão com α-amilase, a especulação de que os "nódulos" vistos naquelas condições eram *blocklets* teve pouca credibilidade.

Em 2002, Ridout et al. (2002), para observar o interior do grânulo de amido de batata e de milho, experimentaram uma nova técnica de fixação dos grânulos de amido para que pudessem ser cortados (fatias de 1,5nm) por um ultramicrótomo. Neste trabalho, foi sugerido que o *Nanoplast*, a resina anteriormente utilizada, produzia artefatos como degradação parcial da amilose, durante o processo de embebição dos grânulos com *Nanoplast*. Eles observaram, por microscopia de luz, que fatias de amido fixadas na resina e coradas com iodo assumiam cor marrom ao invés da cor azul. O mesmo não aconteceu com o amido fixado com resina não-penetrante como a Araldite. Com esta técnica os anéis de crescimento, que nunca haviam sido observados por AFM, puderam ser vistos, já que as imagens tinham melhor contraste. O contraste em AFM é devido à topografia da amostra, mas também é influenciado por diferenças na elasticidade da amostra. Pelo contraste de imagem é possível inferir diferenças de material na composição da amostra, como, por exemplo, a presença de proteína em uma superfície composta, majoritariamente, por carboidrato.

Juszczak et al. (2003a) e Juszczak et al. (2003b) exploraram a superfície de grânulos de amido de batata, mandioca, cevada, milho, milho *waxy* e trigo, através de AFM de não-contato, fixados na superfície de fita adesiva, sem maiores preparos na amostra. Os autores concluíram haver protuberâncias, depressões e poros em todos os amidos analisados, não mencionando os *blocklets*.

Thiré et al. (2003) utilizaram AFM para observar a morfologia de filmes de amido de milho, para utilização em embalagens de alimentos. As imagens topográficas obtidas por AFM revelaram diferenças associadas com o efeito retardador do glicerol no processo de gelatinização do amido. Rindlav-Westling & Gatenholm (2003) analisaram a superfície de filmes obtidos com amido, amilose e amilopectina, entre outros, por AFM. Observaram que a superfície de todos os filmes era coberta com pequenas saliências de 15 a 35nm, que foram identificadas, por eletroforese, como sendo proteínas de 60kDa, provavelmente amidosintase, ligada ao amido. As proteínas aparentemente migraram para a superfície durante a formação do filme, resultando num filme com a superfície enriquecida com proteína. Eles observaram também áreas cristalinas nos filmes e separações de fase entre amilose e amilopectina nos filmes obtidos com amido. O trabalho mostrou as inúmeras possibilidades na utilização da AFM na caracterização de produtos obtidos de amido. Os autores enfatizaram a necessidade da caracterização do grânulo de amido por AFM, antes da sua utilização na obtenção de filmes, por exemplo.

IV. MORFOLOGIA E TAMANHO DE GRÂNULOS DE AMIDO DE BANANA

Estudos feitos no Laboratório de Química, Bioquímica e Biologia Molecular, da Faculdade de Ciências Farmacêuticas, da Universidade de São Paulo, com grânulos de amido isolados de bananas recém-colhidas e analisados por microscopia óptica, SEM e AFM, mostraram que existe uma variedade grande de formatos e tamanhos dos grânulos de amido de banana verde (Figura 1). Os grânulos grandes são alongados e os pequenos, arredondados. Cerca de 45% dos grânulos tiveram tamanho variável entre 110 e 300µm, 30% entre 70 e 110µm e 15% menores que 70µm. É provável que os grânulos menores estivessem em processo de formação ainda, já que os frutos foram colhidos antes do começo da degradação do amido, que ocorre durante o amadurecimento do fruto. O formato dos grânulos é muito semelhante ao da batata, porém, no geral, são maiores. Nos grânulos maiores tornam-se bastante visíveis os anéis de crescimento, que, no caso da SEM (Figura 2), desaparecem pelo processo de recobrimento com ouro, característico da metodologia empregada. Apesar disso, a microscopia eletrônica de varredura deverá ser empregada em estudos de degradação do grânulo, quando a estrutura do grânulo deverá ser estudada com maior detalhamento.

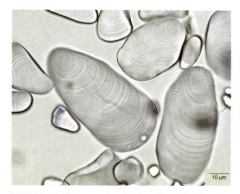 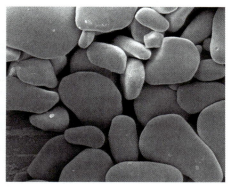

FIGURA 1. Micrografia óptica de grânulos de amido isolados de banana verde. A barra horizontal representa a escala de 10μm.

FIGURA 2. Micrografia de grânulos de amido de banana verde obtidos por microscopia eletrônica de varredura (SEM).

V. CONCLUSÃO

A arquitetura do grânulo de amido é ainda pouco conhecida e técnicas de microscopia são cada vez mais importantes neste tipo de estudo. Todas as técnicas são importantes e têm limitações, mas, quando associadas, podem fornecer um mapa de informações, que poderão desvendar a estrutura do amido. No caso do grânulo de amido da banana, estudos estão sendo feitos, em nosso laboratório, no sentido de conhecer a estrutura do grânulo e as modificações que ele sofre no decorrer do amadurecimento da banana. Para isso, várias técnicas de microscopia estão sendo utilizadas, entre elas a AFM. Está-se tentando identificar as proteínas associadas ao grânulo de amido da banana, por diferentes técnicas eletroforéticas, que incluem a utilização de substratos e anticorpos específicos para enzimas que degradam o amido. Estes estudos serão úteis na posterior utilização deste amido para alimentos ou embalagens utilizadas em alimentos.

IV. REFERÊNCIAS BIBLIOGRÁFICAS

Baldwin, P. M., Adler, J., Davies, M. C. & Melia, C. D. (1998) High resolution imaging of starch granule surfaces by atomic force microscopy. *J. Cereal Sci.* **27**, 255-265.

Gallant, D., Bouchet, B. & Baldwin, P. M. (1997) Microscopy of starch: evidence of a new level of granule organization. *Carbohydr. Polym.* **32**,177-191.

Hedley, C. L., Bogracheva, T. Y. & Wang, T. L. (2002) A genetic approach to studying the morfology, structure and function of starch granules using pea as a model. *Starch/Stärke* **54**, 235-242.

Helbert, W. & Chanzy, H. (1996) The ultrastructure of starch from ultratin sectioning in melamine resin. *Starch/Stärke* **48**, 185-188.

Juszczack, L., Fortuna, T. & Krok, F. (2003a) Non-contact atomic force microscopy of starch granules surface. Part I. Potato and tapioca starches. *Starch/Stärke* **55**, 1-7.

Juszczack, L., Fortuna, T. & Krok, F. (2003b) Non-contact atomic force microscopy of starch granules surface. Part II. Selected cereal starches. *Starch/Stärke* **55**, 8-12.

Kossmann, J. & Lloyd, J. (2000). Understanding and influencing starch biochemistry. *Crit. Reviews Plant Sci.* **19**, 171-226.

Li, J. H., Vasanthan, T., Hoover, R. & Rossnagel, B. (2004) Starch from hull-less barley: V. In-vitro susceptibility of waxy, normal, and high-amylose starches towards hydrolysis by alpha-amylases and amyloglucosidases. *Food Chem.* **84**, 621-632.

Li, J. H., Vasanthan, T., Rossnagel, B. & Hoover, R. (2001) Starch from hull-less barley: I. Granule morphology, composition and amylopectin structure. *Food Chem.* **74**, 395-405.

Manners, D. J. (1989) Recent developments in our understanding of amylopectin structure. *Carboydr. Polym.* **11**, 87-112.

Pawley, J. (1984) Low voltage scanning electron microscopy. *J. Microscopy* **136**, 45-68.

Piling, E. & Smith, A. S. (2003) Growth ring formation in the starch granules of potato tubers. *Plant Physiol.* **132**, 365-371.

Ridout, M. J., Gunning, A. P., Parker, M. L., Wilson, R. H., Parker, M. L. & Morris, V. (2002) Using AFM to image the internal structure of starch granules. *Carbohydr. Polym.* **50**, 123-132.

Ridout, M. J., Parker, M. L., Hedley, C. L. Bogracheva, T. Y. & Morris, V. (2003) Atomic force microscopy of pea starch granules: granule architecture of wild-type parent, r and rb single mutants, and the rrb double mutant. *Carbohydr. Res.* **338**, 2135-2147.

Rindlav-Westling, A. & Gatenholm, P. (2003) Surface composition and morphology of starch, amylose, and amylopectin films. *Biomacromolecules.* **4**, 166-172.

Thiré, R. M. S. M., Simão, R. A. & Andrade, C. (2003) High resolution imaging of the microstructure of maize starch films. *Carbohydr. Polym.* **54**, 149-158.

van de Velde, F., van Riel, J. & Tromp, R. H. (2002) Visualisation of starch granule morphologies using confocal scanning laser microscopy (CSLM). *J. Sci. Food Agric.* **82**, 1528-1536.

CAPÍTULO 3

ALMIDÓN RESISTENTE: CARACTERIZACIÓN Y ANÁLISIS

Juscelino Tovar[1]
Luis Arturo Bello-Pérez[2]
Perla Osorio Díaz[2]
Rodolfo Rendón Villalobos[2]

I. INTRODUCCIÓN
1. RESEÑA HISTÓRICA DEL CONCEPTO DE ALMIDÓN RESISTENTE
2. DEFINICIÓN DE ALMIDÓN RESISTENTE

II. DIGESTIBILIDAD DEL ALMIDÓN *IN VIVO*
1. FRACCIONES QUE CONSTITUYEN EL ALMIDÓN RESISTENTE *IN VIVO*
2. FACTORES QUE INFLUYEN EN LA DIGESTIBILIDAD DEL ALMIDÓN

III. CUANTIFICACIÓN DEL ALMIDÓN RESISTENTE *IN VITRO*

IV. MODIFICACIÓN DEL CONTENIDO DE ALMIDÓN RESISTENTE POR EFECTO DEL PROCESAMIENTO
1. PROCESAMIENTO DOMÉSTICO
2. PROCESAMIENTO INDUSTRIAL
3. MÉTODOS PARA LA PRODUCIÓN DE ALMIDÓN RESISTENTE

V. RELACIÓN ENTRE ALMIDÓN RESISTENTE Y FIBRA DIETÉTICA
1. ASPECTOS CONCEPTUALES
2. ASPECTOS ANALÍTICOS

VI. CONTENIDO DE ALMIDÓN RESISTENTE EN LOS ALIMENTOS

VII. RESUMEN

VIII. REFERENCIAS BIBLIOGRÁFICAS

[1] *Instituto de Biología Experimental, Facultad de Ciencias, Universidad Central de Venezuela*
Apartado Postal 47069, Caracas 1041A, Venezuela.
[2] *Centro de Desarrollo de Productos Bióticos, Instituto Politécnico Nacional*
Apartado Postal 24, 62730 Yautepec, Morelos, México

I. INTRODUCCIÓN

1. RESEÑA HISTÓRICA DEL CONCEPTO DE ALMIDÓN RESISTENTE

Durante el desarrollo de la metodología para cuantificar tanto fibra dietaria como los polisacáridos no amiláceos, en la década de los 70, se observó que los alimentos procesados aparentemente presentaban un mayor contenido de estos polisacáridos que la fuente cruda original empleada para su preparación (Englyst et al., 1982). Los polisacáridos no amiláceos (PNA) incluyen a los provenientes de la pared celular de las plantas, como las pectinas, hemicelulosa, celulosa y ácidos urónicos. Estos polisacáridos no pueden aumentar en cantidad durante el procesado de los alimentos, razón por la cual se emprendió la búsqueda de la fracción responsable del aumento de la cantidad de PNA cuando se evaluaba por los métodos para determinar fibra dietaria. Analizando detalladamente los carbohidratos se observó que el aparente incremento en los polisacáridos no almiláceos durante el procesado de los alimentos se debía a la presencia de α-glucanos que, después de dispersarse en KOH e hidrolizarlos con enzimas amilolíticas, se podían detectar como glucosa. Se observó también que, cuando esta fracción era sustraída del valor de fibra aparente, se obtenían tenores idénticos de fibra dietética en ambos alimentos, crudos y procesados (Englyst & Cummings, 1985). Así, se pensó que la glucosa medida en las preparaciones procesadas por calor era proveniente de restos de almidón. Estudios en humanos sometidos a ileostomía, analizando el alimento que había pasado por el estómago y las porciones proximales del intestino delgado, y por lo tanto había ya experimentado la acción de las enzimas digestivas, evidenciaron restos de almidón no digerido por las hidrolasas humanas. Más tarde, se realizó también la evaluación de los productos de la fermentación de los PNA en el intestino grueso, gases y ácidos grasos de cadena corta, y se observó su disminución cuando esta fracción de almidón era eliminada; se advirtió también que la proporción de estos restos variaba con el tipo de tratamiento y las condiciones prevalecientes durante el procesado de los alimentos, tales como la temperatura, el secado, tiempo de almacenamiento, y el someter el alimento a diferentes ciclos de calentamiento y enfriamiento, todo lo cual puede afectar la tasa y la eficiencia de la hidrólisis del almidón (Englyst et al., 1992). Esta fracción amilácea incrementa el total de la materia indigestible de los alimentos de origen vegetal. Con esto, la antigua opinión de que el almidón era completamente digerido y absorbido en el intestino delgado, que le asignaba un papel como simple fuente energética para el organismo humano, tuvo que ser modificada.

2. DEFINICIÓN DE ALMIDÓN RESISTENTE

La fracción de almidón que escapa a la acción de las enzimas digestivas se denominó "almidón resistente" y fue definida como: "la suma del almidón y sus productos de degradación que no son absorbidos en el intestino delgado de individuos sanos". Esta definición surge de la concertación de diferentes grupos de trabajo de la Comunidad Europea, en un proyecto multinacional conocido como *EURESTA*, el cual en una forma organizada acometió el estudio del almidón resistente, abordando temas como el desarrollo de técnicas para su análisis, la producción tecnológica de almidón resistente, así como los efectos fisiológicos y la contribución energética de éste (Asp, 1992). Así mismo, surge también la elaboración de tablas para la clasificación del almidón de acuerdo a la velocidad y extensión de la hidrólisis por la amilasa pancreática, propuestas por Englyst et al. (1992), estrategia que permitió establecer tres subtipos relevantes desde el punto de vista nutricional: ARD – almidón rápidamente digerible, ALD – almidón lentamente digerible y AR – almidón resistente. Esta última porción, a su vez, consta de diferentes fracciones que contribuyen al total del almidón indigestible en los alimentos. Así, el almidón resistente tipo I corresponde al almidón indigestible debido a barreras físicas en la matriz del alimento; este tipo de almidón se encuentra, por ejemplo, en alimentos que no sufren una molienda exhaustiva, o cuyo procesado no involucra un deterioro estructural extenso, de forma que los gránulos de almidón se mantienen atrapados dentro del tejido vegetal, como en el caso de las leguminosas. El almidón resistente tipo II corresponde a fracciones no gelatinizadas de almidón y por ello, en el caso particular de almidones que exhiben un patrón de difracción de rayos X del tipo B, son pobremente susceptibles a la digestión enzimática; mientras que el almidón resistente tipo III corresponde a porciones de almidón retrogradado, que es el almidón que ha recristalizado después de la gelatinización. Este tipo de almidón es producto de los cambios que ocurren en las moléculas de amilosa y amilopectina como consecuencia de los procesos que incluyen el calentamiento y enfriamiento de los alimentos. Esta característica es común, por ejemplo, en los productos de panificación, por lo que el total de almidón resistente puede incrementarse por el procesado térmico.

II. DIGESTIBILIDAD DEL ALMIDÓN *IN VIVO*

1. FRACCIONES QUE CONSTITUYEN EL ALMIDÓN RESISTENTE *IN VIVO*

La despolimerización del almidón hasta moléculas de glucosa para su posterior absorción y utilización por el organismo se inicia en la boca con la presencia de la α-amilasa salival y continúa por acción de la α-amilasa pancreática en el intestino delgado. Algunos oligosacáridos productos de esta hidrólisis pueden ser atacados por las glucosidasas – o disacaridasas – de la mucosa intestinal, y de esta forma pasar al torrente sanguíneo como glucosa. Otras fracciones pasarán hasta el intestino grueso donde servirán de sustrato para las bacterias de la flora normal del intestino. Estudiar la digestibilidad de los carbohidratos *in vivo* no ha sido una labor sencilla; la región distal del intestino delgado es prácticamente inaccesible, por lo que en muchos de los estudios se ha apelado a voluntarios sometidos a una ileostomía, procedimiento donde el intestino grueso ha sido removido o aislado, de tal manera que los residuos de los alimentos se colectan en una bolsa externa. De esta forma se ha logrado estudiar y caracterizar las fracciones de almidón que no son susceptibles a la hidrólisis enzimática intestinal (Johnson & Gee, 1996). Diversos estudios de este tipo han puesto en claro que el grado de polimerización (GP) de los glucanos en estado cristalino involucrados en la formación de almidón resistente varía entre 19 y 26, y que presentan un patrón de difracción de rayos X del tipo B. Así mismo, se ha podido establecer que los restos de almidón colectados de pacientes ileostómicos se componen de tres poblaciones de diferente grado de polimerización: de bajo peso molecular (GP 1-5), de tamaño intermedio (GP 13-38) y de alto peso molecular (GP >100), y que, mientras algunas fracciones muestran patrón de difracción de rayos X tipo B, otras son amorfas (Faisant et al., 1993; Gidley et al., 1995).

2. FACTORES QUE INFLUYEN EN LA DIGESTIBILIDAD DEL ALMIDÓN

Son varios los factores que afectan la formación de almidón resistente y su comportamiento en el tracto digestivo (Englyst et al., 1992; Tovar et al., 1992). El tenor de AR formado durante la cocción parece estar fuertemente relacionado a la proporción amilosa/amilopectina y a la longitud de las cadenas de estos polímeros, ya que esta última tiene influencia sobre la formación de complejos con otras moléculas, o entre ellas mismas, favoreciendo la retrogradación, en cuya forma física los almidones son menos susceptibles al ataque enzimático (Englyst et al., 1992; Asp, 1996). La estructura del gránulo, por su parte, también influye en la digestibilidad, debido a que los gránulos de menor tamaño presentan una relación mayor entre la superficie y el volumen, por lo que el área expuesta para la hidrólisis se incrementa; de igual forma ocurre con el tamaño de la partícula del alimento, que dependerá a su vez del tiempo y de la intensidad de la masticación. La presencia en el alimento de otros componentes, como ciertos tipos de lípidos, puede dar lugar a la formación de complejos con los glucanos, traduciéndose esto en un descenso en la digestibilidad; un efecto similar puede atribuirse a las proteínas que a menudo rodean a los gránulos de almidón, lo cual se ha sugerido como explicación para el incremento de la digestibilidad *in vitro* del almidón después de un tratamiento con proteasas (Tovar et al., 1990a). Los ciclos de calentamiento/enfriamiento a que puede someterse el alimento favorecen el grado de retrogradación del almidón, siendo que las moléculas de amilosa retrogradan más rápidamente que las de amilopectina. Otro factor, mencionado con anterioridad, es la presencia de las paredes celulares remanentes en el alimento a ingerir, lo que imposibilita el contacto adecuado de la enzima con el sustrato, dando origen así a AR tipo 1; las leguminosas, por la forma en que se consumen comúnmente, representan una fuente importante de este tipo de almidón (Tovar et al., 1992). Los gránulos nativos exhiben una resistencia variable a la hidrólisis enzimática, pero cuando se someten a calentamiento en presencia de agua y se produce la gelatinización, la digestibilidad aumenta. Algunos otros factores que pueden modular la digestibilidad son propios del individuo, y entre ellos se mencionan: el tiempo de tránsito intestinal, tiempo de masticación, estado de salud y cantidad de enzimas secretadas (Tharanathan & Mahadevamma, 2003).

III. CUANTIFICACIÓN DEL ALMIDÓN RESISTENTE *IN VITRO*

Desde el punto de vista nutricional y de beneficios saludables, el almidón ha cobrado gran interés en los últimos años, debido a que ha sido potenciado por el descubrimiento del almidón resistente a la digestión en el intestino delgado (Kritchevsky, 1995; Björck & Asp, 1996; Salmeron et al., 1997a; Salmeron et al., 1997b), y que se ha encontrado en diferentes proporciones en la mayoría de los alimentos que contienen almidón, tales como las frutas y vegetales, así como en diversos alimentos procesados. El carácter indigestible del almidón resistente ha generado dificultades para mejorar la definición del término de fibra dietaria o dietética (FD). Este último apareció por primera vez en 1953 y fue referido a las hemicelulosas, celulosas y ligninas (Hispley, 1953); así también, la FD ha sido tradicionalmente definida como polisacáridos no almidonosos que escapan a la digestión en el intestino delgado (Trowell et al., 1976). La amplia gama de definiciones de FD, que incluyen a polisacáridos no almidonosos (principalmente de origen vegetal y marino), AR y oligosacáridos, son aceptadas de forma diferencial por muchos científicos en el mundo, como lo muestran los estudios de Lee & Prosky (1995).

Algunos estudios han mostrado que tanto el AR como la FD favorecen la producción de ácidos grasos de cadena corta (AGCC), un pH bajo en el colon, disminución del tiempo del tránsito intestinal, así como incremento en la masa del bolo fecal (Gordon et al., 1997; Weaver et al., 1997). Cuando el AR escapa a la digestión, éste se vuelve una porción significativa de los carbohidratos que pueden ser metabolizados por bacterias en el colon. Como los microorganismos allí presentes fermentan carbohidratos indigeribles, los AGCC, que incluyen a los ácidos acético, propiónico y butírico, son liberados en el lumen del colon ocasionando un descenso del pH.

Comparado a la fibra dietaria, la fermentación del AR produce una mayor proporción de ácido butírico en el intestino grueso y se ha asociada con el buen estado fisiológico del colon (Cassidy et al., 1994; Baghurst et al., 1996). Este fenómeno parece jugar un papel importante en la regulación del crecimiento y función de células intestinales, lo que permite suprimir la proliferación de células tumorales (Johnson & Gee, 1996). Diversas investigaciones clínicas han mostrado beneficios fisiológicos del AR en el humano (Phillips et al., 1995; Cummings et al., 1996; Champ et al., 2003b). Esto es de singular importancia, ya que teniendo el AR efectos favorables para la salud, ha surgido un interés creciente en la modificación tecnológica de las propiedades de digestibilidad del almidón (Björck & Asp, 1996). Además, los problemas relativos a la inclusión del AR en la definición de fibra alimentaria están estrechamente asociados a los aspectos analíticos (Asp, 1996; Englyst & Hudson, 1996).

Así, la selección de la metodología a emplear para estimar el contenido de AR y la interpretación correcta de los resultados obtenidos dependen de la comprensión de las bondades y limitaciones de cada protocolo experimental (Tovar, 1994; Tovar, 2001). Se han propuesto numerosos procedimientos para cuantificar el contenido de AR en los alimentos; las revisiones de Champ et al. (2001) y Tovar (2001) son bastante exhaustivas a este respecto. De entre los métodos utilizados para cuantificar el AR total, revisaremos aquí los protocolos descritos por Englyst et al. (1992), Muir & O'Dea (1992), Akerberg et al. (1998) y el más recientemente presentado (Mc Cleary & Monaghan, 2002).

El método de Englyst et al. (1992) está diseñado para cuantificar las fracciones nutricionales del almidón, como son: almidón de digestión rápida, almidón de digestión lenta y almidón resistente; siempre cuidando se mantenga la integridad granular y la estructura física del almidón al momento de que se evalúe la fracción digestible. En este método la fracción resistente se estima por la diferencia entre el almidón total y el digestible, por lo que el primer paso es determinar ya sea el almidón total o el disponible. Mediante digestión de una muestra que ha sufrido un tratamiento mínimo, se evalúa el almidón disponible efectuando una homogenización suave que preserve al máximo la estructura granular y tisular. El material se expone a una hidrólisis controlada con pancreatina, amiloglucosidasa e invertasa, durante 120 minutos a 37°C, y se cuantifica la glucosa liberada usando el método de la glucosa oxidasa, obteniendo un estimado de la fracción de almidón que es susceptible a la hidrólisis enzimática, permaneciendo sin degradar las porciones de accesibilidad física limitada, las fuertemente retrogradadas y aquellas en estado granular resistente. Adicionalmente a la cuantificación de las porciones resistentes, en este procedimiento la fracción de almidón que se transforma en glucosa durante los primeros 20 minutos de digestión es catalogada como "almidón rápidamente digerible", mientras que las hidrolizadas entre los 20 y los 120 minutos corresponden al "almidón lentamente digerible".

Para determinar el almidón total, se procede a homogenizar la muestra que ha sido suspendida en KOH 2N y se incuba con agitación constante por 30 minutos a 0°C, después se neutraliza la mezcla y se procede a una hidrólisis con amiloglucosidasa a 70°C durante 30 minutos. Se determina la glucosa liberada para estimar el contenido de almidón total.

En el método de Muir & O'Dea (1992), la preparación de la muestra es a través de una etapa de masticación, tras la cual el material es recogido y pesado, separándose alícuotas equivalentes a 100mg de carbohidratos. Estas son incubadas a 37°C, inicialmente con pepsina durante 30 minutos y posteriormente en una mezcla de amilasa pancreática y amiloglucosidasa durante 6 horas. Para evitar variaciones debido a las diferencias en la intensidad de la masticación, se sugiere establecer un número promedio de mordidas. Mediante una centrifugación se recupera el material no digerido, éste es suspendido y digerido con Termamyl®. El material solubilizado se separa del residuo no digerido por centrifugación y se almacena, el sedimento es tratado con dimetilsulfóxido para disolver la amilosa retrogradada. El sobrenadante almacenado es mezclado con la suspensión, mezcla que viene a constituir el total de las fracciones no digeribles enzimáticamente *in vitro*, y se somete a una digestión combinada con amilasa pancreática y amiloglucosidasa durante 60min a 50°C, y el almidón es transformado en glucosa para su cuantificación colorimétrica.

El método de Akerberg et al. (1998) está basado también en la masticación de la muestra equivalente a 1 gramo de almidón total; ésta es masticada 15 veces en aproximadamente 15 segundos por seis voluntarios (si la muestra fuera en polvo es recomendable utilizar perlas de vidrio durante una etapa de masticación ficticia, para recolectar la cantidad de saliva requerida para el resto del proceso hidrolítico). El material masticado es depositado en un vaso de precipitado que contiene una solución de pepsina a pH 1,5 y se incuba a 37°C durante 30 minutos. Esta solución es neutralizada y se adiciona una mezcla de pancreatina y amiloglucosidasa, incubándose a 40°C por 16 horas con pH 5,0 y agitación constante. El material resultante es mezclado con etanol a 60°C hasta alcanzar una concentración del 80% (v/v) y se realiza una filtración con celite para separar la fracción soluble, la cual contiene los productos de digestión del almidón disponible, mientras que en el residuo insoluble permanece la fibra alimentaria y el almidón resistente. El residuo indigestible se seca a 105°C y se muele finamente con la finalidad de liberar las fracciones de escasa accesibilidad física y poder determinar, por una parte, el almidón resistente. Se suspende la preparación en KOH 2N y se neutraliza antes de adicionarle amiloglucosidasa para lograr la hidrólisis del almidón. Una vez cuantificada por colorimetría la glucosa liberada, se calcula el contenido de almidón resistente (%) de la siguiente manera: %AR= mg glucosa × 0.9 × 100/mg muestra.

Mc Cleary & Monaghan (2002) han propuesto un método que toma en consideración las fortalezas y debilidades exhibidas por los demás procedimientos propuestos con anterioridad y, con ello, pretende la cuantificación de la totalidad de las fracciones no digeribles de almidón presentes en los alimentos. El protocolo prescribe la digestión de la muestra con una mezcla de amilasa pancreática y amiloglucosidasa a pH 6, tras lo cual se precipita el material no digerido mediante la adición de etanol. El sedimento se dispersa con potasa (2N), se neutraliza y se somete a la acción de la amiloglucosidasa, determinándose finalmente la glucosa liberada. Este procedimiento ha sido validado con datos obtenidos *in vivo* con pacientes ileostómicos y en un estudio multi-laboratorio (Mc Cleary et al., 2002). Al haber sido aceptado como método oficial de la *Association of Official Analytical Chemists* (AOAC), cabe esperar que reciba una amplia aceptación en el futuro cercano (Champ et al., 2003b).

Por otro lado, existen también métodos que permiten cuantificar *in vitro* fracciones resistentes retrogradadas del almidón, como son: el método de Englyst et al. (1982), el llamado método de Lund (Asp et al., 1983), el de Saura-Calixto et al. (1993) y el de cuantificación por diferencia (Tovar et al., 1990b).

En el método de Englyst et al. (1982), la muestra molida se hierve por una hora a pH 5,2 y se incuba con una mezcla de α-amilasa y pululanasa a 40°C; el residuo insoluble, que contiene los polisacáridos fibrosos y el almidón retrogradado no digerido, son separados por centrifugación, se suspende en una solución de KOH 2N con la finalidad de dispersar los cristales de almidón, tras lo cual se neutraliza la mezcla y se le somete inmediatamente a una digestión con amiloglucosidasa durante una hora a 65°C y pH 5,5. La glucosa liberada se cuantifica mediante cromatografía de gas-líquido, y corresponde al almidón resistente presente, calculado de la siguiente manera: %AR = mg glucosa × 0,9 × 100/mg muestra.

El segundo procedimiento, conocido como método de Lund (Björck et al., 1986), emplea la digestión multienzimática destinada a la obtención del residuo de fibra dietética (Asp et al., 1983) de la muestra molida finamente, con la enzima Termamyl®, seguida por el tratamiento consecutivo con pepsina y pancreatina. El material indigestible se separa mediante filtración en celite. Inicialmente este residuo se analizaba y se determinaba tanto almidón residual como almidón total; en la actualidad esta separación ya no se realiza y ahora se realiza solamente la cuantificación del almidón total presente en el residuo y su expresión como almidón resistente de la siguiente manera: %AR = mg glucosa × 0,9 × 100/mg muestra.

En el método de Saura-Calixto et al. (1993), una muestra molida, de 100mg, se coloca en un tubo de centrífuga y se elimina primero la porción digestible soluble junto con la fibra dietética soluble, mediante el método de Prosky et al. (1988). Eliminado el material digestible, el residuo se trata con potasa 2N, se neutraliza y se incuba con amiloglucosidasa para transformar el almidón resistente retrogradado en glucosa libre.

El procedimiento alternativo de Tovar et al. (1990a, 1990b) para estimar almidón resistente retrogradado consiste en determinar almidón disponible y almidón total mediante un método enzimático-colorimétrico que incluye una etapa de ebullición. En la evaluación del almidón total se realiza una dispersión de la muestra en KOH 2N antes de la digestión enzimática. El contenido de almidón resistente (%) se calcula como contenido de almidón total (%) menos contenido de almidón disponible (%).

IV. MODIFICACIÓN DEL CONTENIDO DE ALMIDÓN RESISTENTE POR EFECTO DEL PROCESAMIENTO

1. PROCESAMIENTO DOMÉSTICO

Los estudios realizados sobre el efecto que tiene el procesamiento a nivel casero o artesanal sobre el contenido de almidón resistente (AR) en alimentos consumidos en diversos países, comprenden los llevados a cabo en maíz, frijol, chícharos, papas, así como en productos elaborados con distintos ingredientes como tortillas, pan, pastas y platillos completos.

El procesamiento doméstico tiene un papel importante en el contenido de AR que se forma en los productos alimenticios, ya que en la mayoría de las ocasiones no se controlan los parámetros como humedad, temperatura y cantidad de los ingredientes almidonosos, por lo que existen variaciones apreciables en los contenidos de AR que en ocasiones pueden presentarse en un mismo producto elaborado por distintas personas y/o en diferentes ambientes. A continuación se refieren algunas experiencias que exploran los cambios en el contenido de AR durante el procesado de productos de interés para América Latina.

Durante el procesamiento doméstico de alimentos amiláceos, como los realizados en muchos países de la región, se incluyen ciclos de calentamiento y enfriamiento, que afectan apreciablemente el contenido de AR. Estudios realizados en frijol común cocinado en forma doméstica en el laboratorio y almacenado a baja temperatura (4°C) mostraron contenidos de AR entre 2,3 y 8,4%, los cuales incrementaron con el tiempo de almacenamiento. Estos resultados correlacionaron con el contenido de almidón disponible, el cual, como cabe esperar, disminuyó con el tiempo de almacenamiento (Osorio-Díaz et al., 2003). De igual forma, en este mismo estudio se pudo observar el efecto que tiene la variedad de frijol sobre la formación de AR, ya que los frijoles de la variedad "Negro" mostraron contenidos mayores de AR que los del cultivar "Flor de Mayo". Es importante resaltar que en el estudio el frijol se cocinó hasta un estado de suavidad evaluado mediante la compresión del grano con los dedos, como se hace en forma doméstica, hecho que pudo haber influenciado los resultados encontrados. Resultados obtenidos con frijol de la variedad llamada "Mayocoba" (Osorio-Díaz et al., 2005), pero controlando la cocción con un cocedor tipo Mattson, el contenido de AR no cambió con el tiempo de almacenamiento, lo cual pudo deberse a la condición de cocción controlada de los granos, así como también a que la variedad puede tener una influencia apreciable en este comportamiento, ya que se observó que después del cocimiento se produjo una ruptura casi completa del grano, lo cual hace esperar una mayor susceptibilidad del almidón al ataque de las enzimas digestivas (Osorio-Díaz et al., 2005).

Para mostrar el efecto del tipo de cocimiento doméstico sobre la formación del contenido de AR en frijol (*P. vulgaris*), Tovar & Melito (1996) utilizaron el cocimiento de tres variedades de frijol: a) por inmersión en un autoclave y b) en un recipiente abierto colocando en el autoclave los granos sobre una rejilla de forma tal que únicamente recibieran el vapor. Los almidones aislados de los frijoles negros (*P. vulgaris*) cocidos por los dos tratamientos mostraron un contenido de AR retrogradado tres veces más alto que los frijoles crudos, reflejando un grado significativo de recristalización. En el caso del haba de lima (*P. lunatus*), los valores de AR fueron cinco veces más altos en las muestras cocidas que en crudo; sin embargo, el frijol negro presentó un contenido mayor de AR retrogradado que el haba de lima. Otro estudio donde se compararon también estos procesos caseros pero almacenando los frijoles durante varios días, mostró que aquellos que fueron cocinados en recipiente abierto mostraron tenores mayores de AR retrogradado. Bravo et al. (1998) cocinaron diferentes leguminosas de la India utilizando diversos procesos domésticos, como el remojo en agua y cocinado, remojo en solución de bicarbonato de sodio y cocinado, germinado y cocido, así como cocido directamente. Ellos encontraron, en los frijoles que fueron cocidos e inmediatamente analizados, que el contenido de AR total fue menor que la muestra de frijol sin cocinar y que, en general, los frijoles que fueron cocidos directamente y los remojados, ya sea con únicamente agua o con bicarbonato de sodio, no mostraron diferencias significativas en sus tenores de AR total; así mismo, la muestra germinada tuvo los valores más bajos de AR total, esto debido posiblemente a la hidrólisis del almidón que ocurre durante la germinación previa al cocimiento. Al comparar los contenidos de AR entre las diferentes variedades se pudo apreciar algunas diferencias (Bravo et al., 1998). Cuando las muestras fueron almacenadas en refrigeración por 24h, en todos los casos se incrementó el contenido de AR total, fenómeno explicado por la retrogradación del almidón.

Un estudio con alimentos cocinados a diferentes tiempos dependiendo del tipo de producto, simulando un procesamiento doméstico, y posteriormente almacenados, mostró que, cuando estos alimentos fueron conservados a - 20°C por 30 días, se incrementó apreciablemente el contenido de AR y que hubo diferencias entre los productos. Por ejemplo, las papas pasaron de un contenido de AR total de 3,38 a 7,35% (materia seca) en la muestra almacenada; un comportamiento similar mostraron los frijoles, que pasaron de 4,75% en la muestra recién cocinada a 6,99% en la almacenada. El pan blanco y el espagueti blanco mostraron los valores menores de AR total en este estudio, ya que pasaron de 0,78 a 0,84% y de 1,38 a 2,22%, respectivamente (Rosin et al., 2002).

En el caso de otros productos populares en México como son las tortillas, la evaluación de este producto, elaborado a nivel doméstico desde el proceso de nixtamalización, mostró que, cuando las tortillas son almacenadas en el refrigerador, el contenido de AR retrogradado se incrementó de 3,12 a 3,87% después de 72h de almacenamiento (Rendón-Villalobos et al., 2002). Cuando se comparó el contenido de AR retrogradado en tortillas elaboradas en forma casera con masas obtenidas mediante un proceso de nixtamalización tradicional, a partir de diferentes tortillerías (establecimientos pequeños que venden tortillas dentro de una determinada área), se encontraron diferencias entre las tortillas elaboradas con masas de los diferentes establecimientos (Agama-Acevedo et al., 2004). Otro grupo de investigación de México (Campas-Baypoli et al., 1999) reportó un contenido de

AR en tortilla recién elaborada de 2,5%, y posteriormente determinó el contenido de AR en tortillas almacenadas a temperatura ambiente y bajo refrigeración durante 2, 24, 48 y 72h de hasta 3,0%, sin cambios en los valores de AR cuando compararon los dos métodos de almacenamiento (Campas-Baypoli et al., 2002).

2. PROCESAMIENTO INDUSTRIAL

El procesamiento industrial de los alimentos que contienen almidón, al igual que el casero, tiene repercusiones importantes en el contenido de AR de los productos que finalmente se consumen, pero hay diferencias apreciables en el impacto que generan ambos procesos. Tal es el caso del frijol común. Frijoles que fueron procesados industrialmente mediante enlatado, y otros deshidratados de forma experimental en el laboratorio, tuvieron contenidos de AR diferentes. En el caso de los frijoles enlatados, éstos mostraron valores de AR total menores que los deshidratados. La etapa de secado a que fueron sometidos los frijoles deshidratados contribuyó a una destrucción mayor de las barreras físicas que presenta el almidón en las leguminosas y así se permitió un ataque mas fácil por las enzimas digestivas (Osorio-Díaz et al., 2002).

Un procesamiento que es común en muchos alimentos de comida rápida, o *ready-to-eat*, es la esterilización en bolsas flexibles. Un estudio realizado usando este procesamiento fue llevado a cabo preparando ocho diferentes platillos que contenían carne de res, pollo, arroz, verduras etc., los cuales eran destinados a las fuerzas armadas de la India. El estudio consistió en conocer el contenido de AR en los productos recién elaborados y en los almacenados por cuatro meses. Los resultados mostraron que el contenido de AR incrementó entre un 10 y 40% y los valores se situaron para los alimentos recién elaborados entre 0,22 y 4,10% y para los almacenados entre 0,35 y 5,78% (Namratha et al., 2002).

3. MÉTODOS PARA LA PRODUCCIÓN DE ALMIDÓN RESISTENTE

Debido a la ya mencionada importancia atribuida al AR en la salud y en la prevención de ciertas enfermedades, diferentes grupos de investigación, así como industrias se han dado a la tarea de desarrollar procesos que permitan la obtención de materiales ricos en AR, los cuales puedan ser adicionados como ingredientes en diversos productos alimenticios. Puesto que los almidones resistentes tipo I y tipo II son muy sensibles al procesado industrial (Tovar, 1994), la estrategia fundamental que se ha empleado para producir AR es favorecer la retrogradación del almidón, ya que dicho proceso está correlacionado positivamente con el aumento en el tenor de las fracciones indigestibles tipo III (Björck & Asp, 1996). Sin embargo, la propensión a generar fracciones resistentes por esta vía varía ostensiblemente entre almidones de distinto origen botánico (Tovar et al., 2002), hecho que debe ser considerado a la hora de planificar procesos a gran escala.

Firmas industriales han desarrollado diversos productos que se encuentran disponibles comercialmente; tal es el caso de Novelose® de la casa *National Starch* (EEUU). En general, los procesos que se están utilizando y se encuentran patentados producen un polvo de alto contenido en AR, mediante la aplicación de múltiples ciclos de calentamiento en autoclave y enfriamiento a temperaturas alrededor de 4°C (Würsch, 1999). Otros utilizan una desramificación previa del almidón para obtener cadenas polisacáridas más cortas, las cuales presentan mayor tendencia a la retrogradación y, por lo tanto, se favorece el desarrollo de un mayor contenido de AR. Sin embargo, el problema aquí es controlar el grado de desramificación del almidón para obtener un producto final con el mayor contenido de AR, ya que hay evidencias que indican que cuando la longitud de la cadena es muy corta se retarda la reorganización de las moléculas poliméricas y por lo tanto la retrogradación del almidón resulta atenuada (Yuan et al., 1993). Por otro lado, tratamientos hidrotérmicos, como la extrusión, pueden ser también utilizados con el mismo propósito, con la ventaja de que con este tipo de equipo el proceso es continuo y podría ahorrar costo de mano de obra, rindiendo mayor producción. Sin embargo, los contenidos de AR en los productos obtenidos hasta este momento son menores a los encontrados con autoclave, pero se están dirigiendo esfuerzos para encontrar condiciones y fuentes de almidón que permitan obtener productos con mayores contenidos de AR. En general, los procesos que se enfocan a obtener productos ricos en AR utilizan almidón de maíz alto en amilosa, ya que este material muestra una gran tendencia a la retrogradación. Sometiendo almidones de fuentes no convencionales a extrusión en un equipo de un solo tornillo, se obtuvieron productos con contenidos de AR de 1,2% para el caso del almidón de maíz, mientras que para almidón de plátano se registró un tenor de 3,8% y con almidón de mango de 4,0%, todos ellos mayores que los reportados para materiales preparados a partir de almidones convencionales (González-Soto et al., 2005). Otras investigaciones se han enfocado en utilizar un extrusor de doble tornillo, ya que en este tipo de equipo se puede incrementar sustancialmente la velocidad de flujo, lo que trae como consecuencia un aumento en el esfuerzo de corte, provocando mayor despolimerización del almidón; esto podría equipararse a una desramificación más extensa, y con ello se podría incrementar el contenido de AR. De hecho, se ha reportado que al incrementar la velocidad del tornillo y disminuir la temperatura, los productos extrudidos exhiben mayor contenido de AR (Vergnes et al., 1987).

Además de las modificaciones físicas, como la ya citada extrusión, diversas modificaciones químicas del almidón pueden conllevar cambios notables en el contenido de AR (Tovar et al., 1999). Recientemente fue reportado que, cuando el almidón es sometido a modificaciones químicas como la litnerización y el entrecruzamiento, se incrementa sustancialmente el contenido de AR. Los valores reportados para el caso de almidones comerciales fueron: para trigo de 2,4% y para almidón de maíz rico en amilosa de 26,9%, los productos comerciales Novelose® 240 y Novelose® m330 mostraron 57,9% y 39,9%, respectivamente. Cuando se cuantificó el contenido de AR en productos preparados utilizando almidón de trigo nativo, el contenido de AR fue 10,4%, pero cuando el almidón fue modificado por litnerización y después sometido a autoclave, el AR se incrementó a 15,0%. La modificación por entrecruzamiento elevó el contenido de AR hasta 72,9%. Cabe mencionar que este estudio utilizó un procesamiento en autoclave y enfriamiento durante cuatro ciclos (Shin et al., 2003).

Se ha sugerido que, cuando el AR producido es debido a la retrogradación, aquellas fracciones que provienen de la retrogradación de amilopectina son térmicamente más inestables, ya que mediante calentamiento del material a 100°C se pierde completamente (Schmiedl et al., 2000). Esta ha sido la razón principal el de utilizar almidones ricos en amilosa para la producción de polvos ricos en AR ya que éstos tienen mayor estabilidad térmica y se pueden adicionar a alimentos que requieran un calentamiento o cocimiento.

Alternativamente, se ha logrado producir fracciones resistentes a la digestión mediante la generación de materiales enriquecidos en enlaces glucosídicos distintos a los que presentan los polímeros del almidón en condiciones naturales (Tovar et al., 1999). Tal es el caso de la pirodextrinización o piroconversión, proceso basado en un tratamiento térmico intenso en presencia de cantidades catalíticas de un ácido mineral, que genera cantidades importantes de polímeros transglucosidados indigestibles (Laurentín et al., 2003). Existen procedimientos protegidos por patente para la aplicación de esta técnica a escala industrial (Ohkuma et al., 1993).

V. RELACIÓN ENTRE ALMIDÓN RESISTENTE Y FIBRA DIETÉTICA

1. ASPECTOS CONCEPTUALES

La fibra dietética (FD) ha cobrado gran atención en los últimos años debido a su relación estrecha con la prevención y ayuda en el tratamiento de enfermedades. Ha habido gran controversia en la definición de la FD, ya que según diferentes reportes, las definiciones encontradas en las diversas publicaciones no englobaban todos los compuestos presentes en este material. El término FD apareció por primera vez en 1953 y se refirió a la hemicelulosa, celulosa y lignina (Hispley, 1953). Trowell (1972) definió a la FD como los remanentes de las paredes celulares de las plantas que no son hidrolizados por las enzimas digestivas del ser humano. Este mismo autor y su grupo sugirieron la ampliación de esta definición (Trowell et al., 1976), para contraerla nuevamente años después (Trowell, 1978). En 1981, la *Association of Official Analytical Chemists* (AOAC) definió a la fibra como los remanentes de las células de las plantas que son resistentes a la hidrólisis por las enzimas digestivas del humano, pero esta definición fue dejada a un lado debido a una serie de consideraciones analíticas y fisiológicas. Un comité de expertos de la *American Association of Cereal Chemists* propuso dos definiciones, la primera en 1999 (DeVries et al., 1999) y la otra en el 2001 (AACC, 2001), las cuales son similares, salvo por el hecho de que la segunda incluye aspectos fisiológicos y no menciona el origen de la FD, ya que la primera definición aparentemente limita el origen de la FD a las plantas. Una de las definiciones más recientes de FD fue propuesta por el comité de alimentos y nutrición del Instituto de Medicina (Anonymous, 2001), la cual introduce nuevas consideraciones que distinguen entre los componentes intrínsecos e intactos de las plantas, llamados FD, y la llamada *fibra adicionada*; así, la suma de las dos fracciones es denominada fibra total. La definición más amplia de FD incluye a los polisacáridos distintos al almidón, almidones resistentes y oligosacáridos, siendo ésta la tendencia actual, es decir, una definición que incluya todos estos compuestos. Esta definición ampliada está basada en consideraciones fisiológicas al no ser dichos componentes digeridos en el intestino delgado y constituir un sustrato para la microflora colónica, obteniéndose productos de la fermentación que tienen una variedad de efectos sobre el mismo colon y, posiblemente, algunos efectos sistémicos. Una revisión más amplia de estos aspectos ha sido presentada por Champ et al. (2003a).

Tradicionalmente desde el punto de vista fisiológico, la FD ha sido subdividida en dos grandes grupos, dependiendo si es o no fermentada por las bacterias del colon: FD soluble y FD insoluble. En la primera se encuentran las pectinas, gomas y oligosacáridos, los cuales no pueden ser hidrolizados por las enzimas presentes en el intestino delgado y continúan su tránsito hacia el intestino grueso donde son fermentados por la microflora presente en el colon, produciendo compuestos como ácidos orgánicos que ayudan a ciertas funciones metabólicas del organismo, como son un mejor metabolismo del colesterol, disminución de la respuesta glucémica e insulinémica, entre otras más. En el caso de la fibra dietética insoluble, en donde se engloban a la celulosa, hemicelulosas y lignina, ésta no puede ser degradada en ninguna de las dos porciones intestinales, por lo que sale íntegramente en las heces fecales, dándole consistencia a las heces, aumentando el volumen fecal y disminuyendo el tránsito intestinal de los alimentos. Debido a lo anterior, y aún siendo un constituyente mayoritariamente insoluble, por su fermentabilidad potencial el almidón resistente se podría englobar dentro de los compuestos que constituyen la fibra dietética soluble.

Lo que si es claro es que existe una relación estrecha entre estos dos tipos de materiales indigestibles. En muchos alimentos, la mayor parte, sino toda la fibra dietética presente está constituida por almidón resistente. Así, las fracciones indigestibles debidas a retrogradación del almidón son cuantificadas como fibra dietética insoluble por los métodos enzimático-gravimétricos (Tovar et al., 1990a; Saura-Calixto et al., 1993; Tovar et al., 2002).

Hay reportes en diversos alimentos, como en el caso de los frijoles y el espagueti, para los que se ha estimado un contenido de fibra dietética soluble de 4,81 y 1,48%, respectivamente, mientras que su contenido de almidón resistente es de 4,75 y 1,38%, respectivamente, no observándose diferencias significativas entre estos dos valores. Esta observación es interesante desde el punto de vista fisiológico, ya que estos alimentos presentan un tenor de fracciones indigestibles potencialmente fermentables cercano al doble del valor estimado por la simple evaluación de FD. Aunque otros alimentos, como lentejas, maíz y guisantes, entre otros, no muestran una relación directa entre estas dos determinaciones (Rosin et al., 2002), por lo que es recomendable efectuar la determinación de almidón resistente por separado. Esto hace interesante analizar los aspectos analíticos asociados a la cuantificación de la fibra dietética y el almidón resistente.

2. ASPECTOS ANALÍTICOS

Diversos métodos han sido propuestos para el análisis de fibra dietética (FD), entre los cuales se pueden mencionar aquellos que son de tipo gravimétrico, los enzimático-gravimétricos y los métodos enzimático-químicos, como se describe en otros capítulos de este libro. El problema presentado hasta el momento es que ninguno de estos métodos cuantifica todos los componentes presentes en la FD, por lo que se ha propuesto (Champ et al., 2003a): a) sumar el contenido de los polisacáridos diferentes al almidón, los almidones resistentes y los oligosacáridos no digeribles, cuantificados por diferentes métodos, o b) usar el método oficial de la AOAC (985.29, 991.43) para el análisis de FD con un análisis complementario de los diferentes oligosacáridos no digeribles probablemente presentes en el alimento.

En el caso del AR, como ya se mencionó, existen diversos métodos reportados en la literatura, los cuales han sido objeto de diversos artículos de revisión (Champ et al., 2001; Tovar, 2001; Champ et al., 2003b). Se ha observado que algunos almidones se muestran parcialmente resistentes en los estudios *in vivo* usando pacientes ileostómicos, pero no pueden ser cuantificados por los métodos *in vitro*. Esto puede deberse, entre otras razones, al uso de la enzima glucoamilasa durante las primeras etapas de estas metodologías.

En la actualidad se debate sobre los aspectos de salud asociados a la FD y el AR, así como también en torno a la mejor forma de cuantificarlos en los alimentos, sobre todo en cuanto a la selección del método a emplear para poder obtener la información real y usarla en el etiquetado de alimentos.

VI. CONTENIDO DE ALMIDÓN RESISTENTE EN LOS ALIMENTOS

Debido al descubrimiento relativamente reciente del AR, y a la dificultad de lograr acuerdos sobre la metodología a utilizar para su cuantificación certera, la tabulación extensiva de datos sobre el contenido de este componente de los alimentos es todavía una meta por alcanzar. En la Tabla 1 se muestran, a título de ejemplo, los valores de almidón total (AT) y almidón resistente, expresados como el porcentaje de materia seca, de algunos productos alimenticios consumidos en Latinoamérica. Menezes & Lajolo (2000) han presentado un listado más extenso de contenidos de AR en alimentos iberoamericanos.

TABLA 1. Contenido de **AT** (%) y **AR** (%) de algunos productos alimenticios (base seca)

Alimento	Tipo de almidón AR	Tipo de almidón AT
Tortilla (fresca)	2	77
Tortilla (almacenada por 3 días)	3	75
Frijol negro (harina)	3	36
Almidón de papa crudo	75	99
Harina de plátano	57	75
Harina de trigo blanco	2	81
Espagueti (recién cocido)	5	79
Chícharos (hervidos 5 min)	5	20
Lentejas (cocidas 20 min)	9	54
Alubias (cocidas 40 min)	18	45
Pan blanco	1	77
Pan integral	1	60
Hojuelas de maíz	3	78
Hojuelas de avena	2	65
Papa cocida (caliente)	5	74

Adaptado de Englyst et al. (1992); Rendón-Villalobos et al. (2002); Osorio-Díaz et al. (2003).

VII. RESUMEN

Desde su descubrimiento relativamente reciente, el almidón resistente ha despertado un interés notable, en los ámbitos nutricional y tecnológico/industrial.

En este capítulo se presenta una revisión de diversos aspectos históricos, conceptuales y fisiológicos de este constituyente de los alimentos y se discute su relación analítico-nutricional con la fibra dietética. Asimismo, se presenta una panorámica de la metodología desarrollada para la cuantificación *in vitro* de las fracciones de almidón que no son digeribles en el intestino delgado, al tiempo que se revisa las posibilidades propuestas para la modificación de su tenor mediante el procesado doméstico e industrial.

VIII. REFERENCIAS BIBLIOGRÁFICAS

Agama-Acevedo, E., Rendón-Villalobos, J. R., Tovar, J., Parédes-López, O., Islas-Hernández, J. J. & Bello-Pérez. L. A. (2004) In vitro starch bioavailability in flour maize tortillas during storage. *Nahrung /Food* **48**(1), 38-42.

Akerberg, A. K. E., Liljeberg, H. G. M., Granfeldt, Y. E., Drews, A. W. & Björck, I. M. E. (1998) An *in vitro* method, based on chewing, to predict resistant starch content in foods allows parallel determination on potentially available starch and dietary fiber. *J. Nutr.* **128**, 651-660.

American Association of Cereal Chemists – AACC (2001) The definition of dietary fiber. Report of the Dietary Fiber Definition Committee of the Board of Directors of the American Association of Cereal Chemists. *Cereal Foods World* **46**, 112-126.

Anonymous (2001) Dietary Reference Intakes: Proposed Definition of Dietary Fiber. A report of the panel on the definition of dietary fiber and the standing committee of the scientific evaluation of dietary references intakes (Food and Nutrition Board, Institute of Medicine). Washington, DC, National Academy Press.

Asp, N-G. (1992) Preface: resistant starch. *Eur. J. Clin. Nutr.* **46**, S1.

Asp, N-G. (1996) Dietary carbohydrates: classification and physiology. *Food Chem.* **57**, 9-14.

Asp, N-G., Johanson, C. G., Hallmer, H. & Siljeström, M. (1983) Rapid enzymatic assay of insoluble and soluble dietary fiber. *J. Agric. Food. Chem.* **31**, 476-482.

Baghurst, P. A., Baghurst, K. I. & Record, S. J. (1996) Dietary fiber, non-starch polysaccharides and resistant starch: a review. *Food Aust.* **48**(3S), S3-S35.

Björck, I. M. E., Nyman, M., Pedersen, B., Siljeström, M., Asp, N-G. & Eggum, B. O. (1986) On the digestibility of starch in wheat bread: Studies *in vitro* and *in vivo. J. Cereal Sci.* **4**, 1-11.

Björck, I. M. E. & Asp, N-G. (1996) Controlling the nutritional properties of starch in foods: A challenge to the food industry. *Trends Food Sci. Technol.* **5**, 213-218.

Bravo, L., Siddhuraju, P. & Saura-Calixto, F. (1998) Effect of various processing methods on the *in vitro* starch digestibility and resistant starch content of indian pulses. *J. Agric. Food Chem.* **46**, 4667-4674.

Campas-Baypoli, O. N., Rosas-Burgos, E. C., Torres-Chávez, P. I., Ramírez-Wong, B. & Serna-Saldívar, S. O. (1999) Physicochemical changes of starch during maize tortilla production. *Starch/Stärke* **51**, 173-177.

Campas-Baypoli, O. N., Rosas-Burgos, E. C., Torres-Chávez, P. I., Ramírez-Wong, B. & Serna-Saldívar, S. O. (2002) Physicochemical changes of starch in maize tortillas during storage at room and refrigeration temperatures. *Starch/Stärke* **54**, 358-363.

Cassidy, A., Bingham, S. A. & Cummings, J. H. (1994) Starch intake and colorectal cancer risk: an international comparison. *Br. J. Cancer.* **69**, 937-942.

Champ, M., Kozlowski, F. & Lecannu, G. (2001) *In-vivo* and *in-vitro* methods for resistant starch measurement. En *Advanced Dietary Fibre Technology.* eds. B. V. Mc Cleary, L. Prosky, pp. 106-119. Blackwell Science, Oxford.

Champ, M., Langkilde, A. M., Brouns, F., Kettlitz, B. & Be Bail Collet, Y. (2003a) Advances in dietary fibre characterization. 1. Definition of dietary fibre, physiological relevance, health benefits and analytical aspects. *Nutr. Res. Rev.* **16**, 71-82.

Champ, M., Langkilde, A. M., Brouns, F., Kettlitz, B. & Be Bail Collet, Y. (2003b) Advances in dietary fibre characterization. 2. Consumption, chemistry, physiology and measurement of resistant starch; implications for health and food labeling. *Nutr. Res. Rev.* **16**, 143-161.

Cummings, I. H., Beatty, E. R., Kingman, S. M., Bingham, S. A. & Englyst, H. N. (1996) Digestion and physiological properties of resistant starch in the human bowel. *Br. J. Nutr.* **75**, 733-747.

DeVries, J. W., Prosky, L., Li, B. & Cho, S. (1999) A historical perspective on defining dietary fibre. *Cereal Foods World* **44**, 367-369.

Englyst, H. N., Wiggins, H. S. & Cummings, J. H. (1982) Determination of the non-starch polysaccharides in plant foods by gas-liquid chromatography of constituent sugars as alditol acetates. *Analyst* **107**, 307-318.

Englyst, H. N. & Cummings, J. H. (1985) Digestion of the polysaccharides of some cereal foods in the human small intestine. *Am. J. Clin. Nutr.* **42**, 778-787.

Englyst, H. N., Kingman, S. M. & Cummings, J. H. (1992) Classification and measurement of nutritionally important starch fractions. *Eur. J. Clin. Nutr.* **46**, S33-S50.

Englyst, H. N. & Hudson, G. J. (1996) The classification and measurement of dietary carbohydrates. *Food Chem.* **57**, 15-21.

Faisant, N., Champ, M., Colonna, P., Buleon, A., Molis, C., Langkilde, A. M., Schweizer, T., Flourie, B. & Galmiche, J. P. (1993) Structural features of resistant starch at the end of human small intestine. *Eur. J. Clin. Nutr.* **47**, 285-296.

Gidley, M. J., Cooke, D., Darke, A. H., Hoffman, R. A., Russell, A. L. & Greenwell, P. (1995) Molecular order and structure in enzyme-resistant retrograded starch. *Carbohydr. Polymers* **28**, 23-31.

González-Soto, R. A., Sánchez-Hernández, L., Solorza-Feria, J., Núñez-Santiago, C., Flores-Huicochea, E. & Bello-Pérez, L. A. (2005) Resistant starch production from non-conventional sources by a single screw extruder. *Food Sci. Tech. Int.* (en prensa).

Gordon, D. T., Topp, K., Shi, Y-C, Zallie, J. & Jeffcoat, R. (1997) Resistant starch: Physical and physiological properties. En *New Technologies for Healthy Foods & Nutraceuticals*, ed. M. Yalpani, pp. 157-178. ATL Press, Inc. Science Publishers, Shrewsbury, MA.

Hispley, E. H. (1953) Dietary "fibre" and pregnancy toxaemia. *British Med. J.* **2**, 420-422.

Johnson, I. T. & Gee, J. M. (1996) Resistant starch. *Nutr. & Food Sci.* **1**, 20-23.

Kritchevsky, D. (1995) Epidemiology of fiber, resistant starch and colorectal cancer. *Eur. J. Cancer Prev.* **4**, 345-352.

Laurentín, A., Cárdenas, M., Ruales, J., Pérez, E. & Tovar, J. (2003). Preparation of indigestible pyrodextrins from different starch sources. *J. Agric. Food Chem.* **51**, 5510-5515.

Lee, S. C. & Prosky, L. (1995) International survey on dietary fiber: definition, analysis, and reference materials. *J. AOAC International* **78**, 22-36.

Mc Cleary, B.V. & Monaghan, D. A. (2002) Measurement of resistant starch. *J. Assoc. Off. Anal. Chem.* **85**, 665-675.

Mc Cleary, B.V., Mc Nally, M. & Rossiter, P. (2002) Measurement of resistant starch by enzymatic digestion in starch and selected plant materials: collaborative study. *J. Assoc. Off. Anal. Chem.* **85**, 1103-110.

Menezes, E. W. & Lajolo, F. M. (2000) Contenido en fibra dietética y almidón resistente en alimentos y productos iberoamericanos. Proyecto CYTED XI.6/CNPq, Docuprint, Sao Paulo. 121p.

Muir, J. G. & O'Dea, K. (1992) Measurement of resistant starch: factors affecting the amount of starch escaping digestion *in vitro. Am. J. Clin. Nutr.* **56**, 123-127.

Namratha, J., Asna, U. & Prasad, N. N. (2002) Effect of storage on resistant starch content in processed ready-to-eat foods. *Food Chem.* **79**, 395-400.

Ohkuma, K., Hanno, Y., Inada, K., Matsuda, I. & Katta, Y. (1993) Indigestible dextrin. *European Patent* EP 0 535 627 A1.

Osorio-Díaz, P., Bello-Pérez, L. A., Agama-Acevedo, E., Vargas-Torres, A., Tovar, J. & Paredes-López, O. (2002) *In vitro* digestibility and resistant starch content of some industrialized commercial beans (*Phaseolus vulgaris L.*). *Food Chem.* **78**, 333-337.

Osorio-Díaz, P., Bello-Pérez, L. A., Sáyago-Ayerdi, S. G., Benítez-Reyes, M. P. Tovar, J. & Paredes-López, O. (2003) Effect of processing and storage time on *in vitro* digestibility and resistant starch content of two bean (*Phaseolus vulgaris l.*). *J. Sci. Food Agric.* **83**, 1283-1288.

Osorio-Díaz, P., Tovar, J., Paredes-López, O., Acosta-Gallegos, J. & Bello-Pérez, L. A. (2005) Chemical composition and *in vitro* starch bioavailability of *Phaseolus vulgaris* (L.). cv. Mayocoba. *J. Sci. Food Agric.* **85**, 499-504.

Phillips, J., Muir, J. G., Birkett, A., Lu, Z. X., Jones, G. P., O'Dea, K. & Young, G. P. (1995) Effects of resistant starch on fecal bulk and fermentation-dependent events in humans. *Am. J. Clin. Nutr.* **62**, 121-130.

Prosky, L., Asp, N-G., Schweizer, T. F., DeVries, J. M. & Furda, I. (1988) Determination of total dietary fiber in foods and food products: collaborative study. *J. Assoc. Off. Anal. Chem.* **71**, 1017-1023.

Rendón-Villalobos, J. R., Bello-Pérez, L. A., Osorio-Díaz, P., Tovar-Rodríguez, J. & Parédes-López, O. (2002) Effect of storage time on *in vitro* digestibility and resistant starch content of nixtamal, masa and tortilla. *Cereal Chem.* **79**(3), 340-344.

Rosin, M. P., Lajolo, M. F. & Menezes, W. E. (2002) Measurement and characterization of dietary starches. *J. Food Comp. Analysis.* **15**, 367-377.

Salmeron, J., Ascherio, A., Rimm, E. B., Colditz, G. A., Spiegelman, D., Jenkins, D. J., Stampfer, M. J., Wing, A. L. & Willet, W. C. (1997a) Dietary fiber, glycemic load, and risk of NIDDM in men. *Diabetes Care* **20**, 545-550.

Salmeron, J., Manson, J. E., Stampfer, M. J., Colditz, G. A., Wing, A. L. & Willet, W. C. (1997b) Dietary fiber, glycemic load, and risk of non-insulin dependent diabetes mellitus in women. *JAMA.* **277**, 472-477.

Saura-Calixto, F., Goñi, I., Bravo, L. & Mañas, E. (1993) Resistant starch in foods: modified method for dietary fiber residues. *J. Food Sci.* **58**, 642-643.

Schmiedl, D., Bäuerlein, M., Bengs, H. & Jacobasch, G. (2000) Production of heat-stable, butyrogenic resistant starch. *Carbohydr. Polym.* **43**, 183-193.

Shin, M., Woo, K. & Seib, P. A. (2003) Hot-water-solubilities and water sorptions of resistant starches at 25°C. *Cereal Chem.* 80, 564-566.

Tharanathan, R. N. & Mahadevamma, S. (2003) Grain legumes a boon to human nutrition. *Trends Food Sci. & Technol.* 14, 507-518.

Tovar, J. (1994) Natural and man-made resistant starch. *Agro Food Ind. Hi-Tech.* 5 (6), 23-25.

Tovar, J. (2001) Métodos para la determinación del contenido de almidón resistente en los alimentos. En *Fibra dietética en Iberoamérica: Tecnología y salud. Obtención, caracterización, efecto fisiológico y aplicación en alimentos.* eds. F. M. Lajolo, F. Saura-Calixto, E. Wittig de Penna, E. W. Menezes, pp. 143-154. CYTED/CNPq/Varela, Sao Paulo.

Tovar, J. & Melito, C. (1996) Steam-cooking and dry heating produce resistant starch in legumes. *J. Agric. Food Chem.* 44, 2642-2645.

Tovar, J., Björck, I. & Asp, N-G. (1990a) Analytical and nutrition implications of limited enzymic availability of starch in cooked red kidney beans. *J. Agric. Food Chem.* 38, 488-493.

Tovar, J., Björck, I. & Asp, N-G. (1990b) Starch content and alpha-amylolysis rate in precooked legume flours. *J. Agric. Food Chem.* 38, 1818-1823.

Tovar, J., Björck, I. & Asp, N-G. (1992) Incomplete digestion of legumes starches in rats: a study of pre-cooked flours containing retrograded and physically inaccessible starch fractions. *J. Nutr.* 122, 1505-1507.

Tovar, J., Melito, C., Herrera, E., Laurentín, A. & Pérez, E. (1999) Starch modification from a nutritional point of view. *Agro Food Ind. Hi-Tech.* 10(2), 27-30.

Tovar, J., Melito, C., Herrera, E., Rascón, A. & Pérez, E. (2002) Resistant starch formation does not parallel syneresis tendency in different starch gels. *Food Chem.* 76, 455-459.

Trowell, H. (1972) Ischemic heart disease and dietary fiber. *Am. J. Clin. Nutr.* 25, 926-932.

Trowell, H. (1978) The development of the concept of dietary fiber in human nutrition. *Am. J. Clin. Nutr.* 31, 3-11.

Trowell, H., Southgate, D. A. T., Wolever, T. M. S., Leeds, A. R., Gassull, M. A. & Jenkins, D. J. A. (1976) Dietary fibre redefined. *Lancet* 1, 967.

Vergnes, B., Villemaire, J. P., Colonna, P. & Tayeb, J. (1987) Interrelationship between thermomechanical treatment and macromolecular degradation of maize starch in a novel rheometer with preshearing. *J. Cereal Sci.* 5, 189-202.

Weaver, G. A., Tangel, C. T., Krause, J. A., Parfitt, M. M., Jenkis, J. L., Rader, J. M., Lewis, B. A., Miller, T. L. & Wolin, M. J. (1997) Acarbose enhances human colonic butyrate production. *J. Nutr.* 127, 717-723.

Würsch, P. (1999) Production of resistant starch. En *Complex Carbohydrates in Foods.* eds. S. Sungsoo-Cho, L. Prosky, M. Dreher, pp. 385-394. Marcel Dekker Inc., New York.

Yuan, R. C., Thompson, D. B. & Boyer, C. D. (1993) Fine structure of amylopectin in relation to gelatinization and retrogradation behavior of maize starches from three wx-containing genotypes in two inbred lines. *Cereal Chem.* 70, 81-90.

CAPÍTULO 4

MÉTODOS INSTRUMENTAIS DE ANÁLISE DE POLISSACARÍDEOS NÃO-AMIDO

Eduardo Purgatto
Tânia Misuzu Shiga
Franco Maria Lajolo

I. INTRODUÇÃO

II. PREPARO DAS AMOSTRAS
1. EXTRAÇÃO
2. HIDRÓLISE DOS POLISSACARÍDEOS
3. DERIVATIZAÇÃO

III. CROMATOGRAFIA

IV. ESPECTROMETRIA DE MASSAS
1. IONIZAÇÃO POR IMPACTO DE ELÉTRONS (EIMS)
2. IONIZAÇÃO POR *ELECTROSPRAY* (ESI)
3. IONIZAÇÃO POR DESSORÇÃO ASSISTIDA POR MATRIZ (MALDI)
4. ESPECTROMETRIA DE MASSAS COM IONIZADOR FAB
5. DISSOCIAÇÃO INDUZIDA POR COLISÕES DE ALTA ENERGIA (CID)

V. FT-IR E ESPECTROSCOPIA RAMAN

VI. ELETROFORESE CAPILAR E ELETROCROMATOGRAFIA CAPILAR

VII. RESSONÂNCIA MAGNÉTICA NUCLEAR DE PRÓTONS (^{1}H-NMR)

VIII. RESUMO

IX. REFERÊNCIAS BIBLIOGRÁFICAS

Departamento de Alimentos e Nutrição Experimental, Faculdade de Ciências Farmacêuticas, Universidade de São Paulo – USP.
Avenida Prof. Lineu Prestes, 580 – CEP: 05508-900 São Paulo SP, Brasil.
E-mail: fmlajolo@usp.br

I. INTRODUÇÃO

Os carboidratos desempenham inúmeras funções e estão intimamente envolvidos com diversos processos bioquímicos. São marcadores biológicos, mensageiros químicos e contribuem para a dieta humana fornecendo energia e fibra alimentar (Brett & Waldron, 1996). Nos vegetais aparecem sob a forma de material de reserva, ou integrando a parede celular. São as moléculas biológicas mais abundantes no planeta, sendo encontradas em toda forma de vida, compondo parte de suas estruturas, sustentando e protegendo células vegetais e bacterianas. Estão presentes nos espaços extracelulares dos tecidos conectivos de animais e participam de diversos processos metabólicos (Voet et al., 2000; Brett & Waldron, 1996). Na alimentação, são fonte de energia e fibra alimentar. Hoje sabe-se também que, além da energia, os carboidratos podem ter funções fisiológicas e nutricionais mais complexas no organismo, propriedades pesquisadas para a compreensão da relação dieta-saúde e para o desenvolvimento de ingredientes e alimentos funcionais. É o caso dos frutooligossacarídeos capazes de aumentar a absorção de cálcio, de polissacarídeos capazes de reduzir a absorção de colesterol e a glicemia, de alguns que conseguem participar do processo de modulação imunológico e de proteção contra infecções em nosso intestino. Essas propriedades dependem de suas características estruturais.

São largamente utilizados na indústria como espessantes, geleificantes, crioprotetores, emulsificantes, humectantes, adoçantes, estabilizantes, substitutos de gordura e auxiliares de secagem, conferindo sabor, textura e aroma aos alimentos (Waldron et al., 1997; Voragen, 1998; Cho & Prosky, 1999). Têm papel importante, também, na textura dos frutos pós-colheita quando o amaciamento está associado a transformações que ocorrem na estrutura da parede celular causadas por diversas enzimas no amadurecimento. Portanto, sua caracterização química e estrutural é um assunto de grande interesse.

A estrutura dos carboidratos é extremamente mais complexa do que a de proteínas e ácidos nucléicos. Cada monômero possui a capacidade de se ligar covalentemente em diferentes posições do anel (de 1 a 6) e em mais de um ponto, podendo adotar duas configurações anoméricas diferentes (α ou β). Seus padrões de ligação intrincados e heterogêneos lhes garantem características únicas e capacidade de concentrar informações e funções (Brett & Waldron, 1996). Entretanto, justamente devido a isso, há uma considerável dificuldade para quantificar e caracterizar estes compostos.

A grande quantidade de grupamentos hidroxila altamente polares e a ausência de duplas ligações dificultam a análise por cromatografia a gás, espectrometria de massas e outros métodos espectrofotométricos, pois fazem com que não sejam voláteis, nem apresentem fluorescência, permitindo-lhes apenas absorver no UV distante (190-200nm). Desvendar a estrutura de carboidratos complexos requer identificação da seqüência dos açúcares, extremidades redutoras, posição da ligação e conformação anomérica.

A caracterização estrutural de carboidratos está longe de ser rotina nos laboratórios. Porém, o interesse no estudo destas moléculas cresce a cada dia devido à sua implicação em muitos estados patológicos como o câncer, a artrite reumatóide e a arteriosclerose, bem como nos benefícios encontrados com a ingestão de fibras, o que torna necessário o estudo de novas técnicas de análise.

A finalidade deste capítulo não é descrever técnicas analíticas, mas dar uma visão global das estratégias e princípios metodológicos úteis na análise e caracterização de carboidratos visando, principalmente, conhecer suas propriedades e prever seus comportamentos em alimentos.

II. PREPARO DAS AMOSTRAS

1. EXTRAÇÃO

A extração de polissacarídeos de parede celular pode envolver vários passos de hidrólise enzimática de proteína e amido e extração com solventes variados (SDS, CDTA, EDTA, oxalato e gradiente de álcali), cromatografia de exclusão e de troca iônica (Selvendran & O'Neill, 1987; Brett & Waldron, 1996; Huisman et al., 2000).

2. HIDRÓLISE DOS POLISSACARÍDEOS

Normalmente empregam-se H_2SO_4 e ácido trifluoroacético (TFA). O TFA tem a vantagem de ser volátil e de fácil eliminação, porém não é suficientemente forte para hidrolisar a celulose. Neste caso, o emprego de H_2SO_4 em amostras finamente trituradas é aconselhado (Hoebler et al., 1989), embora sua neutralização produza grande quantidade de sal cuja remoção é trabalhosa e, sob temperatura elevada, leve à degradação de pentoses. A alternativa usada por Black & Fox (1996) para eliminar o H_2SO_4 é o emprego de base orgânica imiscível em água (N, N-dioctilmetilamina em clorofórmio) para extrair o hidrolisado para a análise por espectrometria de massas em tandem (MS-MS). Hoebler et al. (1989) utilizaram amônia para a neutralização. A forma de evitar o uso de H_2SO_4 usada por Doco et al. (2001) foi submeter os polissacarídeos à metanólise e converter os correspondentes metilglicosídeos a derivados trimetilsilil (TMS). De Ruiter et al. (1992), por sua vez, verificou que a associação da metanólise com TFA produzia resultados melhores que a metanólise isoladamente.

Métodos enzimáticos aliam especificidade e condições brandas de reação, evitando a formação de produtos de degradação (Pérez-Vendrell et al., 1995; Konno et al., 1996). A especificidade das enzimas permite produzir oligossacarídeos com pesos moleculares bem definidos, como observado no trabalho realizado por Huisman et al. (2000) com xiloglicanos de soja.

3. DERIVATIZAÇÃO

Os carboidratos geralmente são hidrofílicos, neutros e não possuem grupos cromofóricos. Para que possam ser analisados por cromatografia a gás (GC), cromatografia de alta eficiência (HPLC), espectrometria de massas (MS) e eletroforese, devem ser derivatizados para que adquiram qualidades de volatilidade, carga, cromóforo e hidrofobicidade. A derivatização também auxilia na eliminação de contaminantes. Entretanto, pode causar perdas por carbonização ou reação parcial e, no caso da acetilação, os catalisadores empregados podem produzir picos estranhos e impor limitações às análises de amostras cujas quantidades sejam reduzidas. A acetilação também não identifica açúcares ácidos e espécies carregadas como os açúcares fosfato. A metilação e a acetilação resultam em produtos muito estáveis, que permitem a purificação da amostra por partição (Gibeaut & Carpita, 1991). Além disso, a produção de derivados metilacetilados é a melhor forma de identificar posições das ligações glicosídicas, de quantificar os monômeros e de obter o grau de ramificação das moléculas (Carpita & Shea, 1989).

Apresentam, também, a vantagem de produzir um pico para cada açúcar derivatizado ao contrário da sililação. Por outro lado, a reação de sililação é rápida e ocorre sob condições brandas, sendo, em determinados casos, vantajosa, apesar de produzir picos múltiplos com açúcares redutores proveniente dos isômeros conformacionais e estruturais. A técnica provê identificação satisfatória de frutanos, impossível por acetilação devido à produção de picos provenientes da sobreposição de frutose e glicose.

A derivatização também fornece maior sensibilidade na ionização por FAB (0,1-5µg são suficientes) do que as amostras nativas, pois estende a detecção para massas elevadas (>5000Da) e fornecem mais informações estruturais para oligossacarídeos. Por exemplo, a quebra da molécula pode ser direcionada pelo radical adicionado, permitindo determinação de seqüências e ramificações que não sejam ambíguas, de forma a diferenciar clivagens dupla e simples (Bartner et al.,1997).

Outros tipos de derivatização para carboidratos e suas finalidades são abordados na revisão de Lamari et al. (2003).

III. CROMATOGRAFIA

Na cromatografia gás-líquido (GLC – *gas-liquid chromatography*), as amostras derivatizadas (detalhes de hidrólise e derivatização podem ser encontrados no site da CASPER – www.casper.organ.su.se) são separadas em colunas capilares de sílica fundida e detectadas por ionização de chama (FID – *flame ionization detector*) ou por GLC-EIMS (Carpita & Shea, 1989).

Na cromatografia líquida de alta eficiência (HPLC – *high performance liquid chromatography*), a separação é realizada em colunas de troca aniônica com eluentes alcalinos. Sob tais condições, os grupos hidroxila dos carboidratos são transformados em oxiânions e pequenas diferenças no pk_a dos mesmos permitem a separação. Outras colunas utilizadas são as de fase reversa, exclusão molecular e partição. Colunas com fase ligada de ciclomaltoheptose (β-ciclodextrina) também são utilizadas para separar ácidos oligogalacturônicos. Neste caso, a fase estacionária não contém grupos ionizáveis ou catiônicos e a separação parece ser governada por mecanismos clássicos de troca aniônica (Simms et al.,1995).

Os sistemas HPLC utilizam, principalmente, detectores de pulso amperométrico (PAD – *pulsed amperometric detection*). Detectores eletroquímicos convencionais não apresentam boa resposta na análise de carboidratos, porém, no PAD, o pulso triplo impede a contaminação do eletrodo com os produtos de oxidação, melhorando a sensibilidade. Além do PAD, pelo menos outros quatro detectores são muito utilizados: índice de refração (RI – *refraction index*), infravermelho (IV), fluorescência e detectores evaporativos por espalhamento de luz (ELSD – *evaporative light scattering detector*). Este último, desenvolvido para eliminar a interferência do eluente na detecção e ideal para amostras que não são voláteis e não apresentam absorção no UV/Vis (Clement et al., 1992). A vantagem desses métodos de detecção é que não há necessidade de derivatizar a amostra, ao contrário da detecção por UV.

Aplicações

O peso molecular de oligômeros e a análise quantitativa de monossacarídeos pode ser realizada utilizando-se HPLC-ELSD (Cameron et al., 2003). Embora o ELSD seja superior ao RI, este último ainda é utilizado na análise de bebidas, mesmo apresentando menor sensibilidade (Gotsick, 1991; Akiyama et al., 1992). A vantagem do HPAEC-PAD (*high performance anion exchange chromatography – pulsed amperometric detection*) é permitir a análise de mono, di e oligossacarídeos, produzindo boa separação dos picos e identificação de isômeros de posição (Lerouxel et al., 2002; Campa et al., 2004). O meio alcalino aumenta a solubilidade de oligo e polissacarídeos e garante um equilíbrio anomérico rápido, embora potencialize a degradação e epimerização dos carboidratos (Lee, 1990). A cromatografia a gás, por sua vez, limita-se mais à análise de monossacarídeos, embora oligossacarídeos com baixo grau de polimerização (ex. estaquiose e rafinose) possam ser analisados como derivados trimetilsililados (Kakehi & Honda, 1989).

IV. ESPECTROMETRIA DE MASSAS

Basicamente cinco tipos de ionização são mais utilizados em espectrometria de massas: ionização por elétrons (EI), por *electrospray* (ESI – *electrospray ionization*), por bombardeamento com átomos acelerados (FAB – *fast atom bombardment ionization*), por ionização a laser auxiliada por matriz (MALDI – *matrix-assisted laser desorption-ionization*) e por dissociação induzida por colisão (CID –

collision-induced dissociation). Os analisadores comumente encontrados são o quadrupolo e o analisador por tempo de vôo (TOF – *time-of-flight*).

O analisador quadrupolar é compacto, de baixo custo, permite velocidades rápidas de varredura e trabalha com vários tipos de sistema de injeção. Possui a desvantagem de ter baixa sensibilidade para m/z elevadas e baixa resolução. Existem dois tipos de instrumentos TOF: o linear e o *reflectron*. Os analisadores TOF permitem a análise de massas elevadas, na região de 10^5Da. Sua principal desvantagem também é a baixa resolução.

1. IONIZAÇÃO POR IMPACTO DE ELÉTRONS (EIMS)

A espectrometria de massas por impacto de elétron (EIMS – *electron impact mass spectrometry*) baseia-se na produção de íons positivos através da ionização produzida por um feixe de elétrons. Usado em conjunto com GLC-EIMS, constitui-se num procedimento rápido para a análise de misturas complexas (Black & Fox, 1996). A limitação do GLC-EIMS é ser aplicável somente para moléculas pequenas, a maioria derivatizadas. Este tipo de equipamento é comumente dotado de analisadores quadrupolares.

Aplicações

O EIMS auxilia na elucidação de sua estrutura, revelando as posições das ligações do polissacarídeo que, submetido à metilação, hidrólise e redução dos monômeros com $NaBD_4$, fornece a composição monomérica, a posição e freqüência de substituição na cadeia polimérica (Carpita & Shea, 1989). Sua principal limitação é não fornecer informações sobre a seqüência dos monômeros e dados de anomeria.

Um bom exemplo do que pode ser feito quando se conhecem as limitações e alcances da técnica pode ser visto no trabalho de Kim & Carpita (1992). A hidrólise e redução de poligalacturonanos com boroidreto de sódio deuterado e ativação com carbodiimida permitiu aos pesquisadores quantificar o conteúdo de ácido galacturônico e galactose e obter o grau de metilesterificação em cromatógrafos a gás com analisador de massa (GLC-EIMS – *gas-liquid chromatography; electron impact mass spectrometry*) empregando poucos passos de reação.

Na técnica conhecida como análise de ligações, os polissacarídeos são convertidos a acetatos de alditol parcialmente metilados (PMAA), assimétricos devido à introdução de deutério na posição C-1 (Figura 1). Os espectros de massa de isômeros são muito parecidos, mas podem ser identificados pelos tempos de retenção (Carpita & Shea, 1989). Os espectros de EIMS são analisados tendo como base algumas regras simples descritas no trabalho de Carpita & Shea (1989), em cujo conteúdo também se encontra, meticulosamente abordado, o preparo do PMAA.

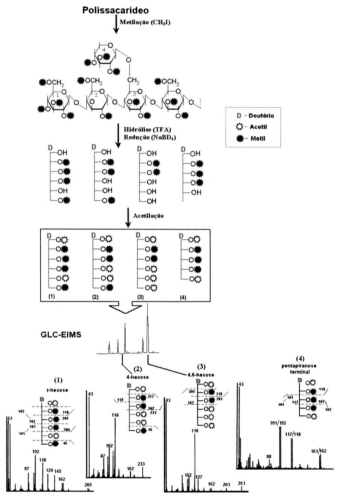

FIGURA 1. Esquema de preparação e análise de acetato de alditol parcialmente metilado (PMAA). As hidroxilas livres são metiladas ( ) e o produto permetilado é hidrolisado. Os monômeros são marcados no carbono C-1 com deutério (D) pela redução com NaBD$_4$. Os grupos hidroxila anteriormente comprometidos com ligações são finalmente acetilados ( ) (Shiga & Lajolo, 2003, modificado de Carpita & Shea, 1989).

Quando padrões conhecidos não estão disponíveis, o GLC-EIMS fornece a identificação dos PMAA ou de derivados trimetilsilil (Doco et al., 2001). Em geral, o íon molecular de um carboidrato derivatizado não pode ser visto, porém a grande quantidade de fragmentos primários e secundários formados auxiliam na elucidação da estrutura. Os espectros mais utilizados neste caso são aqueles que compreendem massas inferiores a *m/z* 300.

Gulin et al. (2001) utilizaram técnicas de EIMS (análise por metilação) e ESI-MS para obter dados complementares ao trabalhar com heteropolissacarídeo exocelular de *Azobacter indicus*. Os resultados de GLC-EIMS forneceram dados de ligações e a seqüência dos monômeros foi obtida através de ionização por *electrospray*. Os dados de conformação anomérica foram obtidos por RMN.

2. IONIZAÇÃO POR *ELECTROSPRAY* (ESI)

O ESI é uma técnica versátil para a ionização de compostos polares, termicamente lábeis, não-voláteis ou uma combinação de tudo isso. Neste processo extremamente endotérmico, íons em solução são transformados em íons em fase gasosa. Gotas carregadas são formadas na ponta de um capilar e são dessolvatadas (Figura 2). A repulsão entre as cargas aumenta e as gotas sofrem fissão. Este processo continua até que os íons sejam formados. O trabalho de Smyth (1999) fornece explicações detalhadas sobre ESI e seus usos.

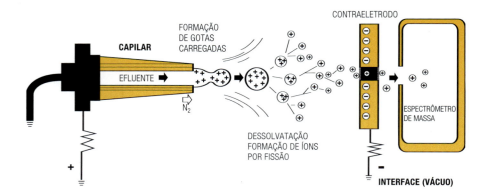

FIGURA 2. Esquema ilustrativo mostrando ionização por *electrospray*. Formação de gotículas carregadas, fissão e produção de íons moleculares.

Esta técnica de ionização é adequada para quantidades pequenas de amostra (nanomoles) e moléculas grandes, cuja detecção por FAB é limitada a aproximadamente 4000 unidades de massa atômica (u.m.a.). O *electrospray* confere múltiplas cargas ao íon; portanto, a relação massa/carga (*m/z*) permanece inferior a 3000Da para a maioria das moléculas biológicas. Isto permite a análise de moléculas grandes em instrumentos com analisadores de massa convencionais (ex. quadrupolo). A derivatização dos oligossacarídeos reduz muito as quantidades necessárias à detecção e a fragmentação das amostras dificilmente ocorre em ESI, portanto os pesos moleculares de glicoproteínas podem ser determinados com precisão.

Aplicações

Lee et al. (1998) utilizaram uma modalidade diferente de detecção ao ionizar amostras por *electrospray* e separá-las por espectrometria de mobilidade de íon em sistemas de cromatografia líquida (LC) e HPLC. O *electrospray* foi utilizado à pressão ambiente para ionizar a amostra evaporada sob fluxo de N_2. Os íons produzidos no fluxo gasoso foram submetidos a d.d.p. de forma a direcioná-los até o detector. A diferença de mobilidade dos íons no fluxo gasoso forneceu uma separação eficiente e bastante sensível dos carboidratos. Neste processo, os isômeros de vários carboidratos produzem diferentes constantes de mobilidade, permitindo a separação e identificação do peso molecular. A técnica consegue detectar picomoles a fentomoles de substância sendo muito eficiente para detectar quantidades traço de carboidratos.

A vantagem do ESI é que, acoplado à saída do HPLC, entre o MS, fornece ao mesmo tempo o perfil de eluição e os dados estruturais. O problema neste sistema é que a detecção de carboidratos por HPLC é realizada em coluna de troca aniônica utilizando NaOH concentrado como eluente. Íons sódio interferem na eficiência da ionização e álcali concentrado é incompatível com a fonte de íon do MS (Black & Fox, 1996); portanto, sistemas HPAEC acoplados a MS empregando ionização por *termospray* ou *electrospray* necessitam de uma interface contendo dessalinizador entre o HPAEC e o MS. A operação é problemática, pois a passagem do efluente pelo dessalinizador pode levar à perda de alguns açúcares que contêm carga, como, por exemplo, os aminoaçúcares. Uma solução encontrada para este tipo de problema é a utilização de coluna de HPLC de β-ciclodextrina ligada em análise de carboidratos fosforilados (Feurle et al.,

1998). Feurle et al. (1998) utilizaram HPLC acoplado a ESI-MS na análise de carboidratos fosforilados, pois estes compostos apresentam polaridade, variedade estrutural, instabilidade e absorção de UV não-característico. O uso de coluna de HPLC de β-ciclodextrina ligada usando gradiente de acetonitrila-acetato de amônia aquoso promove a separação dos carboidratos fosforilados através de troca iônica fraca e interação hidrofóbica. O sistema de solventes usado permitiu o acoplamento de ESI-MS e a caracterização estrutural direta por espectrometria de massas em tandem (MS-MS), pois elimina em muito a presença de sais, possibilitando diferenciar analitos que foram co-eluídos. O uso de colunas alternativas de cromatografia de troca iônica em pH neutro torna os sistemas mais compatíveis com o uso em MS; contudo, a resolução pode ser comprometida (Black & Fox, 1996).

Gaucher & Leary (1999) determinaram a anomeria de ligações glicosídicas por espectrometria em tandem (MS^n) com captura de íon. Dissacarídeos foram ligados a $Zn(dien)_2Cl_2$ e ionizados por *electrospray*. A diferenciação entre ligações 1,4 e 1,6 foi conseguida pela detecção de íons de massas características em MS^2 e as configurações α e β, conseguidas após a análise dos fragmentos obtidos por CID em MS^3. Sistemas compostos HPLC-MS com ionização por ESI são utilizados para determinar ligações em dissacarídeos e fornecer dados de seqüência e ramificação em oligossacarídeos derivatizados. Métodos de ionização branda como o *electrospray* e *termospray* distinguem-se pela capacidade de produzir íons de oligossacarídeos intactos sem que haja fragmentação sobreposta permitindo obter dados precisos de peso molecular.

Apesar das aparentes vantagens, Black & Fox (1996) ressaltam que a detecção dos monômeros de carboidratos em matrizes complexas por LC-MS e MS-MS ainda se encontram em estágio de desenvolvimento quando comparados a GC-MS ou GC-MS-MS.

3. IONIZAÇÃO POR DESSORÇÃO ASSISTIDA POR MATRIZ (MALDI)

Na dessorção a laser (LD), a grande quantidade de energia transferida pelo laser causa a dessorção de moléculas neutras e íons. Neste processo, o analito misturado a uma matriz (geralmente moléculas orgânicas de baixo peso molecular) é submetido a pulsos de laser. A quantidade elevada de energia depositada na matriz resulta na projeção para a fase gasosa de uma pequena porção de analito-matriz. Isto causa a ejeção de moléculas-analito livres e intactas na fase gasosa. A matriz, por um mecanismo fotoquímico e de fotoionização, também pode causar ionização da amostra.

Moléculas neutras são ionizadas pela adição de cátions inorgânicos ou ânions em fase gasosa, levando à formação de íons moleculares protonados $[M+H]^+$ e adutos, tais como $[M+Na]^+$. A matriz é um parâmetro crítico na aquisição de espectros de massa por MALDI-TOF e muitos tipos de matrizes são usados para a análise de carboidratos. Um grande excesso de matriz em relação à amostra garante a separação de cada molécula analisada, evitando a formação de agregados de íons prejudiciais à visualização do íon molecular (Widmalm, 1998).

Os lasers, cuja emissão se dá no UV e no IV, possuem pulsos que duram de 0,5 a 200ns. Normalmente, os instrumentos mais utilizados comportam um laser UV/nitrogênio de pulso curto (3-5ns) operando em comprimento de onda de 337nm. O uso de lasers de IV (Er-YAG e Er-YSGG) também foram testados para moléculas orgânicas.

O MALDI é uma técnica destinada à análise de polímeros pois foi desenvolvido para ionizar moléculas grandes na ordem de 10^4-10^5 Da.

Aplicações

Comumente empregam-se ácido sinapínico e glicerol para carboidratos, embora exista uma grande variedade de matrizes que podem ser utilizadas. Broberg et al. (2000) testaram três tipos diferentes de matrizes ao trabalhar com amido: 2,4,6-triidroxiacetofenona (THAP; 0,1M); ácido 2,5-diidroxibenzóico (DHB 0,2M) e uma mistura de DHB e 1-hidroxiisoquinolina (HIQ, 0,1 e 0,03M) e verificaram que o uso de THAP forneceu menos picos extras do que DHB e picos mais estreitos do que a mistura DHB-HIQ, revelando-se a melhor opção. Harvey (1999) fornece uma boa revisão das matrizes mais utilizadas em análise de carboidratos.

O fato de nenhuma fragmentação ser observada em espectros de UV-MALDI torna esta técnica especialmente adequada para a análise de misturas. Broberg et al. (2000) verificaram que MALDI-TOF pode ser utilizada para analisar o comprimento de cadeia de amilopectina sem a necessidade de separação prévia da amilose. A vantagem do uso de MALDI-TOF sobre a cromatografia aniônica de alta resolução com detecção por pulso amperométrico

(HPAEC-PAD) é que requer muito menos material e leva poucos minutos para ser executado, ao passo que a cromatografia necessita de mais de uma hora de análise (Broberg et al., 2000). A alta sensibilidade do método faz com que quantidades na ordem de picomoles ou menos sejam suficientes para massas na faixa de 10000Da. Resultados melhores são obtidos no modo positivo de detecção, em parte porque íons cationizados $[M+Na]^+$ e $[M+K]^+$ são freqüentemente as espécies mais abundantes.

A comparação entre HPAEC-PAD e MALDI-TOF, realizada por Lerouxel et al. (2002), mostra que o sistema MS, ao contrário do HPLC, não é quantitativo devido à supressão de íons e às diferentes propriedades de ionização dos compostos, embora permita obter as quantidades relativas dos íons. O trabalho também revela que o sistema HPLC-PAD separa isômeros de posição, ao contrário do MALDI. No trabalho de Broberg et al. (2000), a comparação entre MALDI-TOF e HPAEC-PAD mostra que é possível obter resultados melhores com MS, apesar de ser menos reprodutível e superestimar as quantidades de polímeros de cadeia longa.

A obtenção de íons moleculares por MALDI também é menos sensível à contaminação por sal ou detergente comparado ao FAB, porém estas substâncias podem influenciar na intensidade e qualidade do sinal. Portanto, Broberg et al. (2000) reduziram a quantidade de sal das amostras (acetato de sódio) de forma a obter espectros de massa satisfatórios.

Decaimento pós-fonte (PSD)

A introdução de técnicas de extração com espera (*delay*) melhorou a resolução dos espectros de MALDI, possibilitando separar picos que diferem em massa correspondente a um monômero. Neste sistema, os íons são produzidos em um campo elétrico fraco e subseqüentemente extraídos pela aplicação de um pulso de alta voltagem após um determinado tempo de espera. Três parâmetros podem ser ajustados de forma independente para melhorar o desempenho: a magnitude do campo e a direção durante e imediatamente após a produção de um íon, a magnitude do campo de extração e o tempo de espera entre o pulso de laser e a aplicação do campo de extração (Vestal et al., 1995). O sistema eletrônico elaborado permite controle independente do campo na região de produção de íons, do campo de extração e o tempo de espera entre a produção de íons e a extração.

Os melhoramentos introduzidos aumentaram a sensibilidade e permitiram a análise através do decaimento pós-fonte (PSD). A adaptação usada para seqüenciar peptídeos lineares por Kaufmann et al. (1993) em MALDI-TOF munido de *reflectron* (MALDI-RETOF) foi posteriormente utilizada por Garozzo et al. (2000) no estudo de polissacarídeos. Kaufmann et al. (1993) modificaram o equipamento a partir da observação de que, em MALDI, uma grande fração dos íons analito dessorvidos sofrem reação demorada de neutralização/fragmentação durante o vôo. A energia de ativação para que este "decaimento pós-fonte" (PSD) ocorra é proveniente de múltiplas colisões do íon analito com moléculas da matriz durante a expansão e aceleração e se deve, também, a eventos colisionais com moléculas de gás residual ou introduzidas na região livre de campo.

Spina et al. (2000) obtiveram dados satisfatórios de seqüenciamento de oligossacarídeos nativos através do uso de instrumento Voyager-DE STR MALDI-TOF (Perceptive Biosystem) equipado com laser de pulso de nitrogênio, célula de colisão e PSD. O uso de PSD-MALDI em espectrômetros Voyager também pode ser usado na análise de oligômeros de galactose provenientes dos produtos obtidos pela ação de enzimas pectinolíticas (Alebeek et al., 2000). A técnica também foi usada no estudo de polímeros de dextrano, após a redução do grau de polidispersão da amostra por cromatografia de exclusão molecular (Garozzo et al., 2000). A técnica, em conjunto com análise PSD, fornece a distribuição de peso molecular e a seqüência dos monômeros. O PSD permite obter informações estruturais através da observação e identificação de fragmentos de íons produzidos pelo decaimento de precursores nas regiões livres de campo.

4. ESPECTROMETRIA DE MASSAS COM IONIZADOR FAB

A espectrometria de massas por bombardeamento com átomos acelerados (FAB-MS) é um método particularmente adequado para a análise estrutural de biomoléculas como oligossacarídeos e glicoconjugados. A amostra, dissolvida em uma matriz viscosa, é ionizada através do bombardeamento por um feixe de átomos de argônio, xenônio ou íons césio (Cs^+). Neste último caso, o método é conhecido como espectrometria líquida por ionização secundária (LSIMS). A ionização por FAB pode ser aplicada para análise de oligossacarídeos na forma nativa ou derivatizada. Em ambos os casos, o espectro de massa exibe íons pseudomoleculares formados em diferentes vias que constituem o principal sinal do espectro de massa. Os íons positivos são produzidos pela ligação de um próton $[M+H]^+$ ou um cátion [M+Na]⁺ (ou [M+NH$_4$]⁺). Os negativos são produzidos pela perda de próton [M-H]⁻ ou a ligação de um ânion [M+Cl]⁻ (Montreuil et al., 1994).

Aplicações

A escolha da matriz é o passo mais importante: sua qualidade determina a qualidade do espectro. A matriz mais usada é o tioglicerol, mas em experimentos de espectrometria de massas em tandem (MS/MS) pode-se usar mistura de tioglicerol/glicerol (1:1). Um exemplo da importância da matriz pode ser visto no trabalho de Bartner et al. (1997), no qual o uso de 3-nitrobenzilálcool (3NBA) com adição de NaCl forneceu bons resultados na análise de everninomicina-6, um oligossacarídeo com ação antibiótica. Neste trabalho utilizando FAB e LSIMS, a adição de NaCl na matriz acentuou a produção de íons positivos contendo sódio e fez com que o pico do íon molecular aumentasse consideravelmente de tamanho.

Dependendo da natureza da amostra, da matriz e da energia do feixe de partícula incidente, a fragmentação também pode ocorrer durante a ionização, pois parte da energia pode ser absorvida pela molécula, causando a quebra das ligações glicosídicas. Isto permite obter dados de peso molecular e informações estruturais a partir dos fragmentos formados.

Quando se trabalha com oligossacarídeos nativos, obtém-se maior sensibilidade trabalhando com íons negativos, desde que produzam preferencialmente íons pseudomoleculares deprotonados [M-H]⁻. A matriz mais usada é o glicerol; contudo, aditivos podem ser empregados para melhorar a relação sinal/ruído. O uso de glicerol /TFA 5% no caso de oligossacarídeos policarboxilados ou sulfatados evita a formação de inúmeros íons pseudomoleculares [M-H]⁻, [M+Na-2H]⁻, [M+2Na-3H]⁻. A quantidade de compostos injetados também é muito importante. Espectros de boa qualidade são obtidos com 1-10µg de material, considerando que, quanto maior o peso molecular, maior será a quantidade de amostra necessária.

5. DISSOCIAÇÃO INDUZIDA POR COLISÕES DE ALTA ENERGIA (CID)

Íons precursores são dissociados por colisão (CID) com moléculas de um gás neutro (argônio, nitrogênio ou hélio) produzindo íons produto, geralmente na região entre o primeiro e o segundo espectrômetro de massa em sistemas MS². A CID é muito utilizada na análise de carboidratos; sua principal vantagem é que a quantidade de amostras necessária é muito pequena, normalmente da ordem de μg. Normalmente é usado em sistemas MS-MS onde as fragmentações de oligossacarídeos nativos ou derivatizados podem ser aumentadas fornecendo informações estruturais a partir dos fragmentos formados.

Aplicações: duplo quadrupolo e triplo quadrupolo

A identificação do monômero e sua posição na cadeia polimérica pode ser conseguida selecionando-se técnicas de derivatização adequadas juntamente com a análise em sistema MS-MS. No primeiro analisador de massa (MS¹) os íons de um valor determinado são selecionados à medida que o analito está sendo ionizado (Figura 3). Quando a ionização por LSIMS ou FAB é usada em MS¹ elimina-se grande parte do ruído de fundo químico proveniente da matriz e isolam-se os íons de interesse. Os íons selecionados passam pela célula de colisão onde se chocam com um gás neutro, como o hélio. As colisões aumentam a energia interna dos íons (ativação por colisão), causando decomposições unimoleculares (fragmentação) do íon precursor (Figura 3). Os fragmentos resultantes passam pelo segundo analisador de massa (MS²), onde se obtêm novas informações estruturais da molécula.

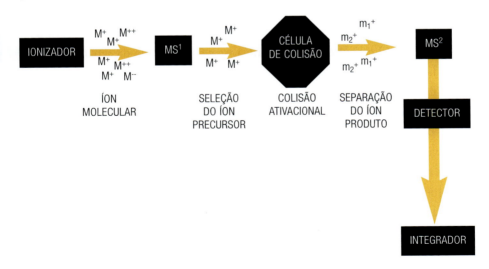

FIGURA 3. Sistema MS-MS comumente usado para análise de oligossacarídeos.

Ao utilizar CID e em sistemas MS-MS, deve-se ficar atento à perda de resíduos de monossacarídeo internos que pode ocorrer tanto em amostras derivatizadas ou nativas. Brüll et al. (1997) estudaram a fragmentação de trissacarídeos nativos e derivatizados através do uso de FAB-MS e CID-MS-MS e verificaram que oligossacarídeos nativos e permetilados exibem íons produtos provenientes da perda de monossacarídeos internos, o mesmo não ocorrendo em oligossacarídeos peracetilados. Portanto, a interpretação de dados obtidos por FAB e CID também requer que o pesquisador tenha conhecimento prévio da existência de reações de fragmentação não-seqüenciais, de modo a não incorrer em erro nas análises.

V. FT-IR E ESPECTROSCOPIA RAMAN

Embora ambas as técnicas sejam baseadas na absorção de radiação na faixa do infravermelho, existem diferenças suficientes entre a espectroscopia no infravermelho com transformada de Fourier (*Fourier Transformed – Infrared Spectroscopy FT-IR*) e a espectroscopia Raman, que as tornam complementares no estudo das vibrações características das ligações químicas e na elucidação de estruturas moleculares.

Em um espectroscópio FT-IR, uma fonte luminosa emite radiação em diferentes freqüências através de uma amostra, que são especificamente absorvidas, dependendo tanto dos átomos que compõem a ligação quanto do seu movimento vibracional. O espectro de absorbância *versus* freqüência da radiação mostra as bandas de absorção características de cada grupamento químico presente na molécula analisada, permitindo fazer predições acerca de sua estrutura.

Na espectroscopia Raman, a amostra é irradiada com luz visível monocromática ou radiação no infravermelho próximo (800-2500nm), em ambos os casos provindas de um laser. A luz do feixe é absorvida pela molécula, levando-a a estados energéticos mais elevados, que logo em seguida devolve esta energia como fótons, retornando aos níveis energéticos anteriores. Normalmente a freqüência do fóton emitido é menor do que a freqüência do laser e a diferença entre ambos, denominada deslocamento Raman (referente ao físico indiano C.V. Raman, Prêmio Nobel de Química em 1939, que elaborou todo o detalhamento teórico do fenômeno), corresponde à freqüência da banda de absorbância fundamental de uma ligação química (Skoog et al., 2002).

A complementaridade entre as duas técnicas advém das diferenças de absorbância de radiação infravermelha que uma mesma ligação química pode apresentar entre uma técnica e a outra. Na análise de carboidratos isso é particularmente útil, visto que bandas de absorbância muito fracas ou sobrepostas por bandas mais fortes, que não podem ser analisadas por FT-IR, são bem detectadas por espectroscopia Raman. O estiramento da ligação C-O, por exemplo, apresenta bandas de absorção fortes quando analisadas por FT-IR e fracas em espectroscopia Raman. Por outro lado, as ligações α-1,4 do amido são facilmente detectadas em um espectroscópio Raman em bandas muito características em 474cm^{-1} de freqüência (Mc Cann et al., 1997), enquanto que por FT-IR tais ligações não são detectadas. Outro importante exemplo é o estiramento da ligação O-H da água, que apresenta bandas de absorbância muito fortes na análise por FT-IR, dominando o espectro quando a água está presente na amostra. Já na espectroscopia Raman, a água é praticamente invisível do ponto de vista espectral, dispensando procedimentos para a retirada de água da amostra, necessários quando se utiliza espectroscopia FT-IR.

Aplicações

As técnicas de espectroscopia vibracionais têm sido muito empregadas na determinação estrutural de pectinas e seus derivados (Engelsen & Norgaard, 1996; Coimbra et al., 1998). Manrique & Lajolo (2002) utilizaram a espectroscopia FT-IR na análise do grau de metilesterificação em pectinas isoladas da parede celular de mamão (*Carica papaya*). No trabalho, os autores avaliaram as mudanças na estrutura da pectina e fizeram correlações destas mudanças com as alterações de textura que o fruto sofre ao longo do amadurecimento do fruto.

A análise por FT-IR do grau de esterificação de pectinas empregadas na indústria, somada à determinação do conteúdo de ácido poligalacturônico, foi aplicada por Monsoor et al. (2001) visando a padronização deste método para o controle da qualidade destes insumos.

Outros polissacarídeos não-amido estudados por FT-IR incluem os frutanos (Grube et al., 2002), celulose, xilanos e arabinoxilanos.

Embora já citada como complementar à análise por FT-IR, a espectroscopia Raman tem sido pouco empregada em estudos estruturais envolvendo pectinas. Synytsya et al. (2003) utilizaram ambas as técnicas no estudo de pectinas e ácidos urônicos derivados de frutos cítricos e de beterraba. Além das pectinas naturais, o autor também analisou os derivados acetilados, amidados e metilesterificados destas pectinas.

Além das técnicas de espectroscopia vibracional convencionais, outras "não-convencionais" vêm se tornando disponíveis e usadas no estudo de carboidratos. Dentre as mais promissoras, destaca-se a microespectroscopia tanto FT-IR como Raman.

Semelhante ao mapeamento e obtenção de imagens de tecidos por NMR, o mapeamento químico por espectroscopia vibracional permite visualizar a distribuição espacial de um determinado composto empregando equipamentos que integram tanto acessórios característicos dos microscópios óticos quanto a estrutura de um espectroscópio FT-IR ou Raman. Após a varredura da amostra e tomada de vários espectros vibracionais de uma área selecionada no microscópio, é possível obter uma "imagem química" da distribuição de um composto por meio de gráficos de contorno (mapas) onde a cada grupo funcional analisado pelo espectroscópio pode ser atribuída uma cor representativa da intensidade da absorção (Mc Cann et al., 2001).

A microespectroscopia vibracional oferece muitas possibilidades para o estudo de polissacarídeos em alimentos, sem a destruição da amostra, ao combinar a espectroscopia com a microscopia molecular, fornecendo informações tanto de caráter qualitativo quanto quantitativo, com grande resolução espacial.

Em espectroscopia macroscópica IR ou Raman, a combinação entre pequenas áreas de amostragem e a heterogeneidade da amostra, freqüentemente, representam problemas para a aquisição de resultados satisfatórios, sendo necessárias tanto a homogeneização da amostra como várias repetições da mesma análise, a fim de obter espectros representativos do objeto de estudo. Na microespectroscopia, contudo, essa combinação representa uma vantagem, uma vez que a técnica permite estudar a heterogeneidade em detalhes, fornecendo um mapa da distribuição dos polissacarídeos da amostra (Thygesen et al., 2003).

A microespectroscopia emprega três diferentes técnicas de mapeamento: por pontos, linhas ou área. No primeiro caso, vários espectros são obtidos de diferentes pontos da amostra e, sendo assim, cada espectro não está espacialmente relacionado com o outro. Na varredura em linha, vários espectros são obtidos ao longo de uma dimensão, ou seja, uma linha de uma parte da amostra, formando assim um perfil da região escolhida. Na varredura por área, a varredura é feita em duas dimensões, permitindo obter, deste modo, uma imagem espectroscópica da região selecionada, tendo um espectro em cada *pixel* da imagem gerada. Embora este tipo de varredura, diferentemente das duas anteriores, possa levar muitas horas para cobrir uma área de poucos milímetros quadrados, a quantidade de informação gerada em uma única análise é muito maior, permitindo a obtenção de mapas da distribuição de diferentes polissacarídeos em um tecido vegetal.

Esta abordagem foi empregada por Mc Cann et al. (1997) no mapeamento da distribuição de pectinas em seções de tubérculos de batata. Neste estudo, a microespectroscopia Raman foi utilizada para gerar espectros diretamente da parede celular intacta de células de batata. Na parede celular, a pectina foi caracterizada por um pico relativo ao metiléster do ácido galacturônico em torno de 1745cm^{-1} (estiramento da ligação C=O da carbonila), banda em 858cm^{-1} (carboidrato α-anomérico e indicativo de baixo grau de esterificação e uma banda a 1455cm^{-1} (estiramento O-CH$_3$, éster). Tais sinais estavam fora da região de interferência dos sinais provenientes das ligações α-1,4 do amido ($\sim$950cm^{-1}).

Em um maior refinamento da técnica, Carpita et al. (2001) obtiveram mapas de distribuição de ésteres fenólicos, ácidos urônicos, ésteres carboxílicos, substâncias aromáticas e glucomananos em coleóptilos de milho.

Outro estudo que teve a batata como modelo empregou a microespectroscopia FT-IR no estudo da estrutura de pectinas alteradas por meio de engenharia genética. Sorensen et al. (2000) expressaram em batatas uma endo-1,4-β-D-galactanase sob controle do promotor da amido-sintase ligada ao grânulo, a fim de obter a expressão da enzima durante o desenvolvimento do tubérculo. Por microespectroscopia FT-IR foi possível avaliar a redução de 30% no conteúdo de galactose nos ramnogalacturonanos do tipo I. Esta alteração resultou em maior solubilidade da pectina extraída do turbérculo geneticamente modificado.

VI. ELETROFORESE CAPILAR E ELETROCROMATOGRAFIA CAPILAR

Durante meados e final dos anos 80, houve um grande crescimento na pesquisa e desenvolvimento da eletroforese em tubos capilares, resultando, já na década de 90, no desenvolvimento de equipamentos com alta resolução e alta velocidade de separação em volumes de amostras muito pequenos (entre 0,1 e 10nL).

Tanto na eletroforese capilar (*capillar electrophoresis* – CE) como na eletrocromatografia capilar, a amostra é introduzida em capilares com diâmetro de 10 a 100mm e comprimento de 40 a 100cm, preenchidos com solução tampão. As extremidades do tubo conectam dois reservatórios de tampão nos quais se encontram eletrodos de platina, entre os quais um potencial entre 20 e 30kV é aplicado durante a separação. Na extremidade oposta àquela em que é aplicada a amostra, são colocados detectores semelhantes aos empregado em análise por HPLC.

Embora muito parecidos quanto à instrumentação, os princípios nos quais se baseiam a eletroforese capilar e a eletrocromatografia capilar são diferentes. Na primeira, os analitos, na forma iônica, são separados em função das diferenças em suas velocidades de migração, quando submetidos a um campo elétrico de voltagem constante, ficando a aplicação da técnica limitada a espécies iônicas no pH do tampão utilizado na separação. Em eletrocromatografia capilar, a aplicação do campo elétrico produz um fluxo eletroosmótico do tampão que atua como uma bomba, movendo as moléculas dos analitos da amostra através de uma fase estacionária capaz de reter seletivamente tais moléculas. Desta forma, a carga do analito não se impõe como um requisito para a aplicação da técnica e tanto espécies iônicas quanto espécies neutras podem ser separadas.

Ambas as técnicas apresentam características que as tornam atrativas quanto à resolução, devido, principalmente, ao elevado número de pratos teóricos quando comparados a HPLC (100-200 mil contra 5-20 mil).

Na detecção de carboidratos após a separação por CE, devido à ausência de grupos cromóforos e de carga, em muitos membros desta classe de moléculas é freqüente o uso de estratégias que visam tornar os carboidratos "visíveis" aos detectores comumente usados em HPLC. Dentre estas estratégias, a mais comumente empregada é a derivatização com marcadores fluorescentes (Lamari et al., 2003).

Em geral, os métodos de derivatização de polissacarídeos estão limitados à marcação nos sítios redutores da molécula, o que em muitos casos resulta em apenas um marcador por molécula. De certo modo, isto reduz em muito a sensibilidade da técnica, impondo-se como um obstáculo do emprego da CE em análise de carboidratos. Tal problema tem sido contornado graças às pesquisas recentes com novos fluoróforos e o desenvolvimento de novos protocolos de marcação, que tem levado a avanços significativos na capacidade de detecção de oligossacarídeos.

Aplicações

Mort & Chen (1996) empregaram a derivatização com o ácido 8-amino-naftaleno-1,3,6-trissulfônico (ANTS) na análise de oligômeros derivados de pectinas digeridas com endopoligalacturonases fúngica e bacteriana. Dentre os resultados mais relevantes do estudo, destacam-se aqueles que demonstraram que tais enzimas necessitam ao menos de quatro resíduos adjacentes de ácido poligalacturônico não-esterificados para sua atividade sobre as pectinas.

Como alternativa à detecção por fluorescência pós-derivatização da amostra, foram desenvolvidos protocolos de derivatização com moléculas UV-absorventes. Um exemplo recente desta aplicação foi demonstrado por Fügel et al. (2004), que utilizaram a derivatização com o etiléster do ácido aminobenzóico na análise de polissacarídeos provenientes da parede celular de frutos de morango e cerejas de diferentes cultivares e em diferentes estágios do amadurecimento, com vistas ao controle da autenticidade de produtos industriais derivados destes frutos. Os resultados obtidos com fracionamento da parede celular e hidrólise dos polissacarídeos extraídos mostraram que componentes das hemiceluloses destes frutos poderiam ser úteis como marcadores de autenticidade da matéria-prima empregada na fabricação de produtos processados de morango e cereja, como purês e geléias.

Contudo, também é possível analisar pectinas sem derivatização, dada a presença de grupos carboxílicos na molécula, que, além de absorverem luz ultravioleta, também provêem carga ao carboidrato, permitindo a separação por CE sem a necessidade de complexação com moléculas iônicas. Williams et al. (2002) empregaram a CE na análise da distribuição dos resíduos metilesterificados de pectinas comerciais usando a detecção direta por luz UV a 191nm. Os dados resultantes complementaram outros obtidos por espectroscopia FT-IR, NMR e HPAEC-MS (*high perfomance anion exchange chromatography – mass spectrometry*), facilitando a elucidação estrutural da distribuição dos resíduos metilados ao longo das cadeias polissacarídicas componentes da fração péctica.

Dentro desta abordagem de complementaridade entre técnicas para elucidação estrutural, Campa et al. (2004) compararam uma variante da eletroforese capilar, a cromatografia capilar micelar eletrocinética (*micellar electrokinetic capillary chromatography – ultraviolet detection –* MEKC-UV), a outros três procedimentos experimentais para determinar o grau de polimerização de polissacarídeos, baseados em NMR de prótons (*proton nuclear magnetic ressonance –*^{1}H-NMR), ionização por nebulização de elétrons acoplada à espectrometria de massas (*electrospray ionisation mass spectrometry –* ESI-MS) e a cromatografia de alta performance por troca iônica acoplada à detecção por amperometria de pulso (*high performance anion exchange chromatography – pulsed amperometric detection –* HPAEC-PAD).

O estudo comparativo foi conduzido em uma amostra de alginato de origem bacteriana contendo exclusivamente ligações β-1,4 de ácido manurônico. Para a avaliação da performance de cada técnica quanto à quantificação dos diversos oligossacarídeos obtidos na hidrólise ácida do manuronano, foram fracionados padrões de grau de polimerização entre 2 e 12 por meio de cromatografia por exclusão em gel.

Os resultados apontaram as vantagens e desvantagens intrínsecas de cada técnica na determinação do grau de polimerização de polissacarídeos, sendo mais apropriado o uso combinado de duas ou mais destas técnicas ao invés de uma isoladamente. Do ponto de vista quantitativo, no entanto, a MEKC-UV apresentou os melhores resultados com polímeros de baixo grau de polimerização, em vista da resposta linear entre o sinal detectado e a molaridade dos oligossacarídeos. O mesmo não aconteceu para o HPAEC-PAD, a outra técnica com melhor performance qualitativa, onde o sinal diminuía relativamente ao tamanho da cadeia do polissacarídeo e de modo não-linear à sua massa molar. Tal desvio, intrínseco à técnica, leva à necessidade da construção e extrapolação dos resultados da amostra, em curvas não-lineares de dose-resposta obtidas com padrões de grau de polimerização conhecido.

VII. RESSONÂNCIA MAGNÉTICA NUCLEAR DE PRÓTONS (^{1}H-NMR)

A espectroscopia de ressonância magnética nuclear (NMR) está baseada na medida da absorção de radiação eletromagnética (ondas de rádio) por núcleos atômicos influenciados por um intenso campo magnético. A técnica mede propriedades magnéticas dos principais núcleos atômicos com *spins* diferentes de zero, como, por exemplo, os isótopos de hidrogênio-1 ($spin = 1/2$) e do carbono-13 ($spin = 1/2$). Este comportamento magnético é determinado pelas estruturas moleculares e iônicas adjacentes ao núcleo focalizado, movimentos e interações deste mesmo núcleo com o ambiente circundante (Ibãnez & Cifuentes, 2001).

Juntamente com a espectrometria de massas, a ressonância magnética nuclear é provavelmente uma das técnicas analíticas mais freqüentemente utilizadas na obtenção de informações estruturais sobre polissacarídeos. Tal se deve à capacidade de fornecer informações sobre a estereoquímica das ligações entre os carboidratos componentes de um oligo ou polissacarídeo (Duus et al., 2000). A elucidação de estruturas por NMR é freqüentemente combinada com os dados de espectrometria de massas ou de composição química (por exemplo, análise de grau de metilação). Os núcleos ativos mais abundantes nos carboidratos são normalmente o ^{1}H e o ^{13}C. Este último apresenta espectros de grande valor na análise estrutural; porém, devido à baixa abundância do ^{13}C nas moléculas, freqüentemente é necessário usar grandes quantidades de amostra (aprox. 1mg de material altamente purificado) para obter espectros com alta resolução. Por este motivo, no caso de amostras limitadas, a análise de ressonância de prótons é a mais empregada na elucidação de estruturas (Duus et al., 2000). Outros átomos também podem ser empregados (^{2}H, ^{3}H, ^{15}N, ^{17}O; Michalik et al., 2000), sendo seu uso mais freqüente em análise de oligossacarídeos sintéticos.

Do ponto de vista da ressonância magnética nuclear, a principal diferença entre um oligossacarídeo complexo e um polissacarídeo é a natureza repetitiva da estrutura deste último. Deste modo, mesmo grandes polissacarídeos costumam apresentar espectros de NMR relativamente simples, muito parecidos com os espectros de oligossacarídeos repetitivos (por exemplo, oligossacarídeos encontrados na parede celular de plantas; Duus et al., 2000).

Aplicações

Uma das maiores estruturas de polissacarídeos elucidadas por meio da espectroscopia de NMR foi obtida por du Penhoat et al. (1999) ao estudar o ramnogalacturonano do tipo II (RG II) isolado do vinho tinto. Este polissacarídeo, também referido como um megaoligossacarídeo, contém 30 resíduos de monossacarídeos, incluindo alguns não-usuais como apiose e ácido acérico, e é, de longe, um dos mais complexos polissacarídeos do reino vegetal, com mais de 18 tipos de ligações glicosídicas, requerendo, em sua síntese, a expressão de um grande número de genes (Rodriguez-Carvajal et al., 2003). Embora tenha sido estudado por meio de outras técnicas, como análise de metilação e hidrólise parcial seguida de espectrometria de massas dos resíduos obtidos, sua estrutura foi elucidada apenas parcialmente. du Penhoat et al. (1999), por meio de ^{1}H-NMR, e alguns dados parciais de ^{13}C-NMR, em um equipamento de NMR de 750 MHz, obtiveram a maior parte da estrutura dos monômeros do RG II reduzidos com boridreto de sódio, elucidando boa parte da distribuição das cadeias laterais (usualmente chamadas de A, B, C e D) ao longo da cadeia principal do homogalacturonano. Rodriguez-Carvajal et al. (2003), baseados nestes estudos e em novos dados de espectros de ^{13}C-NMR, propuseram uma detalhada estrutura tridimensional para o RG II, cujo resultado se aproximou muito das dimensões moleculares preditas por outros métodos experimentais.

Outro exemplo recente da aplicação da ressonância magnética nuclear no estudo de polissacarídeos com interesse para a área de Ciência dos Alimentos incluem os estudos da dinâmica de distribuição de xiloglucanos na parede celular do feijão mungo (*Vigna radiata*) realizados por Bootten et al. (2004). Os resultados obtidos pelos autores os levaram a postular um novo modelo da parede celular, no qual boa parte dos xiloglucanos formam ligações cruzadas entre microfibrilas adjacentes de celulose ou entre microfibrilas de celulose com outros materiais não-celulósicos (por exemplo, polissacarídeos pécticos).

Jia et al. (2003) caracterizaram os xiloglucanos secretados por culturas de células de tomate pela análise dos oligossacarídeos liberados na digestão do polissacarídeo com uma endoglucanase xiloglucano-específica. Os oligossacarídeos foram quimicamente reduzidos a alditóis e separados por HPLC e estruturalmente caracterizados por meio de uma combinação de espectrometria de massas com NMR bidimensional. Os resultados demonstraram que os xiloglucanos secretados pelas células de tomate são compostos predominantemente pelo tipo XXGG em um esqueleto de celotetraose. Dados a massa de dados e os espectros obtidos, os autores propuseram a constituição de bibliotecas de espectros de ^{1}H e ^{13}C-NMR, para a rápida caracterização de oligoglicosil alditóis produzidos por solanáceas. De fato, há vários tipos de bibliotecas de espectros de NMR à disposição para consulta, porém são limitadas ao escopo de análise de determinados tipos de polissacarídeos, das quais se destacam o CarbBank e SUGARBASE para dados de ^{1}H-NMR e CASPER para dados de ^{13}C-NMR.

Em frutos, a espectroscopia por NMR foi utilizada, em anos recentes, para caracterização de polissacarídeos derivados da polpa de mangas (Iagher et al., 2002); a determinação da estrutura de hemiceluloses da casca de uvas viníferas (Igartuburu et al., 2001); as mudanças nos polissacarídeos da polpa de kiwi durante o amadurecimento (Newman & Redgwell, 2002).

VIII. RESUMO

Nos últimos quinze anos, o arcabouço de técnicas instrumentais utilizadas para a análise quantitativa e elucidação das estruturas de carboidratos obteve um salto de qualidade em função da melhora das técnicas já consolidadas, como a CG ou HPLC, no tocante à sensibilidade e maior resolução dos aparelhos. Além disso, novas técnicas, cujos usos em análise de carboidratos já vinham sendo preconizados na década de 80, tomaram impulso devido ao desenvolvimento de protocolos específicos para análise de polissacarídeos, como são os casos das espectroscopias Raman e NMR.

O Quadro 1 fornece uma visão resumida dos procedimentos de preparo de amostra para as várias técnicas instrumentais abordadas neste capítulo. O Quadro 2 fornece um resumo das técnicas, seus princípios e exemplos da aplicação destas técnicas na análise de polissacarídeos não-amido.

QUADRO 1. Procedimentos para o preparo de amostras na análise de polissacarídeos não-amido

Etapas	Procedimento / Vantagens e Desvantagens	Referência
Extração	1) Desproteinização e remoção de amido dos tecidos 2) Fracionamento com solventes (SDS, soluções quelantes de cálcio, oxalato e álcali) 3) Cromatografias de exclusão e de troca iônica	Selvendran & O'Neill (1987) Brett & Waldron (1996) Huisman et al. (2000)
Hidrólise dos polissacarídeos	**H_2SO_4:** *Vantagem*: hidrolisa celulose. *Desvantagem*: forma grande quantidade de sal na neutralização que interfere na derivatização e eluição. Pode causar perdas por carbonização (1). Alternativas: uso de base orgânica imiscível em água para extrair o hidrolisado (2), uso de amônia para a neutralização (8). **Ácido trifluoroacético (TFA):** *Desvantagem*: não hidrolisa celulose (1). *Vantagem*: fácil eliminação, resulta em amostras livres de sais. **Metanólise:** *Vantagem*: possibilita obter os correspondentes metilglicosídeos que podem ser convertidos a derivados trimetilsilil (TMS) para a análise em CG ou associação da metanólise com TFA (3,4). **Enzimas:** *Vantagens*: especificidade e condições brandas de reação; evita a formação de produtos de degradação; permite obter oligossacarídeos com pesos moleculares bem definidos, ideais para seqüenciamento da cadeia polissacarídica (5,6,7).	(1) Carpita & Shea (1989) (2) Black & Fox (1996) (3) Doco et al. (2001) (4) de Ruiter et al. (1992) (5) Pérez-Vendrell et al. (1995) (6) Konno et al. (1996) (7) Huisman et al.(2000) (8) Hoebler et al. (1989)
Derivatização	**Função:** conferir volatilidade, carga, cromóforo e hidrofobicidade. *Desvantagens*: pode causar perdas por carbonização ou reação parcial; açúcares ácidos e com cargas não são identificados; o 1-metilimidazol, catalisador empregado na reação de acetilação, produz picos estranhos. Inadequada para amostras muito reduzidas. *Vantagens*: análise de poligalacturonanos utilizando ativação com carbodiimida; permite quantificar e obter o grau de metilesterificação concomitante com o uso de CG-EIMS (1). Fornece maior sensibilidade na ionização por FAB (0,1-5µg são suficientes), estende a detecção para massas elevadas, produz resposta melhor que amostras nativas e fornecem mais informações estruturais dos oligossacarídeos. Ex.:a clivagem pode ser direcionada permitindo a determinação de seqüências e ramificações que não sejam ambíguas de forma a diferenciar clivagens dupla e simples (2). Também auxilia na eliminação de contaminantes. **Metilação / Acetilação:** *Vantagem*: muito estáveis, permitem purificação por partição; ideal para identificar as posições das ligações glicosídicas, quantificar os monômeros e obter o grau de ramificação das moléculas (3); produz um pico para cada açúcar derivatizado. **Sililação:** *Desvantagem*: produz picos múltiplos com açúcares redutores provenientes dos isômeros conformacionais e estruturais. *Vantagem*: rápido; ocorre sob condições brandas; prové a identificação dos oligossacarídeos como frutanos que contém glicose e frutose em sua composição, o que não ocorre por acetilação sem que haja a produção de um pico proveniente da sobreposição da frutose e da glicose. **Outros tipos de derivatização para carboidratos e suas finalidades** (4)	(1) Kim & Carpita (1992) (2) Bartner et al. (1997) (3) Carpita & Shea (1989) (4) Lamari et al. (2003)

QUADRO 2. Métodos instrumentais empregados na análise de polissacarídeos não-amido

Método	Princípio	Aplicações
Cromatografia a gás GLC-FID	Separação e identificação de monossacarídeos derivatizados em colunas capilares	Determinação quantitativa e qualitativa de mono e dissacarídeos. Oligossacarídeos com grau de polimerização (DP) mais elevados não são adequados para esta técnica, embora possam ser analisados como derivados trimetilsilil (TMS) a temperaturas elevadas
HPLC HPAEC-PAD	Separação e identificação de monossacarídeos nativos em colunas de troca iônica e detecção por RI, PAD, ELSD	Determinação quantitativa e qualitativa de mono a polissacarídeos. Entretanto, a identificação e quantificação de polissacarídeos limita-se devido à necessidade de padrões puros para DP de 2-9, visto que o uso de fator de resposta molar só pode ser extrapolado para estes valores. Permite identificação de Isômeros de posição e o desvio padrão não excede 1% (Lerouxel, 2002)
Espectrometria de massas	Identificação estrutural através dos dados de massa/ carga (m/z) obtidos da ionização de moléculas ou íons-fragmento produzidos por diferentes métodos de ionização. Geralmente associado com sistemas HPLC e GC e analisadores quadrupolares, RETOF e TOF *Métodos de ionização comumente utilizados* **Ionização por elétrons (EIMS):** A energia de ionização é fornecida por um feixe de elétrons, comumente a 70eV **MALDI:** Ionização depende da matriz que absorve a energia do laser e a transfere para o analito **FAB:** A energia de ionização é fornecida por átomos acelerados **Electrospray:** Formação de gotas carregadas que sofrem fissão e dessolvatação. Fornece múltiplas cargas **Recurso:** Sistemas MS^n e uso de CID	**EIMS:** Análise de ligações, identificação das posições de ligação, identificação e quantificação do acetato de alditol parcialmente metilado (PMAA). Grau de metilesterificação de galacturonanos **MALDI:** Identificação e quantificação de oligômeros. Não identifica isômeros, a não ser que se utilize o CID. Não é quantitativo, mas permite análise de misturas complexas com bastante rapidez **FAB:** análise estrutural de biomoléculas como oligossacarídeos e glicoconjugados. Fornece dados estruturais e de peso molecular e aliado à digestão enzimática, fornece dados seqüenciais **Electrospray:** Determinação da seqüência dos monossacarídeos. Permite calcular a distribuição de peso molecular de oligômeros pela análise direta de uma mistura. Limite de detecção: DP=5. Fornece o íon molecular, por ser o método de ionização mais brando
Espectroscopia FT-IR	Presença de grupos funcionais específicos (hidroxilas, carbonilas, metilas, etc.) em função da absorção de luz IV em comprimentos de onda característicos	Determinação da estrutura de pectinas. Variação no grau de metilesterificação de pectinas. Análise estrutural de xilanos, arabinoxilanos, celulose e frutanos
Espectroscopia Raman	Presença de grupos funcionais específicos (hidroxilas, carbonilas, metilas, etc.) em função da diferença entre a energia de luz IV absorvida por uma ligação química e a energia devolvida na forma de fótons	Derivados modificados de pectinas (acetilados, amidados) Grau de metilesterificação de pectinas Análise de ácidos urônicos
Eletroforese capilar	Separação e quantificação de frações de polissacarídeos Separação e quantificação dos monômeros derivados de polissacarídeos hidrolisados	Análise de oligômeros de pectinas após digestão enzimática Análise de polissacarídeos derivados do processo de degradação da parede celular de frutos Análise dos açúcares componentes de parede celular após fracionamento e hidrólise Análise da distribuição dos resíduos metilesterificados nas pectinas
Eletrocromato– grafia capilar	Separação e quantificação de frações de polissacarídeos. Separação e quantificação dos monômeros derivados de polissacarídeos hidrolisados	Análise dos açúcares componentes de parede celular após fracionamento e hidrólise Grau de polimerização de polissacarídeos como frutanos e alginatos
Ressonância magnética nuclear de prótons	Análise estrutural de polissacarídeos e de seus monômeros Estereoquímica das ligações encontradas em oligo e polissacarídeos	Análise estrutural do ramnogalacturonano do tipo II Distribuição espacial de polissacarídeos específicos Determinação estrutural de hemiceluloses

IX. REFERÊNCIAS BIBLIOGRÁFICAS

Akiyama, S., Nakashima, K. & Yamada, K. (1992) High-performance liquid-chromatographic determination of sugars in an infusion and soft drinks using a silica-based 3-morpholino-propyl-bonded stationary phase *J. Chromatogr.* **626**, 266-270.

Alebeek, G. W. M., Zabotina, O., Beldman, G., Schols, H. A. & Voragen, A. G. J. (2000) Structural analysis of (metil-esterified) oligogalacturonides using post-source decay matrix-assisted laser desorption/ionization time-of-fligt mass spectrometry. *J. Mass Spectrom.* **35**, 831-840.

Bartner, P., Pramanik, B. N., Saksena, A. K., Liu, Y., Das, P. R., Sarre, O. & Ganguly, A. K. (1997) Structural elucidation of everninomicin-6, a new oligossacharide antibiotic, by chemical degradation and FAB-MS methods. *J. Am. Soc. Mass Spectrom.* **8**, 1134-1140.

Black, G. E. & Fox, A. (1996) Recent progress in the analysis of sugar monomers from complex matrices using chromatography in conjunction with mass spectrometry or stand-alone tandem mass spectrometry. *J. Chromatogr. A.* **720**, 51-60.

Bootten, T. J., Harris, P. J., Melton, L. D. & Newman, R. H. (2004) Solid-state C-13-NMR spectroscopy shows that the xyloglucans in the primary cell walls of mung bean (*Vigna radiata* L.) occur in different domains: a new model for xyloglucan-cellulose interactions in the cell wall. *J. Exp. Bot.* **55**, 571-583.

Brett, C. & Waldron, K. (1996) *Physiology and biochemistry of plant cell walls.* 2ⁿᵈ ed. Chapman & Hall, London, pp. 173-186, 222-224.

Broberg, S., Koch, K., Andersson, R. & Kenne, L. (2000) A comparison between Maldi-TOF mass spectrometry and HPAEC-PAD analysis of debranched starch. *Carbohydr. Pol.* **43**, 285-289.

Brüll, L. P., Heerma, W., Thomas-Oates, J. & Haverkamp, J. (1997) Loss of internal 1-6 substituted monossaccharide residues from underivatized and per-O-metilated trisaccharide. *J. Am. Soc. Mass Spectrom.* **8**, 43-49.

Cameron, R. G., Hotchkiss, R. T., Kauffman, S. W. & Grohmann, K. (2003) Utilization of an evaporative light scattering detector for high-performance size-exclusion chromatography of galacturonic acid oligomers. *J. Chromatogr. A.* **1011**, 227-231.

Campa, C., Oust, A., Skjak-Braek, G., Paulsen, B. S., Paoletti, S., Christensen, B. E. & Ballance, S. (2004) Determination of average degree of polymerisation and distribution of oligosaccharides in a partially acid-hydrolysed homopolysaccharide: A comparison of four experimental methods applied to mannuronan. *J. Chromatogr. A.* **1026**, 271-281.

Carpita, N. C. & Shea, E. M. (1989) Linkage structure of carbohydrates by gas chromatography – mass spectrometry (CG-MS) of partially methylated alditol acetates. In *Analysis of carbohydrates by GLC and MS*, eds. C. J. Biermann, G. D. Mcginnis, pp. 157-216. CRC Press, Boca Raton.

Carpita, N. C., Defernez, M., Findlay, K., Wells, B., Shoue, D.A., Catchpole, G., Wilson, R. H. & Mc Cann, M. C. (2001) Cell wall architecture of the elongating maize coleoptile. *Plant Physiol.* **127**, 551-565.

Cho, S. S., Prosky, L. (1999) Application of complex carbohydrate to food product – fat mimetics. In *Complex carbohydrates in foods*, eds. S. S. Cho, L. Prosky, M. Dreher, pp. 411-429. Marcel Dekker, New York.

Clement, A., Yong, D. & Brechet, C. (1992) Simultaneous identification of sugars by HPLC using evaporative light-scattering detection (ELSD) and refractive-index detection (RI) – application to plant-tissues. *J. Liq. Chromatogr.* **15**, 805-817.

Coimbra, M. A., Barros, A., Barros, M., Rutledge, D. N. & Delgadillo, I. (1998) Multivariate analysis of uronic acid and neutral sugars in whole pectic samples by FT-IR spectroscopy. *Carbohydr. Polym.* **37**, 241-248.

de Ruiter, G. A., Schols, H. A., Voragen, A. G. J., Rombouts, F. M. (1992) Carbohydrate analysis of water-soluble uronic acid containing polysaccharides with high-performance anion-exchange chromatography using methanolysis combined with TFA hydrolysis is superior to four other methods. *Anal Biochem*, **207**, 176-185.

Doco, T., O'Neill, M. A. & Pellerin, P. (2001) Determination of neutral and acidic glycosyl-residue compositions of plant polysaccharides by GC-EI-MS analysis of the trimethyl-sillyl methyl glycoside derivatives. *Carbohydr. Pol.* **46**, 249-259.

du Penhoat, C. H., Gey, C., Pellerin, P. & Perez, S. (1999) An NMR solution study of the me-ga-oligosaccharide, rhamnogalacturonan II. *J. Biomol. NMR* **14**, 253-271.

Duus, J. O., Gotfredsen, C. H. & Bock, K. (2000) Carbohydrate structural determination by NMR spectroscopy: Modern methods and limitations. *Chem. Rev.* **100**, 4589-4614.

Engelsen, S. B. & Norgaard, L. (1996) Comparative vibrational spectroscopy for determination of quality parameters in amidated pectins as evaluated by chemometrics. *Carbohydr. Polym.* **30**, 9-24.

Feurle, J., Jomaa, H., Wilhelm, M., Gutsch, B. & Herderich, M. (1998) Analysis of phospho-rilated carbohydrates by high-performance liquid chromatography-electrospray ionization tandem mass spectrometry utilising a β-cyclodextrin bonded stationary phase. *J. Chromatogr. A.* **803**, 111-119.

Fügel, R., Carle, R. & Schieber, A. (2004) A novel approach to quality and authenticity control of fruit products using fractionation and characterisation of cell wall polysaccharides. *Food Chem.* **87**, 141-150.

Garozzo, D., Spina, E., Cozzolino, R., Cescutti, P. & Fett, W. F. (2000) Studies on the primary structure of short polysaccharides using SEC MALDI mass spectroscopy. *Carbohydrate Res.* **323**,139-146.

Gaucher, S. P. & Leary, J. A. (1999) Determining anomericity of the glycosidic bond in Zn(II)-Diethylenetriamine-disaccharide complexes using MSn in a quadrupole ion trap. *J. Am. Soc. Mass Spectrom.* **10**, 269-272.

Gibeaut, D. M.& Carpita, N. C. (1991) Clean-up procedure for partially methylated alditol acetate derivatives of polysaccharides. *J. Chromatogr.* **587**(2), 284-287.

Gotsick, J. T. (1991) HPLC analysis of carbohydrates important to beer brewing using an ami-nopropyl stationary phase. *J. Liq. Chromatogr.* **14**, 1887-1901.

Grube, M., Bekers, M., Upite, D. & Kaminska, E. (2002) Infrared spectra of some fructans. *Spectroscopy* **16**, 289-296.

Gulin, S., Kussaka, Jansson, P. & Widmalm, G. (2001) Structural studies of S-7, another exocellular polysaccharide containing 2-deoxy-arabino-hexuronic acid. *Carbohydr. Res.* **331**, 285-290.

Harvey, D. (1999) Matrix assisted laser desorption/ionization mass-spectrometry of carbohydrates. *Mass Spectrom. Reviews* **18**, 349-451.

Hoebler, C., Barry, J. L., David, A. & Delort-Laval, J. (1989) Rapid acid hydrolysis of plant cell wall polysaccharides and simplified quantitative determination of their neutral monosaccharides by gas-liquid chromatography. *J. Agric. Food Chem.* **37**, 360-367.

Huisman, M. M. H., Weel, K. G. C., Schols, H. A. & Voragen, A. G. J. (2000) Xyloglucan from soybean (*Glycine max*) meal is composed of XXXG-type building units. *Carbohydr. Polym.* **42**, 185-191.

Iagher, F., Reicher, F. & Ganter, J. L. M. S. (2002) Structural and rheological properties of polysaccharides from mango (*Mangifera indica* L.) pulp. *Int. J. Biol. Macromol.* **31**, 9-17.

Ibãnez, E. & Cifuentes, A. (2001) New analytical techniques in food science. *Crit. Rev. Food Sci. Nutr.* **41**, 413-450.

Igartuburu, J. M., Pando, E., Luis, F. R. & Gil-Serrano, A. (2001) A hemicellulose B fraction from grape skin (*Vitis vinifera, palomino variety*). *J. Nat. Prod.* **64**, 1174-1178.

Jackman, R. L. & Stanley, D. W. (1995) Perspectives in the textural evaluation of plant foods. *Trends Food Sci. Technol.* **6**, 187-194.

Jia, Z. H., Qin, Q., Darvill, A. G. & York, W. S. (2003) Structure of the xyloglucan produced by suspension-cultured tomato cells. *Carbohydr. Res.* **338**, 1197-1208.

Kakehi, K. & Honda, S. (1989) Silyl esthers of carbohydrates. In *Analysis of carbohydrates by GLC and MS*, eds. C. J. Biermann, G. D. Mcginnis, pp. 43-85. CRC Press, Boca Raton.

Kaufmann, R., Spengler, B. & Lutzenkirchen, F. (1993) Mass spectrometric sequencing of linear peptides by product-ion analysis in a reflectron time-of-flight mass spectrometer using matrix-assisted laser desorption ionization. *Rapid Commun. Mass Spectrom.* **7**, 902-910.

Kim, J. B. & Carpita, N. C. (1992) Changes in esterification of uronic acid groups of cell wall polysaccharides during elongation of maize coleoptiles. *Plant. Physiol.* **98**, 646-653.

Konno, M., Sakamoto, R. & Kamaya, Y. (1996) Quantitative analysis of pulp-derived soluble oligosaccharides by an enzymatic-HPLC method. *J. Ferment. Bioeng.* **82**, 607-609.

Lamari, F. N., Kuhn, R. & Karamanos, N. K. (2003) Derivatization of carbohydrates for chromatographic, electrophoretic and mass spectrometric structure analysis. *J. Chromatogr.* B. **793**, 15-36.

Lee, D. S., Wu, C. & Hill Jr., H. H. (1998) Detection of carbohydrates by electrospray ionization-ion mobility spectrometry following microbore high-performance liquid chromatography. *J. Chromatogr.* A. **822**, 1-9.

Lee, Y. C. (1990) High-Performance Anion-Exchange Chromatography for carbohydrate analysis. *Anal Biochem.* **189**, 151-162.

Lerouxel, O., Choo, T. S., Séveno, M., Usadel, B., Faye, L., Lerouge, P. & Pauly, M. (2002) Rapide structure phenotyping of plant cell wall mutants by enzymatic oligosaccharide fingerprinting. *Plant Physiol.* **130**, 1754-1763.

Manrique, G. D. & Lajolo, F. M. (2002) FT-IR spectroscopy as a tool for measuring degree of methyl esterification in pectins isolated from ripening papaya fruit. *Post. Biol. Technol.* **25**, 99-107.

Mc Cann, M. C., Bush, M., Milioni, D., Sado, P., Stacey, N. J., Catchpole, G., Defernez, M., Carpita, N. C., Hofte, H., Ulvskov, P., Wilson, R. H. & Roberts, K. (2001) Approaches to understanding the functional architecture of the plant cell wall. *Phytochemistry* **57**, 811-821.

Mc Cann, M. C., Chen, L., Roberts, K., Kemsley, E. K., Sene, C., Carpita, N. C., Stacey, N. J. & Wilson, R. H. (1997) Infrared microspectroscopy: Sampling heterogeneity in plant cell wall composition and architecture. *Physiol. Plant.* **100**, 729-738.

Michalik, M., Hein, M. & Frank, M. (2000) NMR spectra of fluorinated carbohydrates. *Carbohydr. Res.* **327**, 185-218.

Monsoor, M. A., Kalapathy, U. & Proctor, A. (2001) Improved method for determination of pectin degree of esterification by diffuse reflectance Fourier transform infrared spectroscopy. *J. Agric. Food Chem.* **49**, 2756-2760.

Montreuil, J., Bouquelet, S., Debray, H., Fournet, B., Spik, G. & Strecker, G. (1994) Glycoproteins. In *Carbohydrate analysis: a practical approach.* eds. M. Chaplin, J. Kennedy, pp. 181-293. IRL Press: Oxford, England.

Morelle, W. & Michalski, J. C. (2004) Sequencing of oligosaccharides derivatized with benzylamine using electrospray ionization-quadrupole time of flight-tandem mass spectrometry. *Electrophoresis* **25**, 2144 -2155.

Mort, A. J. & Chen, E. M. W. (1996) Separation of 8-aminonaphthalene-1,3,6-trisulfonate (ANTS)-labeled oligomers containing galacturonic acid by capillary electrophoresis: Application to determining the substrate specificity of endopolygalacturonases. *Electrophoresis* **17**, 379-383.

Newman, R. H. & Redgwell, R. J. (2002) Cell wall changes in ripening kiwifruit: C-13 solid state NMR characterisation of relatively rigid cell wall polymers. *Carbohydr. Polym.* **49**, 121-129.

Pérez-Vendrell, A. M., Guasch, J., Francesch, M., Molina-Cano, J. L. & Brufau, J. (1995) Determination of β-(1-3),(1-4)-o-glucans in barley by reversed-phase high-performance liquid chromatography. *J. Chromatogr. A.* **718**, 291-297.

Rodriguez-Carvajal, M. A., du Penhoat, C. H., Mazeau, K., Doco, T. & Perez, S. (2003) The three-dimensional structure of the mega-oligosaccharide rhamnogalacturonan II monomer: a combined molecular modeling and NMR investigation. *Carbohydr. Res.* **338**, 651-671.

Selvendran, R. R. & O'Neill, M. (1987) Isolation and analysis of cell walls from plant material. *Methods Biochem. Anal.* **32**, 25-153.

Shiga, T. M. & Lajolo, F. M. (2003) Participação dos polissacarídeos de parede celular no fenômeno de endurecimento de feijões (*Phaseolus vulgaris* L.) cv. Carióca-Pérola. Tese de doutorado, Faculdade de Ciências Farmacêuticas, Universidade de São Paulo.

Simms, P. J., Hotchkiss, A. T., Irwin, P. L. &, Hicks, K. B. (1995) High-performance liquid chromatographic separation of oligogalacturonic acids on a cyclomaltoheptaose (β-cyclodextrin) bonded-phase column. *Carbohydr. Res.* **278**, 1-9.

Skoog, D. A., Holler, F. J. & Nieman, T. A. (2002) *Principles of Instrumental Analysis.* 5th ed., Harcourt, Inc, New York.

Smyth, W. F. (1999) The use of electrospray mass in the detection and determination of molecules of biological significance. *Trends Anal. Chem.* **18**, 335-346.

Sorensen, S. O., Pauly, M., Bush, M., Skjot, M., Mc Cann, M. C., Borkhardt, B. & Ulvskov, P. (2000) Pectin engineering: modification of potato pectin by in vivo expression of an endo-1,4-beta-D-galactanase. *Proc. Nat. Acad. Sci.* **97**, 7639-7644.

Spina, E., Cozzolino, R., Ryan, E. & Garrozzo, D. (2000) Sequencing of oligosaccharides by collision-induced dissociation matrix-assisted laser desorption/ionization mass spectrometry. *J. Mass Spectrom.* **35**, 1042-1048.

Synytsya, A., Copikova, J., Matejka, P. & Machovic, V. (2003) Fourier transform Raman and infrared spectroscopy of pectins. *Carbohydr. Polym.* **54**, 97-106.

Thygesen, L. G., Lokke, M. M., Micklander, E. & Engelsen, S. B. (2003) Vibrational microspectroscopy of food. Raman vs. FT-IR. *Trends Food Sci & Technol.* **14**, 50-57.

Vestal, M. L., Juhasz, P. & Martin, S. A. (1995) Delayed extraction Matrix-assisted Laser desorption time-of-flight mass spectrometry. *Rapid Commun. Mass Spectrom.* **9**, 1044-1050.

Voet, D., Voet, J. G. & Pratt, C. W. (2000) *Fundamentos de Bioquímica.* Porto Alegre, Editora Artes Médicas Sul Ltda, Capítulo 8, pp. 195-218.

Voragen, A. G. J. (1998) Technological aspects of functional food-related carbohydrates. *Food Sci. Technol.* **9**, 328-335.

Waldron, K. W., Smith, A. C., Parr, A. J., Ng, A. & Parker, M. L. (1997) New approaches to understanding and controlling cell separation in relation to fruit and vegetable texture. *Trends Food Sci Technol.* **8**, 213-221.

Widmalm, G. (1998) Physical methods in carbohydrate research. In *Carbohydrate Chemistry.* ed. G. J. Boons, pp. 466-476. Blackie Academic & Professional, Glasgow.

Williams, M. A. K., Buffet, G. M. C. & Foster, T. J. (2002). Analysis of partially methyl-esterified galacturonic acid oligomers by capillary electrophoresis. *Anal. Biochem.* **301**, 117-122.

CAPÍTULO 5

XILOGLUCANAS: ESTRUTURA, PROPRIEDADES E APLICAÇÕES

Carmen Lúcia de Oliveira Petkowicz[1]
Carem Gledes Vargas Rechia[2]
Ana Paula Busato[1]
Fany Reicher[1]

I. INTRODUÇÃO

II. OCORRÊNCIA E ESTRUTURA

III. OLIGOSSACARÍDEOS DERIVADOS DE XILOGLUCANAS

IV. PROPRIEDADES FÍSICO-QUÍMICAS E APLICAÇÕES

V. RESUMO

VI. REFERÊNCIAS BIBLIOGRÁFICAS

[1]*Departamento de Bioquímica e Biologia Molecular, Universidade Federal do Paraná*
CP 19046 – CEP 81531-990 Curitiba, PR – Brasil
[2]*Departamento de Química e Física, Faculdade de Ciências Farmacêuticas de Ribeirão Preto –*
Universidade de São Paulo
CEP 14040-903 Ribeirão Preto, SP – Brasil
E-mail: reicher@bio.ufpr.br

I. INTRODUÇÃO

Muitas paredes celulares espessadas contêm polímeros que são acumulados durante períodos de crescimento e desenvolvimento e são mobilizados após a germinação. Estes componentes macromoleculares da parede celular têm sido, no curso da evolução, adaptados ao papel de reserva em sementes de diversas espécies. Entretanto, as razões para a adaptação e retenção destes polímeros não parecem relacionar-se com suas propriedades nutrientes, mas especialmente devido às suas propriedades como materiais. Eles contribuem para a organização e sobrevivência da semente, permitindo a germinação do embrião com um rápido desenvolvimento, até que a existência autotrófica possa ser estabelecida (Reid & Edwards, 1995). Recebem a denominação de polissacarídeos de reserva da parede celular. Existem claras evidências de que o sucesso da germinação está relacionado com as propriedades mecânicas destes polissacarídeos e que sua seleção tenha sido influenciada mais por fatores reológicos do que nutricionais. As estruturas que contêm estes polissacarídeos são bastante rígidas, devido ao grau de cristalinidade dos polímeros, fornecendo proteção ao embrião contra danos mecânicos e contribuindo para o sucesso da dispersão das sementes (Avigad & Dey, 1997). Recentemente, Freitas et al. (2005) demonstraram o empacotamento em xiloglucanas de reserva, utilizando a técnica de cromatografia de exclusão estérica acoplada a detectores de espalhamento de luz multiângulos e índice de refração (HPSEC-MALLS).

Deve-se observar que em muitos casos não há uma linha de demarcação definida entre polissacarídeos estruturais e de reserva. Polímeros de reserva de sementes, tais como galactomananas, glucomananas, mananas e xiloglucanas, apresentam marcante semelhança estrutural com as hemiceluloses de angiospermas e gimnospermas. Alguns destes polímeros são isolados das sementes e apresentam importantes aplicações industriais (Avigad & Dey, 1997).

As xiloglucanas são os principais polissacarídeos estruturais da parede celular primária de todas as dicotiledôneas, onde se encontram associadas a microfibrilas de celulose, formando uma estrutura capaz de fornecer o equilíbrio necessário entre extensibilidade e resistência (Hayashi, 1989). Estes polissacarídeos são clivados *in vivo* pela ação da enzima xiloglucana endotransglicosilase (XET), afrouxando a parede celular e, desta forma, permitindo a expansão celular. As xiloglucanas também estão presentes em certas sementes, nas quais atuam como polissacarídeos de reserva, na parede celular cotiledonar de certas espécies de diferentes grupos taxonômicos pertencentes às dicotiledôneas. Estes biopolímeros são também chamados de amilóides devido a sua característica semelhante ao amido, que apresenta coloração azul após tratamento com uma solução de iodo/iodeto de potássio (Kooiman, 1960).

As diferenças observadas entre as xiloglucanas estruturais e as de reserva implicam uma maior dificuldade no isolamento das primeiras, as quais se encontram fortemente associadas às microfibrilas de celulose, formando uma rede de polissacarídeos, que é considerada como o principal sistema de controle da expansão celular. Enquanto as xiloglucanas estruturais são obtidas por extrações alcalinas após deslignificação e requerem várias etapas de purificação para obtenção de frações homogêneas, as xiloglucanas de reserva são isoladas na forma praticamente pura através de extrações aquosas com elevados rendimentos, podendo chegar a 40-45% do peso da semente seca. Estas características aliadas às propriedades reológicas apresentadas por estas biomoléculas permitem que as xiloglucanas de sementes apresentem potencial para importantes aplicações industriais, particularmente na indústria de alimentos, onde atuam principalmente como espessantes ou estabilizantes.

II. OCORRÊNCIA E ESTRUTURA

A caracterização estrutural de carboidratos requer várias etapas, desde o isolamento até a análise conformacional (Petkowicz et al., 1998a). A metodologia utilizada envolve métodos químicos (Reicher et al., 1989) e espectroscópicos (Petkowicz et al., 1998b). A quantidade de amostra requerida para as análises pode variar de miligramas para as técnicas tradicionais até microgramas para as técnicas mais modernas. A estrutura química genérica das xiloglucanas de parede celular consiste de uma cadeia principal celulósica de unidades de D-glucose unidas por ligações glicosídicas $\beta(1\rightarrow4)$, as quais podem estar substituídas em O-6 por unidades α-D-xilopiranose; estas últimas, por sua vez, podem estar substituídas na posição O-2 por unidades de β-D-galactopiranose. Algumas unidades de galactose são substituídas, também na posição 2, por unidades de α-D-fucopiranose, sendo por isso denominadas de xiloglucanas fucosiladas. Há indicações de que estas unidades de fucose são importantes na associação entre a xiloglucana e a celulose na parede celular (Fry, 1989). A Figura 1 representa um segmento de uma cadeia de xiloglucana.

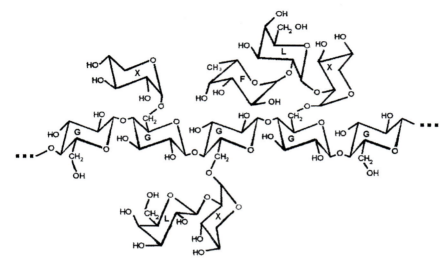

FIGURA 1. Representação de um segmento de uma cadeia de xiloglucana. Glucose (G), Xilose (X), Galactose (L) e Fucose (F).

A estrutura das xiloglucanas de parede celular primária tem sido extensivamente revisada desde que este polissacarídeo foi inicialmente isolado de cultura de células em suspensão de *Acer pseudoplatanus* (Bauer et al., 1973; Hayashi, 1989; Fry, 1989). Recentemente, Ray et al. (2004) identificaram na xiloglucana das folhas de *Argania spinosa* um novo tipo de cadeia lateral, onde a unidade de α-D-xilopiranose que substitui a cadeia principal em O-6 apresenta-se substituída em O-2 por unidades β-D-xilopiranose.

A partir dos polissacarídeos extracelulares produzidos por cultura de células em suspensão de *Acer pseudoplatanus* e do híbrido de *Mentha* (*M. arvensis* × *M. spicata*) foram isoladas xiloglucanas fucosiladas que apresentam grupos O-acetil, os quais raramente são observados devido às fortes condições alcalinas necessárias para solubilizar as xiloglucanas das paredes celulares (York et al., 1988).

Alguns trabalhos descrevem a obtenção de xiloglucanas fucosiladas a partir de folhas de diferentes espécies, como repolho (*Brassica oleracea*), onde a xiloglucana é a principal hemicelulose (Fry, 1989; Hayashi, 1989).

Busato et al. (2001) isolaram uma xiloglucana fucosilada das folhas de jatobá (*Hymenaea courbaril*), uma árvore de grande incidência na região sudeste do Brasil. O polissacarídeo foi purificado por cromatografia de troca iônica e apresentou-se homogêneo por HPSEC-MALLS. Este polissacarídeo, quando comparado com o polímero de reserva encontrado nas sementes da mesma espécie, isolado anteriormente por Lima et al. (1995), apresenta uma massa molecular seis vezes menor que a xiloglucana das sementes. Outra diferença observada foi no valor da rotação óptica específica, + 79,3° para a xiloglucana das sementes e + 40,5° para o polissacarídeo das folhas. A presença de unidades de α-L-fucose provavelmente é a responsável por esta redução. Estas diferenças estruturais refletem os diferentes papéis dos dois biopolímeros. Recentemente, foi caracterizado na xiloglucana fucosilada de *Hymenaea courbaril* um tipo incomum de substituição, no polissacarídeo isolado. As unidades de xilose estão substituídas em O-4 por galactose ou fucosilgalactose. O padrão de substituição normal das unidades de xilose, ou seja, em O-2, também ocorre no polímero (Busato et al., 2005).

Geralmente, as xiloglucanas compreendem 20-25% das paredes primárias de dicotiledôneas e 2% das monocotiledôneas, sendo que foram identificadas também em gimnospermas (Fry, 1989; Hayashi, 1989).

A xiloglucana fucosilada de bulbo de cebola (*Allium cepa*), uma monocotiledônea, apresenta composição e características estruturais semelhantes às encontradas em diversas espécies de dicotiledôneas (Redgwell & Selvedran, 1986).

A estrutura básica da xiloglucana de reserva é bastante semelhante à do polissacarídeo estrutural, apresentando D-glucose, D-xilose e D-galactose em proporção de aproximadamente 4:3:1 (Fry, 1989; Hayashi, 1989; Buckeridge et al., 1992). A principal diferença entre estas duas xiloglucanas está na ausência de fucose no polissacarídeo de reserva. Entretanto, xiloglucanas fucosiladas estão presentes nas sementes de canola (*Brassica campestris*) e soja (*Glycine max*) (Huisman et al., 2000).

As sementes de jatobá (*Hymenaea courbaril*) fornecem xiloglucana, com elevados rendimentos (em torno de 45%) e uma viscosidade intrínseca de 850mL/g (Lima et al., 1993; Lima et al., 1995). Kooiman (1960) foi o primeiro a relatar a existência de xiloglucanas nestas sementes. Mais tarde, a estrutura deste polissacarídeo foi caracterizada por Lima et al. (1995). Buckeridge et al.[*] (1997) descreveram a presença de uma nova família de oligossacarídeos baseada na estrutura XXXXG, obtidos por tratamento da xiloglucana de jatobá com β-glucosidase e α-xilosidase. Posteriormente, Vargas-Rechia et al. (1998) isolaram e utilizaram oligossacarídeos obtidos deste polímero a partir de hidrólise enzimática em testes biológicos.

A distribuição das cadeias laterais ao longo da cadeia celulósica varia nas xiloglucanas de diferentes espécies (Reid & Edwards, 1995).

Devido à complexidade das cadeias laterais, para representar os oligossacarídeos obtidos a partir das xiloglucanas é empregada uma nomenclatura abreviada, sendo utilizada atualmente aquela proposta por Fry et al. (1993). Esta nomenclatura baseia-se na atribuição de uma letra para cada modelo de cadeia lateral, substituindo a unidade de glucose. Assim sendo, as unidades de glucose da cadeia principal substituídas por xilose são especificadas pela letra X, enquanto as ramificações que contêm galactose na unidade terminal da cadeia lateral são designadas pela letra L e as ramificações que contêm fucose terminal na cadeia lateral são denominadas F. A glucose não substituída é representada pela letra G. Quando a unidade redutora de cada oligossacarídeo está sob a forma reduzida, esta é acrescida da terminação ol. Um exemplo desta nomenclatura está indicado a seguir:

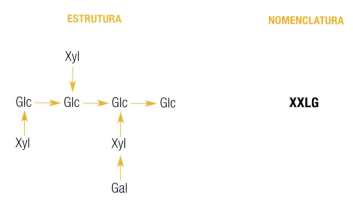

As xiloglucanas foram divididas em dois grupos fundamentais, segundo Vincken et al. (1997b). O primeiro grupo foi chamado de poli-XXXG, pois três das quatro unidades de glucose da cadeia principal são substituídas por xilose em O-6. Neste grupo estão incluídas as xiloglucanas das gimnospermas e das angiospermas, sendo exemplos as xiloglucanas de sementes de dicotiledôneas, tais como a de *Tamarindus indica* e de *Copaifera langsdorfii*. Já na xiloglucana de sementes de *Hymenaea courbaril*, 50% dos oligossacarídeos não pertencem ao grupo XXXG. Nestas sementes, uma nova classe baseada na estrutura XXXXG foi encontrada (Buckeridge et al., 1997). Quanto às xiloglucanas fucosiladas, estas apresentam composição estrutural poli-XXXG (York et al., 1993; Huisman et al., 2000).

Diferentemente, as espécies Solanáceas apresentam duas unidades de glucose substituídas alternadas com duas unidades não substituídas, sendo por isto denominadas de poli-XXGG. Neste grupo estão incluídas as xiloglucanas do tabaco, tomate e batata, sendo que estas xiloglucanas apresentam unidades de xilose substituídas por arabinose ou galactose (York et al., 1996).

Tiné et al. (2003) compararam a susceptibilidade das xiloglucanas de sementes de *Hymenaea courbaril* e *Copaifera langsdorfii* à ação da celulase. Os resultados obtidos e as diferenças nos padrões de substituição dos dois polímeros mostraram que as unidades de galactose, em xiloglucanas de reserva, modulam a ação da celulase. Porções menos ramificadas do polissacarídeo são preferenciais para o ataque da enzima e a adição de β-galactosidase ao sistema aumenta a taxa de hidrólise na cadeia principal.

Entre os polissacarídeos presentes na casca do cacau (*Theobroma cocoa*) encontram-se xiloglucanas fucosiladas. A casca de cacau é um refugo da indústria, que apresenta sérios problemas de disposição. Algumas pesquisas têm sugerido a utilização desta sobra como possível fonte de fibra dietética (Redgwell et al., 2003).

As xiloglucanas fucosiladas estão presentes também na parede celular de frutos. Foram isoladas da polpa de maçã despectinizada e sem extração prévia de pectinas. Também foi caracterizada a xiloglucana secretada de cultura de células em suspensão de maçã, sendo o polissacarídeo similar ao extraído da polpa do fruto (Reid et al., 1999).

Os polissacarídeos da parede celular primária do mesocarpo e exocarpo da uva têm grande influência na integridade, textura e processamento do fruto, além de formarem uma barreira para a difusão de polifenóis e aromas que são importantes para a qualidade do vinho. Tanto na polpa quanto na casca foram identificadas xiloglucanas fucosiladas com composição monossacarídica semelhante (Doco et al., 2003).

O amadurecimento de frutos é um processo complexo que envolve modificações na ultra-estrutura da parede celular devido à ação de enzimas específicas. As alterações na parede celular durante o amadurecimento têm sido estudadas para muitos frutos, principalmente com relação a mudanças de textura. Foi verificado que ocorrem alterações, qualitativas e quantitativas, tanto nas pectinas como nas hemiceluloses (Owino et al., 2004). As modificações nas pectinas envolvem o aumento de solubilidade, despolimerização, desesterificação e perda de açúcares neutros presentes nas cadeias laterais (Vierhius et al., 2000). Os processos associados às alterações das hemiceluloses são menos conhecidos, mas as xiloglucanas parecem desempenhar um papel importante (Owino et al., 2004).

A degradação de xiloglucanas foi descrita durante o amadurecimento de diversos frutos, como kiwi (*Actinidia deliciosa*), tomate (*Lycopersicon esculentum*), caqui (*Diospyros kaki*), melão (*Cucumis melo*), pêssego (*Prunus persica*), banana (*Musa sapientum*) e figo (*Ficus carica*). Já na azeitona (*Olea europea*), não foi observada nenhuma alteração na massa molecular das xiloglucanas durante o amadurecimento (Vierhius et al., 2000; Owino et al., 2004).

Na parede celular, as xiloglucanas estão conectando microfibrilas de celulose adjacentes e a separação destas microfibrilas durante a expansão celular requer a clivagem das xiloglucanas, onde o segmento do polímero que foi clivado pode ser transferido para outra molécula de xiloglucana. A enzima responsável por esta atividade é a xiloglucana transglicosilase/hidrolase (XTH), a qual pode ter atividade de endotransglicosilase (XET) ou de endo-hidrolase (XEH), que também está relacionada com outros processos fisiológicos em plantas, como a germinação de sementes, a embriogênese somática e o amadurecimento de frutos. Esta enzima é capaz de acelerar a desintegração da polpa da maçã durante a produção de suco (Vincken et al., 1997a; Rose et al., 2002).

Análises da massa molecular das hemiceluloses da madeira de árvores da espécie *Alnus* de diferentes idades revelaram que há uma oscilação cíclica nos valores de massa molecular das glucuronoxilanas e glucomananas, enquanto a massa molecular de xiloglucanas diminui até atingir um valor invariável (Bikova & Treimanis, 2002). Outras alterações durante o crescimento foram observadas em folhas de feijão (*Phaseolus vulgaris*), onde as hemiceluloses solúveis em água, extraídas com KOH 24% aquoso, apresentaram as maiores mudanças, ocorrendo uma acentuada despolimerização da xiloglucana (Arribas et al., 1991).

Para demonstrar que a perda de xiloglucana da parede celular está envolvida no crescimento da planta foram feitos experimentos utilizando álamos (*Populus alba*) que expressavam constitutivamente uma xiloglucanase de *Aspergillus*. As plantas transgênicas apresentaram caules mais longos do que as selvagens (Park et al., 2004).

Oosterveld et al. (2003) analisaram os polissacarídeos das sementes de *Coffea arabica* (café) verdes e torradas e verificaram que ocorreu decréscimo no grau de ramificação e na massa molecular das xiloglucanas, galactomananas e arabinogalactanas. Os rendimentos das extrações dos polissacarídeos aumentaram muito nas sementes torradas. Foi sugerido que a degradação das xiloglucanas durante a torrefação tem um importante papel no aumento da acessibilidade à matriz da parede celular. Shiga et al. (2004) estudaram o efeito do tempo e das condições de estocagem sobre os polissacarídeos de sementes de *Phaseolus vulgaris* (feijão) e verificaram que, ao contrário dos polissacarídeos pécticos, as xiloglucanas não sofreram alterações.

III. OLIGOSSACARÍDEOS DERIVADOS DE XILOGLUCANAS

Os carboidratos biologicamente ativos que atuam como moléculas sinalizadoras em plantas são chamados de oligossacarinas. As respostas fisiológicas desencadeadas por estas moléculas podem ser de dois tipos: a) relacionadas à defesa em plantas, atuando como elicitores, ou b) relacionadas ao crescimento e desenvolvimento da planta (Darvill et al., 1992).

Os oligossacarídeos livres derivados das xiloglucanas são considerados como oligossacarinas, pois regulam o crescimento celular induzido por auxina, a morfogênese e a indução de inibidores das proteinases (Darvill et al., 1992). O efeito biológico causado por estes oligossacarídeos depende da sua estrutura, definida pelo número e identidade das unidades monossacarídicas. Os oligossacarídeos de xiloglucanas podem ser obtidos *in vitro* por ação de celulases obtidas de fungos, as quais hidrolisam seletivamente ligações β-(1→4) da cadeia principal do polissacarídeo ou através de síntese química. O tratamento de xiloglucanas de diferentes fontes vegetais fornece uma mistura de oligossacarídeos, que podem diferir na sua composição e proporção.

Os oligossacarídeos obtidos a partir de xiloglucanas fucosiladas foram isolados a partir das mais diversas fontes. Um dos primeiros trabalhos foi realizado por Bauer et al. (1973), que obtiveram oligossacarídeos da xiloglucana de parede celular que é secretada a partir de cultura de células de *Acer pseudoplatanus* por tratamento com endoglucanase. Neste trabalho foram identificados através de métodos químicos os oligossacarídeos XXG, XXXG e XXFG, além de uma pequena proporção de oligossacarídeos contendo arabinose. Mais tarde, estes oligossacarídeos foram caracterizados por técnicas de ressonância magnética nuclear de próton (^{1}H-RMN) e espectrometria de massa por bombardeamento rápido de átomos (FAB-MS) (York et al.,1993).

Os oligossacarídeos XXXG, XXLG, XLXG e XLLG obtidos a partir da xiloglucana das sementes de tamarindo foram extensivamente estudados. O grupo de Albersheim caracterizou estruturalmente estes oligossacarídeos por ^{1}H-RMN e FAB-MS e posteriormente, por digestão com β-galactosidase obtida de *Aspergillus niger*, verificou que esta enzima hidrolisava seletivamente a galactose de um dos dois octassacarídeos isômeros (XXLG e XLXG) (York et al., 1993). Mais recentemente, estes oligossacarídeos foram analisados por uma série de métodos cromatográficos, tais como cromatografia gasosa (GC), cromatografia gasosa acoplada a espectrometria de massa (GC-MS), cromatografia de troca iônica de alta performance acoplada a detector de pulso amperométrico (HPAEC-PAD), espectrometria de massa por dessorção/ionização a *laser* assistido por uma matriz (MALDI-TOF-MS), com o objetivo de serem utilizados futuramente como padrões para investigar a atividade de enzimas envolvidas na sua biossíntese.

Além dos oligossacarídeos usuais já citados, foram caracterizados outros com diferentes cadeias laterais, tais como uma unidade L-galactose ligada a D-galactose (Hantus et al., 1997) ou a presença de duas fucoses (Hisamatsu et al., 1991).

Com relação à atividade biológica destes oligossacarídeos, York et al. (1984) observaram que o nonassacarídeo fucosilado XXFG, gerado pelo tratamento de xiloglucana de *Acer pseudoplatanus* ou células cultivadas de *Rosa sp* com celulase fúngica, inibia o crescimento induzido por ácido 2,4-diclorofenoxiacético (2,4-D) em segmentos de caule de ervilha. O nonassacarídeo fucosilado XXFG inibe o crescimento celular, ou seja, apresenta atividade antiauxínica, a qual ocorre devido à presença da unidade α-L-fucopiranosil na cadeia lateral da xiloglucana ligada em O-2 da unidade de β-D-galactopiranose, sendo a atividade ótima antiauxínica a 10^{-9}mol/L de XXFG. O undecassacarídeo XFFG, o qual contém duas cadeias laterais com galactose-fucose, é mais efetivo do que o nonassacarídeo na inibição do crescimento estimulado por 2,4-D. Já o nonassacarídeo não-fucosilado XLLG comporta-se aparentemente como um ativador do crescimento celular. Esta capacidade dos oligossacarídeos de xiloglucana de restaurar ou induzir o crescimento de plantas se deve à sua capacidade de estimular a atividade da XET (Darvill et al., 1992).

Vargas-Rechia et al. (1998) obtiveram das sementes de *Hymenaea courbaril* a xiloglucana purificada (relação Glc:Xyl:Gal de 4,5:3:1) com rendimento de ~85% em relação à semente descascada. Esta foi tratada com uma endo-(1→4)-β-D-glucanase e uma endoxiloglucanase, obtendo-se o XXLG e o XXXG como os oligossacarídeos principais, sendo posteriormente reduzidos. A atividade auxínica do XXLGol, *in vivo*, foi analisada usando-se coleóptilos de trigo. O XXLGol promoveu o crescimento independente da presença de 2,4-D. Na presença de 2,4-D, o XXLGol, em concentração nanomolar, aumentou a resposta induzida por auxina. Os oligossacarídeos de xiloglucana também apresentaram efeitos na indução de glico-hidrolases em células e/ou protoplastos de *Rubus fruticosus*, sendo a resposta mais significativa para a atividade da α-L-fucosidase. O XXLGol, em concentração nanomolar, causa um rápido aumento da resposta da α-L-fucosidase e modula a resposta da α-L-fucosidase induzida por 2,4-D e ácido giberélico.

O crescimento de segmentos de epicótilo de *Vigna angularis*, induzido por auxina, é suprimido por lectinas de ligação à fucose de *Tetragonolobus purpureus* e *Ulex europeus* e por anticorpos policlonais contra o heptassacarídeo (XXXG). Estas lectinas também inibem o afrouxamento da parede celular dos segmentos e as alterações da massa molecular da xiloglucana induzidas por auxina (Hoson & Masuda, 1991; Hoson et al., 1993).

Estes oligossacarídeos com atividade antiauxínica apresentam condições estruturais relativamente restritas, como a necessidade da cadeia lateral L-Fucp-α-(1→2)-D-Galp, indicando a presença de receptores específicos para estas oligossacarinas nas células das plantas (Aldington et al., 1991). Dunand et al. (2000) testaram a habilidade da cadeia lateral do nonassacarídeo XXFG (α-L-Fuc(1→2) β-D-Gal (1→) em se ligar a proteínas da membrana plasmática isolada de protoplastos de *Rubus fruticosus* (amora). Para isto, foram utilizadas neoglicoproteínas constituídas pelo trissacarídeo 2'-fucosil-lactose conjugadas a biotina ou digoxigenina, sendo isolada uma fração que apresentou afinidade pelo oligossacarídeo.

Farkas et al. (1991) identificaram a atividade da enzima α-L-fucosidase em segmentos de caule de *Pisum sativum* (ervilha) em crescimento e em sementes de *Tropaeolum majus* (capuchinha), utilizando o nonassacarídeo fucosilado

XXFG como substrato. Esta enzima pode ser um importante fator na regulação do crescimento das plantas, pois inativa os oligossacarídeos contendo fucose, os quais apresentam efeitos biológicos marcantes neste processo.

Alguns estudos têm demonstrado que os oligossacarídeos de xiloglucanas também podem ter efeitos em animais. Os oligossacarídeos de xiloglucanas reduzem a absorção de glucose no intestino e possuem efeitos hipolipidêmicos em ratos. Os oligossacarídeos XXXG, XXLG e XLLG reduzem os níveis de lipídios hepáticos, lipídios totais, colesterol e triacilgliceróis em ratos mantidos com uma dieta rica em gorduras (Yamatoya et al., 1996).

Em cultura de células de folhas e caule de *Echinacea purpurea* foram isoladas xiloglucanas fucosiladas com atividade imunológica, capazes de estimular o sistema fagocitário humano (Wagner et al., 1988).

Já os oligossacarídeos contendo fucose provenientes da hidrólise enzimática parcial de xiloglucanas mostraram-se efetivos em reduzir o crescimento de células tumorais humanas COLO 201 (Kato et al., 2001).

IV. PROPRIEDADES FÍSICO-QUÍMICAS E APLICAÇÕES

Em solução aquosa, as xiloglucanas de sementes formam soluções viscosas e relativamente estáveis a alterações de pH, características que permitem que estes polissacarídeos sejam utilizados industrialmente. As xiloglucanas são amplamente utilizadas em alimentos como agentes espessantes, estabilizantes e geleificantes, principalmente no Japão. Neste contexto, ainda apresentam a vantagem de não serem digeridas pelas enzimas digestivas humanas, atuando como fibras dietéticas (Picout et al., 2003).

Nos Estados Unidos, o seu principal uso é como aditivo na indústria de papel (Picout et al., 2003). Lima et al. (2003) utilizaram xiloglucanas de diferentes fontes e verificaram que a adição de 1% (m/m) destes biopolímeros à polpa celulósica melhorou em aproximadamente 30% as propriedades mecânicas do papel, sem afetar as propriedades ópticas, como brilho e opacidade.

Outras aplicações das xiloglucanas envolvem as indústrias têxtil e farmacêutica (Rao & Srivastava, 1973), bem como a indústria de cosméticos, onde as xiloglucanas foram patenteadas como constituintes ativos. A utilização de xiloglucanas em formulações cosméticas tem sido recomendada, uma vez que foi demonstrado que estes polímeros apresentam atividade anti-radical livre e capacidade de ativação de fibroblastos (Pauly et al., 1999).

A principal fonte de xiloglucana explorada comercialmente é a semente de tamarindo (*Tamarindus indica*), na qual a xiloglucana representa 46-48% da semente descascada. O tamarindo é uma árvore grande, que vive por mais de 100 anos. É nativa da África e da Índia, sendo amplamente distribuída no mundo, crescendo em regiões tropicais (Rao & Srivastava, 1973).

O comportamento em solução da xiloglucana de tamarindo vem sendo estudado por diferentes autores (Gidley et al., 1991; Picout et al., 2003); entretanto, a presença de agregações laterais das cadeias poliméricas em solução afeta os parâmetros estudados. Quando a xiloglucana é solubilizada em água sob condições que utilizam aquecimento e/ou pressão, este efeito é minimizado (Picout et al., 2003).

A modificação química da xiloglucana pode produzir polímeros com novas propriedades e potencialidades de aplicação. Já foram sintetizados derivados carboxilados, sulfatados e alquilaminados. Entre os derivados obtidos, o que apresentou propriedades mais interessantes foi o derivado nonilaminado, que apresentou significante capacidade de formação de espuma e estabilização (Lang et al., 1992).

Além da sua capacidade de produzir aumento da viscosidade quando dispersas em água, as xiloglucanas podem formar géis em sistemas contendo etanol ou sacarose (Yamanaka et al., 2000; Salazar-Montoya et al., 2002).

Em sistemas xiloglucana-sacarose, as concentrações de ambos os componentes afetam as características viscoelásticas dos géis. A relação entre os módulos de armazenamento (G') e de perda (G") com a freqüência é característica de um gel forte (Salazar-Montoya et al., 2002).

Quando a xiloglucana é parcialmente degradada por β-galactosidase, o polissacarídeo resultante no qual parte da galactose original foi removida por hidrólise enzimática é capaz de formar gel em concentrações de 1-1,5%, sendo a temperatura de transição sol-gel dependente do grau de eliminação das galactoses (Yamanaka et al., 2000). Devido à sua capacidade de formar géis estáveis na temperatura fisiológica, este sistema vem sendo testado para liberação controlada de fármacos. Os géis formados a partir da xiloglucana parcialmente degradada também encontram aplicações em outras áreas e já foram patenteados para aplicação na preparação de alimentos.

A xiloglucana de *Hymenaea courbaril* tem sido utilizada em géis mistos ágar-xiloglucana como suporte para cultivo vegetal. Nos testes realizados com macieiras, a taxa de crescimento e a proliferação de brotos foram maiores no meio contendo xiloglucana do que no controle (Lima-Nishimura et al., 2003).

A xiloglucana é capaz de interagir sinergicamente com a gelana, um polissacarídeo de origem microbiana, reduzindo em dez vezes a concentração necessária para a geleificação da gelana (Ikeda et al., 2004).

A interação da xiloglucana com amido também foi investigada. Prabhanjan & Ali (1995) estudaram o comportamento de misturas de xiloglucana de tamarindo nativa e modificadas com amido de milho, observando uma diminuição da temperatura de pasta do amido e gerando pastas altamente viscosas e com características pseudoplásticas. Posteriormente, outros autores estudaram o efeito da xiloglucana sobre a gelatinização e retrogradação do amido de milho, concluindo que não havia interação sinérgica entre os dois polímeros. Mais recentemente, Freitas et al. (2003) estudaram a interação entre a xiloglucana de sementes de *Hymenaea courbaril* e amidos com diferentes teores de amilose. Através de análises reológicas oscilatórias foi demonstrado que ocorre interação entre a xiloglucana e amidos com alto teor de amilose, resultando em um aumento da estabilidade térmica do gel quando comparado ao amido isolado.

As xiloglucanas também podem atuar como antimutagênicos e anticarcinogênicos. A xiloglucana de *Tropaeolum majus* apresentou atividade antimutagênica quando a mutagênese foi induzida pelo composto 1-nitropireno. As taxas de inibição observadas foram de 30 a 50% e mostraram-se dose-dependentes. O modo de ação proposto indica uma interação direta do polissacarídeo com as células, sugerindo que um consumo diário de uma quantidade elevada destes polissacarídeos promove um decréscimo no risco de câncer do aparelho gastrintestinal (Hensel & Meier, 1999).

A capacidade da xiloglucana de interagir com íons tetraborato formando complexos também foi estudada. Por meio de medidas reológicas foi verificado que a xiloglucana de sementes de *Hymenaea courbaril* em sistema aquoso interage com íons tetraborato, aumentando a viscosidade e o valor de G', embora a formação de gel não tenha sido observada (Martin et al., 2003).

A farinha das sementes de certas leguminosas tropicais como *Mucuna flagellipes* e *Detarium senegalense* são utilizadas em certos países da África como alimento ou adicionadas como agentes espessantes. Em experimentos com animais foi observado que uma dieta contendo farinha de *Detarium senegalense* diminui as concentrações de colesterol plasmático (Yamatoya et al., 1996). Outras pesquisas mostram que a incorporação desta farinha em alimentos, como pão, reduz os níveis de glucose pós-prandial e insulina em indivíduos humanos sadios, sendo o efeito atribuído à xiloglucana (Onyechi et al., 1998). A redução é mais pronunciada do que os efeitos descritos quando são utilizados goma guar ou outros polissacarídeos com caráter de fibra alimentar em concentrações superiores. Estes efeitos foram reproduzidos quando o mesmo tipo de alimento foi utilizado para um grupo de pacientes com diabetes não insulino-dependente (Ellis, 1999).

De um modo geral, as propriedades biológicas e físico-químicas dos polissacarídeos são determinadas pela maneira pela qual estes são expostos à superfície externa, e a maioria das interações ocorre como conseqüência da estrutura química e conformações que podem ser assumidas. Desta forma, tanto nas aplicações industriais quanto nas funções biológicas, as características estruturais dos polissacarídeos podem contribuir para o entendimento das propriedades dos próprios polímeros ou dos sistemas de interação. Assim, os diversos estudos sobre a estrutura e as propriedades das xiloglucanas contribuem para a compreensão dos processos biológicos em que estas estão implicadas e nos tornam mais capazes de modificá-los, favorecendo diferentes aplicações.

V. RESUMO

Muitas paredes celulares espessadas contêm polímeros que são acumulados durante períodos de crescimento e desenvolvimento e são mobilizados após a germinação. Recebem a denominação de polissacarídeos de reserva da parede celular. Em muitos casos, não há uma linha de demarcação definida entre polissacarídeos estruturais e de reserva. Assim, polímeros de reserva de sementes, como as xiloglucanas, apresentam marcante semelhança estrutural com as hemiceluloses de angiospermas e gimnospermas. A estrutura química genérica das xiloglucanas estruturais consiste de uma cadeia principal celulósica de unidades de D-glucose unidas por ligações glicosídicas $\beta(1\rightarrow4)$, as quais podem estar substituídas em O-6 por unidades α-D-xilopiranose; estas últimas, por sua vez, podem estar substituídas na posição O-2 por unidades de β-D-galactopiranose. Algumas unidades de galactose são substituídas, também na posição 2, por unidades de α-D-fucopiranose, sendo por isso denominadas de xiloglucanas fucosiladas. Encontram-se associadas às microfibrilas de celulose e atuam no processo de expansão celular. A estrutura básica da xiloglucana de reserva é bastante semelhante à do polissacarídeo estrutural, geralmente sem a presença de fucose. Os oligossacarídeos livres derivados das xiloglucanas são considerados como oligossacarinas, pois regulam o crescimento celular induzido por auxina, a morfogênese e a indução de inibidores das proteinases. O efeito biológico causado por estes oligossacarídeos depende da sua estrutura, definida pelo número e identidade das unidades monossacarídicas.

Em solução aquosa, as xiloglucanas de sementes formam soluções viscosas e relativamente estáveis a alterações de pH, características que permitem que estes polissacarídeos sejam utilizados industrialmente, principalmente como agentes espessantes em alimentos. Neste contexto apresentam a vantagem de não serem digeridas pelas enzimas digestivas humanas, atuando como fibra alimentar.

A principal fonte de xiloglucana explorada comercialmente é a semente de tamarindo (*Tamarindus indica*), onde o polímero representa 46-48% da semente descascada. No Brasil, as espécies estudadas de *Hymenaea courbaril* e *Copaifera langsdorfii*, entre outras, são fontes potenciais de xiloglucanas para aplicação em alimentos e obtenção de oligossacarídeos com atividade biológica.

VI. REFERÊNCIAS BIBLIOGRÁFICAS

Aldington, S., Mc Dougall, G. J. & Fry, S. C. (1991) Structure-activity-relationships of biologically-active oligosaccharides. *Plant Cell Environ.* **14**(7), 625-636.

Arribas, A., Revilla, G., Zarra, I. & Lorences, E. P. (1991) Changes in cell wall polysaccharides during growth of *Phaseolus vulgaris* leaves. *J. Exp. Bot.* **42**(2), 1181-1187.

Avigad, G. & Dey, P. M. (1997) Carbohydrate metabolism: storage carbohydrates. In *Plant Biochemistry.* eds. P. M. Dey, J. B. Harborne, pp. 143-204. Academic Press, London.

Bauer, W. D., Talmadge, K. W., Keegstra, K. & Albersheim, P. (1973) The structure of plant cell walls. II. The hemicellulose of the walls of suspension-cultured sycamore cells. *Plant Physiol.* **51**, 174-187.

Bikova, T. & Treimanis, A. (2002) Solubility and molecular weight of hemicelluloses from *Alnus incana* and *Alnus glutinosa*. Effect of tree age. *Plant Physiol. Biochem.* **40**, 347-353.

Buckeridge, M. S., Crombie, H. J., Mendes, C. J. M., Reid, J. S. G., Gidley, M. J. & Vieira, C. C. J. (1997) A new family of oligosaccharides from the xyloglucan of *Hymenaea courbaril* L. (Leguminosae) cotyledons. *Carbohydr. Res.* **303**, 233-237.

Buckeridge, M. S., Rocha, D. C., Reid, J. S. G. & Dietrich, S. M. C. (1992) Xyloglucan structure and post-germinative metabolism in seeds of *Copaifera langsdorfii* from savanna and forest populations. *Physiologia Plantarum* **86**, 145-151.

Busato, A. P., Rechia, C. V., Gorin, P. A. J., Petkowicz, C. L. O. P., Tischer, C. A., Bochicchio, R. & Reicher, F. (2005) New 4-O-substituted xylosyl units in the xyloglucan from leaves of *Hymenaea courbaril*. *Int. J. Bio. Macromol.* (in press).

Busato, A. P., Rechia, C. V. & Reicher, F. (2001) Xyloglucan from the leaves of *Hymenaea courbaril*. *Phytochemistry* **58**, 525-531.

Darvill, A. G., Augur, C., Bergmann, C., Carlson, R. W., Cheong, J. J., Eberhard, S., Hahn, M. G., Ló, V. M., Marfá, V., Meyer, B., Mohnen, D., O'Neill, M. A., Spiro, M. D., van Halbeek, H., York, W. S. & Albersheim, P. (1992) Oligosaccharins-oligosaccharides that regulate growth, development and defence responses in plants. *Glycobiology* **2**(3), 181-198.

Doco, T., Williams, P., Pauly, M., O'Neill, M. A. & Pellerin, P. (2003) Polysaccharides from grape berry cell walls. Part II. Structural characterization of the xyloglucan polysaccharides. *Carbohydr. Polym.* **53**, 253-261.

Dunand, C., Gautier, C., Chambat, G. & Lienart, K. (2000) Characterization of the binding of α-L-Fuc$(1\rightarrow2)$-β-D-Gal$(1\rightarrow)$, a xyloglucan signal, in blackberry protoplasts. *Plant Sci.* **151**, 183-192.

Ellis, P. R. (1999) The effects of fibre on diabetes. In *The right fibre for the right disease. International Congress and Symposium Series*. ed. M. Hill, pp. 33-42. The Royal Society of Medicine Press Ltd., London.

Farkas, V., Hanna, R. & MacLachlan, G. (1991) Xyloglucan oligosaccharide α-L-fucosidase activity from growing pea stems and germinating nasturtium seeds. *Phytochemistry* **30**(10), 3203-3207.

Freitas, R. A., Gorin, P. A. J., Neves, J. & Sierakowski, M. R. (2003) A rheological description of mixtures of a galactoxyloglucan with high amylose and waxy corn starches. *Carbohydr. Polym.* **51**, 25-32.

Freitas, R. A., Martin, S., Santos, G. L., Valenga, F., Buckeridge, M. S., Reicher, F. & Sierakowski, M. R. (2005) Physico-chemical properties of seed xyloglucans from different sources. *Carbohydr. Polym.* (in press).

Fry, S. C. (1989) The structure and functions of xyloglucan. *J. Exp. Bot.* **40**(211), 1-11.

Fry, S. C., York, W. S., Albersheim, P., Darvill, A., Hayashi, T., Joseleau, J. P., Kato, Y., Lorences, E. P., MacLachlan, G. A., Mc Neil, M., Mort, A., Reid, J. S. G., Seitz, H. U., Selvendran, R. R., Voragen, A. G. J. & White, A. R. (1993) An unambiguous nomenclature for xyloglucan-derived oligosaccharides. *Physiol. Plant.* **89**, 1-3.

Gidley, M. J., Lillford, P. J., Rowlands, D. W., Lang, P., Dentini, M., Crescenzi, V., Edwards, M., Fanutti, C. & Reid, J. S. G. (1991) Structure and solution properties of tamarind seed polysaccharide. *Carbohydr. Res.* **214**, 299-314.

Hantus, S., Pauly, M., Darvill, A. G., Albersheim, P. & York, W. S. (1997) Structural characterization of novel L-galactose-containing oligosaccharide subunits of jojoba seed xyloglucans. *Carbohydr. Res.* **304**, 11-20.

Hayashi, T. (1989) Xyloglucans in the primary cell wall. *Ann. Rev. Plant Physiology. Plant Mol. Biol.* **40**, 139-168.

Hensel, A. & Meier, K. (1999) Pectins and xyloglucans exhibit antimutagenic activities against nitroaromatic compounds. *Planta Medica* **65**, 395-399.

Hisamatsu, M., Impallomeni, G., York, W. S., Albersheim, P. & Darvill, A. G. (1991) A new undecasaccharide subunit of xyloglucans with two α-L-fucosyl residues. *Carbohydr. Res.* **211**, 117-129.

Hoson, T. & Masuda, Y. (1991) Inhibition of auxin-induced elongation and xyloglucan breakdown in azuki bean epicotyl segments by fucose-binding lectins. *Physiol. Plant.* **82**, 41-47.

Hoson, T., Sone, Y., Misaki, A. & Masuda, Y. (1993) Role of xyloglucan breakdown in epidermal cell walls for auxin-induced elongation of azuki bean epicotyl segments. *Physiol. Plant.* **87**, 142-147.

Huisman, M. M. H., Weel, K. G. C., Schols, H. A. & Voragen, A. G. J. (2000) Xyloglucan from soybean (*Glycine max*) meal is composed of XXXG-type building units. *Carbohydr. Polym.* **42**, 185-191.

Ikeda, S., Nitta, Y., Kim, B. S., Temsiripong, T., Pongsawatmanit, R. & Nishinari, K. (2004) Single-phase mixed gels of xyloglucan and gellan. *Food Hydrocoll.* **18**(4), 669-675.

Kato, Y., Uchida, J., Ito, S. & Mitsuishi, Y. (2001) Structural analysis of the oligosaccharide units of xyloglucan and their effects on growth of COLO 201 human tumor cells. *International Congress Series* **1223**, 161-164.

Kooiman, P. (1960) On the occurrence of amyloids in plant seeds. *Acta Bot. Neerl.* **9**, 208-219.

Lang, P., Masci, G., Dentini, M., Crescenzi, V., Cooke, D., Gidley, M. J., Fanutti, C. & Reid, J. S. G. (1992) Tamarind seed polysaccharide: preparation, characterization and solution properties of carboxylated, sulphated and alkilaminated derivatives. *Carbohydr. Polym.* **17**, 185-198.

Lima, D. U., Oliveira, R. C. & Buckeridge, M. S. (2003) Seed storage hemicelluloses as wet-end additives in papermaking. *Carbohydr. Polym.* **52**, 367-373.

Lima, N. N., Reicher, F., Corrêa, J. B. C., Ganter, J. L. M. S. & Sierakowski, M. R. (1995) Partial structure of a xyloglucan from the seeds of *Hymenaea coubaril var. Stilbocarpa* (jatobá). *Ciência e Cultura* **45** (1), 22-26.

Lima, N. N., Reicher, F., Corrêa, J. B. C., Ganter, J. L. M. S. & Sierakowski, M. R. (1995) Oligosaccharides derived from the xyloglucan from the seeds of *Hymenaea coubaril* var. stilbocarpa. *Int. J. Biol. Macromol.* **17**(6), 413-415.

Lima-Nishimura, N., Quoirin, M., Naddaf, Y. G., Wilhelm, H. M., Ribas, L. L. F. & Sierakowski, M. R. (2003) A xyloglucan from the seeds of the native Brazilian species *Hymenaea courbaril* for micropropagation of marubakaido and Jonagored apples. *Plant Cell Rep.* **21**, 402-407.

Martin, S., Freitas, R. A., Obayashi, E. & Sierakowski, M. R. (2003) Physico-chemical aspects of galactoxyloglucan from the seeds of *Hymenaea courbaril* and its tetraborate complex. *Carbohydr. Polym.* **54**, 287-295.

Onyechi, U., Judd, P. A. & Ellis, P. R. (1998) African plant foods rich in non-starch polysaccharides reduce postprandial blood glucose and insulin concentrations in healthy human subjects. *Br. J. Nutr.* **80**, 419-428.

Oosterveld, A., Harmsen, J. S., Voragen, A. G. J. & Schols, H. A. (2003) Extraction and characterization of polysaccharides from green and roasted *Coffea arabica* beans. *Carbohydr. Polym.* **52**, 285-296.

Owino, W. O., Nakano, R., Kubo, Y. & Inaba, A. (2004) Alterations in cell wall polysaccharides during ripening in distinct anatomical tissue regions of the fig (*Ficus carica* L.) fruit. *Postharvest Biol. Technol.* **32**, 67-77.

Park, Y. W., Baba, K., Furuta, Y., Iida, I., Sameshima, K., Arai, M. & Hayashi, T. (2004) Enhancement of growth and cellulose accumulation by overexpression of xyloglucanase in poplar. *FEBS Letters* **564**(1-2), 183-187.

Pauly, M., Freis, O. & Pauly, G. (1999) Galactomannan and xyloglucan: bio-active polysaccharides. *Cosmetics & Toiletries* **114**(7), 65-78.

Prabhanjan, H. & Ali, S. Z. (1995) Studies on rheological properties of tamarind kernel powder, its derivatives and their blends with maize starch. *Carbohydrate Polymers*, **28**(3), 245-253.

Petkowicz, C. L. O., Reicher, F. & Mazeau, K. (1998a) Conformational analysis of galactomannans: from oligomeric segments to polymeric chains. *Carbohydr. Polym.* **37**, 25-39.

Petkowicz, C. L. O., Sierakowski, M. R., Ganter, J. L. M. S. & Reicher, F. (1998b) Galactomannans and arabinans from seeds of Caesalpiniaceae. *Phytochemistry* **49**(3), 737-743.

Picout, D. R., Ross-Murphy, S., Errington, N. & Harding, S. E. (2003) Pressure cell assisted solubilization of xyloglucans: tamarind seed polysaccharide and detarium gum. *Biomacromolecules* **4**, 799-807.

Rao, P. S. & Srivastava, H. C. (1973) Tamarind. In *Industrial gums: polysaccharides and their derivatives*. eds. R. L. Whistler, J. N. BeMiller, pp. 369-411. Academic Press, San Diego.

Ray, B., Loutelier-Bourhis, C., Lange, C., Condamine, E., Driouich, A. & Lerouge, P. (2004) Structural investigation of hemicellulosic polysaccharides from *Argania spinosa*: characterization of a novel xyloglucan motif. *Carbohydr. Res.* **339**, 201-208.

Redgwell, R. J. & Selvedran, R. R. (1986) Structural features of cell-wall polysaccharides of onion *Allium cepa. Carbohydr. Res.* **157**, 183-199.

Redgwell, R. J., Trovato, V., Merinat, S., Curti, D., Hediger, S. & Manez, A. (2003) Dietary fiber in cocoa shell: characterization of component polysaccharides. *Food Chem.* **81**, 103-112.

Reicher, F., Gorin, P. A. J., Sierakowski, M. R. & Correa, J. B. C. (1989) Highly uneven distribution of O-acetyl groups in the acidic D-xylan of *Mimosa scabrella* (bracatinga). *Carbohydr. Res.* **193**, 23-31.

Reid, J. S. G. & Edwards, M. E. (1995) Galactomannans and other cell wall storage polysaccharides in seeds. In *Food Polysaccharides and their Applications*. ed. A. M. Stephen, pp. 155-186. Marcel Dekker, Inc., New York.

Reid, S., Sims, I. M., Melton, L. D. & Gane, A. M. (1999) Characterization of extracellular polysaccharides from suspension cultures of apple (*Malus domestica*). *Carbohydr. Polym.* **39**(4), 369-376.

Rose, J. K. C., Braam, J., Fry, S. C. & Nishitani, K. (2002) The XTH family of enzymes involved in xyloglucan endotransglucosylation and endohydrolysis: current perspectives and a new unifying nomenclature. *Plant Cell Physiol.* **43**(12), 1421-1435.

Salazar-Montoya, J. A., Ramos-Ramirez, E. G. & Delgado-Reyes, V. A. (2002) Changes of the dynamic properties of tamarind (*Tamarindus indica*) gel with different saccharose and polysaccharide concentrations. *Carbohydr. Polym.* **49**, 387-391.

Shiga, T. M., Lajolo, F. M. & Filisetti, T. M. C. C. (2004) Changes in the cell wall polysaccharides during storage and hardening of beans. *Food Chem.* **84**, 53-64.

Tiné, M. A. S., Lima, D. U. & Buckeridge, M. S. (2003) Galactose branching modulates the action of cellulase on seed storage xyloglucans. *Carbohydr. Polym.* **52**, 135-141.

Vargas-Rechia, C., Reicher, F., Sierakowski, M. R., Heyraud, A., Driguez, H. & Liénart, Y. (1998) Xyloglucan octasaccharide XXLGol derived from the seeds of *Hymenaea courbaril* acts as a signaling molecule. *Plant Physiol.* **116**, 1013-1021.

Vierhius, E., Schols, H. A., Beldman, G. & Voragen, A. G. J. (2000) Isolation and characterization of cell wall material from olive fruit (*Olea europaea cv Koroneiki*) at different ripening stages.

Carbohydr. Polym. **43**, 11-21.

Vincken, J. P., van den Broek, L. A. M., van der Lei, D. D., Beldman, G. & Voragen, A. G. J. (1997a) Fungal and plant xyloglucanases may act in concert during liquefaction of apples. *J. Sci. Food Agric.* **73**, 407-416.

Vincken, J. P., York, W. S., Beldman, G. & Voragen, A. G. J. (1997b) Two general branching patterns of xyloglucan, XXXG and XXGG. *Plant Physiol.* **114**, 9-13.

Wagner, H., Stuppner, H., Schafer, W. & Zenk, M. (1988) Immunologically active polysaccharides of *Echinacea purpurea* cell cultures. *Phytochemistry* **27**, 119-126.

Yamanaka, S., Yuguchi, Y., Urakawa, H., Kajiwara, K., Shirakawa, K. & Yamatoya, K. (2000) Gelation of tamarind seed polysaccharide xyloglucan in the presence of ethanol. *Food Hydrocoll.* **14**, 125-128.

Yamatoya, K., Shiakawa, M., Kuwano, K., Suzuki, J. & Mitamura, T. (1996) Effects of hydrolyzed xyloglucan on lipid metabolism in rats. *Food Hydrocoll.* **10**, 369-372.

York, W. S., Darvill, A. G. & Albersheim, P. (1984) Inhibition of 2,4-dichlorophenoxyacetic acid-stimulated elongation of pea stem segments by a xyloglucan nonasaccharide. *Plant Physiol.* **75**, 295-297.

York, W. S., Harvey, L. K., Guillen, R., Albersheim, P. & Darvill, A. G. (1993) Structural analysis of tamarind xyloglucan oligosaccharides using β-galactosidase digestion and spectroscopic methods. *Carbohydr. Res.* **248**, 285-301.

York, W. S., Kumar-Kolli, V. S., Orlando, R., Albersheim, P. & Darvill, A. G. (1996) The structures of arabinoxyloglucans produced by solanaceous plants. *Carbohydr. Res.* **285**, 99-128.

York, W. S., Oates, J. E., van Halbeek, H., Albersheim, P., Tiller, P. R. & Dell, A. (1988) Location of O-acetyl substituents on a nonasaccharide repeating unit of sycamore extracellular xyloglucan. *Carbohydr. Res.* **173**, 113-132.

CAPÍTULO 6

RELEVÂNCIA DOS PROCESSOS DE BIOSSÍNTESE DE POLISSACARÍDEOS DA PAREDE CELULAR PARA A BIOTECNOLOGIA DE FRUTOS

Marcos Silveira Buckeridge
Aline Andréia Cavalari
Clóvis Oliveira Silva
Marco Aurélio Silva Tiné

I. INTRODUÇÃO

II. A PAREDE CELULAR E SUAS FUNÇÕES

III. ESTRUTURA QUÍMICA DOS PRINCIPAIS POLISSACARÍDEOS DA PAREDE CELULAR
1. CELULOSE
2. HEMICELULOSE
    2.1. XILOGLUCANAS
3. PECTINAS

IV. MODELOS DE PAREDE CELULAR

V. BIOSSÍNTESE DE POLISSACARÍDEOS DA PAREDE CELULAR

VI. A PAREDE CELULAR DO FRUTO MAMÃO: UM EXEMPLO

VII. CONCLUSÕES E PERSPECTIVAS

VIII. REFERÊNCIAS BIBLIOGRÁFICAS

Seção de Fisiologia e Bioquímica de Plantas
Instituto de Botânica, Caixa Postal 4005, CEP 01061-970, São Paulo, SP, Brasil
E-mail: msbuck@usp.br

I. INTRODUÇÃO

O interesse na importância da parede celular e seus componentes para os alimentos vem crescendo sensivelmente. Tal crescimento se deve principalmente à importância que as fibras alimentares adquiriram no final do século XX. Mas, à parte as propriedades dos polissacarídeos da parede celular como fibras, um aspecto de grande importância é o papel que a parede celular tem na textura dos alimentos de origem vegetal. Como a parede celular é ubíqua em tecidos vegetais, entender a estrutura dos polissacarídeos e sua interação é essencial para compreender a textura dos alimentos e suas alterações pós-colheita.

A idéia de que as paredes celulares possuem uma estrutura química que não se altera durante a vida da planta foi aceita durante algum tempo em fisiologia vegetal com base nas observações da composição e estrutura das paredes dos tecidos vasculares de plantas. Talvez um dos motivos principais para esta crença tenha sido o fato de que as paredes celulares dos tecidos vasculares tenham sido proporcionalmente mais estudadas no início. As fibras do xilema são formadas de células mortas e por isso, uma vez depositados, os polissacarídeos (principalmente celulose e xilanos) não mais se alteram no tecido. No entanto, hoje está claro que, com exceção de alguns casos (e o tecido vascular é um deles), os componentes da parede celular vegetal se alteram o tempo todo e que, por esse motivo, a parede pode ser considerada como um compartimento metabólico ativo em células vegetais. Além disso, um dogma que também durou bastante tempo foi o de que a parede celular teria mais ou menos a mesma estrutura por toda a planta. Hoje se sabe que as variações são bastante grandes e que as estruturas dos polissacarídeos das paredes de células de diferentes tecidos podem apresentar composição distinta entre si, principalmente em tecidos em desenvolvimento (Freshour et al., 2000).

Em frutos, os estudos concentraram-se principalmente no processo de amadurecimento, que é um dos estágios que mostra claramente alterações de textura que são associadas principalmente às transformações na parede celular. A principal função biológica dos frutos na natureza é a dispersão das sementes e uma das estratégias para a dispersão é passar por uma seqüência de estágios de modificações fisiológicas e bioquímicas que levam à senescência e subseqüente dispersão das sementes. Este processo começa com a fecundação do óvulo, quando ocorre o disparo do programa de desenvolvimento que pode ser caracterizado por um programa de ativação gênica diferencial. Parte desse programa envolve o desenvolvimento do fruto, quando ocorre a montagem dos tecidos. Nesta etapa, os principais eventos metabólicos estão relacionados à divisão celular e biossíntese de componentes da parede celular. Segue-se o processo de amadurecimento, no qual predominam as reações catabólicas na parede celular. Os polímeros são degradados por hidrolases específicas, provocando mudanças expressivas na textura do fruto.

O processo de amadurecimento está diretamente associado à dispersão das sementes na natureza. O aroma, o sabor e o potencial nutritivo de muitos frutos funcionam como componentes de atração de herbívoros que, ao se alimentarem da polpa, ajudam na dispersão das sementes.

Neste capítulo é apresentada uma revisão sobre os principais componentes da parede celular e sobre os mecanismos bioquímicos de biossíntese de polissacarídeos da parede celular. O caso dos frutos de mamão (*Carica papaya*) é apresentado como exemplo das possibilidades de alterações na parede celular e suas possíveis conseqüências.

II. A PAREDE CELULAR E SUAS FUNÇÕES

As células vegetais são delimitadas por uma parede primária (tecido em crescimento) e uma parede secundária (tecido maduro), que conferem forte resistência mecânica. As paredes celulares são responsáveis por definir a forma e o tamanho das células, conferirem resistência mecânica aos tecidos, controlarem a expansão celular, atuarem sobre o transporte intracelular, participarem da sinalização e reconhecimento entre as células, armazenarem compostos de reserva e moléculas reguladoras e sinalizadoras que controlam diversos processos fisiológicos celulares, além de participarem de mecanismos de proteção contra o ataque de microorganismos. Uma outra função da parede celular é de extrema importância como um produto natural em biotecnologia, que está ligada à economia. Componentes da parede celular vegetal são usados comercialmente para fabricação de papel, manufaturas têxteis, fibras como algodão, linho, frutos e outros. Assim, a compreensão da estrutura química dos componentes das paredes celulares, bem como a do metabolismo de síntese e degradação dos polissacarídeos que compõem as fibras, podem levar ao desenvolvimento de novas tecnologias para produzi-los, melhorá-los e comercializá-los de forma a obter o maior benefício possível para o homem (Buckeridge & Tiné, 2001).

A parede primária é basicamente composta por polissacarídeos (celulose, hemicelulose e pectinas), proteínas e compostos fenólicos. A composição e estrutura desses componentes variam ao longo do desenvolvimento celular (Cosgrove, 2000; Fry, 2004), o que modula as propriedades da parede celular em função do estágio de desenvolvimento celular. No início do desenvolvimento de um órgão, por exemplo, a célula passa por um período de divisão e crescimento, o que demanda uma parede com grande capacidade de extensão. Assim que cessa o processo de expansão celular, pode ser iniciada, em alguns tecidos, a deposição de uma segunda camada de moléculas, denominada de parede secundária, constituída principalmente por celulose e hemiceluloses. Este fenômeno se dá especificamente nas células vegetais que darão origem às fibras (não no sentido alimentar, mas sim no sentido anatômico) e é nesta etapa que ocorre síntese de lignina, um composto polifenólico responsável pela adesão celular e impermeabilização da parede.

III. ESTRUTURA QUÍMICA DOS PRINCIPAIS POLISSACARÍDEOS DA PAREDE CELULAR

A parede celular consiste de uma mistura complexa de polissacarídeos reunidos em uma rede organizada por meio de ligações covalentes e não-covalentes. A parede contém também proteínas estruturais, enzimas, compostos fenólicos e outros compostos que modificam as suas próprias características físicas e químicas. A parede celular é normalmente dividida em três domínios, sendo um deles o domínio microfibrilar envolvido por outro domínio denominado matriz. Este domínio é altamente cristalino e homogêneo, constituído basicamente por celulose e hemiceluloses e confere resistência e rigidez à parede celular. A matriz onde o domínio celulose-hemicelulose se insere compreende as substâncias pécticas.

1. CELULOSE

As microfibrilas de celulose são caracterizadas como longas cadeias lineares de glucose unidas por ligações glicosídicas do tipo β-1,4. As microfibrilas de celulose são formadas em complexos protéicos denominados rosetas, inseridos na membrana plasmática. A sacarose-sintase forma um complexo com a celulose-sintase e atua como um canal metabólico para transferir glucose da sacarose via uridina-difosfato-glucose (UDPG), para o crescimento da cadeia do glucano (Cosgrove, 1997). A celulose sofre pouca degradação durante a vida da planta, sendo degradada geralmente em casos especiais como a formação de aerênquima durante o alagamento. Na maioria dos órgãos, tais como folhas, ramos, raízes e frutos, a maior parte da celulose persiste mesmo após a senescência, ainda que haja expressão de endo-1,4-betaglucanases (Lashbrook et al., 1994).

2. HEMICELULOSE

2.1. XILOGLUCANOS

Xiloglucanos são polímeros constituídos por uma cadeia celulósica (unidades de β-D-glucano ligado (1→4)), sendo parcialmente substituída por unidades de α-D-xilopiranose, β-D-galactopiranose-(1→2)-α-D-xilopiranose. Xiloglucanos de parede primária são também constituídos pelo motivo α-D-fucopiranose-(1→2)-β-D-galactopiranose-(1→2)-α-D-xilopiranose, ligados (1→6) à cadeia principal (Hayashi, 1989; Busato et al., 2001). A maioria dos xiloglucanos é formada por blocos repetitivos contendo 4 unidades de glucose; 3 unidades de xilose; 0, 1 ou 2 unidades de galactose e 1 unidade de fucose (esta última somente para xiloglucano de parede primária) (Buckeridge et al., 1992). Estruturas de xiloglucanos podem ainda apresentar uma pequena proporção de arabinose (Eda & Kato, 1978; Gidley et al., 1991; Tiné et al., 2000). Nas paredes primárias, o xiloglucano está intimamente ligado à celulose, chegando inclusive a penetrar na microfibrila. O comprimento da cadeia de xiloglucano possibilita que uma mesma molécula estabeleça ligações com mais de uma molécula, ou seja, estabelecendo ligações cruzadas entre as moléculas e aumentando ainda mais a resistência da parede às forças externas (Hayashi, 1989). A principal função associada ao xiloglucano é a orientação das microfibrilas de celulose na parede celular (Hayashi, 1989; Lima & Buckeridge, 2001; Lima et al., 2004). Uma revisão completa sobre xiloglucanos está descrita no capítulo "Xiloglucanas: estrutura, propriedades e aplicações".

3. PECTINAS

Durante a divisão celular, ocorre o depósito da lamela média, composta principalmente por pectinas, que mantém as células adjacentes unidas. As substâncias pécticas, que compõem a lamela média e a parede primária dos vegetais, consistem de galaturonanos, arabinanos e arabinogalactanos (Brett & Waldron, 1996), os quais compõem a fração da parede celular que sofre alterações importantes durante o amadurecimento dos frutos (Fischer & Bennett, 1991). É também sobre as pectinas que muitos dos estudos relativos ao desmonte da parede celular têm se concentrado ultimamente. Elas são caracterizadas por possuírem alto conteúdo de resíduos ácidos α-D-galacturônico (GalA). Os três componentes quantitativamente mais importantes das pectinas são os homologalacturonanos (HGA) e os ramnogalacturonanos I (RG I) e II (RG II). São polissacarídeos pécticos:

HGA: polissacarídeo com resíduos de ácido galacturônico ligados α-$(1\rightarrow4)$. A cadeia principal do HGA pode apresentar blocos metilesterificados (neutros) alternados a blocos não-metilesterificados (negativos);

RG I: possuem na cadeia principal resíduos de GalA ligados α-$(1\rightarrow4)$, podendo ser acetilados e intercalados por resíduos de ramnose ligados no C2 com polissacarídeos neutros como arabinanos, galactanos e arabinogalactanos do tipo I;

RG II: possuem na cadeia principal GalA ligados α-$(1\rightarrow4)$, com ramificações laterais formadas por ligações glicosídicas de vários tipos, incluindo algumas ligações raras, como ácido acérico e apiose.

IV. MODELOS DE PAREDE CELULAR

As hemiceluloses apresentam composição bastante variável com a espécie vegetal e o tipo de célula. Carpita & Gibeaut (1993) propuseram que, nas angiospermas, as paredes poderiam ser divididas em paredes do tipo I e do tipo II. Na parede do tipo I, os xiloglucanos são a principal hemicelulose e as proporções de celulose, hemiceluloses e pectinas seriam de aproximadamente 30% cada no total da parede, com cerca de 10% de proteínas. A parede do tipo II é aquela característica de monocotiledôneas. Esta parede, em contraposição à do tipo I, apresenta um teor bem menor (quase zero em certos casos) de pectinas e teores igualmente baixos de xiloglucanos. Nas paredes do tipo II, a principal hemicelulose é o arabinoxilano e há também outro polissacarídeo denominado β-glucano ou glucano de ligação mista. Posteriormente, estudos demonstraram que os β-glucanos são depositados principalmente em tecidos em crescimento, mas somente em plantas da família *Poaceae* (Carpita et al., 1996; Carpita & Vergara, 1998, Buckeridge et al., 2003).

Um terceiro tipo de parede foi apontado em Pteridófitas (samambaias). Neste grupo, que foi denominado grupo III, para seguir a nomenclatura de Carpita e Gibeaut (1993), a principal hemicelulose são os galactomananos (Silva et al., resultados não publicados).

Embora o aspecto estático da parede celular tenha sido bastante estudado em termos da química dos polissacarídeos, as reações responsáveis pela construção e alterações da mesma durante o crescimento e expansão celular ainda não são completamente entendidas (Mc Neil et al., 1984). Buckeridge (2005) propõe uma expansão dos modelos estáticos de parede celular para um modelo dinâmico que contemple as relações estrutura-função dos componentes de parede e o contexto e nível de emergência e integração das células para formar órgãos, tecidos e outras estruturas em níveis de organização mais altos. Neste contexto, as paredes celulares vegetais teriam propriedades emergentes distintas a cada nível de organização. Além disso, dependendo da maneira como as células e tecidos interagem em uma dada planta, órgão ou tecido, a parede poderia ter funções distintas. Por exemplo, em uma semente, a presença de galactomanano nas células do endosperma, que é um tecido de reserva que envolve o embrião, a função principal do polissacarídeo (reserva) seria distinta da função do mesmo polímero em um tecido de parênquima lacunoso de uma folha, em que a função principal pode estar relacionada à forma celular (aumentar o espaço intercelular para suportar maiores quantidades de gás carbônico para a fotossíntese) ou ainda das paredes das células de um fruto cuja função pode estar relacionada ao processo de dispersão das sementes. Esta idéia ainda nos permite especular sobre a existência de funções "artificiais", relacionadas ao uso, pelo homem, dos frutos como alimentos. Nesse sentido, cada fruto produz uma textura própria que é única, com seu conjunto de células com as respectivas paredes contendo suas respectivas combinações de polímeros. A textura é uma propriedade fundamental para a aceitação do fruto no mercado e é também uma propriedade emergente das paredes celulares do conjunto de células que forma o fruto. Assim, não basta apenas conhecer a composição dos polímeros e como eles se associam em um único tipo de célula. Para que possamos compreender e quiçá manipular a textura de frutos, será necessário compreender as propriedades emergentes das paredes celulares em níveis de organização mais altos do que o celular. Já temos um conhecimento considerável sobre a composição química dos polímeros de parede e também como eles se associam, mas para alterar estas combinações será necessário compreendermos como as paredes são montadas e chegam a ser o que são. Se quisermos manipular as propriedades dos frutos no que concerne às paredes celulares (a textura é uma das propriedades mais importantes nesse caso) será fundamental que conheçamos os mecanismos envolvidos na montagem e deposição extracelular dos polissacarídeos, bem como compreendamos as relações entre a parede celular e o controle do desenvolvimento dos frutos.

V. BIOSSÍNTESE DE POLISSACARÍDEOS DA PAREDE CELULAR

Apesar de termos um conhecimento razoável sobre as estruturas químicas dos componentes da parede celular e termos também uma idéia geral de como estes componentes interagem entre si formando um compósito, relativamente pouco se sabe sobre como estes compostos são montados nas células de tecidos em desenvolvimento e como isso é controlado nas plantas. No momento, há um grande interesse nesses aspectos da parede celular, pois se sabe que, se quisermos efetuar modificações na textura dos frutos através de técnicas de engenharia genética, estas terão que ser feitas prioritariamente através de alterações nos genes que codificam para as glicosiltransferases que constroem os polissacarídeos de parede.

A maioria dos polissacarídeos de parede celular é sintetizada no Complexo de Golgi a partir de açúcares ligados a nucleotídeos, incluindo pectinas, xiloglucanos, xilanos e mananos (Perrin et al., 2001). Como exemplo, há alguns estudos em biossíntese de xiloglucanos que mostram que a cadeia principal de glucose e as ramificações com xilose são montadas simultaneamente na face cis do complexo de Golgi, enquanto as galactoses são adicionadas posteriormente na fase trans. A fucose é adicionada na rede trans do Golgi, pouco antes de as vesículas serem exportadas para a parede celular. O polissacarídeo é montado por transglicosilação utilizando nucleotídeos-açúcares (UDP-açúcares) como doadores (Buckeridge & Tiné, 2001).

As enzimas de biossíntese são glicosiltransferases que transferem o monossacarídeo do nucleotídeo açúcar para a cadeia de polissacarídeo. Estas enzimas são traduzidas no retículo endoplasmático e transportadas para o complexo de Golgi, onde a maioria das reações de biossíntese ocorre (Perrin et al., 2001). Ao fim do processo de biossíntese e início da produção das vesículas secretoras, as unidades de fucose dos xiloglucanos e metila das pectinas são adicionadas, sendo os polissacarídeos então secretados para o espaço intercelular onde ocorrerá a "montagem" da parede celular através da orientação das microfibrilas de celulose e constituição dos diferentes domínios de polissacarídeos da parede. A rota da síntese de polissacarídeos aparentemente compreende locais do Golgi como: *Cis golgi* (cisterna) */ Medial golgi* (cisterna) */Trans golgi* (reticular) */Vesículas do golgi / Membrana plasmática /Apoplasto* (incluindo a parede celular) (Fry, 2004). As hemiceluloses e as pectinas, portanto, são sintetizadas no complexo de Golgi e enviadas até o apoplasto onde os polissacarídeos se associam à celulose recém-sintetizada, formando a parede celular, supostamente em um processo de automontagem. Porém, nada se sabe sobre este processo, havendo apenas indícios de que proteínas similares à vitronectina e à miosina possam estar envolvidas no processo (Doblin et al., 2002).

A complexidade estrutural da parede celular vegetal levanta uma importante questão científica em torno da maneira pela qual os polímeros são sintetizados e como a estrutura mais complexa é devidamente modelada. Apesar desta dificuldade em isolar as proteínas, estudos de cinética enzimática têm sido realizados com preparações de membrana de Complexo de Golgi (Faik et al., 1997; Buckeridge et al., 1992; Perrin et al., 1999). As dificuldades apresentadas para purificar enzimas de síntese de polissacarídeos de parede celular dificultaram também a clonagem dos genes a ela relacionados. Por esse motivo, até o momento poucos genes relacionados à síntese de polímeros de parede foram clonados. Dois deles estão relacionados à síntese de galactomananos: um é o de uma galactosiltransferase que transfere unidades de galactose para uma cadeia de mananos e outro é o que liga as manoses na cadeia principal (Edwards et al., 1999; Dhugga et al., 2004, respectivamente). Foi clonado um gene que codifica uma fucosiltransferase que transfere unidades de fucose para uma molécula similar à celulose (o xiloglucano) e formam as ramificações do polímero (Perrin et al., 1999).

Várias enzimas estão envolvidas na biossíntese das pectinas, entre elas galactosiltransferase, arabinosiltransferase, galacturonosiltransferase, e pectinametiltransferase.

Doong et al. (1995), com ensaios em células de suspensão de tabaco, desenvolveram a técnica de marcação radioativa para o UDP-D-ácido galacturônico (UDP-GalA). Desta forma, verificou que o UDP-GalA é um substrato imediato para a síntese de homogalacturonanos. Em estudo posterior, Doong & Mohnen (1998), em ensaios com aceptores endógenos de oligogalacturonídeos em células de suspensão de tabaco, observaram que a maioria (60%) dos polissacarídeos pécticos formados são homogalacturonanos (HGA), os quais são sintetizados no Golgi pela enzima poligalaturonase 4-α-galacturonosiltransferase (PGA–GalAT).

Recentemente Guillaumie et al. (2003), em ensaios com tabaco e *Arabidopis thaliana*, localizaram a enzima GalAT na face do lúmen do Golgi. A enzima em estudo primeiramente transfere o GalA (ácido galacturônico) para um UDP-GalA e posteriormente ocorre a síntese dos homogalacturonanos.

A aplicação das técnicas de análise molecular, em conjunto com análises proteômicas e metabolômicas de tecidos, órgãos e/ou organelas celulares, serão de grande importância para compreender e, futuramente, manipular geneticamente a estrutura dos polissacarídeos de parede celular para produzir transformações nas características biofísicas de frutos de maneira a melhorar a qualidade de alimentos de origem vegetal (Perrin et al., 2001). Porém, antes de poder integrar as três técnicas será necessário conhecer o máximo possível sobre a bioquímica do processo de biossíntese dos polímeros de parede celular. Isto porque estes processos são em muitos casos desconhecidos para a maioria dos vegetais que servem como alimento aos seres humanos.

As mudanças que ocorrem na parede celular são causadas pela ação de enzimas que são ativadas ou sintetizadas durante o desenvolvimento e o amadurecimento, as quais alteram as moléculas dos polissacarídeos da parede e lamela média. Trata-se das hidrolases envolvendo principalmente as poligalacturonases (PG), as pectinametilases (PME), as α-glucosidases, as β-galactosidases e as celulases (Fischer & Bennet, 1991). Descobertas recentes têm demonstrado que os polissacarídeos, já nas vesículas de transporte prestes a serem fundidas à membrana plasmática para inclusão na parede celular, podem ser editados por hidrolases (Kim et al., 2000). Tal fenômeno foi observado em sementes de café por Redgewell et al. (2003) e em experimentos com sementes de café durante a maturação, realizados no laboratório da Seção de Fisiologia e Bioquímica de Plantas, onde foi detectada uma nova α-galactosidase presente em vesículas da *Trans* Golgi Net (TGN), que aparenta ser uma enzima editora

(Silva et al., resultados não publicados). Edwards et al. (1999), em ensaios com caracterização molecular da galactosiltransferase em parede celular de leguminosas, verificaram que, em determinados estágios de desenvolvimento das sementes, ocorre uma maior atividade da α-galactosidase no endosperma de leguminosas.

A atividade destas enzimas "editoras" pode ser a chave no processo de auto-montagem, uma vez que a alteração do padrão de ramificação poderia alterar as propriedades do polissacarídeo, como a solubilidade e capacidade de interagir com os outros polissacarídeos da parede. Além das exo-hidrolases editoras, a enzima Xiloglucano Transglucosilase-Hidrolase (XTH) também seria importante na incorporação de novas moléculas à parede, uma vez que esta enzima seria capaz de ligar covalentemente novas moléculas de xiloglucano recém-adicionadas às moléculas que já integram a parede (Rose et al., 2002). Em geral, há necessidade da integração dos conhecimentos sobre as vias metabólicas de biossíntese e degradação dos polímeros de parede celular e a correlação desses eventos com os que ocorrem ao nível de expressão gênica. Na área de controle da qualidade de frutos de importância comercial, esses conhecimentos poderão servir para melhorar sensivelmente a qualidade dos produtos (Brummell & Harpster, 2001).

VI. A PAREDE CELULAR DO FRUTO MAMÃO: UM EXEMPLO

Biswas et al. (1969) analisaram a estrutura de um polímero péctico extraído com água e solução de oxalato de amônio da polpa do mamão. A composição de monossacarídeos liberados após a hidrólise ácida do polímero foi determinada por cromatografia em papel, resultando em 48% de ácido D-galacturônico, 38% de D-galactose, 5% de L-arabinose e traços de L-ramnose. Após a metilação e hidrólise do polissacarídeo, a análise dos produtos resultantes permitiu inferir que 90% desse polímero consistia de uma mistura de homogalacturonanos com ligações α(1→4) e α (1→3) e 8% de um galactano linear.

Lazan et al. (1995) estudaram possíveis funções de enzimas pécticas no amaciamento e nas modificações da parede celular durante o amadurecimento do mamão. Foram observados aumentos da solubilidade e despolimerização de pectinas. As hemiceluloses também pareceram sofrer degradação, embora houvesse um aumento em seus níveis, o que poderia estar relacionado com a hidrólise das pectinas e não necessariamente com a síntese de hemiceluloses. Por outro lado, a diminuição mais rápida da firmeza do mesocarpo interno, em detrimento do externo, foi atribuída à falta de sincronismo entre os processos de degradação de pectinas e hemiceluloses nessas regiões, durante o amadurecimento do fruto. As atividades das poligacturonases (PG) e das pectinametilesterases (PME) aumentam continuamente conforme a solubilização das pectinas. No entanto, a atividade da β-galactosidase aumentou mais rapidamente apenas nos últimos estádios de amadurecimento, coincidindo com a queda mais acelerada da firmeza do fruto e com as mudanças estruturais mais significativas dos polissacarídeos da parede celular. Assim, sugeriu-se que a solubilização e a despolimerização seriam dois processos independentes e que a PG teria um papel importante apenas na solubilização das pectinas, sem envolvimento no processo de amaciamento. Estes autores também verificaram que, embora a β-galactosidase se apresentasse como possível enzima correlacionada com o amaciamento, sua atividade no mesocarpo interno resultou menor do que no externo, contrastando com o amaciamento observado nesses tecidos.

Recentemente, foram caracterizadas algumas mudanças do peso molecular de frações pécticas e hemicelulósicas isoladas de três estádios de amadurecimento do mamão, sendo sugerida a ocorrência de hidrólise de pectinas e modificações das hemiceluloses no processo de amaciamento do fruto (Paull et al., 1999).

Manrique & Lajolo (2004), em estudos sobre as modificações dos polissacarídeos em mamão, observaram que existe alta atividade da β-galactosidase e de xiloglucano endotransglicosilase (XET), reproduzindo uma diminuição da firmeza em conjunto com diminuição do peso molecular dos polissacarídeos da parede celular. Através dos níveis de metilesterificação entre as frações pécticas, os autores sugerem que deveria existir uma forte participação da PME nos mecanismos de amolecimento do fruto, envolvendo o aumento da solubilidade ou mudanças na matriz estrutural dos polímeros. Em conclusão, os autores afirmam que os eventos de despolimerização e solubilização são independentes.

Na Tabela 1 são apresentados alguns dados preliminares sobre a composição de frutos de mamão durante o desenvolvimento, onde foram utilizados frutos de mamão verde e maduro. As amostras secas foram extraídas com etanol e em seguida com oxalato de amônio e em seguida com uma série de concentrações crescentes de NaOH (0,1, 1 e 4M) a partir de 500mg de material seco. A cada extração, o material solúvel foi neutralizado, liofilizado e pesado dando o rendimento de cada fração. O material insolúvel de cada extração foi utilizado para a extração na próxima etapa.

TABELA 1. Composição de açúcares de frutos de mamão em dois estágios de desenvolvimento. Pectinas: percentagem relativa da fração extraída com oxalato de amônio somado com o da extração com NaOH 0,1M; Hemiceluloses: percentagem relativa da fração extraída com NaOH 1M somado com a de 4M. Celulose=resíduo. O total de parede celular corresponde à percentagem de polímeros em relação ao peso seco do fruto

Estágio de desen-volvimento	Parede celular (%)				Açúcar total mg/g	Açúcares redutores mg/g	Amido
	Pectinas	Hemiceluloses	Celulose	Total			
Verde	41	38,9	18	97*	0,39	0,81	0
Maduro	30,2	10,1	0,20	40	0,61	2,67	0

* é importante lembrar que há outros polímeros como proteínas e ácidos nucléicos que podem ser contaminantes nesta amostra.

Os dados apresentados na Tabela 1 sugerem a existência de modificações quantitativas drásticas nos polímeros da parede celular nas distintas fases do desenvolvimento do fruto de mamão. O amadurecimento do mamão está associado a uma redução dramática no rendimento de parede, sugerindo uma alta atividade de hidrolases no processo, produzindo fragmentos solúveis em etanol. Pode-se inferir que a proporção de pectinas não se altera muito entre os dois extremos de desenvolvimento (verde e maduro) dos frutos de mamão. As hemiceluloses e a celulose apresentaram fortes quedas em proporção durante o desenvolvimento. Ao final do processo, a proporção de hemiceluloses baixou de cerca de 40% para apenas 10% do total da parede e a proporção de celulose se tornou praticamente desprezível.

A Tabela 2 apresenta uma análise dos monossacarídeos e permite inferir a presença de alguns dos principais polissacarídeos de parede celular. Nas pectinas de frutos verdes houve predominância de galactose, possivelmente correspondendo à presença de um galactano. Esta fração parece apresentar também algum xiloglucano (atestado pela presença de fucose). Durante o desenvolvimento, estas frações apresentaram uma queda considerável na percentagem de galactose e um aumento correspondente em xilose e/ou manose. A presença de glucose em ambos os estágios pode estar relacionada tanto ao xiloglucano como ao glucomanano. Esta questão está sendo investigada.

TABELA 2. Análise dos monossacarídeos das frações de pectinas e hemiceluloses dos frutos de mamão verde e maduro. Os dados estão expressos em % do total de monossacarídeos, exceto ácidos urônicos. Pectinas: foram somados os dados das frações extraídas com oxalato de amônio e NaOH 0,1M; Hemiceluloses: foram somados os dados das frações extraídas com NaOH 1M e 4M. xil=xilose; man=manose.

Polímeros	Estágio de desen-volvimento	Fucose	Ramnose	Arabinose	Galactose	Glucose	Xil/man
Pectinas	Verde	2,5	10,7	8,9	38,9	22,8	16,2
	Maduro	3,1	5,8	6,9	18,3	22,5	43,4
Hemice–luloses	Verde	3,0	1,0	1,3	16,1	36,3	42,2
	Maduro	3,8	0,8	0,9	10,0	47,1	37,4

As hemiceluloses apresentam uma composição compatível com a presença de xiloglucano e/ou glucomanano, sendo que este último provavelmente seria o polímero degradado durante o desenvolvimento, deixando uma parede celular com proporções de monossacarídeos típicas de xiloglucanos.

Há duas hipóteses para explicar estas observações: ou houve hidrólise de celulose e hemiceluloses (xiloglucano ou glucomanano) ou talvez tenha havido síntese mais intensa de pectinas em relação ao domínio celulose-hemicelulose da parede dos frutos durante o desenvolvimento. Porém esta última conclusão é menos provável considerando a queda de rendimento de parede na Tabela 1. Houve ainda uma queda acentuada no total de parede celular (percentual de material de parede no total de matéria seca do fruto), porém não foi detectado amido nos frutos em qualquer dos estágios e um aumento de três vezes foi verificado nos níveis de açúcares redutores. A observação de uma queda na proporção de parede celular em relação a outros compostos é possivelmente uma indicação do processo de expansão celular e conseqüentemente uma diminuição na espessura da parede celular durante o desenvolvimento.

A complexidade químico-estrutural da parede celular foi, e ainda é, alvo de muitos estudos. As incertezas quanto ao papel fisiológico e sua influência na regulação do metabolismo durante a formação da parede celular nos frutos, além da transformação da mesma durante o amadurecimento, ainda permanecem.

Uma conclusão interessante das observações feitas nas Tabelas 1 e 2 é que as paredes celulares dos frutos de mamão sofrem, durante o desenvolvimento, uma transformação quantitativa drástica e a principal característica desta transformação é uma diminuição severa da proporção de hemiceluloses e celulose em relação às pectinas. Isto poderia explicar em parte as mudanças em textura que se observam nos frutos.

Com os dados obtidos, ainda não é possível saber exatamente qual o balanço entre os processos de biossíntese e degradação dos polímeros de parede durante o desenvolvimento. Porém, os dados sugerem que ocorra mais degradação do que biossíntese. Mesmo assim, é importante que sejam realizados estudos sobre a caracterização das vias biossintéticas dos componentes da parede celular durante o desenvolvimento do fruto. Isso porque, apesar de todos os estudos que encontramos sobre o mamão se aterem às modificações da parede celular durante o estágio de amadurecimento pós-colheita (e não sobre o desenvolvimento) do mamão, é durante a montagem da parede que são formadas as ligações químicas e interações moleculares que irão ser posteriormente modificadas durante o amadurecimento. O conhecimento de como os polímeros são montados na parede celular permitirá projetar modificações estruturais na parede que poderiam auxiliar em futuras estratégias tecnológicas que visem modificações para aumentar o controle do processo de amadurecimento.

A análise conjunta dos dados de composição química, atividade enzimática e expressão dos respectivos genes em *Carica papaya* permitirá considerar a hipótese de que o controle do metabolismo de carboidratos em etapas anteriores àquelas envolvendo enzimas capazes de atuar diretamente sobre a parede celular auxiliará em um melhor controle do processo de amadurecimento. Assim, a identificação de "pontos-chave" no metabolismo de carboidratos no mamão poderá auxiliar a elucidar os mecanismos bioquímicos relacionados à biossíntese da parede celular dos frutos do mamão durante o desenvolvimento.

VII. CONCLUSÕES E PERSPECTIVAS

Lima & Buckeridge (2001) observaram um conjunto de pelo menos 459 genes relacionados à parede celular expressos durante o desenvolvimento em plantas de cana-de-açúcar. Destes, uma porcentagem expressiva está relacionada ao processo de biossíntese da parede celular. No entanto, devido ao número relativamente pequeno de genes de glicosiltransferases clonados até o momento, a possibilidade de alteração da parede celular durante o desenvolvimento, visando uma transformação estável no fruto maduro, ainda é especulativa. Por outro lado, a clonagem de novos genes como, por exemplo, aqueles que codificam para a síntese das cadeias laterais de xiloglucanos (Perrin et al., 1999; Faik et al. 2002) e da cadeia principal de mananos (Dhugga et al., 2004), começa a tornar mais próximo o momento em que se poderão desenhar estratégias para alterar a estrutura da parede celular em frutos, de forma a torná-los mais adequados ao uso como alimento. É necessário, porém, que estudos em biologia molecular, bioquímica e fisiologia vegetal relacionados aos processos de desenvolvimento sejam efetuados paralelamente de forma a produzir um conjunto de resultados tal que permita divisar estratégias para o avanço seguro da biotecnologia de alimentos.

VIII. REFERÊNCIAS BIBLIOGRÁFICAS

Biswas, A. B., Mukherjee, A. K. & Rao, C. V. N. (1969) Pectic acid from the pulp of unripe papaya (*Carica papaya*). *Ind. J. Chem.* 7, 588-591.

Brett, C. T & Waldron, K. W. (1996) *Physiology and Biochemistry of Plant Cell Walls*. London, UK: Chapman & Hall. 194p.

Brummell, D. A. & Harpster, M. H. (2001) Cell wall metabolism in fruit softening and quality and its manipulation in transgenic plants. *Plant Mol. Biol.* 47, 311-340.

Buckeridge, M. S. (2005) Emergence, degeneracy and redundancy properties of the plant cell wall. In *Frontiers in Plant Cell Walls*. eds. T. Hayashi. Springer Verlag. (in press).

Buckeridge, M. S., Rocha, D. C., Reid, J. S. G. & Dietrich, S. M. C. (1992) Xyloglucan structure and postgerminative metabolism in seeds of *Copaifera langsdorfii* from savanna and forest populations. *Physiol. Plant.* 86(1), 145-151.

Buckeridge, M. S. & Tiné, M. A. S. (2001) Composição polissacarídica: estrutura da parede celular e fibra alimentar. In *Fibra dietética em Iberoamérica: Tecnología y salud. Obtención, caracterización, efecto fisiológico y aplicación en alimentos*, eds. F. M. Lajolo, F. Saura-Calixto, E. Wittig de Penna, E. W. Menezes, pp. 43-60. Projeto CYTED XI.6./CNPq, Varela, São Paulo.

Buckeridge, M. S., Rayon, C., Urbanowicz, B., Tiné, M. A. S. & Carpita, N. C. (2003) The Mixed linkage (1-3), (1-4)-beta-D-Glucans of Grasses. *Cereal Chem.* 81(1), 115-127.

Busato, A. P., Vargas-Rechia, C. G. & Reicher, F. (2001) Xyloglucan from the leaves of *Hymenaea courbaril*. *Phytochemistry* 58, 525-531.

Carpita, N. & Vergara, C. (1998) A recipe for cellulose. *Science* 279(5351), 672-673.

Carpita, N. C., Mc Cann, M. & Griffing, L. R. (1996) The plant extracellular matrix: news from the cell's frontier. *Plant Cell* 8(9), 1451-1463.

Carpita, N. C. & Gibeaut, D. M. (1993) Structural models of primary cell walls in flowering plants: consistency of molecular structure with the physical properties of walls during growth. *Plant J.* 3, 1-30.

Cosgrove, D. J. (2000) Expansive growth of plant cell walls. *Plant Physiol. Biochem.* 38(1/2), 109-124.

Crosgrove, D. J. (1997) Relaxation in high-stress environment: the molecular basis of extensible cell walls and cell enlargement. *The Plant Cell* **9**, 1013-1041.

Doblin, M. S., Kurek, I., Jacob-Wild, D. & Delmer, D. P. (2002) Cellulose biosynthesis in plants: from genes to rosettes. *Plant Cell. Physiol.* **43**(12), 1407-1420.

Doong, L. R., Liljebjelke, K., Fralish, G., Kumar, A. & Mohnen, D. (1995) Identification and partial characterization of Polygalacturonate 4-α-galacturonosyltransferase and its products from membrane preparations of tabaco cell-suspension cultures. *Plant. Physiol.* **109**, 141-152.

Doong, L. R & Mohnen, D. (1998) Solubilization and characterization of a galacturonosyltransferase that synthesizes the pectic polysaccharide homogalacturonan. *Plant J.* **13**, 363-364.

Dhugga, K. S., Barreiro, R., Whitten, B., Stecca, K., Hazebroek, J., Randhawa, G. S., Dolan, M., Kinney, A. J., Tomes, D., Nichols, S. & Anderson, P. (2004) Guar seed beta-mannan synthase is a member of the cellulose synthase super gene family. *Science* **16**, 363-366.

Eda, S. & Kato, K. (1978) An arabinoxyloglucan isolated from the midrid of the leaves of *Nicotiana tabacum* L. *Agric. Biol. Chem.* **42**, 351 357.

Edwards, M. E., Dickson, C. A., Chengappa, S., Sidebottom, C., Gidley, M. J. & Reid, J. S. (1999) Molecular characterisation of a membrane-bound galactosyltransferase of plant cell wall matrix polysaccharide biosynthesis. *Plant J.* **19**, 691-697.

Faik, A., Desveaux, D. & Maclachlan, G. (1997) Xyloglucan galactosyl- and fucosyl-transferase activities in the cotyledons of developing nasturtium seeds. *Plant Physiol.* **114**(3), 716-716.

Faik, A., Price, N. J., Natasha, V., Raikhel, N. V. & Keegstra, K. (2002). An Arabidopsis gene encoding an alfa-xylosyltransferase involved in xyloglucan biosynthesis. *Proc. Natl. Acad. Sci. US*, **99**(11), 7787-7802.

Fischer, L. R. & Bennett, A. B. (1991) Role of cell wall hydrolases in fruit ripening. *Annu. Rev. Plant Physiol. Plant. Mol. Biol.* **42**, 675-703.

Freshour, G., Bonin, C. P., Reiter, W. D., Albersheim, P., Darvill, A. & Hahn, M. G. (2000) Distribution of fucose-containing xyloglucans in cell walls of the *mur1* mutant of Arabidopsis. *Plant Physiol.* **131**, 1602-1612

Fry, S. C. (2004) Primary cell wall metabolism: tracking the careers of wall polymers in living plant cells. *New Phytologist* **161**, 641-675.

Gidley, M. J., Lillford, P. J., Rowlands, D. W., Lang, P., Dentini, M., Crescenzi, V., Edwards, M., Fanutti, C. & Reid, J. S. G. (1991) Structure and solution properties of tamarind seed polysaccharide. *Carbohydr. Res.* **214**, 299 314.

Guillaumie, F., Sterling, D. J., Jensen, J. K., Thomas, T. R. O. & Mohnen, D. (2003) Solid-supported enzymatic synthesis of pectic oligogalaturonides and their analysis by MALDI-TOF mass spectrometry. *Carb. Res.* **338**, 1951-1960.

Hayashi, T. (1989) Xyloglucans in the primary cell wall. *Annu. Rev. Plant Physiol. Plant Mol. Biol.* **40**,139-168.

Kim, J. B., Olek, A. T. & Carpita, N. C. (2000) Plasma membrane and cell wall exo-α-D-glucanases in developing maize coleoptiles. *Plant Physiol.* **123**, 471-485.

Lashbrook, C. C., Gonzalez-Bosch, C. & Bennett, A. B. (1994) Two divergent endo-beta-1,4-glucanase genes exhibit overlapping expression in ripening fruit and abscising flowers. *Plant Cell.* **6**, 1485-93.

Lazan, M. H., Selamat, K. M. & Ali, M. Z. (1995) β-galactosidase, polygalacturonase and pectinesterase in differential softening and cell wall modification during papaya fruit ripening. *Physio. Plantarum* **95**, 106-112.

Lima, D. U. & Buckeridge, M. S. (2001) Interaction between cellulose and storage xyloglucans: the influence of degree of galactosylation. *Carb. Pol.* **46**, 157-163.

Lima, D. U., Loh, W. & Buckeridge, M. S. (2004) Xyloglucan-cellulose interaction depends on the side chains and molecular weight of xyloglucan. *Plant Physio. Biochem.* **42**(5), 389-394.

Manrique, D. G. & Lajolo, M. F. (2004) Cell-wall polysaccharide modifications during postharvest ripening of papaya fruit (*Carica papaya*). *Postharv. Biol. Technology* **33**, 11-26.

Mc Neil, M., Fry, S. C., Darvill, A. C. & Albersheim, P. (1984) Structure and function of the primary cell wall of plants. *Ann. Rev. Biochem.* **53**, 625-663.

Paull, R. E., Gross, K. & Qiu, Y. (1999) Changes in papaya cell wall during fruit ripening. *Postharv. Biol. Technology* **16**, 79-89.

Perrin, R. M., DeRolcher, A. E., Bar-Peled, M., Zeng, W., Norambuena, L., Orellana, A., Raikhel, N. V. & Keegstra, K. (1999) Xyloglucan fucosyltransferase, an enzyme involved in plant cell wall biosynthesis. *Science* **284**, 1976-1979.

Perrin, R. M., Wilkerson, C. & Keegstra, K. (2001) Golgi enzymes that synthesize plant cell wall polysaccharides: finding and evaluating candidates in the genomic era. *Plant Molecular Biology* **47**,115-130.

Redgwell, R. J., Curti, D., Rogers, J., Nicolas, P. & Fischer, M. (2003) Changes to the galactose/mannose ratio in galactomannans during coffee bean (*Coffea arabica* L.) development: implications for in vivo modification of galactomannan synthesis. *Planta* **217**, 316-326.

Rose, J. K., Braam, J., Fry, S. C. & Nishitani, K. (2002) The XTH family of enzymes involved in xyloglucan endotransglucosylation and endohydrolysis: current perspectives and a new unifying nomenclature. *Plant Cell Physiol.* **43**(12), 1421-1435.

Tiné, M. A. S., Cortelazzo, A. L. & Buckeridge, M. S. (2000) Xyloglucan mobilisation in cotyledons of developing plantlets of *Hymenaea courbaril* L. (Leguminosae-Caesalpinoideae). *Plant Science* **154**, 117-126.

CAPÍTULO 7

COMPOSIÇÃO E ESTRUTURA DE POLISSACARÍDEOS DE LEGUMINOSAS E FRUTOS TROPICAIS

Tânia Misuzu Shiga
Eduardo Purgatto
Franco Maria Lajolo

I. INTRODUÇÃO

II. POLISSACARÍDEOS DE PAREDE CELULAR

III. LIGAÇÕES CRUZADAS

IV. ESTRATÉGIA ANALÍTICA PARA POLISSACARÍDEOS
1. ISOLAMENTO DOS POLISSACARÍDEOS DA PAREDE CELULAR
2. FRACIONAMENTO DA FRAÇÃO INSOLÚVEL EM ÁGUA (FIA)
3. FRACIONAMENTO POR CROMATOGRAFIA DE TROCA IÔNICA
4. CARACTERIZAÇÃO QUÍMICA
  4.1. PERFIL DE PESOS MOLECULARES DOS POLISSACARÍDEOS
  4.2. CROMATOGRAFIA EM FASE GASOSA (CG)
  4.3. ANÁLISE DE LIGAÇÕES
  4.4. TRATAMENTO ENZIMÁTICO

V. POLISSACARÍDEOS DA PAREDE CELULAR DE FRUTOS TROPICAIS
1. ESTUDOS EM FRUTOS TROPICAIS
  1.1. MAMÃO (*Carica papaya*)
  1.2. CACAU (*Theobroma cacao*)
  1.3. ABACAXI (*Ananas comosus*)
  1.4. CAQUI (*Diospyros kaki*)
  1.5. BANANA (*Musa acuminata*)
  1.6. MANGA (*Mangifera indica*)

VI. CONCLUSÃO

VII. REFERÊNCIAS BIBLIOGRÁFICAS

Departamento de Alimentos e Nutrição Experimental, Faculdade de Ciências Farmacêuticas.
Universidade de São Paulo – USP
Avenida Prof. Lineu Prestes, 580 – CEP 05508-900 São Paulo, SP, Brasil
E-mail: fmlajolo@usp.br

I. INTRODUÇÃO

O descobrimento da correlação entre o consumo de fibras e a redução da incidência de doenças crônicas não-transmissíveis ocasionou o aumento do consumo de vegetais e, conseqüentemente, elevou as exigências quanto à qualidade dos produtos agrícolas. Frutas frescas e leguminosas são as principais fontes de fibras de nossa dieta, boa parte das quais provenientes dos polissacarídeos da parede celular e lamela média.

As frutas possuem grande quantidade de água e elevada atividade metabólica, portanto são mais suscetíveis à deterioração e ao amolecimento excessivo que dificultam o seu armazenamento e comercialização (Tucker, 1996). Conseqüentemente, as variedades com texturas mais firmes possuem maior valor de mercado em relação àquelas que amadurecem mais rapidamente, pois são mais duráveis, fáceis de manusear e de transportar.

Nos grãos, a textura também é importante, pois sementes duras possuem baixo valor comercial e nutricional e consomem maior quantidade de energia no preparo. As leguminosas possuem elevado valor nutricional, porém, durante o armazenamento, desenvolvem o defeito textural conhecido como *hard-to-cook* (HTC), que as torna resistentes ao amaciamento por cocção (Liu, 1995). Tanto o amolecimento excessivo das frutas como o desenvolvimento do HTC em leguminosas estão associados aos polissacarídeos de parede celular. Estes polímeros são os principais responsáveis pela textura dos alimentos e compõem a maior parte da chamada "fração fibra", que possui importantes propriedades no nosso organismo. O adoçamento e amaciamento das frutas ocorre mediante despolimerização dos polissacarídeos de parede celular intermediada, principalmente, pelo aumento da atividade de enzimas pectolíticas e celulolíticas como a endopoligalacturonase (EPG), ramnogalacturonases (RGase), pectinometilesterase (PME), α-glicosidases e celulases (Fischer & Bennett, 1991; Jackman & Stanley, 1995).

Em termos comerciais, atributos de textura como maciez e crocância são importantes porque garantem a aceitação do produto pelo consumidor. Frutas e grãos com texturas inadequadas podem ter a expansão do mercado comercial limitada, mesmo apresentando aparência e odor agradáveis (Tucker, 1996). Portanto, a caracterização estrutural dos polissacarídeos de parede celular é importante para compreender as propriedades fisiológicas das fibras e logo seu uso potencial em alimentos, além de motivar estudos sobre os mecanismos que levam ao desenvolvimento de defeitos texturais nos alimentos. Em ambos os casos, informação com relação à composição, estrutura e organização dos carboidratos da parede são essenciais.

Neste capítulo trataremos de discutir aspectos relativos à estrutura dos polissacarídeos com base na experiência de trabalhos desenvolvidos no Laboratório de Química, Bioquímica e Biologia Molecular da Faculdade de Ciências Farmacêuticas da Universidade de São Paulo, Brasil.

II. POLISSACARÍDEOS DE PAREDE CELULAR

A solubilidade dos polissacarídeos está relacionada com sua composição, estrutura química e interação com os demais constituintes da parede celular. Polímeros lineares tendem a alinhar-se e formar pontes de hidrogênio, o que os torna menos solúveis em água. Estruturas ramificadas, por outro lado, são mais solúveis devido à impossibilidade do alinhamento das cadeias. Mono e dissacarídeos são solúveis em etanol 80%, ao passo que moléculas grandes contendo várias unidades de açúcar tendem a precipitar.

Os polímeros provenientes da lamela média e da parede primária possuem composições diferentes que se alteram ao longo da vida da célula. A lamela média, responsável pela coesão celular, é a primeira estrutura a se formar por deposição de substâncias pécticas, principalmente pectatos de cálcio, durante a divisão celular. Posteriormente, cada célula formada inicia a construção da parede celular primária, estrutura constituída por um domínio cristalino de celulose e hemicelulose, mergulhada numa matriz de gel formada por pectinas, proteínas (estruturais e enzimas) e compostos fenólicos (Carpita & Mc Cann, 2000).

Segundo a classificação tradicional, polissacarídeos pécticos são as frações da lamela média e da parede celular primária de dicotiledôneas e de algumas espécies de monocotiledôneas, extraídas com água quente, ácidos fracos, agentes quelantes e solução de endopoligalacturonase (Thakur et al.,1997). Esta fração representa de 20 a 30% da parede celular e é formada, principalmente, por polímeros ácidos compostos por ramnogalacturonanos I, homogalacturonanos (HG) e xilogalacturonanos (XGA) e polissacarídeos neutros, constituídos por galactanos e arabinogalactanos. Acredita-se que os três galacturonanos acima citados são domínios da mesma molécula, ao invés de unidades isoladas (Rodionova & Bezborodov, 1997).

A hidrólise ácida de pectinas fornece uma mistura de monossacarídeos ácidos e neutros, essencialmente ácido D-galacturônico, L-arabinose, D-galactose, L-ramnose e quantidades mínimas de açúcares como D-xilose, 2-O-metil-L-fucose, D-apiose, entre outros (Aspinall, 1980; John & Dey, 1986). A quantidade relativa desses monossacarídeos nos polímeros depende da espécie, órgão, tecido e estágio de desenvolvimento da planta.

Os principais β-glicanos encontrados na parede celular são as hemiceluloses denominadas xiloglicanos (XG), cuja estrutura ramificada pode conter xilose, galactose e fucose, e a celulose, cuja estrutura é linear, composta por glicose β-1,6-ligada (Carpita & Mc Cann, 2000). Os XG são compostos por blocos repetitivos e equimolares de XXXG e XXFG contendo de 6 a 11 resíduos de açúcar (segundo nomenclatura proposta por Fry et al., 1993).

III. LIGAÇÕES CRUZADAS

Para isolar polissacarídeos de parede celular é necessário conhecer as ligações químicas que os estabilizam, de forma a rompê-las com diferentes agentes causando a sua solubilização.

A solubilização de polímeros fracamente ligados é feita com água e tampões; entretanto, a maioria das pectinas são formadas por ácidos galacturônicos cujas carboxilas livres freqüentemente encontram-se coordenadas com Ca^{2+} (Ridley et al., 2001). Neste caso, a solubilização é conseguida com soluções quelantes de oxalato, EDTA ou CDTA (Brett & Waldron, 1996). De acordo com a revisão de Ridley et al. (2001), as pectinas solubilizadas com soluções quelantes provêm da lamela média e desempenham papel importante na adesão celular.

Os ácidos ferúlicos são encontrados em pectinas esterificados à arabinose e à galactose e formam ligações difenila através da ação da peroxidase (Fry, 1983; Ishii, 1997). Outro tipo de ligação covalente, também catalisada pela peroxidase, compromete dois resíduos de tirosina, presentes em proteínas estruturais, formando isoditirosina (Fry, 1983; Brett & Waldron, 1996). Pontes dissulfeto e trímeros de tirosina também estão presentes. Em revisão, Ishii (1997) cita as principais ligações cruzadas formadas pelos ácidos hidroxicinâmicos esterificados aos polímeros da parede celular. A quebra de ligações éster é feita por saponificação com soluções alcalinas de baixa molaridade (0,1-1M). Para liberar hemiceluloses que se encontram ligadas à celulose por pontes de hidrogênio e polímeros unidos por ligações éter é necessário o emprego de álcali concentrado, normalmente 4M (Lozovaya et al., 1999).

IV. ESTRATÉGIA ANALÍTICA PARA POLISSACARÍDEOS

1. ISOLAMENTO DOS POLISSACARÍDEOS DA PAREDE CELULAR

O isolamento dos polissacarídeos de parede celular é precedido de tratamento prévio da amostra.

A eliminação de amido, proteína, pigmentos e lípides durante o isolamento da parede celular é geralmente realizada com métodos enzimáticos e químicos. No caso da soja, que não contém amido, o material desengordurado pode ser desproteinado com dodecil sulfato de sódio (SDS) e 1,4-ditiotreitol (DDT) sem que ocorra β-eliminação, obtendo-se, desta forma, uma fração SDS rica em proteína (Huisman et al., 1998). Talbott & Ray (1992) ferveram internodos de ervilha em metanol e trataram o material com Pronase-P (Sigma) antes de fracioná-lo.

A remoção de lípides e pigmentos, previamente à remoção do amido e da proteína, é necessária, principalmente em amostras ricas nestes componentes. Em feijão, o tratamento com $CHCl_3$:MeOH (1:1, v/v) a 45°C e subseqüente lavagem com MeOH e acetona é suficiente. O solvente deve ser evaporado a 45°C até a secura e o resíduo triturado com tampão fosfato 0,08M/pH 6 para subseqüente remoção do conteúdo celular com α-amilase termorresistente, protease e amiloglicosidase (Sigma). O hidrolisado deve ser centrifugado e os sobrenadantes dialisados e liofilizados, formando a fração solúvel em água (FSA). O resíduo deve ser tratado com tampão fosfato 0,5M/pH7,2 e com DMSO (90%) para remover resíduos de amido e proteína, resultando na fração insolúvel em água (FIA).

2. FRACIONAMENTO DA FRAÇÃO INSOLÚVEL EM ÁGUA (FIA)

O fracionamento da FIA, na maioria dos trabalhos, é realizado de acordo com Carpita & Whittern (1986), inicialmente com solução quelante (CDTA) para extrair as pectinas ligadas ao Ca^{2+} e em meio alcalino de baixa molaridade para remover pectinas imobilizadas por ligações éster, lábeis em meio básico (ligações cruzadas com ácido ferúlico). Hemiceluloses e pectinas fortemente ligadas (com pontes de hidrogênio e ligações éster e éter) são removidas com soluções de álcali (NaOH 0,01-4M). O resíduo final, rico em celulose, contém pequenas quantidades de pectina fortemente ligadas.

A Figura 1 mostra a recuperação de polissacarídeos obtidos da parede celular do cotilédone de feijão (Shiga & Lajolo, 2003). A maior parte dos polímeros são solúveis em água e hidróxido de sódio 4M (6,2% e 5,3%). O resíduo final, constituído principalmente por celulose, corresponde a 2,3% do total. A fração solúvel em CDTA corresponde a 1,2% e as extraídas com NaOH 0,01-1M, apenas 2,1%. A solubilidade nas diferentes soluções extratoras revela a natureza das ligações que unem os polímeros na parede celular e os diferentes graus de comprometimento das macromoléculas com a estabilização da estrutura. Portanto, o baixo rendimento de fração CDTA em feijões revela que poucos polímeros estão unidos ao cálcio (Figura 1). Por outro lado, conteúdo elevado de material obtido pela extração com NaOH 4M e água revela que grande parte dos polímeros estão fortemente ligados, unidos por ligações éter ou organizados através da interação por pontes de hidrogênio.

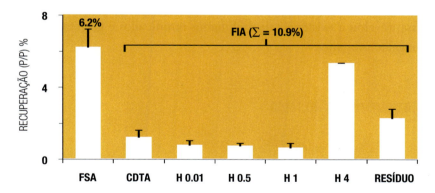

FIGURA 1. Perfil de fracionamento obtido da parede celular do cotilédone de feijão. Rendimento obtido em relação à farinha de cotilédone; **FSA**, fração solúvel em água; **CDTA**, fração solúvel em solução de CDTA; **H0,01-H4**, frações solúveis em hidróxido de sódio 0,01-4M; **RESÍDUO**, resíduo rico em celulose; (n ≥ 4) (Shiga & Lajolo, 2003).

Gooneratne et al. (1994) também observaram baixo rendimento da fração CDTA e elevado conteúdo de fração 4M em *Vigna radiata* (respectivamente,

5 e 35% do total), ou seja, baixo conteúdo de pectato de cálcio e quantidade elevada de pectinas unidas por pontes de hidrogênio e ligações éter (Figura 1).

3. FRACIONAMENTO POR CROMATOGRAFIA DE TROCA IÔNICA

Normalmente, a fração solúvel em água (FSA) de leguminosas possui polímeros ácidos e neutros que podem ser separados por cromatografia de troca aniônica, produzindo três picos, um com polímeros neutros e dois com polímeros ácidos e neutros (Figura 2). Talbott & Ray (1992) obtiveram resultados semelhantes com a fração péctica obtida de ervilhas usando DEAE-Celulose e tampão fosfato de potássio. Huisman et al. (2000) utilizaram DEAE Sepharose FastFlow equilibrado com tampão acetato de sódio e gradiente de concentração em polissacarídeos extraídos da soja com NaOH 4M e obtiveram um perfil de eluição muito semelhante ao de feijão e ervilha. O perfil de fracionamento em leguminosas sugere que seus polissacarídeos possuem porções ácidas covalentemente unidas às neutras.

De acordo com Shiga (2003), os polímeros eluídos sem gradiente de sal são constituídos em sua maioria por hemicelulose e arabinanos de peso molecular elevado (Figura 2). O segundo pico, ao ser analisado por espectrometria de massa, revelou a existência de arabinanos ramificados e galactanos unidos a ramnogalacturonanos.

4. CARACTERIZAÇÃO QUÍMICA

4.1. PERFIL DE PESOS MOLECULARES DOS POLISSACARÍDEOS

Os pesos moleculares das frações polissacarídicas de feijão podem ser obtidos por cromatografia de exclusão molecular em coluna C16/70 de 70cm×16mm (Pharmacia, Suécia) empacotada com resina Sepharose CL4B, faixa de fracionamento para dextrano 30-5000kDa (Pharmacia) (Shiga, 2003). Como eluente, podem ser utilizados soluções tampão e NaOH 0,2M-0,5M contendo 20mM de NaN_3. A curva de calibração é obtida com dextrano grau padrão (Fluka, Suíça) de pesos moleculares médios 3500, 770, 410, 148 e 49kDa (Figura 3).

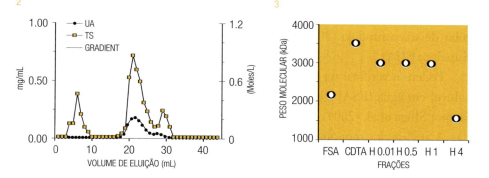

FIGURA 2. Perfil de eluição de FSA de cotilédone de feijão (10mL de amostra a 2mg/mL) em coluna de 26cm×20mm (XK 26/20, Pharmacia, Suécia) contendo Q-Sepharose FastFlow (Pharmacia) com tampão fosfato 0,02M; pH 6,8; 5mM de NaN$_3$ e 20mM de NaCl; fluxo de 5mL/min e gradiente de NaCl (20mM-1M) (Shiga, 2003).
FIGURA 3. Distribuição de peso molecular das frações pécticas da parede celular de feijão obtidas através de cromatografia de exclusão molecular em coluna de Sepharose CL4B. **FSA**, fração solúvel em água; **CDTA**, fração solúvel em solução de CDTA; **H0,01-H4**, frações solúveis em hidróxido de sódio 0,01; 0,5; 1,0 e 4,0 M (Shiga, 2003).

Para massas menores (500 a 4kDa), entretanto, o uso de HPLC SP8800 (Spectra Physics) equipado com três colunas (300×7,5mm) de Bio-Gel TSK em série (60XL, 40XL e 30XL; Bio-Rad Labs) com pré-coluna TSK (40×6mm) utilizando tampão NaAc 0,4M / pH 3 e detector de índice de refração produz resultados mais rápido (Huisman et al., 1998).

De acordo com Shiga (2003), os polímeros da parede celular de feijão compreendem valores de peso molecular (PM) em torno de 1500-3500kDa (Figura 3). Em ervilhas, a formação de agregados de PM elevado (3000kDa) são atribuídos à formação de agregados insolúveis devido à maior interação entre as moléculas de pectina quando as amostras são concentradas antes da eluição (Talbott & Ray, 1992). Aparentemente, o PM de polissacarídeos da parede celular de ervilhas fica em torno de 1100kDa.

4.2. CROMATOGRAFIA EM FASE GASOSA (CG)
Preparo do acetato de alditol

Um método muito empregado que produz bons resultados é o de Carpita & Whittern (1986). O polissacarídeos são hidrolisados com ácido trifluoroacético (TFA), reduzidos com boridreto e convertidos a acetato de alditol. Uma análise típica dos monômeros é realizada em cromatógrafo a gás com detector de ionização de chama (CG-FID) (Hewlett Packard 6890, EUA) com coluna capilar de sílica fundida (30m×0,25mm, 20µm de espessura de filme; SP-2330, Supelco, EUA).

Podemos verificar na Figura 4 a composição de monossacarídeos da fração solúvel em água (FSA) e insolúvel em água (FIA) obtidas de cotilédone de feijão por Shiga et al. (2004), trabalhando com CG-FID nas condições acima citadas. A análise dos monômeros demonstra elevado conteúdo de arabinose tanto na FSA como na FIA.

As paredes celulares de lentilha, ervilha e soja também são ricas em arabinose, galactose e ácido urônico (Bhatty, 1990; Talbott & Ray, 1992; Huisman et al., 1998). A predominância de arabinose, os baixos conteúdos de xilose e galactose e mínimos de ramnose e fucose pareceram ser o ponto comum entre as outras leguminosas e o feijão.

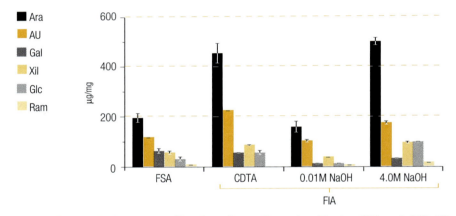

FIGURA 4. Composição de monossacarídeos dos polímeros da parede celular do cotilédone de feijão (*Phaseolus vulgaris* L. cv. Carioca; Shiga et al., 2004). **FIA**, material celular, formado por polímeros solúveis em CDTA, NaOH 0,01M e 4,0M; **FSA**; fração solúvel em água; **Ram**, ramnose; **Ara**, arabinose; **Xil**, xilose; **Man**, manose; **Gal**, galactose; **Glc**, glicose, **AU**, ácidos urônicos (n ≥ 3) (Shiga et al., 2004).

4.3. ANÁLISE DE LIGAÇÕES
Preparo do acetato de alditol parcialmente metilado (AAPM)

A metilação dos polissacarídeos pode ser realizada de acordo com Carpita & Whittern (1986) e a purificação do acetato de alditol parcialmente metilado (AAPM) segundo a metodologia descrita por Gibeaut & Carpita (1991).

O AAPM ressuspendido em CH_2Cl_2 grau espectrofotométrico é injetado em

CG (Hewlett Packard 6890) munido com analisador de massa quadrupolo e ionização por elétron (HP 5973). A temperatura do injetor é fixada em 250°C e o gradiente de temperatura programado com velocidade de subida de 2°C/min entre 160 e 210°C e de 5°C/min no intervalo até 240°C e mantida por 10min na temperatura final, com He ultrapuro utilizado como gás de arraste.

Um exemplo dos produtos obtidos da hidrólise e metilação de polissacarídeos de parede celular nas condições supracitadas pode ser visto no trabalho realizado por Shiga (2003) com material obtido de feijão (Figura 5).

Polímeros de feijão extraídos com NaOH 4M possuem grande quantidade de arabinose 5-ligada, terminal, 2,5- e 3,5-ligadas (Figura 5). Os dados sugerem a presença de arabinanos ramificados nas posições C-2 e C-3. O perfil de ligações é semelhante ao obtido por Gooneratne et al. (1994) em *Vigna radiata*. Os resíduos de xilose terminal e glicose 4,6-ligada mostram que, semelhante à soja (Huisman et al., 2001), o feijão possui xiloglicanos como principal hemicelulose em sua composição (Figura 5).

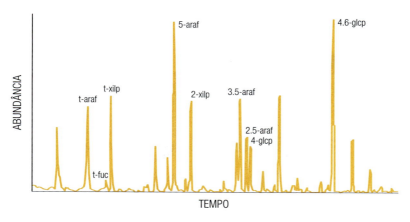

FIGURA 5. Cromatograma de acetato de alditol parcialmente metilado (AAPM) identificado em analisador de massa com ionização por elétron. Fração 4M de parede celular de feijão (*Phaseolus vulgaris* L.). Em destaque monômeros de xiloglicano e arabinano. *t*, moléculas terminais, ligadas pelo C-1; *f*, furanose; *p*, piranose; **ara**, arabinose; **glc**, glicose; **xil**, xilose, **fuc**, fucose (Shiga, 2003).

4.4. TRATAMENTO ENZIMÁTICO

A degradação enzimática seletiva de polímeros de parede celular é uma ferramenta importante na caracterização estrutural de polímeros (Huisman et al., 1999). O tratamento com EPG e endo-1,4-β-glicanase (celulase) de *Trichoderma sp*

(Megazyme, Irlanda) separa pectinas de hemicelulose (XG) e ajuda a confirmar a presença de determinados polissacarídeos. Após o tratamento enzimático com celulase, os polímeros que não foram hidrolisados são precipitados, levando a solução para 80% em etanol. Duas frações são formadas, a alcoólica contendo oligômeros de XG e o precipitado com pectinas intactas. Os sobrenadantes etanólicos fornecem dados de composição e estrutura após a sua conversão a AAPM e análise em espectrômetro de massa. Na Figura 6, a sobreposição dos dados obtidos da parede celular de feijão tratados com celulase revela uma porção péctica composta por monômeros de arabinanos e ramnogalacturonanos e outra, hemicelulósica, formada por monômeros de XG. Observa-se no gráfico que parte da xilose terminal (*t*-xil*p*) pertence às pectinas, revelando a presença de XGA (Figura 6).

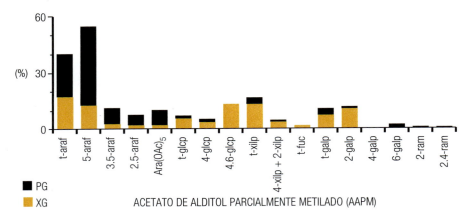

FIGURA 6. Monômeros parcialmente metilados de polímeros de cotilédone de feijão solúveis em NaOH 4M, tratado com celulase (*Trichoderma sp*). A fração rica em xiloglicanos (XG) é mostrada pela área clara; a área escura corresponde à fração rica em poligalacturonanos (PG). Composição dada em porcentagem molar; **t**, moléculas terminais, ligadas pelo C-1; **f**, furanose; **p**, piranose; **ara**, arabinose; **glc**, glicose; **xil**, xilose; **gal**, galactose; **ram**, ramnose; **fuc**, fucose (modificado do trabalho de Shiga, 2003).

Em outro exemplo, Huisman et al. (1999) trataram frações pécticas provenientes de soja (*Glycine max*) com EPG e RGase após desesterificá-las com ramnogalacturano acetilesterase (RGAE) e PME e verificaram que a liberação de oligômeros era baixa, embora a quantidade de galacturonanos fosse elevada. O mesmo tipo de comportamento foi observado em amostras de pectina de feijões quando tratados com EPG. Posteriormente, verificou-se que, ao remover enzimaticamente as ramificações de arabinanos e galactanos de pectina de soja, sobrava uma cadeia principal composta por ramnogalacturonanos (RG) que não podia ser degradada com enzimas pectolíticas (Huisman et al., 2001). Ao analisar esta porção por espectrometria de massa (MS) e ressonância magnética nuclear (RMN), verificou-se que esta continha RG e XGA, porém não possuía HG, o que explica o baixo rendimento das frações CDTA (visto que XGAs não formam pontes de Ca^{2+}) em leguminosas.

Os xilogalacturonanos (XGA), uma classe separada de HG, possuem metade de seus resíduos substituídos com unidades de α-D-xilose na posição 3 e podem estar presentes na parede celular de muitas leguminosas. Evidências, tais como resíduos galacturonosil 3,4-ligados, *t*-xil*p* e resíduos contendo xilose ligada à posição C-3 de galactopiranouronoil 1,4-ligados, foram encontrados em material péctico de *Vigna radiata* e *Phaseolus vulgaris* (Gooneratne et al., 1994). Em feijões, a quantidade elevada de xilose terminal na fração péctica de polímeros tratados com celulase também sugerem a presença de XGAs (Figura 6).

Os resultados obtidos por espectrometria de massa mostram que XGs e arabinanos estão presentes no feijão e em outras leguminosas, devidamente evidenciadas pelos resíduos de glicose 1,4- e 4,6-ligada e xilose terminal (Figura 6). Em soja, a análise de polímeros extraídos com NaOH 4M e tratados com endoxilanases e endoglicanases e analisados por MALDI-TOF revelaram que a estrutura de XG é composta por oligômeros poli-XXXG (XXG, XXXG, XXFG, XLXG e XLFG; Huisman et al., 2000). Arabinanos ramificados com peso molecular elevado também estão presentes em feijão e em outras leguminosas, todas possuindo arabinose 1,5-ligadas com ramificações nas posições 2- e 3- (Gooneratne et al., 1994).

V. POLISSACARÍDEOS DA PAREDE CELULAR DE FRUTOS TROPICAIS

Muitos dos frutos nos quais o endocarpo e o pericarpo sofrem amaciamento durante o amadurecimento desenvolvem paredes celulares espessas e ricas em pectinas, principalmente homogalacturonanos (HG) e ramnogalacturonanos do tipo I (RG I). As transformações que ocorrem na textura dos frutos, durante o amadurecimento, são decorrentes, em grande parte, da degradação da parede celular com conseqüente perda da adesão entre as células. Tais alterações são mediadas principalmente pelas pectinametilesterases (PME) e pela poligalacturonase I (PGase I), embora outras enzimas contribuam para o processo, como a xiloglucano-endotransglicosilase (XET), expansinas e β-glicanases (Carpita & Mc Cann, 2000). Apesar do conjunto de dados acumulados até o momento acerca da despolimerização da parede celular no amadurecimento, os resultados não parecem apontar para um mecanismo compartilhado por todos os frutos, tanto na regulação do processo quanto na seqüência de eventos envolvida, sendo que cada fruto parece apresentar características muito particulares de mudança textural.

O fruto mais estudado é o tomate, no qual o aprofundamento das pesquisas permitiu a produção, em escala comercial, de frutos transgênicos com reduzida expressão de PGase I, conhecido por tomate *Flavr Savr*. Embora estudos posteriores tenham revelado que neste tomate o processo de amaciamento da polpa ocorre como no tomate não-transgênico, apenas em velocidade reduzida, este tomate rende extratos bastante espessos, ricos em pectinas, sendo de interesse para o processamento industrial do fruto (Kramer & Redenbaugh, 1994).

O amaciamento da polpa do tomate está associado à perda dos metilésteres dos HGs constituintes da fração péctica da parede celular, por ação da PME, que remove os grupamentos metílicos dos resíduos de ácido galacturônico da cadeia principal dos polissacarídeos pécticos. Os homogalacturonanos desesterificados tornam-se, assim, suscetíveis a ação da PGase I, que hidrolisa as ligações glicosídicas entre as unidades de ácido galacturônico. Até o momento, existe forte indicação de que este processo seja altamente regulado pelo etileno, cujos níveis são significativamente elevados no amadurecimento, pela maior atividade das várias isoformas da ácido-aminociclopropano-carboxílico sintase (ACS) e das ácido-aminociclopropano-carboxílico oxidases (ACO).

Comparativamente aos estudos em tomates, poucos estudos foram realizados para caracterizar os polissacarídeos constituintes das frações das paredes celulares de frutos tropicais e como se dá o processo de despolimerização destes polissacarídeos, bem como as enzimas envolvidas no processo. No entanto, o número destes estudos vem aumentando significativamente, em vista das potenciais propriedades funcionais dos polissacarídeos componentes da parede celular que ainda são pouco conhecidas. Além disso, uma vez que tais frutos vêm expandindo rapidamente seu mercado ao redor do mundo, o conhecimento da bioquímica envolvida nas mudanças texturais no amadurecimento terá impacto significativo sobre as práticas de manejo pós-colheita de frutos tropicais.

1. ESTUDOS EM FRUTOS TROPICAIS

Alguns estudos se destacaram na caracterização dos polissacarídeos provenientes da parede celular dos frutos tropicais economicamente mais importantes, dentre os quais citamos o mamão, o cacau, o abacaxi, o caqui e a banana. Aqui também relatamos nossa experiência no estudo dos polissacarídeos da parede celular de alguns dos frutos acima citados, cujos estudos vêm sendo conduzidos ao longo dos últimos 15 anos no laboratório de Química, Bioquímica e Biologia Molecular da Faculdade de Ciências Farmacêuticas da Universidade de São Paulo, Brasil.

1.1. MAMÃO (*Carica papaya*)

As mudanças ocorridas na parede celular de mamões durante o período de amadurecimento foram estudadas principalmente por Paull et al. (1999), e em nosso laboratório por Manrique & Lajolo (2004) e D'Innocenzo (2001). Os dois primeiros, complementares, focaram a estrutura dos polissacarídeos da parede celular e suas mudanças; o segundo estudou as variações na atividade e na expressão gênica das principais enzimas envolvidas no processo de despolimerização da parede celular.

O processo de amaciamento do mamão no amadurecimento envolve a desorganização do tecido parenquimático da polpa por meio da degradação da parede celular, em um processo muito provavelmente concentrado na lamela média, levando à separação das células (D'Innocenzo, 2001). A desorganização do tecido e a aparente desestruturação das paredes celulares (Figura 7) apresentam correlação temporal próxima às mudanças observadas na firmeza da polpa. As células no tecido do fruto verde apresentam-se muito mais organizadas e com a estrutura preservada no estágio em que a polpa apresenta maior firmeza. De modo contrário, as células da polpa amaciada apresentam estruturas irregulares e desorganizadas, estando parcialmente separadas umas das outras.

Dentre as enzimas envolvidas na despolimerização da parede celular do mamão destacam-se a β-galactosidase, a poligalacturonase e a pectinametilesterase (D'Innocenzo, 2001). Embora as duas últimas pareçam exercer importantes papéis no processo, a presença de quantidades significativas de galactose, o acentuado aumento de expressão do mRNA e o acentuado aumento da síntese protéica da β-galactosidase, logo nos estágios iniciais do amadurecimento, apontam esta

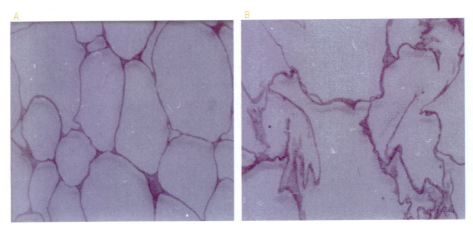

FIGURA 7. Micrografia das células parenquimáticas da polpa de mamões no estágio verde maduro (A) e muito maduro (B). Coloração azul de toluidina/borato, realçando pectinas da parede celular (D'Innocenzo, 2001).

enzima como uma das mais importantes no processo. Evidências obtidas por microscopia eletrônica de transmissão, empregando anticorpos específicos marcados com ouro coloidal, apóiam esta hipótese devido à intensa mobilização de ramnogalacturonanos e galactanos abundantes na parede celular, durante o amadurecimento.

Dentre as mudanças na composição de polissacarídeos extraídos da parede celular de mamões, Paull et al. (1999) observaram que o peso molecular das pectinas isoladas da polpa declinaram durante o amadurecimento, ao mesmo tempo em que aumentou a solubilidade dos polissacarídeos da fração péctica em CDTA 0,1M e 0,5M e Na_2CO_3 0,05M. Além disso, o conteúdo de ácidos urônicos solúveis em água aumentou seis vezes durante o amadurecimento.

Manrique & Lajolo (2004) observaram que a fração solúvel em agente quelante continha polímeros de baixo índice de ramificação, provenientes da lamela média. As pectinas originárias da parede primária, solubilizadas com Na_2CO_3, apresentaram-se extensamente ramificadas com cadeias de açúcares neutros. Houve perda líquida de resíduos de galactose durante o amadurecimento, além de nítida solubilização de ramnose nos estágios tardios do processo, provenientes de estruturas do tipo galactano e arabinogalactano. A perda de galactose pareceu ocorrer em duas fases distintas do amadurecimento: no começo pela degradação de galactanos e no início da senescência do fruto, paralelamente à perda de arabinose.

Por meio de espectroscopia no infravermelho com transformada de Fourier (*Fourier Transformed-Infrared spectroscopy* – FT-IR) foi possível detectar a presença de xiloglicanos, glicanos e polissacarídeos contendo manose na fração hemicelulósica (Manrique & Lajolo, 2004). Esta fração não apresentou sinais evidentes de despolimerização, reforçando a hipótese de que o processo de amaciamento da polpa do mamão envolve basicamente a despolimerização das pectinas da lamela média, com conseqüente perda de adesão entre as células do tecido.

A taxa de desmetilação das pectinas encontrada foi alta durante os primeiros estágios do amadurecimento no estudo de Paull et al. (1999). Manrique & Lajolo (2004), porém, em análise por FT-IR, observaram que o grau de desmetilação aumentava com o avanço do processo, em correlação muito próxima com o aumento de atividade da PME, conforme avaliado anteriormente por Lazan et al. (1995). As diferenças de observação podem ser explicadas face ao tipo de metodologia empregado na análise do grau de metilesterificação e do tipo de cultivar analisado. Adicionalmente, D'Innocenzo (2001), utilizando anticorpos específicos contra polissacarídeos metilados da parede celular, caracterizou espacialmente o processo de desmetilação da parede celular do tecido e observou que o processo inicia-se em regiões bem delimitadas da parede celular.

As alterações na massa molecular das pectinas, nos estágios iniciais do amadurecimento do mamão, não parecem ter correlação temporal com a perda de firmeza do fruto. A composição em monossacarídeos das frações pécticas, determinadas por HPAE-PAD (*high performance anion exchange-pulsed amperometric detection*; Manrique & Lajolo 2004), indicou a presença de ramnose, glicose, xilose, galactose, manose e arabinose em ordem decrescente de concentração. Glicose e xilose foram os principais açúcares encontrados nas frações hemicelulósicas, seguidas de manose, galactose e traços de ramnose e arabinose. Os resultados sugerem que a hidrólise das pectinas bem como as modificações nas hemiceluloses são os eventos determinantes nas alterações das paredes celulares em mamões.

1.2. CACAU (*Theobroma cacao*)

Redgwell & Hansen (2000) caracterizaram os polissacarídeos da parede celular de amêndoas de cacau e estudaram o possível envolvimento destes na formação de compostos componentes do sabor e do aroma do chocolate, durante a fermentação das amêndoas do cacau. Os polissacarídeos da parede celular das amêndoas de cacau foram extraídos antes e depois do processo de fermentação inicial para a determinação da composição em monossacarídeos, após hidrólise ácida. Os resultados indicaram que o processo fermentativo não provoca alteração qualitativa nem quantitativa significativa na estrutura primária dos polissacarídeos.

O fracionamento da parede celular, obtido seqüencialmente com CDTA 0,05M, Na_2CO_3 0,05M, e KOH 1M, 4M e 8M, não indicou mudanças significativas no perfil de polissacarídeos como resultado do processo fermentativo. Juntos, os polissacarídeos da fração péctica compuseram 60% do material total da parede celular, porém somente pequenas quantidades foram solubilizadas em CDTA, Na_2CO_3 e NaOH 1M e 4M. A maior parte das pectinas foi solubilizada em NaOH 8M composta, em sua maior parte, por um ramnogalacturonano muito substituído com cadeias laterais de arabinose 5-ligadas e galactose 4-ligadas. A análise das ligações indicou ainda a presença, em pequenas quantidades, de outros polissacarídeos ácidos, incluindo xilogalacturonanos e glicuronoxilanos. Celulose, xiloglicanos e galactoglicomananos corresponderam a 28%, 8% e 3% dos polissacarídeos extraídos nas frações hemicelulósica e residual, respectivamente.

As características estruturais dos polissacarídeos da parede celular de amêndoas de cacau mostraram características distintas, que contrastam com aquelas normalmente encontradas nos polissacarídeos derivados de sementes. Tais características remetem àquelas encontradas no tecido parenquimático de frutos e vegetais. Contudo, os polissacarídeos deste último grupo podem ser normalmente extraídos por soluções de CDTA ou Na_2CO_3; já para as pectinas das amêndoas de cacau tais reagentes são ineficazes, sendo necessário o emprego de soluções alcalinas concentradas.

Durante a fermentação das amêndoas, processo que causa grandes mudanças em vários metabólitos celulares (principalmente compostos fenólicos), não foi detectada nenhuma mudança significativa na composição dos polissacarídeos da parede celular. Em conclusão, Redgwell & Hansen (2000) sugeriram que a formação do sabor e do aroma característicos durante a fermentação do cacau não provém de processos degradativos que envolvam os polissacarídeos da parede celular.

Outro estudo realizado por Redgwell et al. (2003) caracterizou os polissacarídeos constituintes da casca do cacau. Toneladas desse subproduto da indústria do processamento das amêndoas são subutilizados ou simplesmente descartados. Vários estudos procuraram avaliar o conteúdo de fibra alimentar presente na casca do fruto do cacaueiro e sua utilidade como aditivo para alimentos. Utilizando métodos padronizados, vários estudos apontaram para níveis entre 40 e 57% de fibra alimentar na casca do fruto. Redgwell et al. (2003), utilizando métodos químicos e espectroscópicos normalmente utilizados em análises de componentes da parede celular vegetal, buscaram obter informações mais detalhadas, livres de possíveis interferências dos métodos normalmente usados para a determinação de fibra em alimentos. No caso específico da casca do cacau, a grande concentração de taninos e sua associação com proteínas, bem como produtos da reação de Maillard, são os principais interferentes, sendo contabilizados muitas vezes na fração insolúvel da fibra alimentar.

Nas frações analisadas, os polissacarídeos pécticos compreenderam 45% da parede celular, sendo, na maior parte, compostos de ramnogalacturonanos de variados graus de ramificação. As hemiceluloses consistiram de 20% do material da parede celular, sendo compostos de uma mistura de xiloglucanos fucosilados, galactoglicomananos e glicuronoarabinoxilanos. O conteúdo de celulose encontrado foi de 35% dos polissacarídeos da parede celular. Segundo a análise, o conteúdo de fibra alimentar total presente na casca do cacau foi de aproximadamente 40%, valor menor do que os encontrados anteriormente. A fonte de ferro é atribuída a possível existência de lignina Klason contabilizada como componente da fração insolúvel. Por meio de NMR em estado sólido não foi encontrado nenhum vestígio de lignina na casca do cacau.

1.3. ABACAXI (*Ananas comosus*)

Bartolomé & Rupérez (1995) estudaram os componentes da fração hemicelulósica extraída seqüencialmente com NaOH 0,05M, KOH 1M e 4M. Os rendimentos obtidos foram 6,7% na fração NaOH 0,05M/ EDTA 0,005M (pectinas), 1,5% na primeira extração com KOH 1M, 8,8% na segunda extração com KOH 1M, 5,6% na fração KOH 4M e 5,2% na fração lavada com ácido acético 2M e água. O resíduo final, correspondente à fração celulósica, correspondeu a 42,7% do total da parede celular. Destas frações, os autores centraram o foco na caracterização de um polissacarídeo (denominado "neutro"), que representou aproximadamente 60% da fração hemicelulósica, extraído nas passagens com KOH, composto de xilose, arabinose, glicose, galactose e pequenas quantidades de manose. A análise de metilação revelou que as principais ligações encontradas nesse polissacarídeo eram principalmente ligações 1,4 na xilose com pontos de ramificações nos carbonos 3 e 2, glicopiranose com ligações 1,4 e pontos de ramificação no carbono 6 e resíduos terminais glicopiranosil, arabinofuranosil e arabino/xilopiranosil.

1.4. CAQUI (*Diospyros kaki*)

O papel dos polissacarídeos nas alterações de textura de frutos no amadurecimento também foram estudados no caqui por Cutillas-Iturralde et al. (1998). A parede celular deste fruto contém uma alta proporção de xiloglucanos que parecem ter papel crucial no processo de amaciamento da polpa do fruto durante o amadurecimento, visto que existe correlação temporal muito próxima entre a perda de firmeza na polpa e a degradação destes xiloglucanos. Após a extração com KOH 4M, o xiloglucano predominante da fração hemicelulósica foi purificado e caracterizado quimicamente. A mesma fração também revelou, pela análise de monossacarídeos, a presença de ácidos urônicos, arabinose e xilose, indicando a presença de arabinogalactanos e xilanos. A análise de monossacarídeos do xiloglucano purificado mostrou uma razão molar de glicose:xilose:galactose:fucose da ordem de 10,0:6,0:3,4:1,4, em correlação com outros xiloglucanos de dicotiledôneas como feijão e ervilha.

As análises de metilação revelaram como principais ligações as dos resíduos glicosil 4-ligados (19,2%), glicosil 4,6-ligados (24,3%), xilosil 2-ligados (11,6%), *t*-xilosil (14,6%), *t*-galactosil (7,0%), galactosil 2-ligados (7,9%), *t*-fucosil (6,2%) e manosil 4-ligados (7,6%). A alta proporção de resíduos terminais (27,8%) indica que os xiloglucanos de caqui têm baixo grau de polimerização consistente com o resultado encontrado com xiloglucanos de outras dicotiledôneas.

1.5. BANANA (*Musa acuminata*)

Embora o processo de amaciamento da banana durante o amadurecimento seja em grande parte devido à degradação do amido, processos degradativos na parede celular do fruto parecem contribuir para a perda de firmeza do fruto. Kojima et al. (1994), utilizando técnicas para medida de relaxamento ao estresse associadas a análises químicas, detectaram significativas perdas de arabinose, manose e galactose na fração hemicelulósica da parede celular, precedendo a degradação do amido. Em plátanos, tal modificação na textura parece ser ainda mais dependente do processo degradativo da parede, uma vez que estes frutos ainda conservam quantidades elevadas de amido quando maduros, porém com diminuição significativa da textura.

Estudos mais recentes detectaram a presença, na polpa e na casca de bananas, de duas isoformas de pectato-liase, enzima que catalisa a degradação, por β-eliminação de resíduos galacturonosil α-1,4-ligados de pectinas presentes principalmente na lamela média (Pua et al., 2001). As duas isoformas acumulam transcritos durante o amadurecimento do fruto, sendo que este processo pode ser acelerado pela aplicação de etileno exógeno. Outras enzimas relacionadas à degradação da parede e que apresentaram aumento seja de atividade ou transcrição foram a poligalacturonase e a xiloglucano-endotransglicosilase, apontando para um papel expressivo da parede celular nas mudanças de textura na banana durante o amadurecimento e sua regulação pelo etileno.

Estudos vêm sendo realizados em nosso laboratório com diferentes variedades de bananas e os resultados sugerem fortes indícios de que tanto o teor quanto o tipo de polissacarídeos em algumas frações polissacarídicas da parede celular podem variar entre um cultivar e outro. Por exemplo, bananas do cultivar Mysore apresentam maior teor de arabinose, glicose e ácidos urônicos nos polissacarídeos extraídos na fração rica em pectinas do que bananas do cultivar Nanicão, ambos em estádios de amadurecimento equivalentes.

1.6. MANGA (*Mangifera indica*)

Iagher et al. (2002) estudaram as propriedades estruturais e reológicas dos polissacarídeos hidrossolúveis da polpa dos cultivares de manga Tommy Atkins, Bourbon, Espada e Coquinho, empregando a ressonância magnética nuclear de prótons (^{1}H-NMR). O principal componente péctico encontrado foi ácido poligalacturônico; contudo, foram encontradas evidências da presença de um ramnogalacturonano do tipo I, devido a presenças significativas de ramnose, galactose e glicose.

VI. CONCLUSÃO

Para que haja a expansão do mercado internacional de produtos agrícolas, é necessário ampliar os estudos sobre os mecanismos responsáveis pelas alterações dos polissacarídeos de parede celular, durante os processos de amadurecimento de frutos e armazenamento de leguminosas, que acarretam defeitos texturais que comprometem a sua comercialização e qualidade nutricional. Além disso, há um crescente interesse da comunidade científica pela estrutura dos polissacarídeos de parede celular de vegetais devido à ação benéfica da fração fibra na prevenção de doenças crônicas não-transmissíveis.

A caracterização química desses polímeros é trabalhosa e envolve vários passos de extração e purificação, que englobam cromatografia de exclusão molecular, troca iônica e análises estruturais realizadas por CG-FID e CG-MS. Os trabalhos realizados com leguminosas demonstram que as diferentes espécies estudadas possuem a composição de carboidratos de parede celular semelhantes, ricas em polímeros de arabinose e xiloglicanos que, muito provavelmente, podem estar relacionados com o mecanismo de endurecimento das sementes. Os estudos com frutos, por sua vez, revelam uma parede celular rica em ácidos poligalacturônicos e hemicelulose cuja degradação resulta no amaciamento dos tecidos durante a maturação. Tal processo, regido pela ação de pectinases e hemicelulase ou por mecanismos não-enzimáticos, sofre forte influência da ação do etileno.

O perfeito entendimento dos processos que regem a degradação dos polissacarídeos durante o processo de maturação de frutos e a sua reorganização em estruturas rígidas, capazes de impedir a sua desestruturação durante o processamento térmico de vegetais e leguminosas, depende da elucidação da estrutura complexa da parede celular.

VII. REFERÊNCIAS BIBLIOGRÁFICAS

Aspinall, G. O. (1980) Chemistry of cell wall polysaccharides. In *The biochemistry of plants*, vol.3, pp. 473-500. Academic Press.

Bartolomé, A. P. & Rupérez, P. (1995) Polysaccharides from the cell walls of pineapple fruit. *J. Agric. Food Chem.* **43**, 608-612.

Bhatty, R. S. (1990) Cooking quality of lentils: The role of structure and composition of cell walls. *J. Agric. Food Chem.* **38**, 376-383.

Brett, C. & Waldron, K. (1996) *Physiology and biochemistry of plant cell walls*, p. 173-224. 2nd ed. Chapman & Hall, London.

Carpita, N. & Mc Cann, M. (2000) The cell wall. In *Biochemistry & Molecular Biology of Plants*, eds. B. Buchanan, W. Gruissem, R. Jones, pp. 52-108. American Society of Plant Physiologists.

Carpita, N. C. & Whittern, D. (1986) A highly substituted glucuronoarabinoxylan from developing maize coleoptile. *Carbohydr. Res.* **146**,129-140.

Cutillas-Iturralde, A., Pena, M. J., Zarra, I. & Lorences, E. P. (1998) A xyloglucan from persimmon fruit cell walls. *Phytochemistry* **48**, 607-610.

D'Innocenzo, M. (2001) Evolução da atividade e expressão de enzimas e modificação de polímeros da parede celular de mamões durante o amadurecimento. Tese de doutorado, Faculdade de Ciências Farmacêuticas, Universidade de São Paulo.

Fischer, L. R. & Bennett, A. B. (1991) Role of cell wall hydrolases in fruit ripening. *Annu. Rev. Plant. Physiol. Plant Mol. Biol.* **42**, 675-703.

Fry, S. C. (1983) Feruloylated pectins from the primary cell wall: their structure and possible functions. *Planta* **157**, 11-123.

Fry, S. C., York, W. S., Albesheim, P., Darvill, A., Hayashi, T., Joseleau, J. P., Kato, Y., Lorences, E. P., Maclarchlan, G. A., Mc Neil, M., Mort, A. J., Reid, J. S. G., Seitz, H. U., Selvendran, R. R., Voragen, A. G. J. & White, A. R. (1993) An unambiguous nomenclature for Xiloglucan-derived oligosaccharides. *Physiol. Plantarum*, Copenhagem, **89**, 1-3.

Gibeaut, D. M. & Carpita, N. C. (1991) Clean-up procedure for partially methylated alditol acetate derivatives of polysaccharides. *J. Chromatogr.* **587**, 284-287.

Gooneratne, J., Needs, P. W., Ryden, P. & Selvendran, R. R. (1994) Structural features of cell wall polysaccharides from the cotyledons of mung bean (*Vigna radiata*). *Carbohydr. Res.* **265**, 61-77.

Huisman, M. M. H., Schols, H. A. & Voragen, A. G. J. (1999) Enzimatic degradation of the cell wall polysaccharides from soybean meal. *Carbohydr. Polym.* **38**, 299-307.

Huisman, M. M. H., Fransen, C. T. M., Kamerling, J. P., Vliegenthart, J. F. G., Schols, H. A. & Voragen, A. G. J. (2001) The CDTA-soluble pectic substances from soybean meal are composed of rhamnogalacturonan and xylogalacturonan but not homogalacturonan. *Biopolymers* **58**, 279-294.

Huisman, M. M. H., Schols, H. A. & Voragen, A. G. J. (1998) Cell wall polysaccharides from soybean (*Glycine max.*) meal: Isolation and characterisation. *Carbohydr. Polym.* **37**, 87-95.

Huisman, M. M. H., Weel, K. G. C., Schols, H. A. & Voragen A. G. J. (2000) Xyloglucan from soybean (*Glycine max*) meal is composed of XXXG-type building units. *Carbohydr. Polym.* **42**, 185-191.

Iagher, F., Reicher, F. & Ganter, J. L. M. S. (2002) Structural and rheological properties of polysaccharides from mango (*Mangifera indica* L.) pulp. *Int. J. Biol. Macromol.* **31**, 9-17.

Ishii, T. (1997) Structure and function of feruloylated polysaccharides – review. *Plant Sci.* **127**, 111-127.

Jackman, R. L. & Stanley, D. W. (1995) Perspectives in the textural evaluation of plant foods. *Trends Food Sci. Technol.* **6**, 187-194.

John, M. A. & Dey, P. M. (1986) Postharvest changes in fruit cell wall. *Adv. Food Res.* **30**, 139-193.

Kojima, K., Sakurai, N. & Kuraishi, S. (1994) Fruit softening in banana – correlation among stress-relaxation parameters, cell-wall components and starch during ripening. *Physiol. Plant.* **90**, 772-778.

Kramer, M. G. & Redenbaugh, K. (1994) Commercialization of a tomato with an antisense polygalacturonase gene – the Flavr Savr™ tomato story. *Euphytica* **79**, 293-297.

Lazan, H., Selamat, M. K. & Ali, Z. M. (1995) Beta-galactosidase, polygalacturonase and pectinesterase in differential softening and cell-wall modification during papaya fruit ripening. *Physiol. Plant.* **95**, 106-112.

Liu, K. (1995) Cellular, biological, and physicochemical basis for the hard-to-cook defect in legume seeds. *Crit. Rev. Food Sci. Nutr.* **35**, 263-298.

Lozovaya, V. V., Gorshkova, T. A., Yablokova, E. V., Rumyantseva, N. I., Valieva, A., Ulanov, A. & Widholm, J. M. (1999) Cold alkali can extract phenolic acids that are ether linked to cell wall components in dicotyledonous plant (buckwheat, soybean and flax). *Phytochemistry* **50**, 395-400.

Manrique, G. D. & Lajolo, F. M. (2004) Cell-wall polysaccharide modifications during postharvest ripening of papaya fruit (*Carica papaya*). *Postharv. Biol. Technol.* **33**, 11-26.

Paull, R. E., Gross, K. & Qiu, Y. X. (1999) Changes in papaya cell walls during fruit ripening. *Postharv. Biol. Technol.* **16**, 79-89.

Pua, E. C., Ong, C. K., Liu, P. & Liu, J. Z. (2001) Isolation and expression of two pectate lyase genes during fruit ripening of banana (*Musa acuminata*). *Physiol. Plant.* **113**, 92-99.

Redgwell, R. J. & Hansen, C. E. (2000) Isolation and characterisation of cell wall polysaccharides from cocoa (*Theobroma cacao* L.) beans. *Planta* **210**, 823-830.

Redgwell, R., Trovato, V., Merinat, S., Curti, D., Hediger, S. & Manez, A. (2003) Dietary fiber in cocoa shell: characterisation of component polysaccharides. *Food Chem.* **81**, 103-112.

Ridley, B. L., O'Neill, M. A. & Mohnen, D. (2001) Pectins: structure biosynthesis, and oligogalacturonide-related signaling. *Phytochemistry* **57**, 929-967.

Rodionova, N. A. & Bezborodov, A. M. (1997) Localization of enzyme systems that degrade cell wall polysaccharides in higher plants: pectinases (review). *Appl. Biochem. Microbiol.* **33**, 467-487.

Shiga, T. M. (2003) Participação dos polissacarídeos de parede celular no fenômeno de endurecimento de feijões (*Phaseolus vulgaris* L.) cv Carioca-Pérola. Tese de doutorado, Faculdade de Ciências Farmacêuticas, Universidade de São Paulo.

Shiga, T. M., Lajolo, F. M., Filisetti-Cozzi, T. M. C. C. (2004) Changes in the cell wall polysaccharides during storage and hardening of beans. *Food Chem.* **84**, 53-64.

Shiga, T. M. & Lajolo, F. M. (2003) Estrutura química dos polissacarídeos de parede celular de feijão (*Phaseolus vulgaris* L. cv Pérola). *Rev. Bras. Ciênc. Farm.* **39**(3S), 183-186.

Talbott, L. D. & Ray, P. M. (1992) Molecular size and separability features of pea cell wall polysaccharides. *Plant Physiol.* **98**, 357-368.

Thakur, B. R., Singh, R. K. & Handa, A. K. (1997) Chemistry and uses of pectin: a review. *Crit. Rev. Food Sci. Nutr.* **37**, 47-73.

Tucker, G. A. (1996) Introduction. In *Biochemistry of fruit ripening*, eds. G. B. Seymour, J. E. Taylor, G. A. Tucker, pp. 1-51. Chapman & Hall, London.

CAPÍTULO 8

FRUCTANOS: CARACTERÍSTICAS ESTRUCTURALES Y METODOLOGÍA ANALÍTICA

Angela Zuleta

María Elena Sambucetti

I. FRUCTANOS
1. ESTRUCTURA, PRESENCIA EN LA NATURALEZA Y FUNCIONES
2. INULINA Y FRUCTOOLIGOSACÁRIDOS: PRESENCIA EN LA NATURALEZA, OBTENCIÓN INDUSTRIAL Y FUNCIÓN TECNOLÓGICA

II. ANÁLISIS
1. METODOLOGÍA GENERAL
2. FIBRA Y FRUCTANOS

III. CONCLUSIONES

IV. REFERENCIAS BIBLIOGRÁFICAS

Cátedra de Bromatología, Facultad de Farmacia y Bioquímica, Universidad de Buenos Aires, Argentina, Junín 956 2° (1113), Buenos Aires, Argentina.
E-mail:azuleta@ffyb.uba.ar

I. FRUCTANOS

1. ESTRUCTURA, PRESENCIA EN LA NATURALEZA Y FUNCIONES

Los fructanos están formados por una molécula de sacarosa a la que se unen sucesivas moléculas de fructosa por enlaces β 2→1 o β 2→6.

En las plantas superiores se han encontrado cinco clases de estructuras diferentes de fructanos: inulina, levano, levano mixto, neoseries de inulina y neoseries de levano.

La inulina (G1-2F1-2Fn) consiste en cadenas lineales con uniones β 2–1 de unidades fructosilo y el trisacárido más pequeño de la serie es la isocestosa. El levano (G1-2F6-2Fn) es una serie lineal con uniones β 2–6 de unidades fructosilo. El levano mixto está compuesto de ambos tipos de enlaces β 2→1 y β 2→6 de unidades fructosilo. La neoserie de inulina (mF2-1F2-6G1-2F1-2Fn) consiste en cadenas lineales de uniones β 2→1 de unidades fructosilo unidas al C1 y al C6 de la molécula de glucosa de la sacarosa y el trisacárido más pequeño de la serie es la neocestosa. En la neoserie de levano predominan las uniones β 2→6 uniendo residuos fructosilo sobre ambos extremos de la molécula de glucosa de la sacarosa (Figura 1).

El grado de polimerización (DP) es muy variado ya que pueden encontrarse fructanos con DP entre 3 y 60 y ocasionalmente el DP puede exceder de 200 (Vijn & Smmekens, 1999). Los polímeros de DP<10 son los fructooligosacáridos comúnmente denominados FOS.

Los fructanos se encuentran ampliamente distribuidos en la naturaleza encontrándose en plantas, algas, bacterias y hongos. Sin embargo, su conocimiento ha sido escaso debido a la dificultad de su determinación. En los vegetales se almacenan como carbohidratos de reserva en distintos órganos como en hojas, raíces, tubérculos, rizomas y frutos.

A los fructanos se les adjudican otras funciones fisiológicas además de las de reserva, frente a la predominancia del almidón que cumple ese objetivo en un mayor número de especies. Por ello, se ha propuesto que los polímeros de la fructosa protegerían a la planta del stress producido por bajas temperaturas y el déficit hídrico. Además, la distribución global de las plantas que acumulan fructanos muestra que son especialmente abundantes en zonas de clima templado con variaciones estacionales de sequías o heladas. Es de señalar que tanto el estrés hídrico como las bajas temperaturas implican una deshidratación celular.

Inulina

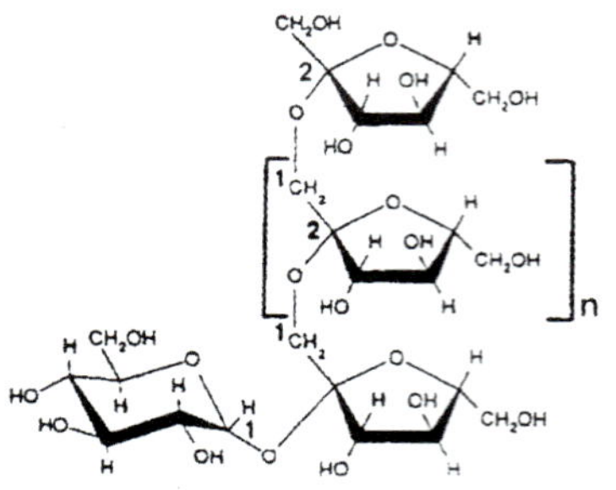

Levano

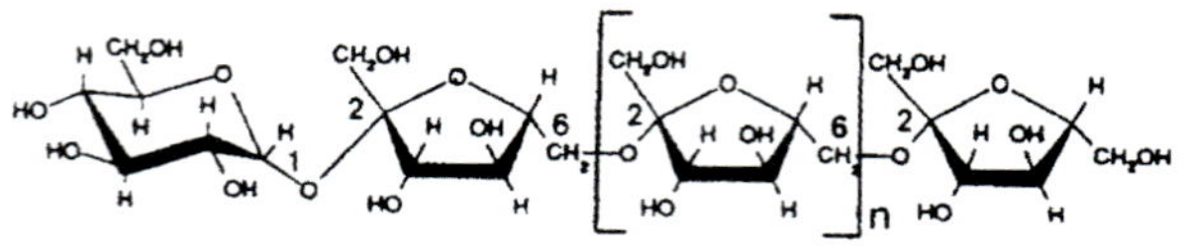

Neoserie de inulina

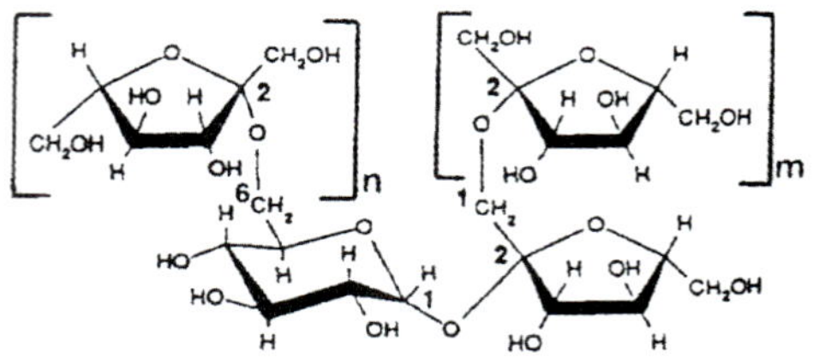

Neoserie de levano

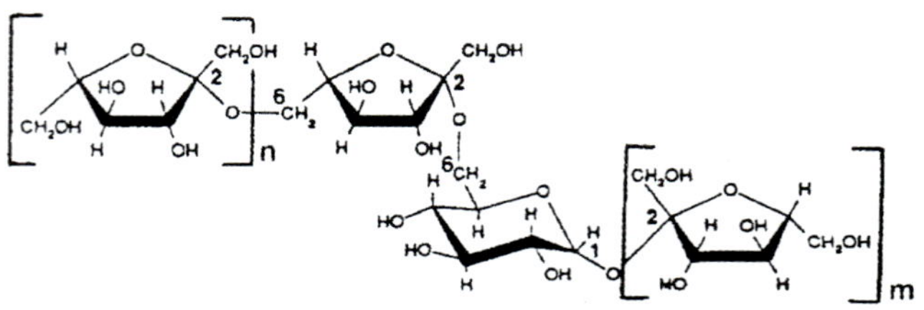

FIGURA 1. Estructuras de fructanos según Vijn & Smmekens (1999) y Carvalho & Figueiredo-Ribeiro (2001).

Se ha sugerido que los fructanos contribuirían a la estabilidad de proteínas y membranas durante el proceso de desecación reemplazando la capa de hidratación. Esta función podría estar relacionada con la flexibilidad estructural que poseen los fructanos, que hace a estos productos únicos entre todos los polisacáridos (Pontis, 2004).

2. INULINA Y FRUCTOOLIGOSACÁRIDOS: PRESENCIA EN LA NATURALEZA, OBTENCIÓN INDUSTRIAL Y FUNCIÓN TECNOLÓGICA

La inulina y los fructooligosacáridos (FOS) son los fructanos más estudiados desde el punto de vista nutricional y tecnológico. Ambos se diferencian por el grado de polimerización de las mezclas de polímeros que contienen, que es entre 2 y 60 para la inulina y entre 2 y 10 para los FOS.

Dentro de las plantas que se usan como alimentos, son muchas las familias botánicas que los contienen, entre las que se destacan las: Liliaceae (ajo, cebolla, puerro, espárragos), Asteraceae (topinambur, yacón, achicoria), Poaceae (trigo) y Musaceae (plátano) (Tabla 1).

TABLA 1. Contenido de fructanos en algunas plantas comestibles

Nombre comun	Nombre cientifico	Familia	Ubicación	Fructano	% en materia comestible
Achicoria	*Cichorium intybus*	Asteraceae	Raíz	Inulina	16-20
Topinambur	*Heliantus tuberosus*	Asteraceae	Tubérculo	Inulina	15-20
Yacón	*Smallanthus sonchifolius*	Asteraceae	Raíz	FOS	9-19
Ajo	*Allium sativus*	Liliaceae	Bulbo	Inulina	9-11
Cebolla	*Allium cepa*	Liliaceae	Bulbo	Inulina	2-6
Espárrago	*Asparagus officinalis*	Liliaceae	Turión	Inulina	2-3
Trigo	*Triticum durum*	Poaceae	Grano	Inulina	1-6
Plátano	*Musa sp*	Musaceae	Fruto	Inulina	0,3-0,7

(Valderrama & Manrique, 2003).

Industrialmente la inulina se extrae, en agua caliente, de la raíz de la achicoria (*Cichorium intybus*) y los fructooligosacáridos por hidrólisis de la inulina mediante una endo-inulinasa o por síntesis, partiendo de sacarosa por medio de la fructosiltransferasa de origen fúngico (Bornet, 2001).

La diferencia en el grado de polimerización se manifiesta en sus propiedades tanto físicas como tecnológicas. La inulina prácticamente carece de sabor dulce pero por su capacidad para formar geles se usa como excelente reemplazante de grasas en una gran variedad de productos como yogurts, helados, quesos, panes, galletitas, bebidas etc.

Los fructooligosacáridos por su menor tamaño de cadena tienen un 30% del poder edulcorante de la sacarosa mientras que su capacidad para retener agua es superior a la de ésta. Como no son azúcares reductores, no favorecen a la reacción de Maillard, son estables a pH>3 y a temperaturas de hasta 130°C. Pueden ser usados como ingredientes en tortas, cereales para desayuno, barras de cereales y productos lácteos como los ya señalados (Bornet, 2001).

II. ANÁLISIS

En la actualidad el análisis de fructanos ha tomado gran interés debido a la importancia que han adquirido desde el punto de vista de la salud y, como consecuencia, en la industria de alimentos para cumplimentar las exigencias legales del rotulado nutricional de los mismos. En éste se incluye la declaración del valor energético, proteínas, grasas, hidratos de carbono y fibra de la que los fructanos forman parte de la fracción soluble. Sin embargo, éstos no son recuperados totalmente por los métodos utilizados para la determinación de fibra dietética. Por otra parte, es sumamente importante el análisis de vegetales para la búsqueda de nuevas fuentes de fructanos.

Existe muy poca información sobre el contenido de estos compuestos en las plantas, ya que su identificación, su separación y su cuantificación, tradicionalmente ha sido incompleta y tediosa. La variedad de estructuras, fuentes y factores que pueden afectar dicha conformación dificulta en gran medida el hallazgo de un método adecuado.

Son numerosos los trabajos que se han ideado para medir fructanos en plantas y productos elaborados. En general se acepta que el mejor camino es la hidrólisis de los polímeros y la subsiguiente medida de los compuestos resultantes, de modo que los resultados estarán influenciados por la eficacia de la metodología e instrumental con la que se separen y midan.

1. METODOLOGÍA GENERAL

Los primeros trabajos consistieron en medir la fructosa resultante de la hidrólisis ácida de los polímeros seguido de una detección por cromatografía en papel y más tarde por cromatografía gaseosa o líquida. Pero esta hidrólisis no lograba separar totalmente a los monómeros, por lo tanto los contenidos eran subestimados; así es que se recurrió a la hidrólisis enzimática. En todos los métodos se aconseja hidrolizar y medir la sacarosa y el almidón presente en la muestra para determinar luego la fructosa y la glucosa proveniente de los fructanos.

Hoebregs (1997) desarrolló un método que hidroliza la muestra extraída con agua caliente, mediante amiloglucosidasa y luego con inulinasa, para despolimerizar el almidón y los fructanos. De cada uno de estos pasos como así también del extracto original, se saca una muestra que se analiza por cromatografía líquida de intercambio iónico, con detector de pulso amperométrico (HPAEC-PAD). De tal manera, la concentración de glucosa y fructosa liberada de los fructanos se calcula por diferencia entre estas determinaciones. Este método, luego de ser sometido a un estudio interlaboratorio, fue aprobado por la AOAC (Método AOAC 997.08) (Figura 2).

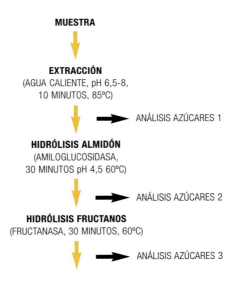

FIGURA 2. Método enzimático-cromatográfico (Hoebregs, 1997).

Si bien es muy recomendable por su sensibilidad y exactitud, su empleo es limitado por la dificultad de acceder a un equipo de cromatografía de tales características; como consecuencia ha surgido la necesidad de desarrollar métodos alternativos.

Mc Cleary et al. (2000) desarrollaron un método enzimático-colorimétrico. En este caso el almidón, maltodextrinas y sacarosa presentes son sometidos a la acción de una mezcla de enzimas (pullulanasa, β amilasa, maltasa y sacarasa) que los degradan a glucosa y fructosa. A continuación todos los azúcares reductores de la muestra son eliminados por reducción a alcoholes con borohidruro de sodio. Luego, los fructanos son hidrolizados con fructanasa (exo y endo inulinasas para asegurar la hidrólisis de cualquier estructura) y los azúcares reductores obtenidos se cuantifican mediante la hidrazida del ácido para hidroxibenzoico (PAHBAH) (Figura 3).

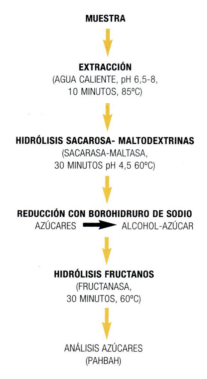

FIGURA 3. Método enzimático-colorimétrico (Mc Cleary et al., 2000).

Este método también fue aceptado por AOAC después de ser sometido a un estudio interlaboratorio (Método AOAC 999.03).

Sin embargo, debido a que los azúcares de los extremos reductores de los FOS también son reducidos, no son detectados por el PAHBA y por lo tanto pueden perderse fructanos de bajo grado de polimerización. Para evitar esa pérdida, los mismos autores han propuesto un método alternativo para medir fructanos en el que se evita el tratamiento con borohidruro. La muestra se trata con sacarasa y maltasa; luego, previa separación de una alícuota, el hidrolizado se trata con fructanasa y los azúcares resultantes en cada una de las hidrólisis son medidos con el complejo hexoquinasa/fosfo-glucosa isomerasa/ glucosa-6-fosfato dehidrogenasa. El contenido de fructanos se calcula por diferencia entre ambas determinaciones (Mc Cleary & Rossiter, 2004) (Figura 4).

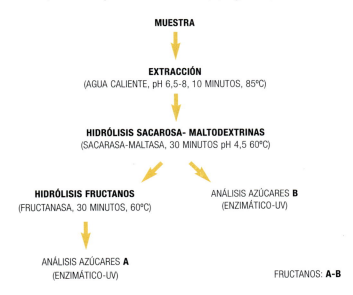

FIGURA 4. Método enzimático-colorimétrico (Mc Cleary & Rossiter, 2004).

Otras propuestas para la determinación de fructanos se fundamentan en el análisis de las muestras previamente tratadas con enzimas por cromatografía líquida de alta resolución HPLC (Manghi et al., 1995); por cromatografía TLC y cuantificación por densitometría, antes y después de una hidrólisis con ácido oxálico (Simonovska, 2000) o por el análisis por HPLC directamente de la muestra extraída en agua (Zuleta & Sambucetti, 2001). En este caso se usan columnas de intercambio iónico (HPX-87C) y detector de índice de refracción.

Estos métodos serían opciones válidas por su sencillez, menor costo, reproductibilidad y suficiente sensibilidad para el análisis de alimentos formulados con inulina.

2. FIBRA Y FRUCTANOS

Como ya se señaló, los fructanos, por sus características fisiológicas, tienen un comportamiento similar al de la fibra soluble, por lo tanto se los declara como tal.

Cabe recordar que, en los métodos enzimático-gravimétricos propuestos por AOAC para determinar fibra dietética, la fibra soluble se separa por insolubilización con alcohol al 78% v/v, que no precipita aquellos compuestos de menor peso molecular, como la inulina y los FOS, de modo que no son cuantificados.

Quemener et al. (1994) propusieron integrar el método de la determinación de fructanos con la determinación de fibra dietética AOAC. Para ello los fructanos se determinan directamente en el producto con un método apropiado; y en la determinación de fibra dietética se recomienda agregar inulinasa a las enzimas utilizadas para asegurar que no haya una doble cuantificación de algunos fructanos de mayor peso molecular que podrían ser retenidos en la fibra total. De este modo la suma de ambas determinaciones se informa como fibra dietética total (Figura 5).

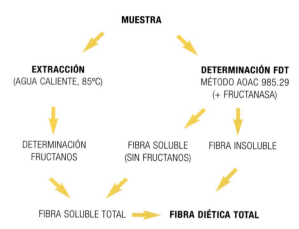

FIGURA 5. Método integrado (Quemener et al., 1994).

El grupo de Englyst en Inglaterra (Quigley et al., 1999) acuñó la denominación *azúcares resistentes de cadena corta* (SCC), que comprende no sólo a los fructanos sino a todos aquellos azúcares solubles en alcohol al 78% v/v, como algunas maltodextrinas resistentes a la hidrólisis y los galactooligosacáridos. Para su determinación, introdujeron una variante al método clásico de análisis de polisacáridos no almidón (NSP) que corresponde al concepto de fibra según la escuela inglesa. En esta propuesta, se toman del sobrenadante resultante de la separación de los NSP dos alícuotas, y se hidrolizan con amiloglucosidasa e inulinasa, respectivamente. Los azúcares resultantes se cuantifican por medio de cromatografía gaseosa. Los resultados, que integran el total de NSP solubles, se pueden expresar como el conjunto SCC o individualizar a los fructanos.

III. CONCLUSIONES

Se puede concluir que en la actualidad se cuenta con métodos sensibles y exactos, más o menos complejos y accesibles, que permiten analizar especialmente a los alimentos manufacturados de los cuales se tiene idea de sus ingredientes. Sin embargo, el análisis de vegetales presenta aún dificultades. Si bien hay consenso sobre las enzimas utilizadas, habría que profundizar en el uso de estándares apropiados, ya que sería deseable contar con fructanos de referencia de la misma fuente que se analiza.

IV. REFERENCIAS BIBLIOGRÁFICAS

Association of Agricultural Chemists (AOAC) (2000) Methods: 985.29, 997.08 , 999.03. 17th edition, volume **II**. Editor Dr William Hororwitz,Maryland USA.

Bornet, F. R. J. (2001) Fructo-oligosacharides and other fructans: chemistry, structure and nutritional effects. In *Advanced Dietary Fibre Technology*, eds. B. V. McCleary & L. Prosky. Blackwell Science. 480p.

Carvalho, M. A. M. & Figueiredo-Ribeiro, R. C. L. (2001) Frutanos: ocorrência, estrutura e utilização, com ênfase em plantas do cerrado brasileiro. In *Fibra dietética en Iberoamérica: Tecnología y salud. Obtención, caracterización, efecto fisiológico y aplicación en alimentos*, eds. F. M. Lajolo, F. Saura-Calixto, E. Wittig de Penna, E. W. Menezes, pp. 77-89. CYTED/CNPq/Varela, São Paulo.

Hoebregs, H. (1997) Fructans in foods and food products, ion- exchange chromatographic method: Collaborative study. *J. AOAC Int.* **80(5)**, 1029-1037

Manghi, P., Vernazza, F., Ferrarini, O., Cagnaso, P., Salvadori, C. & Fochkedey, J. (1995) Analytical method for the determination of inulina in yogurt enriched with soluble fibre. *Eur. J. Clin. Nutr.* Suppl3, S296-297.

McCleary, B. V., Murphy, A. & Mugford, D. (2000) Measurement of total fructan in foods by enzymatic/ spectrophotometric method: collaborative study. Inulin and oligofructan. *J. AOAC Int.* **83**(2), 356-364.

Mc Cleary, B. V. & Rossiter, P. (2004) Measurement of Novel Dietary Fibers. *J. AOAC Int.* 87(3), 707-717.

Pontis, H. G. (2004) De nucleótidos azúcares a estrés en plantas. Sociedad Argentina de Fisiología Vegetal. Disponible en: www.savf.uns.edu.ar.

Quemener, B., Thibault, J. F. & Coussement, P. (1994) Determination of inulin and oligofructose in food products and integration in the AOAC method for measurement of total dietary fiber. *Lebensm.-Wiss. u- Technol.* 27, 125-132.

Quigley, M., Hudson, G. & Englyst, H. (1999) Determination of resistant short-chain carbohydrates non digestibles oligosacharides using gas-liquid chromatography. *Food Chem.* 65, 381-390.

Simonovska, B. (2000) Determination of inulin in foods. *J. AOAC Int.* 83(3), 675-678

Valderrama, M. & Manrique, I. (2003) Seminario. "El yacón: fundamentos para el aprovechamiento de un recurso promisorio". Centro Internacional de la Papa (CIP), Universidad Nacional de Cajamarca, Agencia Suiza para el Desarrollo y la Cooperación (COSUDE), Lima, Perú, 60p.

Vijn, I. & Smmekens, S. (1999) Fructan: More than reserve carbohydrate? *Plant Physiol.* 120, 351-360.

Zuleta, A. & Sambucetti, M. E.(2001) Inulin determination for food labeling. *J. Agric. Food. Chem.* 49, 4570-4572.

CAPÍTULO 9

USO DA BIOTECNOLOGIA PARA MODIFICAÇÃO DO AMIDO EM PLANTAS

João Roberto Oliveira do Nascimento

I. INTRODUÇÃO

II. PRINCIPAIS ENZIMAS E MODIFICAÇÕES POR BIOTECNOLOGIA
1. ADPG-PIROFOSFORILASE
2. AMIDO-SINTASES
3. ENZIMAS RAMIFICADORAS DO AMIDO
4. ENZIMAS DESRAMIFICADORAS DO AMIDO
5. FOSFORILAÇÃO DO AMIDO
6. DEGRADAÇÃO DO AMIDO

III. CONCLUSÃO

IV. REFERÊNCIAS BIBLIOGRÁFICAS

Departamento de Alimentos e Nutrição Experimental, Faculdade de Ciências Farmacêuticas,
Universidade de São Paulo – USP
Avenida Prof. Lineu Prestes, 580 – CEP 05508-900 São Paulo – SP, Brasil
E-mail: jronasci@usp.br

I. INTRODUÇÃO

O amido é um polissacarídeo importante não só por contribuir com parte expressiva da energia da dieta humana, principalmente em países subdesenvolvidos ou em desenvolvimento, mas também por constituir um insumo essencial na indústria de alimentos. Além disso, é uma matéria-prima renovável com aplicações que vão além da indústria alimentícia, como, por exemplo, detergentes, papéis, produtos têxteis e embalagens biodegradáveis.

Do ponto de vista botânico, o amido não é menos importante, uma vez que consiste na principal reserva de carbono e, portanto, de energia para diversos órgãos e tecidos das plantas. Nas células vegetais, o amido é armazenado na forma de grânulos insolúveis, com estrutura semicristalina, sendo composto basicamente por dois tipos de polímeros de glicose: amilose e amilopectina. A amilose consiste de cadeias predominantemente lineares de centenas a poucos milhares de resíduos de glicose unidos por ligações do tipo α-1,4, com ramificações esparsas por meio de ligações do tipo α-1,6, à freqüência de uma ligação a cada mil unidades de glicose. A amilopectina é uma cadeia de resíduos de glicose unidos por ligação α-1,4, altamente ramificada por ligações do tipo α-1,6, e de grau de polimerização muito maior, podendo alcançar centenas de milhares a dezenas de milhões de unidades (Ball et al., 1996; Kossmann & Lloyd, 2000; Davis et al., 2003). Além disso, outros componentes presentes em menores quantidades, mas ainda assim importantes, são os lípides, as proteínas e o fosfato.

Apesar do amido ser constituído essencialmente por moléculas de glicose, há uma diversidade tão grande de arranjos de suas unidades e das proporções entre os componentes principais, que o amido derivado de uma espécie é único e pode ser considerado como sendo característico dela. Essa diversidade é surpreendente, principalmente se for levado em conta que todos os amidos têm a mesma base bioquímica, considerando tanto os principais componentes quanto o aparato enzimático que parece estar envolvido em sua síntese. Aparentemente, essa diversidade resulta de diferenças nas proporções de enzimas individuais e sua contribuição relativa na síntese, por mecanismos de regulação tanto espacial quanto temporal da atividade enzimática (Kossmann & Lloyd, 2000).

Toda essa diversidade na composição e arranjo dos grânulos de amido tem reflexos diretos nas propriedades funcionais e nos usos industriais do amido. A gama de aplicações desse polissacarídeo é influenciada diretamente pela proporção entre os componentes principais, as cadeias lineares de amilose e ramificadas de amilopectina, pela proporção de fósforo na forma de grupamentos fosfato ligados aos resíduos de glicose e pela composição de lípides e proteínas. Além disso, a associação entre os vários componentes no grânulo é um determinante-chave de suas propriedades físico-químicas. Dentre os fatores mencionados, a amilose e a amilopectina têm a maior influência nas propriedades do amido e, conseqüentemente, em suas aplicações industriais, seja em alimentos ou não.

A grande variedade de novos produtos alimentícios e de outros usos industriais do amido tem ocasionado uma demanda crescente por amidos com propriedades físico-químicas modificadas. As pastas e géis de amido derivadas de amidos nativos de várias espécies vegetais apresentam propriedades físico-químicas limitadas, que restringem suas aplicações diretas a uma gama relativamente pequena de produtos. Assim, o uso diversificado tem sido ampliado, em grande parte, por tratamentos químicos e físicos, que promovem alterações que melhoram a funcionalidade dos amidos, como, por exemplo, mudanças na viscosidade da pasta, estabilização da viscosidade, aumento da transparência dos géis, estabilidade ao congelamento e descongelamento e adesividade.

Contudo, essas modificações do amido têm como desvantagens o custo, o emprego de condições que podem ser prejudiciais ao meio ambiente e a resistência dos consumidores ao processamento químico de alimentos ou matérias-primas alimentares. Além disso, o repertório de processos e modificações físicas e químicas utilizadas não parece ser suficiente para que sejam obtidos amidos que atendam a todas as necessidades atuais, ou futuras, de utilização industrial desse polissacarídeo. Deste modo, existe uma busca constante por novas variedades de amidos nativos que satisfaçam os requisitos necessários para uma aplicação industrial bem-sucedida. Exemplo disso são as variedades mutantes de milho ceroso, que contêm menos de 2% de amilose, quantidade suficientemente baixa para resultar em amido com propriedades e aplicações diferenciadas (Hylton et al., 1996).

A busca por variedades de amidos nativos com diferenças significativas em suas propriedades funcionais e, conseqüentemente, com distinta gama de aplicações tem sido objeto dos programas de melhoramento agronômico de vários cultivares ricos em amido, tanto pelo melhoramento convencional efetuado por cruzamentos, quanto pela prospecção de mutantes induzidos pelo homem ou espontâneos. Contudo, em que pesem os avanços trazidos por essa abordagem, as limitações ainda são grandes e, aparentemente, de difícil superação.

A abordagem genética convencional é limitada, em grande parte, por um sistema de prospecção extensivo e aplicado com base em critérios fenotípicos muito evidentes, como, por exemplo, a identificação pelo aspecto ou sabor dos grãos (quebradiço, encolhido, rugoso, ceroso, farinhento, adocicado etc.). Além disso, a manutenção, transferência e modificação de características de interesse podem ser prejudicadas pelo sistema de propagação/reprodução da planta. Assim, novas estratégias de melhoramento dessas matérias-primas vegetais precisam ser incorporadas ao processo de seleção genética e desenvolvimento de amidos destinados a novas aplicações.

As limitações da abordagem genética convencional podem ser bem exemplificadas tomando-se o caso do trigo (Baga et al., 1999). A diversidade de usos de grãos de trigo contendo amido com características adequadas para novas aplicações tem motivado várias tentativas de melhoramento genético, porém é muito difícil criar um mutante apenas pelo cruzamento entre variedades contendo alelos nulos de genes de interesse. A composição genética do trigo é complexa, sendo um cultivar hexaplóide, com cromossomos originados de três genótipos distintos (A, B e C) e, conseqüentemente, havendo três pares de alelos homólogos. Deste modo, a substituição de um alelo funcional de um gene por uma variedade mutante esbarra na existência de seis cópias naturalmente presentes no genoma, praticamente inviabilizando o desenvolvimento de uma variedade mutante com base nas técnicas de melhoramento convencional por cruzamento.

Essas dificuldades têm sido enfrentadas com a incorporação de conhecimentos da genética molecular e de ferramentas da engenharia genética, que tem um grande potencial de aplicação visando a modificação de matérias-primas alimentares. Um campo já beneficiado por essa evolução foi o da tecnologia dos marcadores de DNA, que tem sido usada em programas comerciais de melhoramento desde o início dos anos 90 e tem-se mostrado bastante útil por sua rapidez e auxílio no processo de transferência de características desejáveis entre variedades agronômicas e no desenvolvimento de híbridos.

O seqüenciamento sistemático de genomas de organismos de interesse agronômico fornecerá informações importantes sobre a organização e função dos genes, as quais possibilitarão uma maior compreensão de seu funcionamento e maior habilidade para manipular características novas ou que permitam aumentar a produtividade. Outra contribuição importante resulta da tecnologia de microarranjos ou *chips* de DNA (DNA *microarrays*), que permitem a análise simultânea da expressão gênica e de eventuais interações entre genes na determinação de um fenótipo.

O poder da tecnologia do DNA recombinante no desenvolvimento de novas matérias-primas vegetais fica evidente na grande evolução no isolamento e manipulação *in vitro* de seqüências genéticas e na transformação e regeneração de plantas a partir de culturas de células ou tecidos, que permitem o desenvolvimento de experimentos de supressão, co-supressão ou superexpressão gênica. Esses experimentos são importantes não apenas por constituírem modelos que permitem compreender a regulação do metabolismo das plantas, mas também por poderem resultar em novas variedades agronômicas transgênicas, a partir de mudanças nos níveis de expressão gênica ou em seu padrão espacial e temporal.

A engenharia genética possibilita aos melhoristas de plantas acesso a uma gama praticamente infinita de novos genes e características fenotípicas, que podem ser introduzidas em um único evento de transformação genética, gerando não apenas cultivares localmente adaptados ou com resistência a insetos e herbicidas, mas com alto rendimento ou alterações no metabolismo de seus principais componentes.

O metabolismo de carboidratos é um alvo interessante para manipulação genética, uma vez que ganhos de produtividade e distintas propriedades funcionais podem ser obtidos pela modificação da capacidade fotossintetizante, de produção de açúcares e na síntese de amido.

Como mencionado anteriormente, as propriedades físico-químicas e os usos finais dos amidos de diversas fontes estão intimamente associados com a estrutura dos grânulos e com a distribuição dos dois tipos de glicanos que os compõem: amilose e amilopectina. Além disso, o grau de fosforilação e a presença de lípides também exercem algum papel. Face às limitações apresentadas pelo melhoramento convencional e pelos processos de modificação física ou química, uma alternativa para modificar as propriedades do amido pode ser a engenharia genética, que envolve alterações nos níveis de expressão das enzimas envolvidas com a biossíntese do amido. Algumas modificações genéticas podem substituir alterações químicas e, também, desenvolver novos tipos de amidos com funcionalidade adaptada a sua aplicação.

Apesar das características diversas e fascinantes sobre a estrutura dos grânulos de amido das várias fontes vegetais e da evidente relação entre a organização dos grânulos de amido e suas propriedades físico-químicas, pouco é conhecido sobre como essas estruturas altamente organizadas são formadas *in vivo*, apesar da natureza simples do ponto de vista químico, uma vez que o amido é composto, basicamente, de moléculas de glicose. Ainda que numerosos estudos sejam conduzidos para elucidar o processo de biossíntese do amido e para estabelecer a relação entre sua estrutura e propriedades físicas, a formação do amido e sua organização em grânulos ainda constitui um enigma.

Estudos têm mostrado que tanto o padrão de ramificação quanto o comprimento das cadeias de glicanos ramificadas não são aleatórios, havendo um fino ajuste no aparato de biossíntese (Kossmann & Lloyd, 2000; Davis at al., 2003). Dependendo da espécie, do órgão ou tecido em questão, diferenças na regulação especial e temporal de genes codificantes das várias isoformas das enzimas de biossíntese e diferenças em especificidade de substrato, concentração e transporte podem afetar a estrutura fina do amido. Além disso, os efeitos do ambiente devem ser levados em consideração, pois a temperatura, por exemplo, pode ter um efeito significativo na síntese do amido (Keeling et al., 1993).

Apesar de grande parte do conhecimento acerca da biossíntese do amido em plantas ser baseado na caracterização de mutantes naturais, as modernas técnicas de engenharia genética já permitiram reduzir a expressão de genes específicos, tornando possível realizar análises funcionais para algumas das proteínas que parecem estar envolvidas no metabolismo do amido.

A formação do amido envolve a amido-sintase, que cataliza a polimerização de monômeros de glicose em α-1,4-glicanos usando adenina-difosfato-glicose (ADPG) como substrato, e as enzimas ramificadoras de amido, que introduzem pontos de ramificação em ligações glicosídicas α-1,6 (Smith et al., 1997). A formação de estruturas altamente ordenadas e semicristalinas do amido provavelmente envolve a remoção de pontos excessivos de ramificação pelas enzimas desramificadoras (Ball et al., 1996). Diferentes isoformas têm sido descritas para cada uma dessas enzimas envolvidas com a síntese e, em geral, considera-se que as complexas e variadas interações entre elas sejam responsáveis pela diversidade de estruturas do amido entre diferentes plantas.

Vários estudos já permitem atribuir funções especificas a algumas enzimas da biossíntese do amido e alguns deles resultaram em modificações que levaram à produção de amidos modificados *in planta*. Assim, ainda que reste muito a ser desvendado, é bastante provável que os significativos progressos ocorridos na última década resultem, rapidamente, na obtenção de novos tipos de amido. Alguns avanços no entendimento do papel desempenhado por algumas das principais enzimas da biossíntese do amido, e as conseqüências das modificações genéticas sobre as propriedades funcionais desse polissacarídeo, são discutidas a seguir.

II. PRINCIPAIS ENZIMAS E MODIFICAÇÕES POR BIOTECNOLOGIA

1. ADPG-PIROFOSFORILASE

A enzima ADPG-pirofosforilase é considerada uma enzima importante na regulação do fluxo de carbono para o amido, pois catalisa a etapa inicial na biossíntese desse polissacarídeo, a produção de ADPG a partir de glicose-1P e ATP.

Durante o desenvolvimento dos tecidos de reserva, a sacarose produzida nos tecidos fotossintetizantes é clivada pela enzima sacarose-sintase, dando origem a UDP-glicose (UDPG) e frutose. A UDPG produzida pela sacarose-sintase é então convertida em glicose-1P pela ação da UDPG-pirofosforilase e em glicose-6P pela fosfoglicomutase. Existem evidências de que apenas as hexoses-fosfato têm capacidade de passar do citoplasma para o amiloplasto e, uma vez nessa organela, a glicose-1-P é utilizada pela ADPG-pirofosforilase para a síntese de ADPG, que representa o primeiro substrato para a produção do amido.

A relação entre o nível de atividade e o conteúdo de amido em muitas plantas indica que essa enzima catalisa a etapa limitante da biossíntese do amido, tanto em tecidos fotossintetizantes quanto não-fotossintetizantes. Contudo, não se sabe se o seu papel regulatório é comum a todas as plantas e tecidos que produzem amido. Não obstante, sabe-se que a diminuição nos níveis de ADPG por decréscimo da atividade da ADPG-pirofosforilase, tanto no caso de mutantes (Tsai & Nelson, 1966) quanto por modificação genética *antisense* (Muller-Röber et al., 1992) dessa enzima, resulta em diminuição da quantidade de amido produzido.

Dada a importância da ADPG-pirofosforilase para a síntese do amido, essa é uma etapa metabólica atraente para a manipulação por engenharia genética. Assim, essa enzima tem sido objeto de estudos visando aumentar o conteúdo de amido em vegetais como a batata e o milho. Apesar desses vegetais já produzirem uma quantidade expressiva de amido, a capacidade de aumentar a produção tem grande importância no desenvolvimento de amidos modificados *in planta*. Alterações na composição do amido pela redução da expressão de outras enzimas resultam, com freqüência, na diminuição da quantidade total de amido armazenado. Assim, para viabilizar a produção desses amidos modificados parece ser necessária uma dupla modificação genética, ou seja, não apenas do gene responsável pela alteração nas propriedades funcionais do amido, mas também de um gene capaz de promover um aumento na síntese, como é o caso da enzima ADPG-pirofosforilase. Isto pode ser interessante, também, no caso de aumento de rendimento por engenharia genética de variedades mutantes já empregadas comercialmente.

Diferentes abordagens já foram tentadas para aumentar a quantidade de amido em vegetais. Uma delas consistiu no aumento do aporte do substrato ADPG, por estímulo na produção de glicose pela superexpressão de uma invertase (Sonnewald et al., 1997) e por uma combinação de expressão de uma invertase e uma glicoquinase (Tretheway et al., 1998) em batatas. Contudo, em ambos os casos houve diminuição dos teores de amido. Resultados mais favoráveis, pois as quantidades de amido foram significativamente aumentadas, foram obtidos com uma abordagem em que a atividade da enzima ADPG-pirofosforilase foi estimulada por uma modificação genética que alterou suas propriedades alostéricas (Stark et al., 1992; Giroux et al., 1996).

Apesar da enzima ADPG-pirofosforilase ser um ponto interessante de manipulação genética, a variação observada na distribuição subcelular e na regulação de sua atividade indica que estratégias diferentes e espécie-específicas devem ser empregadas para manipular a síntese de amido por modificação relativa ao gene dessa enzima.

Alterações nos níveis de ATP também podem contribuir para modificar os níveis de amido, uma vez que a produção de ADPG a partir de glicose-1P envolve a participação desse nucleotídeo. A importação de ATP para o amiloplasto é dependente de um transportador de membrana ADP:ATP que, aparentemente, exerce um grande controle sobre o fluxo no processo de biossíntese do amido. Assim, estratégias para manipular os teores de amido podem ser baseadas em alterações da expressão desse transportador.

De acordo com Tjaden et al. (1998), a superexpressão do transportador ATP:ADP resultou em um expressivo aumento no conteúdo do amido de batatas, enquanto sua supressão resultou em decréscimo nos níveis desse polissacarídeo. No caso da superexpressão dessa proteína, além da quantidade de amido, o teor de amilose também foi superior ao observado na variedade parental.

Uma outra maneira de aumentar a disponibilidade de ATP para a síntese de amido consiste em interferir em vias metabólicas ou enzimas que competem com a ADPG-pirofosforilase por esse substrato. A enzima adenilato-quinase catalisa a interconversão de ATP e AMP em ADP, e os dados obtidos em batata sugerem que em condições *in vivo*, pelo menos no tubérculo, a adenilato-quinase atua na direção do consumo de ATP, competindo por esse nucleotídeo com a ADPG-pirofosforilase e com as vias de biossíntese de aminoácidos (Regierer et al., 2002). Nesse trabalho foi demonstrado que a diminuição da isoforma plastidial dessa enzima afetou fortemente o tamanho do *pool* de adenilatos, resultando num aumento de rendimento dos tubérculos e do conteúdo de amido.

Esses resultados mostram que as manipulações genéticas visando modificar as quantidades de amido podem ser efetuadas não apenas sobre as enzimas que, aparentemente, estão diretamente envolvidas, como é o caso da ADPG-pirofosforilase, mas também sobre outros sistemas, como o transportador ATP:ADP e a enzima adenilato-quinase.

2. AMIDO-SINTASES

As amido-sintases são enzimas que catalisam a elongação das cadeias de glicano durante a síntese de amido pela introdução de uma ligação glicosídica do tipo α-1,4 entre o resíduo de glicose incorporada a ADPG e a cadeia crescente de glicano, a partir de sua extremidade não-redutora.

Essas enzimas são responsáveis pela síntese de amilose e podem ser classificadas em quatro diferentes tipos de isoformas com base nas diferenças entre as seqüências de aminoácidos e distribuição: amido-sintase ligada ao grânulo de amido (ASLG), amido-sintase I (AS I), amido-sintase II (AS II) e amido-sintase III (AS III). Apesar dessas últimas três isoformas serem consideradas solúveis, elas também podem estar parcialmente ligadas ao grânulo de amido. O conhecimento presente mostra que existe uma grande variedade de propriedades cinéticas e moleculares das amido-sintases, que colaboram para a grande diversidade do amido e, por outro lado, dificultam a identificação da exata contribuição de cada uma delas para o processo de biossíntese.

As formas das amido-sintases ligadas ao grânulo de amido são, de longe, as mais estudadas e melhor conhecidas dessa enzima. Aparentemente, existem duas isoformas da enzima ligada, ASLG I e ASLG II, que parecem estar ligadas à elongação de cadeias de glicanos e, conseqüentemente, à síntese de amilose. O papel da ASLG I na síntese do amido tem sido bem caracterizado, como resultado dos estudos usando mutantes de amido ceroso ou *amilose-free* (*waxy*) de várias plantas que não apresentam a proteína ASLG I de aproximadamente 60kD (Echt & Schwartz, 1981; Nakamura et al., 1995; Hylton et al., 1996).

No desenvolvimento de trigo ceroso, foi observado que a mutação em uma isoforma da amido-sintase (ASLG IA) causou uma mudança na estrutura do amido que afetou o volume de intumescimento dos grânulos e o pico de viscosidade. A perda dessa isoforma não diminuiu o conteúdo de amido na mesma extensão da isoforma do tipo B, mas, quando as duas modificações foram combinadas, o conteúdo de amilose foi de apenas 3 a 6% daquele observado no trigo normal (Yamamori et al., 1994). Além disso, o amido derivado da variedade cerosa do trigo tem um pico de viscosidade e temperatura de gelatinização mais altos do que o normal (Yasui et al., 1996).

No caso das isoformas solúveis de amido-sintase (AS I, AS II e AS III), ou pelo menos daquelas não exclusivamente ligadas ao grânulo de amido, os papéis desempenhados na biossíntese do amido não estão completamente estabelecidos. Contudo, estudos com plantas de trigo mutantes para amido-sintase (Yamamori et al., 2000) e plantas transgênicas de batata (Edwards et al., 1999) carregando construções em *antisense* sugerem que essa enzima desempenha um papel-chave na determinação da estrutura da amilopectina. Como conseqüência da modificação na estrutura da amilopectina em razão da modificação genética, houve significativa alteração na quantidade de amido, na morfologia dos grânulos e nas propriedades físico-químicas dos amidos obtidos.

3. ENZIMAS RAMIFICADORAS DO AMIDO

As enzimas ramificadoras do amido (ERA) catalisam a formação de ramificações nas cadeias de glicanos lineares, pela introdução de ligações glicosídicas α-1,6. Apesar desse processo não estar completamente esclarecido, parece que a introdução de ramificações envolve a quebra de um glicano formado por ligações α-1,4 e a religação das cadeias geradas por uma ligação do tipo α-1,6.

As enzimas ramificadoras também existem como isoformas e duas classes são claramente estabelecidas: ERA A e ERA B, que parecem ter papéis diferentes no processo de ramificação dos glicanos do amido. O conhecimento acerca das ERA A decorre, principalmente, de estudos com plantas mutantes, nas quais se observou que a diminuição de sua atividade resulta, freqüentemente, em diminuição no conteúdo de amido e altas quantidades de amilose (Kossmann & Lloyd, 2000).

Além da redução no conteúdo de amido e do aumento de amilose, os mutantes apresentaram grânulos de tamanho e formato irregulares e diferenças no tamanho médio das ramificações da amilopectina (Yano et al., 1985; Bhattacharyya et al., 1990). Contudo, em batatas transgênicas contendo a transformação *antisense* de uma isoforma da enzima ramificadora do amido, não houve diferença nas proporções de amilose e amilopectina ou alteração na distribuição de tamanho das ramificações da amilopectina, mas houve significativo aumento no tamanho médio dos grânulos e modificações nas propriedades físico-químicas do amido (Safford et al., 1998). O tamanho dos grânulos de amido é uma característica importante, pois várias aplicações tecnológicas, incluindo a produção de filmes e aplicações cosméticas, dependem de sua granulometria. Apesar do pouco conhecimento sobre os processos que determinam o tamanho dos grânulos de amido, parece bastante provável que as enzimas ramificadoras desempenhem um papel importante.

O primeiro amido com alto conteúdo de amilose foi obtido por transformação genética a partir da inibição da expressão dos genes de ERA de batatas (Schwall et al., 2000). Além disso, observou-se que a atividade da ERA A pode complementar a atividade da ERA B, mas o reverso parece ser apenas parcialmente verdadeiro, indicando que essas enzimas diferem quanto à especificidade. Aparentemente, as duas enzimas ramificadoras do amido interagem, pois é necessária uma redução tanto de ERA A quanto de ERA B abaixo de 1% em relação aos níveis das plantas-controle, para causar um significativo aumento no conteúdo de amilose. Esses autores observaram que, durante o crescimento, as linhagens transgênicas pareceram normais, mas a redução da atividade ramificadora teve um efeito no rendimento dos tubérculos e no conteúdo de amido, o qual foi metade daquele observado nas plantas não-transformadas geneticamente.

Os grânulos de amido das linhagens ricas em amilose obtidas pela transformação genética apresentaram maior temperatura de gelatinização, de acordo com o nível final de amilose, e quando este foi superior a 55% a expansão dos grânulos foi completamente inibida. Uma outra observação interessante, e aparentemente contraditória, foi que o aumento da razão amilose/amilopectina foi seguido de um aumento de 5 a 6 vezes no conteúdo de fósforo, o qual está freqüentemente associado com a fração ramificada do amido.

Apesar das informações sobre a ERA B estarem limitadas a estudos com plantas transgênicas nas quais sua atividade foi reduzida por modificação *antisense*, uma vez que mutantes naturais para essas enzimas ainda não foram identificados, os resultados obtidos sugerem que as diferentes isoenzimas podem ter papéis mais sutis ou discretos e, conseqüentemente, sua diminuição pode resultar em efeitos menos marcantes. Essa é uma observação importante, pois modificações específicas sobre enzimas com efeitos menos pronunciados podem proporcionar um ajuste mais fino nas propriedades funcionais dos amidos obtidos por engenharia genética.

4. ENZIMAS DESRAMIFICADORAS DO AMIDO

As enzimas desramificadoras do amido atuam diretamente sobre as ligações do tipo α-1,6 dos glicanos ramificados, resultando na liberação de uma cadeia de glicano constituída de ligações α-1,4. De acordo com a seqüência de aminoácidos e com o substrato em que atuam, podem ser classificadas em duas categorias: desramificadoras do tipo pululanase ou enzima R e desramificadoras do tipo isoamilase. As pululanases são capazes de atuar sobre o pululano e dextrinas-limite, enquanto as isoamilases apenas sobre as dextrinas-limite.

Apesar das enzimas desramificadoras serem decisivas no processo de degradação, uma vez que respondem pela degradação dos pontos de ramificação, estudos recentes sugerem que elas podem, também, estar envolvidas na biossíntese do amido. Análises de plantas de milho e arroz com a mutação *sugary 1*, e também de *Chlamidomonas*, que são deficientes em atividade desramificadora do amido, mostraram que houve um acúmulo de um polissacarídeo altamente ramificado e solúvel em água, o qual foi denominado fitoglicogênio (Pan et al., 1984; Mouille et al., 1996).

Existem vários modelos para tentar justificar a atuação das enzimas desramificadoras na síntese de amido, e um deles sugere que seu papel seja aparar excessos de ramificações das cadeias nascentes de pré-amilopectina, de modo que uma estrutura mais organizada e altamente ordenada possa ser gerada e propicie o crescimento dos grânulos de amido. Ainda que o mecanismo exato de ação das enzimas desramificadoras não esteja completamente elucidado, está claro que elas desempenham um papel importante na determinação da estrutura do amido.

Uma vez que as propriedades funcionais do amido derivado de matérias-primas vegetais com a mutação *sugary 1* diferem significativamente das propriedades dos amidos normais, a manipulação das atividades das enzimas desramificadoras por engenharia genética poderá gerar produtos com altos teores de fitoglicogênio. Níveis acima de 30% desse polissacarídeo poderiam resultar em propriedades funcionais únicas, incluindo viscosidade, capacidade de formação de géis e retrogradação reduzidas, e aumento da capacidade de retenção de água (Johnson et al., 2001). No entanto, é muito provável que haja um limite máximo para os níveis de fitoglicogênio que podem ser produzidos, uma vez que poderá resultar em acentuada redução dos teores de amido e prejudicar a formação dos grânulos.

5. FOSFORILAÇÃO DO AMIDO

Minerais constituem um pequeno percentual da composição do grânulo de amido, sendo o fósforo o principal elemento, presente na forma de monésteres de fosfato pela ligação covalente com resíduos de glicose das cadeias de glicanos.

Apesar de estarem presentes em concentrações relativamente baixas, os monoésteres-fosfato de amido desempenham um papel importante nas propriedades funcionais do amido, sendo a mais importante delas a habilidade de intumescer e formar pastas viscosas quando uma suspensão de amido é aquecida acima da temperatura de gelatinização.

Em amido de batata, que apresenta um elevado nível de fosforilação, os monoésteres-fosfato são considerados os principais responsáveis por suas qualidades funcionais superiores em relação ao amido de cereais. Em razão da elevada viscosidade máxima, da baixa temperatura de formação da pasta e da baixa taxa de retrogradação, se comparado com amidos poucos fosforilados, as aplicações tecnológicas do amido de batata são bastante amplas.

O processo de fosforilação do amido ainda não está totalmente esclarecido;

contudo, dados experimentais indicam que, pelo menos em batatas, a incorporação de grupamentos fosfato não se dê pela ação das fosforilases do amido. Existem evidências de que há uma enzima capaz de fosforilar glicanos tanto após quanto durante a sua síntese. Tal proteína foi identificada recentemente em tubérculos de batata por Lorberth et al. (1998) e apesar de inicialmente chamada enzima R1, após a caracterização de sua atividade e mecanismo de ação foi denominada glucano-água-diquinase (GAD).

Apesar das dificuldades para o desenvolvimento de um ensaio de atividade, pois a identificação da provável molécula aceptora de fosfato é muito difícil, uma vez que pode ser qualquer intermediário na síntese de amido, resultados de experimentos de modificação genética ajudam a compreender melhor alguns aspectos relativos ao papel desempenhado por essa enzima na fosforilação do amido (Lorberth et al., 1998).

O amido originado de batatas transgênicas, nas quais a atividade da enzima GAD foi reduzida, teve um considerável decréscimo no conteúdo de fosfato, correspondendo a apenas 10 a 50%, aproximadamente, daquele observado na variedade parental ou controle, tanto nas folhas quanto nos tubérculos.

De modo surpreendente, duas características que anteriormente eram atribuídas ao alto conteúdo de monoésteres de fosfato não foram afetadas ou foram modificadas de maneira diferente do que seria esperado. Primeiro, a temperatura de formação da pasta não foi afetada nos amidos de plantas transgênicas e, segundo, o aumento da viscosidade durante o resfriamento, que pode ser atribuído à retrogradação, foi menor nos amidos com menor conteúdo de fosfato.

Um segundo efeito da redução da GAD em relação à degradação do amido foi observado em tubérculos armazenados sob refrigeração. Diferentemente do que acontece na variedade parental, os tubérculos transgênicos degradaram significativamente menos amido e apresentaram até nove vezes menos açúcares redutores após dois meses de armazenamento a 4°C. Se as mudanças observadas nas taxas de degradação do amido são uma conseqüência direta da diminuição do conteúdo de monofosfato-ésteres de amido, isto é sugestivo de que a fosforilação do amido é uma importante característica para sua degradabilidade, pelo menos em batatas.

O conjunto de resultados sugere um papel crucial para a GAD na determinação do conteúdo de fosfato do amido e evidencia o potencial das ferramentas da engenharia genética na modificação dos níveis de fosforilação de amidos de outras fontes.

6. DEGRADAÇÃO DO AMIDO

Se o estudo do processo de síntese do amido merece destaque por permitir, via biotecnologia, o desenvolvimento de amidos com propriedades funcionais adequadas a aplicações industriais específicas, o conhecimento acerca da degradação do amido não é menos importante, pois eventos de grande relevância comercial são bastante afetados por esse processo.

É bastante conhecido o fato de que tubérculos de batatas, quando armazenados a 4°C para evitar a brotação, podem sofrer o que se convencionou chamar "adoçamento pelo frio", que nada mais é do que a mobilização do amido pelas enzimas degradativas e conseqüente produção de açúcares redutores. Esses açúcares redutores liberados podem então reagir com aminoácidos durante o aquecimento ou fritura, desencadeando a chamada "Reação de Maillard", que resulta na formação de compostos responsáveis pelo escurecimento de vários produtos de batata. Em geral, esse processo é indesejável, uma vez que o escurecimento causa perda de qualidade desses produtos.

Em batatas, a aplicação das técnicas de manipulação da expressão gênica já permitiu não apenas lançar alguma luz sobre o processo de síntese do amido, mas também obter observações adicionais sobre o processo degradativo. No estudo da enzima GAD, identificada por Lorberth et al. (1998), observou-se que, além da diminuição do grau de fosforilação do amido, as batatas geneticamente modificadas degradaram significativamente menos amido quando armazenadas sob refrigeração a 4°C. Os tubérculos transgênicos apresentaram um conteúdo de açúcares redutores que foi até nove vezes menor do que aqueles dos tubérculos-controle, mesmo após dois meses de armazenamento a baixa temperatura.

Outro evento de grande importância comercial que está relacionado com a degradação do amido é o adoçamento de frutos. Em muitos frutos há o acúmulo transitório de amido durante o desenvolvimento, que é então mobilizado durante o processo de amadurecimento, resultando na síntese de sacarose e açúcares redutores como a glicose e a frutose. A conversão da reserva de amido em açúcares solúveis leva ao adoçamento dos frutos, uma das características mais importantes para que estes sejam considerados adequados para o consumo.

Apesar da importância comercial, o processo de degradação do amido, se comparado ao processo de síntese, é pouco estudado. Contudo, em alguns frutos utilizados como modelo de estudo, como a banana, esse processo é um pouco menos obscuro. A banana é um fruto climatérico que ao final de seu desenvolvimento acumula um conteúdo de amido que varia de 20 a 25% de seu peso fresco. Durante o amadurecimento, esse teor é reduzido para menos de 1%, enquanto o teor de açucares totais pode alcançar até 15% (Cordenunsi & Lajolo, 1995).

Os resultados de estudos sobre a expressão de alguns genes permitiram algumas conclusões sobre o processo de conversão amido-sacarose em bananas. A enzima sacarose-fosfato-sintase é determinante para a síntese de sacarose e a expressão gênica é um dos fatores decisivos para regulação de sua atividade durante o amadurecimento (Nascimento et al., 1997). Com relação à enzima sacarose-sintase, apesar de poder sintetizar sacarose, parece não ser a enzima decisiva para a síntese de sacarose no amadurecimento, uma vez que sua atividade e expressão são significativamente diminuídas nesse período (Nascimento et al., 2000).

Uma vez que a síntese de sacarose é limitada, em grande parte, pela disponibilidade de substratos oriundos da reserva de amido do fruto, enzimas degradativas também foram estudadas. Em bananas foi observado aumento de atividade de α-amilase (Bassinello et al., 2002), porém estudos adicionais, envolvendo a clonagem e acompanhamento da expressão do gene, não geraram dados conclusivos a respeito do papel da expressão gênica nesse aumento de atividade (Vieira Júnior, 2001). No caso da β-amilase, também foi observado um expressivo aumento de atividade durante o amadurecimento, fazendo supor que a atividade exo-amilolítica também colabore na mobilização da reserva de amido. Essa enzima também foi clonada e a importância da expressão gênica como fator regulador da atividade foi confirmada em ensaios de inibição do amadurecimento por infiltração de ácido indolacético (Purgatto et al., 2001).

Outras enzimas que também podem desempenhar um papel importante na mobilização do amido são as fosforilases do amido, pois o produto de sua ação degradativa, a glicose-1P, pode ser utilizado em diversas etapas do metabolismo. Resultados da análise de atividade e expressão dessa enzima em bananas (Mota et al., 2002) mostraram que, apesar de sua estreita correlação com o conteúdo de amido durante o desenvolvimento do fruto, a expressão gênica não parece ser o principal fator de regulação.

As enzimas desramificadoras, capazes de degradar ligações glicosídicas do tipo α-1,6, também foram avaliadas, já que o teor de amilopectina na banana é da ordem de 70% do total. Contudo, à semelhança do observado para as fosforilases do amido, não foram observadas alterações significativas do padrão de expressão gênica durante a degradação do amido (Bierhals, 2003).

O conjunto de resultados mostra a complexidade do processo de degradação durante o amadurecimento de frutos, sugerindo uma orquestração entre a ação de hormônios vegetais e a atividade enzimática. A aplicação de técnicas de biologia molecular já permitiu estimar o papel da expressão gênica na regulação dos níveis de atividade de várias enzimas envolvidas na degradação do amido e espera-se que, com o aprofundamento desses estudos, seja possível intervir no processo de adoçamento dos frutos.

III. CONCLUSÕES

A estrutura molecular da amilose, da amilopectina e do grânulo de amido são características que determinam as propriedades funcionais do amido. Atualmente, a versatilidade para propósitos industriais é obtida, em grande parte, por modificações químicas e físicas do amido. Com o advento das técnicas de engenharia genética, há um enorme potencial para produzir uma ampla gama de novos amidos por alteração do tamanho das cadeias de glicanos, mudanças nos padrões de ramificação e da cristalinidade do grânulo. Contudo, a manipulação eficiente da biossíntese do amido é dependente de uma compreensão mais profunda desse processo.

A complexidade da biossíntese do amido está refletida na participação de diferentes enzimas e suas respectivas isoformas, nas diferenças de distribuição subcelular e também diferenças temporais na expressão dos genes envolvidos. Além disso, parece existir uma forte interdependência entre as enzimas participantes.

Os avanços trazidos pela incorporação de técnicas da biologia molecular no estudo da síntese do amido já permitem atribuir funções específicas a algumas enzimas atuantes na produção desse polissacarídeo. Porém, qualquer mudança na estrutura do amido observada com a diminuição da expressão de uma enzima específica não pode ser inequivocamente atribuída à sua redução, pois qualquer alteração na estrutura do amido pode também afetar as atividades de outras enzimas participantes. Apesar disso, são vários os relatos de modificações do amido *in planta* que têm aumentado nosso conhecimento sobre o processo e, principalmente, resultaram em matérias-primas amiláceas com grande potencial de aplicação industrial em tempo relativamente curto.

À medida que essas investigações estabelecerem de forma mais clara as ligações entre os genes envolvidos no controle da síntese, a composição química do amido, a associação dos componentes nos grânulos e as propriedades físico-químicas do amido, a produção de amidos "sob medida", planejados para necessidades industriais específicas por meio da moderna biotecnologia, tornar-se-á uma realidade.

IV. REFERÊNCIAS BIBLIOGRÁFICAS

Baga, M., Repellin, A., Demeke, T., Caswell, K., Leung, N., Abdel-Aal, E. S., Hucl, P. & Chibbar, R. N. (1999) Wheat starch modification through biotechnology. *Starch/Stärke* **51**, 111-116.

Ball S., Guan, H. P., James, M., Myers, A., Keeling, P., Mouille G., Buleon, A., Colonna, P. & Preiss, J. (1996) From glycogen to amylopectin: a model explaining the biogenesis tof the plant starch granule. *Cell* **86**, 349-352.

Bassinello, P. Z., Cordenunsi, B. R. & Lajolo, F. M. (2002) Amylolytic activity in fruits: Comparison of different substrates and methods using banana as model. *J. Agric. Food Chem.* **50**(21), 5781-5786.

Bhattacharyya, M. K., Smith, A. M., Ellis, T. H. N., Hedley, C. & Martin, C. (1990) The wrinkled seed character described by Mendel is caused by a transposon-like insertion in a gene encoding starch branching enzyme. *Cell* **60**, 115-122.

Bierhals, J. D. (2003) Enzima desramificadora de amido tipo-isoamilase durante o amadurecimento de bananas. Tese de Doutorado, Faculdade de Ciências Farmacêuticas, Universidade de São Paulo.

Cordenunsi, B. R. & Lajolo F. M. (1995) Starch breakdown during banana ripening: sucrose syntase and sucrose phosphate synthase. *J. Agric. Food Chem.* **43**(2), 347-351.

Davis, J. P., Supatcharee, N., Khandelwal, R. L. & Chibbar, R. N. (2003) Synthesis of novel starches in planta: opportunities and challenges. *Starch/Stärke* **55**, 107-120.

Echt, C. S. & Schwartz, D. (1981) Evidence for the inclusion of controlling elements within the structural gene at the waxy locus in maize. *Genetics* **99**, 275-284.

Edwards, A., Fulton, D. C., Hylton, C. M., Jobling, S. A., Gidley, M., Rössner, U., Martin, C. & Smith A. M. (1999) A combined reduction in the activity of starch synthases II and III in potato has novel effects on the starch of tubers. *Plant J.* **17**, 251-261.

Giroux, M. J., Shaw, J., Barry, G., Cobb, B. J., Greene, T., Okita, T. & Hannah, L. C. (1996) A single gene mutation that increases maize seed weight. *Proc. Natl. Acad. Sci.* USA **93**, 5823-5829.

Hylton, C. M., Denyer, K., Keeling, P. L., Chang, M. T. & Smith, A. M. (1996) The effect of waxy mutantions on the granule boundstarch synthases of barley and maize endosperms. *Planta* **198**, 230-237.

Johnson, L. A., Hardy, C. L., Baumet, C. P. & White, P. J. (2001) Identifying valuable corn quality traits for starch production. *Cereal Food World* **46**, 417-423.

Keeling, P. L., Bacon, P. J. & Holt, D. C. (1993) Elevated temperature reduces starch deposition in wheat endosperm by reducing the activity of soluble starch synthase. *Planta* **191**, 342-348.

Kossmann, J. & Lloyd, J. (2000) Understanding and influencing starch biochemistry. *Crit. Rev. Plant. Sci.* **19**(3), 171-226.

Lorberth, R., Ritte, G., Willmitzer, L. & Kossmann, J. (1998) Inhibition of a starch-granule bound protein leads to modified starch and repression of cold-sweetening. *Nat. Biotechnol.* **16**, 473-477.

Mota, R. V., Cordenunsi, B. R., Nascimento, J. R. O., Purgatto, E., Rossetto, M. R. M. & Lajolo, F. M. (2002) Activity and expression of banana starch-phosphorylases during fruit development and ripening. *Planta* **216**, 325-333.

Mouille, G., Maddelein, M. K., Liebessart, N., Talaga, P., Decq, A., Delrue, B. & Ball, S. (1996) Preamylopectin processing: a mandatory step for starch biosynthesis in plants. *Plant Cell* **8**, 1353-1366.

Muller-Röber, B., Sonnewald, U. & Willmitzer, L. (1992) Inhibition of the ADPG-pyrophosphorylase in transgenic potato tubers leads to sugar storing tubers and influences the tuber formation and expression of tuber storage protein genes. *EMBO J.* **11**, 1229-1238.

Nakamura, T. M., Yamamori, H., Hirano, H., Hidaka, S. & Nagamine, T. (1995) Production of waxy (amylose-free) wheats. *Mol. Gen. Genet.* **248**, 253-259.

Nascimento, J. R. O., Cordenunsi, B. R. & Lajolo, F. M. (2000) Sucrose synthase activity and gene expression during development and ripening in bananas. *J. Plant Physiol.* **156**, 605-611.

Nascimento, J. R. O., Cordenunsi, B. R., Lajolo, F. M. & Alcocer, M. J. C. (1997) Banana sucrose-phosphate synthase gene expression during banana ripening. *Planta* **203**(3), 283-288.

Pan, D. & Nelson, O. E. (1984) A debranching enzyme deficiency in endosperms of the sugary-1 mutants of maize. *Plant Physiol.* **74**, 324-328.

Purgatto, E., Lajolo, F. M., Nascimento, J. R. O. & Cordenunsi, B. R. (2001) Inhibition of β-amylase activity, starch degradation and sucrose formation by IAA during banana ripening. *Planta* **212**(5/6), 823-828.

Regierer, B., Fernier, A. R., Springer, F., Perez-Melis, A., Leisse, A., Koehl, K., Willmitzer, L., Geingenberger, P. & Kossmann, J. (2002) Starch content and yield increase as a result of altering adenylate pools in transgenic plants. *Nat. Biotechnol.* **20**, 1256-1260.

Safford, R., Jobling, S. A., Sidebottom, C. M., Westcott, R. J., Cooke, D., Tober, K. J., Strongllham, B. H., Russell, A. L. & Gidley, M. J. (1998) Consequences of antisense RNA inhibition of starch branching enzyme activity on properties of potato starch. *Carbohyd. Polym.* **35**, 155-168.

Schwall, G., Safford, R., Westcott, R. J., Jefcoat, R., Tayal, A., Shi, Y. C., Gidley, M. J. & Jobling, S. A. (2000) Production of very-high-amylose potato starch by inhibition of SBE A and B. *Nat. Biotechnol.* **18**, 551-554.

Smith, A. M., Denyer, K. & Martin, C. (1997) The synthesis of the starch granule. *Ann. Rev. Plant Phys.* **48**, 67-87.

Sonnewald, U., Hajirezaei, M. R., Kossmann, J., Heyer, A., Tretheway, R. N. & Willmitzer, L. (1997) Increased potato tuber size resulting from apoplastic expression of yeast invertase. *Nat. Biotechnol.* **15**, 794-797.

Stark, D. M., Timmermann, K. P., Barry, G. F., Preiss, J. & Kishore, G. M. (1992) Regulation of the amount of starch in plant tissues by ADP glucose pyrophosphorylase. *Science* **258**, 287-292.

Tjaden, J., Möhlmann, T., Kampfenkel, K., Henrichs, G. & Neuhaus, H. E. (1998) Altered plastidic ATP/ADP-transporter activity influences potato (*Solanum tuberosum* L.) morphology, yeld and composition of tuber starch. *Plant J.* **16**, 531-540.

Tretheway, R. N., Geingenberger, P., Riedel, K., Hajirezaei, M. R., Sonnewald, U., Stitt, M., Riesneier, J. W. & Willmitzer, L. (1998) Combined expression of glucokinase and invertase in potato tubers leads to a dramatic reduction in starch accumulation and a stimulation of glycolysis. *Plant J.* **15**, 109-118.

Tsai, C. Y. & Nelson, O. E. (1966) Starch-deficient mutant lacking adenosin diphosphate glucose pyrophosphorylase acivity. *Science* **151**, 341-343.

Vieira Júnior, A. (2001) Seqüência e caracterização molecular do cDNA de uma 'alfa'-amilase expressa durante o amadurecimento da banana (*Musa spp*). Dissertação de Mestrado, Faculdade de Ciências Farmacêuticas Universidade de São Paulo.

Yamamori, M., Fujita, S., Hayakawa, K., Matsuki, J. & Yasui T. (2000) Genetic elimination of a starch granule protein, SGP-1, of wheat generates an altered starch with apparent high amylose. *Theor. Appl. Genet.* **101**, 21-29.

Yamamori, M., Nakamura, T., Endo, T. R. & Nagamine, T. (1994) Waxy protein deficiency and chromossomal location of coding genes in common wheat. *Theor. Appl. Genet.* **89**, 179-184.

Yano, M., Okuno, K., Kawakami, J., Satoh, H. & Omura, T. (1985) High amylose mutants of rice, *Oryza sativa L. Theor. Appl. Genet.* **69**, 253-257.

Yasui, T., Matsuki, J., Sazaki, T. & Yamamori, M. (1996) Amylose and lipid content, amylopectin structure, and gelatinization properties of the way wheat (*Triticum aestivum*) starch. *J. Cereal Sci.* **24**, 131-137.

CAPÍTULO 10

EVOLUCIÓN DEL CONCEPTO DE FIBRA

Fulgencio Saura-Calixto

I. DE FIBRA BRUTA A PREBIÓTICOS
II. CEREALES Y FRUTAS COMO PRINCIPALES FUENTES DE FIBRA
III. OTRAS FIBRAS
IV. FRUTAS TROPICALES Y FIBRA DIETÉTICA ANTIOXIDANTE
V. FRACCIÓN INDIGESTIBLE
VI. CONCLUSIONES
VII. REFERENCIAS BIBLIOGRÁFICAS

Departamento de Metabolismo y Nutrición (IF-CSIC)
C/ José Antonio Novais 10, Ciudad Universitaria. 28040, Madrid, España

I. DE FIBRA BRUTA A PREBIÓTICOS

El concepto de fibra ha evolucionado extraordinariamente en las últimas décadas. Hasta los años setenta la fibra, entonces denominada fibra bruta o fibra cruda, era considerada como una fracción de los alimentos de valor energético y nutricional nulo y por tanto los productos con mínimo contenido de fibra eran los preferidos por la industria alimentaria. Actualmente, la fibra dietética es el principal ingrediente en alimentos funcionales (constituye más del 50% del total de ingredientes usados a nivel mundial) y se está incorporando progresivamente a todo tipo de alimentos y bebidas, como factor de calidad nutricional muy apreciado por los consumidores (Mazza, 1998; Packer et al., 1999; Ransley et al., 2001).

Este cambio es consecuencia de la divulgación de las propiedades fisiológicas y nutricionales puestas de manifiesto por la investigación científica en este campo, que ha tenido un extraordinario desarrollo. Esta evolución ha implicado cambios en concepto y en metodología analítica, como queda resumido en el Cuadro 1, y también en productos en el mercado, como se explica a continuación.

CUADRO 1. Evolución del concepto de fibra

Término	Vigencia	Concepto	Método análisis
Fibra bruta/cruda	1864-1970	Fracción no digestible (celulosa, lignina)	Tratamientos NaOH y H_2SO_4
Fibra detergente	1970-1980	Fracción no digestible (celulosa, lignina, hemicelulosas)	Tratamientos detergentes ácido y neutro
Fibra dietética o alimentaria	1980-1990	Fracción no digestible (celulosa, hemicelulosas, lignina)	Tratamientos enzimáticos
Fibra dietética antioxidante	2000-actual	Fibra más antioxidantes asociados	Tratamientos enzimáticos y capacidad antioxidante
Complejo fibra o fracción indigestible	1990-actual	Fracción no digestible (celulosa, hemicelulosa, lignina y otros)	Tratamientos enzimáticos
Prebióticos	2000-actual	Compuestos no digestibles que desarrollan flora intestinal saludable (fibra y oligosacáridos)	Tratamientos enzimáticos (fibra) y HPLC (oligosacáridos)

El concepto con significado nutricional y científico de la fibra (*dietary fibre*, fibra dietética o alimentaria) surge en la década de los setenta, lo que deja obsoletos los conceptos de fibra bruta y fibra detergente, vigentes hasta ese momento. Se establece la definición de fibra como el conjunto de "polisacáridos y lignina que son resistentes a la hidrólisis por los enzimas digestivos del hombre". En base a diversos estudios epidemiológicos aparece la hipótesis de que la deficiencia de fibra en la dieta puede ser un factor significativo que, conjuntamente con otros relacionados con la alimentación y estilo de vida, propicia el desarrollo de enfermedades características de los países desarrollados (cáncer de colon, trastornos intestinales, diabetes, cardiovasculares). Desde entonces la investigación está confirmando en gran medida esta hipótesis inicial (Kritchevsky & Bondfield, 1995; Cho & Dreher, 2001).

Pero un concepto actual de fibra debe tener en cuenta que, además de los compuestos incluidos en la definición (polisacáridos celulósicos, hemicelulósicos, betaglucanos y lignina), también escapan al proceso digestivo y llegan sin degradar al colon otros constituyentes de alimentos. Son principalmente proteína resistente, almidón resistente, compuestos polifenólicos y compuestos de Maillard (Cummings, 1996). En base a ello, recientemente se han propuesto y comenzado a implantar definiciones o conceptos de fibra más amplios y especialmente más correlacionados con efectos fisiológicos. Son el objeto de este capítulo y están referidos en el Cuadro 1.

A partir de la definición inicial de fibra dietética se desarrollan numerosos métodos de análisis de fibra, de los que finalmente se generaliza el método de la AOAC, todavía hoy en uso para etiquetado de alimentos y para datos de tablas de composición de alimentos. Sin embargo, este uso generalizado del método de la AOAC (Prosky et al., 1988) tiene importantes inconvenientes por dos hechos fundamentales: a) la metodología analítica tiene diversas fuentes de error (Mañas & Saura-Calixto, 1993; Mañas & Saura-Calixto, 1995); b) está limitado al concepto inicial de fibra dietética, y no se ha adaptado a la evolución conceptual de la misma (Saura-Calixto & Goñi, 2004). Ello supone una limitación importante para estudios clínicos y epidemiológicos relacionados con fibra dietética. Es decir, tenemos un concepto de fibra científicamente actualizado, mientras que su método de análisis es obsoleto. Cabe citar que el principal organismo impulsor del método de análisis de la AOAC, la *American Association of Cereal Chemists* (AACC) también ha propuesto una actualización de la definición como "la parte comestible de plantas o carbohidratos análogos que son resistentes a la digestión y absorción en el intestino delgado humano con completa o parcial fermentación en el intestino grueso. La fibra incluye polisacáridos, oligosacáridos, lignina y compuestos asociados" (Nelson, 2002). Sin embargo, contradictoriamente, la AACC continua utilizando y recomendando para análisis de fibra el método de la AOAC, el cual corresponde a la definición inicial de fibra ya superada.

II. CEREALES Y FRUTAS COMO PRINCIPALES FUENTES DE FIBRA

Los primeros productos de fibra que aparecieron en el mercado, hace más de un siglo, como reguladores intestinales son los cereales de desayuno de la firma *Kellogg's*, elaborados fundamentalmente a base trigo y maíz. El salvado de trigo ha sido, y en gran medida continúa siendo, la materia prima más utilizada para concentrados de fibra y como ingrediente para enriquecer en fibra alimentos. Ello se debe a sus reconocidas propiedades de regulación intestinal y a su bajo precio.

No obstante, una desventaja de esta materia prima la constituye su baja proporción de fibra soluble. La investigación en este campo ha evidenciado que, independientemente de la tradicional regulación intestinal, la fibra soluble tiene otros efectos específicos en salud tales como acción hipocolesterolémica, disminución de niveles de glucosa en sangre y desarrollo de flora intestinal. Por ello, a partir de los años 80 el sector de cereales comienza a usar, y hoy se ha generalizado, el salvado de avena como materia prima con un contenido de fibra soluble (7,8%) mayor que el salvado de trigo (2,9%).

Paralelamente, comienzan a aparecer fibras dietéticas obtenidas a partir de frutas, la mayor parte de las cuales tiene un contenido de fracción soluble mayor que la avena (Cuadro 2).

CUADRO 2. Contenidos de fibra en productos de frutas y de cereales (% materia seca)

Concentrado de fibra	Fibra insoluble (%)	Fibra soluble (%)	Fibra total (%)
Pulpa de manzana	47,7	12,6	60,1
Pulpa de limón	26,0	19,8	45,6
Salvado de trigo	41,6	2,9	44,5
Salvado de avena	7,9	7,8	15,7
All-bran	25,4	2,5	27,9

También en este contexto cobran importancia las fibras de leguminosas por su equilibrada composición, con una buena proporción de fibra soluble (Saura-Calixto & Goñi, 1993).

A partir de los años 90 se pone de manifiesto el efecto del procesado de cereales y legumbres, especialmente los tratamientos térmicos y de congelación, en transformación de parte del almidón en indigestible (Ciacco et al., 2001). Es el denominado almidón resistente que incrementa los contenidos de fibra insoluble y que presenta una fermentabilidad colónica similar a la de la fibra soluble. A partir de ahí se ha comenzado a producir almidón resistente como ingrediente alimentario.

Hay que tener en cuenta que la fibra siempre se encuentra en los alimentos o suplementos de fibra como una matriz vegetal que lleva asociados componentes bioactivos, entre los que destacan compuestos polifenólicos con capacidad antioxidante, y junto a determinadas cantidades de otros nutrientes. En algunas fibras de frutas (las que hemos denominado fibras antioxidantes) los compuestos bioactivos se encuentran en cantidades apreciables, que pueden ser significativas en nutrición y salud, y son un factor adicional que puede potenciar materias primas de frutas para producción de fibras de alta calidad.

En cualquier caso, cereales, leguminosas y frutas son las dos fuentes principales de fibra. El hecho de que los estudios sobre fibra se iniciasen y desarrollasen en cereales, junto con el uso generalizado de los salvados de trigo y avena en los productos comerciales tradicionales de compañías multinacionales, hace que éstos sean la materia prima de uso mayoritario. También contribuye a ello el hecho de que es técnicamente más sencilla la producción industrial de fibra de cereales que la de frutas. En la preparación de fibras de cereales, dado su poco contenido en agua, las operaciones básicas son la de molienda y separación, mientras que en el caso de las frutas, con contenidos del orden del 90% en agua, es necesario además llevar a cabo una deshidratación.

No obstante es previsible un incremento importante en la utilización de frutas o subproductos del procesado de frutas para obtener fibras de mayor calidad nutricional. Comparativamente, los factores determinantes de la mayor calidad de las fibras de frutas respecto a las cereales se resumen en los siguientes aspectos:

• composición más equilibrada (mayor porcentaje de fibra soluble);

• menor cantidad de ácido fítico (secuestrante de minerales);

• mayor capacidad de retención de agua;

- mayor capacidad de hinchamiento;
- menor contenido calórico (menos proteína y almidón);
- mayor fermentabilidad colónica (efecto prebiótico);
- mayor cantidad de compuestos bioactivos asociados (Saura-Calixto & Jiménez-Escrig, 2001).

III. OTRAS FIBRAS

Las fibras de cereales y frutas son fibras completas. Es decir, todas ellas tienen una estructura que incluye paredes celulares y constituyentes como celulosa, hemicelulosas, pectinas y lignina. También a este grupo pertenecen las fibras de algas y la fibra de soja y de numerosas leguminosas que suelen tener una estructura compleja.

Se han desarrollado fibras constituidas exclusivamente por un tipo de polisacárido o incluso oligosacárido. Podíamos considerar que son fibras incompletas porque carecen de varios de los elementos característicos de las fibras completas naturales. No obstante, se incluyen en el grupo de fibra y como tal se comercializan, dado que tienen alguna o algunas de las propiedades fisiológicas de las fibras. Entre ellas, podemos citar varios galactomananos y glucomananos (gomas), pectinas, psyllium y betaglucanos. Son fibras solubles, estructuralmente formadas por un único polisacárido, que presentan una alta capacidad de retención de agua y de hinchamiento y una alta fermentabilidad colónica. De ello derivan propiedades de regulación intestinal, hipoglucemientes y prebióticas y, en caso de consumo regular y suficiente, hipocolesterolémicas.

A este grupo pertenece el término, hoy tan en uso, de "prebiótico" (sustancias que no son digestibles y al fermentar en el colon pueden favorecer el desarrollo de determinadas bacterias saludables, como *Lactobacilos y Bifidos*). A este grupo pertenecen la mayor parte de las fibras, especialmente las solubles, pero el término se asocia principalmente a oligofructanos o inulina, sustancias que en sentido estricto no deberían denominarse fibra dado que no tienen en la mayoría de los preparados existentes en el mercado estructura de macromoléculas o polisacáridos, sino que son oligosacáridos que por su pequeño tamaño molecular no se detectan por los métodos oficiales de análisis de fibra (AOAC y similares). No obstante, el marketing empresarial ha conseguido se comercialicen como fibra soluble.

IV. FRUTAS TROPICALES Y FIBRA DIETÉTICA ANTIOXIDANTE

Al llevar a cabo estudios sobre fibras de leguminosas y de algunos subproductos vegetales se observó por primera vez que tanto la fracción insoluble como la soluble contenían cierta cantidad de compuestos polifenólicos asociados. Estos compuestos mostraban un comportamiento fisiológico en gran medida similar a la propia fibra ya que no eran digestibles y fermentaban en el colon. Las propiedades y su significado nutricional han sido objeto de diversas publicaciones (Saura-Calixto & Bravo, 2001).

Existen dos tipos de polifenoles asociados a la fibra: extractables (EPP) y no extractables (NEPP). Los primeros se solubilizan en gran parte en fluidos intestinales y pueden ser absorbidos parcialmente en intestino delgado y fermentados mayoritariamente en colon. Los NEPP no se disuelven, y se degradan en pequeña proporción por fermentación colónica. Se ha evidenciado claramente, usando modelos de experimentación animal, que los EPP son biodisponibles mayoritariamente, mientras que los NEPP son excretados casi cuantitativamente y favorecen la excreción de lípidos, teniendo efectos positivos en el tracto intestinal y en el metabolismo lipídico (Martín-Carrón et al., 1997; Martín-Carrón et al., 1999).

Tras el estudio de las propiedades fisiológicas y nutricionales de algunos tipos de fibras con compuestos polifenólicos asociados, se propuso por primera vez la medida de la capacidad antioxidante para evaluar los efectos potenciales en salud de las fibras (Larrauri et al., 1996a). Se encontraron fibras con una capacidad antioxidante excepcional en pieles de mango, piña, lima y pulpa de guayaba (Larrauri et al., 1996b; Larrauri et al., 1996c; Larrauri et al., 1997a; Larrauri et al., 1997b; Jiménez-Escrig et al., 2001b) y, a partir de frutas españolas, en uvas de las variedades Cencibel y Airen (Martín-Carrón et al., 1997; Martín-Carrón et al., 1999). Posteriormente se obtiene en fibras de este tipo a partir del alga *Fucus* recolectada en las costas de Galicia (Jiménez-Escrig et al., 2001a).

Los valores de actividad antioxidante referidos en estos primeros trabajos indican que estas fibras usadas como ingrediente alimentario pueden prevenir la oxidación de alimentos, y ello sería un rasgo diferencial respecto a las existentes en el mercado que carecen de poder antioxidante.

Como ejemplo de estas medidas, las Figuras 1, 2 y 3 muestran los índices de oxidación de ácido linoleico en aire a 37°C (control) y en presencia de pequeñas cantidades de fibras de frutas tropicales. En la Figura 4 se observa el retraso de la oxidación de lipoproteínas humanas de baja densidad (LDL) en presencia de fibra de alga *Fucus*.

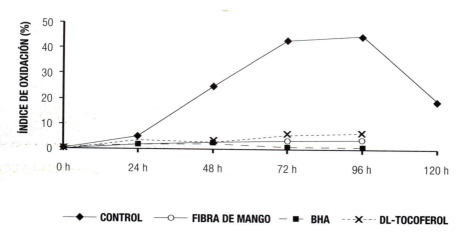

FIGURA 1. Índices de oxidación de fibra de mango y otros antioxidantes (BHA, DL-tocoferol) (Control – ácido linoleico).

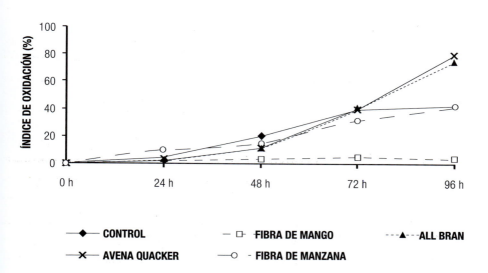

FIGURA 2. Índices de oxidación de fibra de mango y otras fibras comerciales (All bran, Avena Quacker, fibra de manzana) (Control – ácido linoleico).

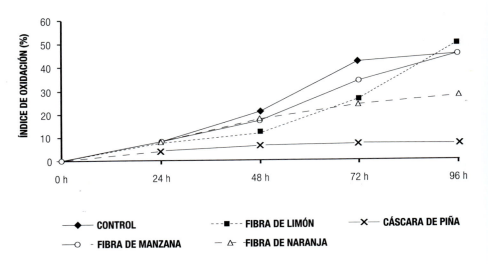

FIGURA 3. Índices de oxidación de fibras de frutas (limón, cáscara de piña, fibra de manzana, fibra de naranja) (Control – ácido linoleico).

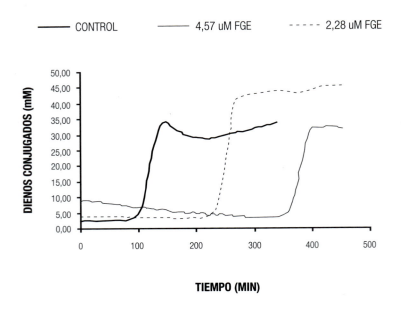

FIGURA 4. Inhibición de oxidación de LDL-humanas (Control – sin fibra) (en presencia de extractos de fibra de alga *Fucus* - concentraciones expresadas en equivalentes de floroglucinol – FGE).

Todas estas fibras se caracterizan por su elevada capacidad antioxidante y, para constatar su singularidad, se midió simultáneamente la capacidad antioxidante de un elevado número de fibras comerciales, dando todas ellas una capacidad antioxidante nula o despreciable, incluyendo a productos tales como *All Bran Plus* (*Kellogg España SA*), *Quaker White Oats* (*Quaker Trading Ltd*, UK) y fibras de naranja y manzana de *Mediterranean Fiber-Fruit Fiber* (Indulleida SA, España).

A partir de estos resultados se definió el concepto nuevo de "fibra dietética antioxidante" para diferenciar los materiales con un notable poder antioxidante de aquellos que no lo muestran o lo hacen en magnitudes insignificantes (Saura-Calixto, 1998). La fibra antioxidante se puede definir como aquella que contiene cantidades apreciables de antioxidantes naturales asociados a la matriz de fibra, con las siguientes características:

- el contenido de fibra debe ser superior al 50% de su materia seca;
- un gramo de fibra debe tener una capacidad de inhibición de la oxidación lipídica equivalente, al menos, a 200mg de vitamina E (medida como oxidación de linoleico, método de tiocianato) y una capacidad de secuestro de radicales libres equivalente a un mínimo de 50mg de vitamina E (método DPPH);
- la capacidad antioxidante debe ser intrínseca, derivada de constituyentes naturales del material vegetal correspondiente y no de antioxidantes adicionados.

Existe actualmente una auténtica explosión en la investigación de antioxidantes naturales (polifenólicos, carotenoides y otros bioactivos) y sus potenciales efectos preventivos de estrés oxidativo y enfermedades relacionadas con el mismo (Papas, 1999). Pero fibra y antioxidantes son dos temas que, tanto en investigación como en desarrollo de productos, se abordan separadamente. En este contexto, las fibras antioxidantes buscan combinar en un solo producto las propiedades derivadas de fibra dietética de alta calidad y de antioxidante natural. Ello les hace potencialmente aptas para su uso como ingrediente alimentario y también como preparado dietético.

Además del poder antioxidante evaluado por numerosas técnicas (DPPH, ABTS, oxidación de ácido linoleico, FRAP, oxidación de LDL) (Pulido et al., 2000; Sánchez-Moreno et al., 1998; Sánchez-Moreno et al., 2000), a través de experimentación animal (ratas *Wistar*) se han obtenido resultados significativos que muestran que la fibra antioxidante de uva favorece la eliminación de grasa y colesterol de la dieta, tiene efectos hipocolesterolémicos y reduce los niveles de oxidación de proteínas plasmáticas. En el tracto intestinal se evidencia que la ingesta de esta fibra produce un status antioxidante (capacidad antioxidante significativa en los fluidos intestinales) (Goñi et al., 2001) que puede tener efectos positivos en salud y protección de estrés oxidativo en la mucosa intestinal. Actualmente se encuentran en desarrollo estudios clínicos, con prometedores resultados preliminares, así como estudios de aplicación de estas fibras como ingrediente alimentario en distintos tipos de alimentos.

Los estudios se han centrado en fibra de uva, por su mayor y más fácil disponibilidad en España. No obstante, es previsible que las fibras antioxidantes de frutas tropicales, dada su similitud estructural, tengan propiedades similares.

V. FRACCIÓN INDIGESTIBLE

Los estudios clínicos y epidemiológicos relacionados con efectos en salud de la fibra utilizan datos de contenidos de fibra tomados de las tablas de composición de alimentos. Pero éstos tienen un valor limitado, dado que hoy es conocido corresponden sólo a una parte de los sustratos que escapan a la acción de los enzimas digestivos. Así, se ha reportado que la fibra proporciona solamente del 22 al 34% de la energía necesaria para la fermentación colónica (Lia et al., 1996). Además los contenidos de fibra de las tablas se han obtenido usando métodos analíticos (AOAC y similares) que obtienen valores que no corresponden a condiciones fisiológicas (Mañas & Saura-Calixto, 1995).

Por ello se propuso el uso de "fracción indigestible" (FI) o "fracción dietética indigestible" como alternativa al de fibra dietética. La fracción indigestible se definió como la parte de los alimentos vegetales que no se digiere o absorbe en el intestino delgado y llega al colon, donde es utilizada como sustrato de fermentación por la microflora (Saura-Calixto et al., 2000). FI comprende fibra dietética y otros compuestos resistentes a la acción digestiva de los enzimas tales como almidón resistente, proteína resistente, polifenoles y otros compuestos asociados de importancia nutricional. Se ha estimado que la ingesta de FI en una dieta está más próxima a la cantidad de sustratos necesaria en el colon para mantener la microflora bacteriana (Cummings & MacFarlane, 1991; Saura-Calixto & Goñi, 2004).

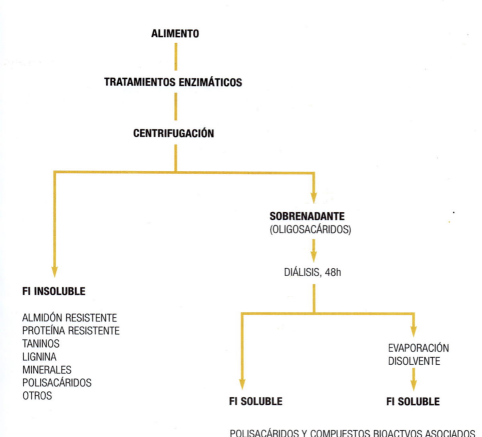

FIGURA 5. Esquema de metodología para determinación de fracción indigestible (FI).

Igualmente se propuso una metodología analítica para su determinación (Saura-Calixto et al., 2000), la cual se muestra en el diagrama de la Figura 5. En resumen las muestras se tratan con pepsina (pH 1,5; 1h; 37°C) y amilasa (pH 6,9; 16h; 37°C) y tras centrifugación los sobrenadantes se dializan en agua durante 48 horas, y en los dializados se determina la fracción indigestible soluble por metodología similar a la fibra soluble (espectrofotometría, cromatografía de gases o gravimetría tras eliminación del disolvente). Los residuos se secan y se cuantifican gravimetricamente como fracción indigestible insoluble. Además de la cuantificación gravimétrica de la FI, la metodología permite análisis adicionales de la composición química detallada de las fracciones soluble e insoluble de FI.

Las principales diferencias entre FI y fibra dietética se resumen en el Cuadro 3.

CUADRO 3. Principales diferencias entre fracción indigestible y fibra dietética

	Fracción indigestible	Fibra dietética
Concepto	Todos los compuestos indigestibles	Restringido a polisacáridos y lignina
Método analítico	Condiciones fisiológicas	Condiciones no fisiológicas
Preparación muestra	Según se consume (cruda o cocinada)	Secada a 100ºC y hervida
Componentes de los residuos gravimétricos	Los incluidos en concepto	Otros no incluidos en concepto (RS, RP, CT, etc.)
Digestibilidad de almidón y otros nutrientes	No modificada	Modificada durante análisis

RS: almidón resistente; RP: proteína resistente; CT: taninos condensados.

En resumen, es de destacar que la FI puede ser nutricionalmente más útil que la fibra porque sus valores se obtienen simulando condiciones fisiológicas y evitando modificaciones artificiales de digestibilidad de nutrientes y otros errores metodológicos característicos del análisis de fibra (Saura-Calixto & Goñi, 2004).

Los contenidos de fracción indigestible de algunos alimentos se incluyen en la Tabla 1. Obviamente los contenidos de fracción indigestible son superiores a los de fibra dietética por las razones mencionadas anteriormente. La composición detallada (polisacáridos, lignina, almidón resistente, proteína resistente, minerales etc.) se puede encontrar en la publicación original (Saura-Calixto et al., 2000).

TABLA 1. Contenido de fracción indigestible en alimentos (% parte comestible seca)

	Fracción indigestible		
	Total	Soluble	Insoluble
Arroz	12,13	2,19 ± 0,09	9,94 ± 0,41
Pan	11,06	2,78 ± 0,11	8,28 ± 0,37
Pasta (spaghetti)*	14,01	2,10 ± 0,34	11,19 ± 0,82
Alubias secas*	35,59	8,50 ± 0,80	31,14 ± 0,51
Espárragos	40,49	6,19 ± 0,39	34,30 ± 2,59
Espinacas*	46,88	4,81 ± 0,28	42,07 ± 3,96
Alubia verde*	32,30	4,79 ± 0,49	27,51 ±1,55
Lechuga	20,96	1,20 ± 0,29	19,76 ± 1,614
Manzana	16,97	3,07 ± 0,46	13,9 ± 0,48
Pera	18,80	2,90 ±0,24	15,9 ± 0,5
Melocotón	14,19	4,74 ± 0,37	9,45 ± 0,65
Fresas	24,90	3,39 ± 0,28	21,51 ± 0,70
Cacahuete	14,91	1,19 ± 0,08	12,99 ± 0,41

* Alimento cocinado.

VI. CONCLUSIONES

La fibra dietética ha adquirido una gran importancia en nutrición y salud. Actualmente es el ingrediente más utilizado en la elaboración de alimentos funcionales, representando más de un 50% del total de ingredientes del mercado. También se encuentra en expansión como suplemento en dietética y farmacia. En este campo cabe citar el interés de la utilización de las frutas tropicales y los subproductos de la fabricación de sus zumos para la obtención de fibra antioxidante, un nuevo producto que combina los efectos de fibra y antioxidantes naturales y que puede ser un ingrediente alimentario o suplemento dietético de especial interés.

El concepto inicial de fibra, establecido en los años setenta, ha evolucionado y existe consenso en la comunidad científica para ampliarlo a fin de incluir otros constituyentes de los alimentos igualmente no digestibles y susceptibles de fermentación colónica. No obstante, paradójicamente, la metodología oficial para su análisis se mantiene con escasas variaciones desde hace décadas a pesar de conllevar asociados importantes errores cualitativos y cuantitativos. Como consecuencia, los valores de fibra de tablas de composición de alimentos y etiquetado de los mismos tienen un valor limitado, dado que sólo representan una parte de los compuestos no digestibles de alimentos. Por ello los estudios clínicos y epidemiológicos basados en los mismos tienen igualmente un valor limitado y parcial.

VII. REFERENCIAS BIBLIOGRÁFICAS

Cho, S. & Dreher, M. (2001) *Handbook of Dietary Fiber.* Marcel Dekker Inc., New York.

Ciacco, C. F., Tavares, D. Q. & Teixeira, M. A. V. (2001) Amido Resistente. En *Fibra dietética en Iberoamerica: Tecnología y salud. Obtención, caracterización, efecto fisiológico y aplicación en alimentos.* eds. F. M. Lajolo, F. Saura-Calixto, E. Wittig de Penna, E. W. Menezes, pp. 129-142. CYTED/CNPq/Varela, São Paulo.

Cummings, J. H. & MacFarlane, G. T. (1991) The control and consequences of bacterial fermentation in the human colon. *J. Appl. Bacteriol.* **70**, 443-459.

Cummings, J. H. (1996) Dietary fibre and fermentation concluding remarks. En *Dietary fibre and fermentation in the colon.* eds. Y. Mälkki, J. H. Cummings, pp. 394-398. COST Action 92. European Commission, Brussels.

Goñi, I., Gudiel-Urbano, M., Bravo, L. & Saura-Calixto, F. (2001) Dietary modulation of bacterial fermentative capacity by edible seaweeds in rats. *J. Agric. Food Chem.* **49**, 2663-2668.

Jiménez-Escrig, A., Jiménez-Jiménez, I., Pulido, R. & Saura-Calixto, F. (2001a) Antioxidant activity of procesed and edible seaweeds. *J. Sci. Food. Agric.* **81**, 530-534.

Jiménez-Escrig, A., Rincón, A. M., Pulido, R. & Saura-Calixto, F. (2001b) Guava fruit (*Psidium guajava* L.) as a new source of antioxidant dietary fiber. *J. Agric. Food Chem.* **49**, 5489-5493.

Kritchevsky, D. & Bondfield, C. (1995) *Dietary fiber in health and disease.* Eagan Press, St. Paul, Minnesota.

Larrauri, J. A., Goñi, I., Martín-Carrón, N., Rupérez, P. & Saura-Calixto, F. (1996a) Measurement of Health-Promoting properties in fruit dietary fibres: antioxidant capacity, fermentability and glucose retardation index. *J. Sci. Food Agric.* **71**, 515-519.

Larrauri, J. A., Rupérez, P., Borroto, B. & Saura-Calixto, F. (1996b) Mango peels as a new tropical fiber: Preparation and characterization. *Lebensm. -Wiss. Technol.*, **29**, 729-733.

Larrauri, J. A., Rupérez, P., Bravo, L. & Saura Calixto, F. (1996c) High dietary fibre powders from orange and lime peels: Associated polyphenols and antioxidant capacity. *Food Res. Int.* **29**, 757-762.

Larrauri, J. A., Rupérez, P. & Saura Calixto, F. (1997a) Pineapple shell as a source of dietary fiber with associated poliphenols. *J. Agric. Food Chem.* **45**, 4028-4031.

Larrauri, J. A., Rupérez, P. & Saura-Calixto, F. (1997b) Mango peels fibres with antioxidant activity. Z. *Lebensm. Unters. Forsch.* **205**, 39-42.

Lia, A., Hallmans, G., Sandberg, A. S., Sundberg, B., Aman, P. & Andersson, H. (1996) Substrates available for colonic fermentation from oat, barley and wheat diets. A study in ileostomy subjects. En *Dietary fibre and fermentation in the colon.* eds. Y. Mälkki, J. H. Cummings, pp. 33-36. COST Action 92. European Commission, Brussels.

Mañas, E. & Saura-Calixto, F. (1993) Ethanolic precipitation: A source of error in dietary fibre determination. *Food Chem.* **47**, 351-355.

Mañas, E. & Saura-Calixto, F. (1995) Dietary fibre analysis: methodological error sources. *Eur. J. Clin. Nutr.* **49**(3S), S158-162.

Martín-Carrón, N., García-Alonso, A., Goñi, I. & Saura-Calixto, F. (1997) Nutritional and physiological properties of grape pomace as a potential food ingredient. *Am. J. Enol. Vitic.* **48**, 328-332.

Martín-Carrón, N., Goñi, I., Larrauri, J. A., García-Alonso, A. & Saura-Calixto, F. (1999) Reduction in serum total and LDL cholesterol concentrations by a dietary fiber and polyphenol-rich grape product in hypercholesterolemic rats. *Nut. Res.* **19**, 1371-1381.

Mazza, G. (1998) *Functional foods. Biochemical and processing aspects.* Technomic Publishing Company, Lancaster (USA).

Nelson, A. M. (2002) Defining high fiber ingredient terminology. En *High Fiber Ingredients.* ed. A. M. Nelson, pp. 1-28. Eagan Press, St Paul, Minnesota.

Packer, L., Hiramatsu, M. & Yoshikawa, T. (1999) *Antioxidant food supplements in human health.* Academic Press, London.

Papas, A. M. (1999) *Antioxidant status, diet, nutrition and health.* CRC Press, Washington D.C.

Prosky, L., Asp, N., Schweizer, T. F., De Vries, J. W. & Furda, I. (1988) Determination of insoluble, soluble, and total dietary fibre in foods and food products: Interlaboratory study. *J. Assoc. Off. Anal. Chem.* **71**, 1017-1023.

Pulido, R., Bravo, L. & Saura-Calixto, F. (2000) Antioxidant activity of dietary polyphenols as determined by a modified Ferric Reducing/Antioxidant Power assay. *J. Agric. Food Chem.* **48**, 3396-3402.

Ransley, J. K., Donnelly, J. K. & Read, N. W. (2001) *Food and nutritional supplements. Their role in health and disease.* Springer, Germany.

Sánchez-Moreno, C., Jiménez-Escrig, A. & Saura-Calixto, F. (2000) Study of low-density lipoprotein oxidizability indexes to measure the antioxidant activity of dietary polyphenols. *Nutr. Res.* **20**, 941-953.

Sánchez-Moreno, C., Larrauri, J. A. & Saura-Calixto, F. (1998) A procedure to measure the antiradical efficiency of polyphenols. *J. Sci. Food Agric.* **76**, 270-276.

Saura-Calixto, F. & Goñi, I. (1993) Dietary intakes in Spain. En *Dietary fibre intakes in Europe,* eds. J. H. Cummings, W. Frolich, pp. 67-76. Commission of the European Communities, Drirectorate General Science, Luxemburg.

Saura-Calixto, F. & Jiménez-Escrig, A. (2001) Compuestos bioactivos asociados a fibra. En *Fibra dietética en Iberoamérica: Tecnología y salud. Obtención, caracterización, efecto fisiológico y aplicación en alimentos.* eds. F. M. Lajolo, F. Saura-Calixto, E. Wittig de Penna, E. W. Menezes, pp. 103-128. CYTED/CNPQ/Varela, São Paulo.

Saura-Calixto, F. & Goñi, I. (2004) The intake of dietary indigestible fraction in the Spanish diet shows the limitations of dietary fibre data for nutritional studies. *Eur. J. Clin. Nutr.* **58**, 1078-1082.

Saura-Calixto, F. (1998) Antioxidant dietary fibre product: A new concept and a potential food ingredient. *J. Agric. Food Chem.* **46**, 4303-4306.

Saura-Calixto, F. & Bravo, L. (2001) Dietary fiber-associated compounds: chemistry, analysis, and nutritional effects of polyphenols. En *Handbook of Dietary Fiber.* eds. S. Cho, M. Dreher, pp. 415-434. Marcel Dekker Inc., New York.

Saura-Calixto, F., García-Alonso, A., Goñi, I. & Bravo, L. (2000) In vitro determination of the indigestible fraction in foods: an alternative to dietary fiber analysis. *J. Agric. Food Chem.* **48**, 3342-3347.

CAPÍTULO 11

FIBRA ALIMENTAR: DEFINIÇÃO E MÉTODOS ANALÍTICOS

Tullia Maria Clara Caterina Filisetti

I. INTRODUÇÃO

II. DEFINIÇÕES DE FIBRA ALIMENTAR

III. MÉTODOS GERAIS PARA DETERMINAR A FIBRA ALIMENTAR
1. MÉTODOS GRAVIMÉTRICOS
2. MÉTODOS ENZÍMICO-GRAVIMÉTRICOS
3. MÉTODOS ENZÍMICO-QUÍMICOS
   - 3.1. ANÁLISES POR COLORIMETRIA
   - 3.2. ANÁLISES POR CROMATOGRAFIA A GÁS (CG)
   - 3.3. ANÁLISES POR CROMATOGRAFIA LÍQUIDA DE ALTA EFICIÊNCIA (CLAE)

IV. MÉTODOS PARA DETERMINAR COMPONENTES ESPECÍFICOS DA FIBRA ALIMENTAR
1. DETERMINAÇÃO DE β-D-GLICANOS – $(1\rightarrow3)(1\rightarrow4)$
2. DETERMINAÇÃO DE AMIDO RESISTENTE (AR)
3. DETERMINAÇÃO DE FRUTANOS: INULINA E OLIGOFRUTOSE
4. DETERMINAÇÃO DE POLIDEXTROSE (PDX)
5. DETERMINAÇÃO DE GALACTOOLIGOSSACARÍDEOS (GOS)
6. DETERMINAÇÃO DE MALTODEXTRINAS RESISTENTES (MDR)

V. RESUMO

VI. REFERÊNCIAS BIBLIOGRÁFICAS

Departamento de Alimentos e Nutrição Experimental
Faculdade de Ciência Farmacêuticas – Universidade de São Paulo
Av. Prof. Lineu Prestes, 580 – CEP 05508-900 São Paulo, SP – Brasil
E-mail:tullia@usp.br

I. INTRODUÇÃO

Hipócrates em 500 a.C. já preconizava o consumo de dietas contendo doses elevadas de fibra por causa de seu efeito laxativo benéfico.

No final do século XIX e início do século XX, com os avanços tecnológicos, houve uma mudança drástica no perfil das dietas consumidas pelas populações. As novas tecnologias de processamento de alimentos possibilitaram a extração de determinados componentes, os quais eram considerados mais nutritivos, ao passo que outros, como as fibras, eram descartados, não eram considerados úteis para a alimentação diária dos indivíduos.

Porém, atualmente sabe-se que a fibra da dieta interfere no funcionamento do sistema digestivo de muitas maneiras, inclusive no intestino grosso, onde ela pode ser fermentada total ou parcialmente pelas bactérias intestinais e cujos produtos formados pelo metabolismo bacteriano podem ter efeitos locais ou sistêmicos.

Mais tarde Hipsley (1953) propôs o termo *dietary fibre* (fibra da dieta) referindo-se aos constituintes comestíveis não-digeríveis dos alimentos e que faziam parte das células das plantas.

A nova era da fibra se inicia com um artigo de Cleave (1956) sugerindo que as principais doenças do homem moderno (obesidade, diabetes, doenças coronarianas, úlcera péptica, cáries dentárias, constipação, apendicite e varizes) poderiam estar relacionadas à ingestão de alimentos refinados, isto é, com baixos conteúdos de fibra.

A fibra da dieta tornou-se mais conhecida nos anos 70 a partir dos estudos epidemiológicos e clínicos de Burkitt (1973), Walker (1974) e Trowell (1972). Estes pesquisadores observaram que existia uma relação muito estreita entre a quantidade de fibra consumida na alimentação e a incidência de doenças cardiovasculares, metabólicas e do sistema digestivo. Desde então foram acumuladas inúmeras informações referentes aos efeitos benéficos da fibra.

Os estudos têm mostrado que a fibra da dieta pode participar do controle da motilidade gastrintestinal, interferir no metabolismo da glicose e dos lipídeos, modular a atividade metabólica da microbiota intestinal, influenciar na concentração de componentes tóxicos no lúmen do cólon e contribuir na manutenção do equilíbrio do ecossistema do intestino grosso e da integridade da mucosa intestinal (Kritchevsky, 2001).

Apesar das inúmeras pesquisas já desenvolvidas, existem ainda muitas controvérsias sobre sua definição, componentes químicos envolvidos, métodos de análise utilizados para a sua determinação, necessidades diárias de ingestão, efeitos fisiológicos no organismo humano e sobre a rotulagem dos alimentos processados contendo fibra. Isto se deve, principalmente, ao fato de que a "fibra da dieta", denominada também de "fibra alimentar" (FA), não possa ser tratada como uma única substância: ela é composta de diferentes polissacarídeos interligados entre si formando uma rede tridimensional na presença de várias substâncias como proteína de parede celular, lignina, compostos fenólicos, fitatos, oxalatos e outras.

II. DEFINIÇÕES DE FIBRA ALIMENTAR

A definição exata de FA, bem como os métodos utilizados para a sua avaliação não foram ainda estabelecidos de maneira satisfatória, essencialmente, porque a FA pode ser definida tanto pelos seus atributos fisiológicos como pela sua composição química.

A FA é descrita como uma classe de compostos de origem vegetal constituída, principalmente, de polissacarídeos e substâncias associadas, que quando ingeridos não sofrem hidrólise, digestão e absorção no intestino delgado de humanos (Prosky, 2001). Esta definição, de natureza essencialmente fisiológica, tem sido aceita, durante os últimos trinta anos, pela maioria dos pesquisadores que atuam nessa área da ciência.

Tem-se discutido, também, se os polissacarídeos de origem animal, como, por exemplo, a quitina e derivados, deveriam ou não ser incluídos na definição de FA.

Em alguns países como no Japão, o conteúdo de FA é descrito nas tabelas de composição de alimentos tanto para alimentos de origem vegetal como para os de origem animal (Prosky, 2001).

Segundo a FAO (*Food and Agricultural Organization*), a FA é constituída de substâncias cuja origem pode ser animal ou vegetal e é resistente à hidrólise de enzimas do trato gastrintestinal (Prosky, 2001).

O *Codex Alimentarius* define a FA como sendo um componente comestível, de origem vegetal ou animal, não hidrolisado pelas enzimas endógenas do trato digestivo de humanos e determinado por método previamente harmonizado.

Nova definição para fibra alimentar do *Codex* está sendo elaborada. A versão ALINOR/05/28/26 (Step 7), que está em fase de discussão, considera tanto as características químicas como as nutricionais da fibra alimentar.

No Brasil, segundo a Agência Nacional de Vigilância Sanitária (Anvisa), a FA é definida como "qualquer material comestível que não seja hidrolisado pelas enzimas endógenas do trato digestivo de humano e determinado segundo os métodos publicados pela AOAC em sua edição mais atual" (Resolução RDC nº 40 de 21.3.2001) (Brasil, 2001). Nesse caso, a fração fibra é caracterizada pelo seu significado fisiológico e ao mesmo tempo exclui de sua definição todos aqueles componentes que não são determinados pelos métodos preconizados pela AOAC, como, por exemplo, carboidratos com baixo grau de polimerização (GP < 12) e solúveis em etanol a 78%. Já na Resolução RDC nº 360 de 23.12.2003 (Brasil, 2003) é apenas mencionado que, para fins de comprovação nutricional, devem ser utilizados métodos analíticos reconhecidos internacionalmente e validados, sem definir quais métodos devem ser utilizados para determinação da fibra alimentar.

Uma comissão permanente criada pela Associação Americana de Químicos de Cereais (*American Association of Cereal Chemists* – AACC), depois de muitos debates e informações de indústrias, academias e órgãos governamentais de diversos países, elaborou em 2000 a seguinte definição para fibra da dieta (AACC, 2001):

"A fibra da dieta é a parte comestível das plantas ou carboidratos análogos que são resistentes à digestão e absorção no intestino delgado de humanos com fermentação completa ou parcial no intestino grosso. A fibra da dieta inclui polissacarídeos, oligossacarídeos, lignina, e substâncias associadas às plantas. A fibra da dieta promove efeitos fisiológicos benéficos, incluindo laxação, e/ou atenuação do colesterol do sangue e/ou atenuação da glicose do sangue".

Nesta definição, além de ser incluído o significado fisiológico e metabólico da FA, é declarada, também, a origem e a descrição dos componentes que fazem parte da fração fibra (Tungland & Mayer, 2002). Estão inclusos na definição: polissacarídeos não-amido (NSP) e oligossacarídeos resistentes (OR), lignina, substâncias associadas aos NSP e a lignina complexa das plantas e carboidratos análogos. Aos carboidratos análogos correspondem, basicamente, os carboidratos isolados de crustáceos e organismos unicelulares, a polidextrose, as maltodextrinas e amido resistente e a celulose modificados (Quadro 1).

QUADRO 1. Componentes da fibra alimentar (FA)

Componentes da FA	Principais grupos	Componentes da FA / Fontes
Polissacarídeos não-amido e oligossacarídeos	Celulose	Celulose de plantas: vegetais, beterraba p/ açúcar e vários farelos
	Hemicelulose	Arabinogalactanos, β-glicanos, arabinoxilanos, glicuronoxilanos, xiloglicanos, galactomananos
	Frutanos	Inulina, oligofrutanos
	Gomas e mucilagens	Extratos de sementes (galactomananos – goma guar e goma locuste), exsudatos de plantas (goma acácia, goma *karaya*, goma tragacante), polissacarídeos de algas (alginatos, agar, carragenanas), goma *psyllium*
	Pectinas	Frutas, vegetais, legumes, batata, beterraba p/açúcar
Carboidratos análogos	Amido resistente e maltodextrinas	Várias plantas, tais como milho, ervilha, batata
	Sínteses químicas	Polidextrose, lactulose, derivativos de celulose (MC, HPMC)*
	Sínteses enzimáticas	Frutooligossacarídeos de cadeia curta (FOS), transgalactooligos-sacarídeos (TOS), levano, goma xantana, oligofrutose, xilooligos-sacarídeos (XOS), goma de guar hidrolisada (GGH), *curdlan*
Lignina	Lignina	Plantas lenhosas
Substâncias associadas com polissacarídeos não-amido	Compostos fenólicos, proteína de parede celular, oxalatos, fitatos, ceras, cutina, suberina	Fibras de plantas
Fibras de origem animal	Quitina, quitosana, colágeno e condroitina	Fungos, leveduras, invertebrados

* MC = Metilcelulose   HPMC = Hidroxipropilmetilcelulose

(Adaptado de Tungland & Mayer, 2002).

Conforme a sua definição, a FA pode fazer parte da categoria de alimentos funcionais, pois interfere em uma ou mais funções do corpo de maneira positiva. Segundo Roberfroid (2000), "um alimento pode ser considerado funcional se for demonstrado de maneira satisfatória que pode agir de forma benéfica em uma ou mais funções do corpo, além de se adequar à nutrição e de certo modo melhorar a saúde e o bem-estar, ou reduzir o risco de doenças".

Além disso, quando determinados componentes da fração FA estimulam o crescimento de bactérias benéficas, especialmente as bifidobactérias e os lactobacilos, eles podem ser incluídos na categoria de alimentos funcionais denominados de prebióticos. "Prebióticos são ingredientes alimentares que não são digeridos e que afetam de maneira benéfica o hospedeiro por estimular seletivamente o crescimento e/ou a atividade de uma ou de um número limitado de bactérias do colón" (Gibson & Roberfroid, 1995).

Em 2002, a junta de especialistas definiu "fibra total" como uma combinação de "fibra alimentar" e "fibra funcional" (Food and Nutrition Board, 2002). "Fibra alimentar" foi definida como a parte comestível intrínseca e intacta dos alimentos de origem vegetal e que corresponde ao componente não-digerido dos carboidratos e a lignina. "Fibra funcional" refere-se às fontes de fibra que têm uma similaridade com os efeitos benéficos da fibra alimentar, mas são isoladas ou extraídas a partir de fontes naturais ou são obtidas sinteticamente.

III. MÉTODOS GERAIS PARA DETERMINAR A FIBRA ALIMENTAR

O conteúdo de fibra dos alimentos pode ser analisado por várias metodologias e a escolha do método depende da necessidade de informações mais ou menos detalhadas em relação a seus componentes.

Na maioria dos métodos, os valores de FA, para um determinado alimento, são subestimados e, além disso, variam em função da metodologia utilizada.

Os métodos mais utilizados são os métodos enzímico-gravimétricos da AOAC (2000) (*Association of Official Analytical Chemists International*) e da AACC (2000) (*American Association of Cereal Chemists*), onde a fibra é isolada e pesada, e os métodos baseados nos trabalhos de Englyst (métodos enzimático-químicos) em que os componentes da fibra são analisados isoladamente. Nos métodos de Englyst, o amido resistente e a lignina são excluídos da fração fibra e, nos métodos enzímico-gravimétricos da AOAC e da AACC, a lignina, cutina, taninos, produtos de Maillard, parte do amido resistente e outros compostos associados à fração fibra são incluídos em sua determinação. Em ambas as metodologias os oligossacarídeos não podem ser recuperados nas etapas de precipitação com etanol, pois eles são solúveis em etanol a 78%, resultando, dessa forma, um conteúdo de fibra subestimado para aqueles alimentos que contêm esses compostos em sua composição.

Os métodos para determinar a FA podem ser classificados em três categorias:

1. Métodos gravimétricos;
2. Métodos enzímico-gravimétricos;
3. Métodos enzímico-químicos.

1. MÉTODOS GRAVIMÉTRICOS

Os métodos gravimétricos determinam o resíduo insolúvel após uma extração química ou enzimática e química dos componentes que não pertencem à fração fibra. Nessa categoria temos: o método da fibra bruta (FB), cuja metodologia está sendo abandonada, pois só fornece valores inexatos de celulose e lignina; os métodos que utilizam detergentes ácido (ADF) e neutro sem (NDF) ou com a adição de α-amilase (NDFM). Os métodos que utilizam detergentes foram originalmente desenvolvidos para analisar forragens e rações, porém eles têm sido aplicados extensivamente para alimentos, sendo que a principal desvantagem é que os componentes solúveis da fibra não podem ser determinados. Para a maioria dos alimentos os resíduos de fibra quantificados por essas metodologias não correspondem à FA como ela é hoje definida. Resumindo, o método da FB corresponde à soma de uma fração da lignina e celulose; o método ADF representa a soma de lignina e celulose; e o método NDF determina a soma de celulose, lignina e hemicelulose insolúvel.

2. MÉTODOS ENZÍMICO-GRAVIMÉTRICOS

Sabendo-se que tanto o método da FB como os métodos NDF e NDFM não são capazes de determinar toda a fração não-digerível dos alimentos, os cientistas começaram a enfatizar o uso de enzimas para isolar a fração fibra dos alimentos. Nesse caso, o sistema enzimático escolhido hidrolisa todo o amido presente na amostra e remove ou determina, também, toda a proteína e as cinzas nela presentes. Os métodos enzímico-gravimétricos são capazes de determinar, após precipitação em etanol a 78%, a fração solúvel da fibra com grau de polimerização acima ou igual a 12, como, por exemplo, as pectinas, as hemiceluloses solúveis, gomas, mucilagens e β-glicanos. Essa informação é de fundamental importância, pois sabe-se que a fibra solúvel tem efeitos fisiológicos no organismo humano diferentes da fibra insolúvel.

A maioria dos métodos utilizados, atualmente, para a determinação de fibra são baseados nos trabalhos de Prosky et al. (1985) e Prosky et al. (1992), incluindo os métodos oficiais da AOAC e da AACC, e estão fundamentados na porção não-hidrolisada do alimento que resiste à digestão enzimática seqüencial com α-amilase, protease e amiloglicosidase e é insolúvel em etanol entre 78 e 80%. Além disso, para determinar corretamente a FA há a necessidade da garantia da atividade e da pureza das enzimas, isto é, as enzimas não podem ter baixa atividade e não podem estar contaminadas com pectinases, β-glicanases e hemicelulases (Figura 1).

Após a ação das enzimas e a precipitação com etanol, o resíduo assim obtidas é pesado e as cinzas e a proteína residual, nele contido, são determinadas e, posteriormente, descontadas. Nas frações isoladas podemos, também, determinar os componentes químicos que fazem parte de fração solúvel (FAS) e insolúvel (FAI) da fibra alimentar (Shiga et al., 2003).

Os métodos enzímico-gravimétricos, em particular os métodos oficiais da AOAC (2000) e da AACC (2000) (Tabela 1) de determinação de fibra alimentar total (FAT) (AOAC 985.29 e AACC 32-05), FAI (AOAC 991.42 e AACC 32-20) e FAS (AOAC 993.19) ou os métodos de determinação de FAT, FAI e FAS (AOAC 991.43 e AACC 32-07), são os métodos mais amplamente utilizados para determinar a FA.

Os métodos são exatos e precisos quando comparados com outras metodologias e estão de acordo com a definição de fibra mais aceita atualmente. Além disso, os métodos são simples, não onerosos, e de fácil execução, não havendo necessidade de pessoal altamente treinado ou de investimentos de capital elevados, quando comparados com os métodos enzímico-químicos que utilizam aparelhos de cromatografia. Os métodos enzímico-gravimétricos, porém, não dão informações detalhadas dos componentes da fibra alimentar, mas, apesar de tudo, estes métodos são considerados os mais apropriados para análises rotineiras de fibra como na rotulagem dos alimentos, no controle de qualidade e em determinadas pesquisas.

Os métodos da AOAC 991.43 ou da AACC 32-07 que utilizam o tampão MES-TRIS, em substituição ao tampão fosfato, apresentam algumas vantagens em relação aos outros métodos da AOAC (985.29, 991.42, 993.19) ou da AACC (32-05, 32-20) como: ausência de co-precipitação de tampão fosfato em etanol a 78% (Lee & Hicks, 1990) com a FAS, uso de uma quantidade menor de tampão e outros reagentes, resultando, portanto, uma filtração mais rápida na obtenção do resíduo da fibra e, também, eliminação da etapa de ajuste de pH para a ação da protease (Figura 1).

Nesta categoria está incluído, também, o método não-enzímico-gravimétrico

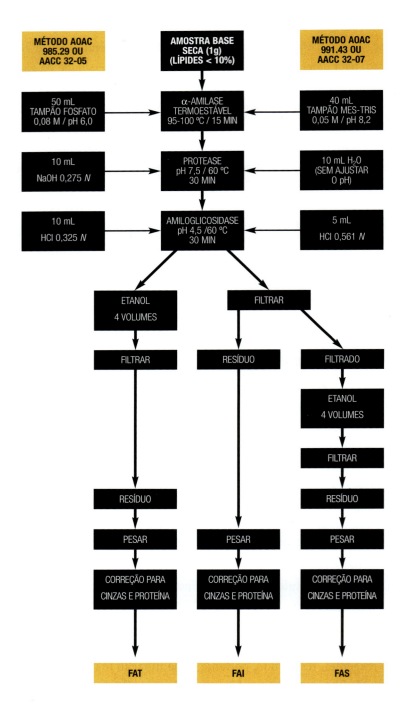

FIGURA 1: Esquemas analíticos de determinação de fibra alimentar (FA) pelos métodos enzímico-gravimétricos (AOAC e AACC).

TABELA 1. Métodos oficiais e aprovados para análise de fibra alimentar[1]

Análises oficiais da AOAC (AOAC, 2000)		Análises aprovadas pela AACC (AACC, 2000)	
AOAC	Método	AACC	Método
985.29	FAT / Método Enzímico-Gravimétrico Tampão Fosfato	32-05	FAT
991.42	FAI / Método Enzímico-Gravimétrico Tampão Fosfato	32-20	FAI
991.43	FAT, FAS e FAI / Método Enzímico-Gravimétrico Tampão MES-TRIS	32-07	FAS, FAI e FAT
992.16	FAS / Método Enzímico-Gravimétrico, FAI / NDF	32-06	FAT / Método Gravimétrico Rápido
993.19	FAS / Método Enzímico-Gravimétrico Tampão Fosfato		
993.21	FAT / Método Não-Enzímico-Gravimétrico / Amido < 2% Em água		

[1] Os métodos equivalentes entre AOAC Internacional e AACC estão listados horizontalmente. FAT = fibra alimentar total. FAI = fibra alimentar insolúvel. FAS = fibra alimentar solúvel.

proposto por Li & Cardozo (1994) (AOAC 993-21) para amostra de frutas, vegetais ou fibras isoladas. Nesse caso, o teor de amido contido na amostra seca deve estar abaixo de 2% e o teor de fibra acima de 10%. O método consiste em homogeneizar as amostras em água filtrada e incubá-las por 90 min a 37°C para solubilizar os açúcares e outros componentes solúveis na água e a seguir tratá-las com etanol a 78%. No resíduo seco são analisadas a proteína e as cinzas. A FAT é calculada a partir do peso do resíduo menos o peso da proteína e das cinzas contidas no resíduo.

Através dos métodos enzímico-gravimétricos os polissacarídeos e oligossacarídeos (inulina, frutooligossacarídeos (FOS), polidextrose (PDX), maltodextrinas (MDX) e outros), resistentes às enzimas digestivas humanas e solúveis em etanol a 78-80% (v/v), não são detectados. Contudo, novos procedimentos têm sido propostos para quantificar estes compostos e são citados em outro capítulo deste livro.

3. MÉTODOS ENZÍMICO-QUÍMICOS

A análise de fibra pelos métodos enzímico-químicos permite isolar e identificar os componentes que fazem parte da FA de forma individual.

Nos procedimentos enzímico-químicos a amostra do alimento é submetida à digestão enzimática de forma similar aos procedimentos utilizados nos métodos enzímico-gravimétricos. O resíduo resultante é então submetido à hidrólise ácida transformando a fibra em seus monômeros correspondentes, isto é, em açúcares neutros e ácidos. Os açúcares neutros liberados por hidrólise ácida podem ser medidos por técnicas colorimétricas, por cromatografia a gás (CG) ou por cromatografia líquida de alta eficiência (CLAE). Os ácidos urônicos podem ser determinados por colorimetria, por CLAE ou por CG após a sua conversão em açúcares neutros. A lignina é usualmente determinada por gravimetria e corresponde ao resíduo insolúvel em ácido sulfúrico a 72% (lignina de Klason). Nesse caso, a fibra contida nos alimentos corresponde à soma de açúcares neutros (glicose, galactose, arabinose, xilose, manose, fucose, ramnose e outros) e ácidos urônicos (galacturônico, glicurônico e outros) e lignina (Figura 2).

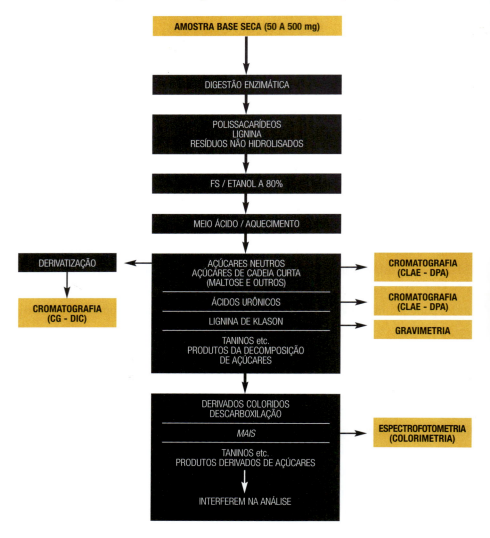

FIGURA 2. Esquemas analíticos de determinação de fibra alimentar (FA) pelos métodos enzímico-químicos.

Durante a hidrólise ácida os polissacarídeos são convertidos nos seus respectivos monômeros, em diferentes velocidades, em função das características dos carboidratos que fazem parte da FA e das condições de hidrólise utilizadas. Além disso, os açúcares liberados nos primeiros estágios da hidrólise são parcialmente decompostos em outras substâncias.

3.1. ANÁLISES POR COLORIMETRIA

As determinações de FA através dos métodos enzímico-químicos por colorimetria são rápidas, fáceis e menos dispendiosas do que as determinações pelos métodos enzímico-químicos por cromatografia. Porém, esses métodos dependem de uma reação de cor não específica dos açúcares neutros e ácidos, cuja reatividade do cromogênio varia em função do tipo de açúcar presente. Para determinar o conteúdo exato de FA pelo método enzímico-químico por colorimetria necessita-se de uma calibração meticulosa através de um método de referência. Esta calibração varia em função da fonte de fibra. Então, para amostras desconhecidas (fibras alimentares onde não se conhece o perfil de açúcares) o método é considerado o menos exato entre as técnicas de determinação de FA. Além disso, os métodos enzímico-químicos por colorimetria não fornecem informações detalhadas dos componentes da FA de uma determinada amostra (Figura 2). Nesta categoria estão incluídos os métodos de Mc Cance & Widdowson (1960), Southgate (1969), Englyst et al. (1987a) e Englyst et al. (1987b).

O método de Southgate foi um dos primeiros a fracionar a FA em seus componentes de FAS, FAI e lignina. O método tem sido utilizado, com inúmeras modificações, para informar o conteúdo de FA nas tabelas de composição de alimentos utilizadas no Reino Unido desde o início dos anos 70. Apesar das falhas na especificidade e precisão das reações colorimétricas de quantificação dos açúcares redutores, a metodologia de Southgate representou a ruptura das metodologias de determinação de fibra então vigentes na época.

Englyst et al. (1987a) e Englyst et al. (1987b) introduziram aperfeiçoamentos ao método colorimétrico de Southgate substituindo o cromógeno antrona pelo ácido dinitrosalicílico (DNS). As modificações de Englyst, introduzidas nos métodos de Mc Cance e de Southgate, estão baseadas no princípio de que o reagente NDS (cromógeno) é reduzido para um derivado colorido, o ácido 3-amino-5-nitrosalicílico. A velocidade da reação, o grau de reatividade e a intensidade da cor dos derivados são próprios de cada monossacarídeo, dissacarídeo e ácido urônico presentes no hidrolisado de cada tipo de fibra. Outros fatores podem interferir no método enzímico-químico por colorimetria como: certos tipos de oligossacarídeos, produtos da reação de Maillard, taninos, corantes e furfurais como o hidroximetilfurfural e outros compostos que possam interferir na obtenção dos resultados.

A maioria dos métodos colorimétricos não oferece uma medida precisa tanto para FAT quanto para os polissacarídeos não-amido (NSP). Os resultados obtidos pelos métodos enzímico-químicos por colorimetria só serão considerados precisos se forem calibrados com um método de referência como: os métodos enzímico-gravimétricos ou enzímico-químicos por CG ou CLAE. Contudo, os resultados obtidos só serão consistentes para uma matriz que já tenha sido analisada através de sua calibração com um método de referência.

3.2. ANÁLISES POR CROMATOGRAFIA A GÁS (CG)

O tipo de estrutura primária dos polissacarídeos da FA existente nos alimentos possibilita a eliminação do amido e da proteína, neles presentes, através da hidrólise enzimática. A FA assim isolada pode ser quantificada por cromatografia após sua hidrólise em meio ácido e com isso podemos ter uma idéia de sua composição básica (Figura 2). O conhecimento da característica da estrutura primária da FA (composição em açúcares neutros e ácidos urônicos) é um pré-requisito para buscar a identificação de ligações intermoleculares secundárias e da estrutura terciária e com isso inferir sobre os componentes ativos específicos da FA (AACC, 2000; AOAC, 2000). Os métodos enzímico-químicos por cromatografia têm sido considerados exatos e precisos para determinar a FAT e suas respectivas frações, mas os métodos não oferecem precisão adequada na determinação dos açúcares individualmente. O método de Uppsala por CG (método da AACC 32-25 e AOAC 994.13), quando testado por vários laboratórios, mostrou ter uma reprodutibilidade consistente na determinação de açúcares neutros totais derivados da FA. Da mesma maneira, como nos métodos enzímico-químicos por colorimetria, as perdas na hidrólise ácida afetam de maneira crítica a determinação da FA e de seus componentes e há, também, uma falta de consistência nos fatores de correção utilizados para calcular os açúcares presentes na FA.

Os métodos enzímico-químicos por CG são métodos lentos e onerosos, necessitando de um pessoal altamente qualificado e de investimento de capital elevado e, por essa razão, são pouco utilizados pela indústria e pelos laboratórios com a finalidade de gerar dados para a rotulagem de alimentos ou de controle de qualidade. Por outro lado, pelo fato dos métodos possuírem um potencial para delinear a estrutura das fibras, as pesquisas nesse sentido continuam, principalmente, com a finalidade de melhorar a exatidão, a precisão e a robustez desse tipo de metodologia.

Método de Uppsala

Os grupos de pesquisa de Theander & Åman (1979) e Schweizer & Würsch (1997) foram dos primeiros a utilizar CG para analisar a FAT e a caracterizar os açúcares que a constituem, sendo que Theander & Åman (1979) foram os primeiros a utilizar α-amilase termoestável (Termamyl) para hidrolisar o amido. O procedimento original de Theander & Åman (1979) foi modificado inúmeras vezes (Theander & Westerlund, 1986; Theander et al., 1993).

Garleb et al. (1989) relataram que as técnicas, em particular de hidrólise ácida, nos métodos enzímico-químicos afetam de forma significativa os valores da FAT. O método de Uppsala recupera os monossacarídeos liberados da fibra de maneira mais completa do que outras técnicas que não tratam a amostra em autoclave. Como resultado, os valores de FAT, pelo método de Uppsala, são maiores quando comparados com outros métodos enzímico-químicos. O método utiliza, também, fatores de correção para cada açúcar para compensar as perdas na hidrólise. Esses fatores resultam em um cálculo mais preciso da FA e de seus componentes do que outros métodos enzímico-químicos. O método de Uppsala foi utilizado com sucesso para determinar a FA em estudos colaborativos da AACC e AOAC e equivale à soma de açúcares neutros, ácidos urônicos, amido resistente e lignina de Klason (Figura 2).

Método de Englyst (NSP)

Com a finalidade de rotulagem de alimentos, Englyst et al. (1987a) propuseram em 1987 que a FA fosse definida como sendo "polissacarídeos não-amido (NSP) presentes na dieta e que não fossem digeridos pelas secreções endógenas do trato digestivo de humanos". Métodos de análise foram paralelamente desenvolvidos para medir especificamente NSP (Englyst et al., 1994). O procedimento de Englyst tem sido muito pouco aceito por causa do conceito fisiológico atribuído à fração FA. A fração NSP é quantitativamente inferior à FAT, pois não contém amido resistente e nem lignina de Klason. Hoje em dia, o amido resistente é considerado uma fração da FA porque ele se comporta de maneira similar a outros componentes da FA, isto é, resiste à digestão no intestino delgado e é amplamente fermentado no intestino grosso produzindo ácidos graxos de cadeia curta (AGCC).

Os métodos enzímico-químicos por cromatografia foram desenvolvidos para superar os problemas associados com os métodos enzímico-químicos por colorimetria e para caracterizar os monômeros que fazem parte da FA. O método de Southgate, utilizado naquela época, apresentava problemas relacionados com as reações de cor, pois não eram específicas para todos os açúcares redutores e ácidos urônicos. O método de Englyst foi submetido a numerosas modificações e a estudos colaborativos.

A FA determinada pelos métodos enzimático-gravimétricos (AACC 32-25 e AOAC 994.13) além de determinar a fração NSP determinam, também, o amido resistente e a lignina de Klason.

Pesquisas sobre novas fontes de FA e a sua incorporação em produtos alimentícios estão se tornando mais freqüentes como, por exemplo, amido de milho com elevado conteúdo de amilose, oligofrutoses, inulina, frutooligossacarídeos (FOS), polidextrose (PDX), maltodextrina resistente (MDR) e amido resistente (AR). Dessa forma, os alimentos que contêm em sua composição essas fontes de FA não podem ser avaliados por metodologias que utilizam DMSO no seu protocolo de análise, como é o caso do método de Englyst e, também, por metodologias que consideram a fibra somente a fração NSP.

3.3. ANÁLISES POR CROMATOGRAFIA LÍQUIDA DE ALTA EFICIÊNCIA (CLAE)

Atualmente, os métodos por CLAE, para caracterizar a composição de monossacarídeos dos resíduos de FA (Garleb et al., 1989; Garleb et al., 1991; Englyst et al., 1994; Henshall, 1999), contam com o uso de colunas de troca iônica como fase estacionária, acopladas com detector de pulso amperométrico (DPA). Anteriormente, o detector acoplado às colunas era o detector de índice de refração (IR), porém sua sensibilidade não era satisfatória. Os detectores DPA são mais sensíveis e podem determinar qualquer monossacarídeo eletroquimicamente ativo derivado da hidrólise de resíduos da FA. Carboidratos hidrolisados da FA são ácidos fracos (pK 12-14), podem ser separados diretamente por troca aniônica utilizando eluentes de pH elevado em uma coluna de troca aniônica de capacidade moderada. Pelo fato dos carboidratos serem eletroativos em soluções alcalinas, a detecção eletroquímica combina bem com as separações aniônicas onde se utilizam hidróxidos como eluentes. Dessa forma, DPA acoplado a uma coluna de cromatografia de troca aniônica de alta eficiência confere ao detector um limite de sensibilidade maior do que as tecnologias mais antigas. Com este sistema, mesmo os carboidratos sem o grupo redutor podem ser detectados sem derivação pré ou pós-coluna. Além dos açúcares, alguns interferentes podem dar respostas positivas no detector de DPA como, por exemplo, aminoácidos, ácidos orgânicos e peptídeos. Contudo, as aplicações desses métodos para analisar os componentes da FA estão em contínuo crescimento.

IV. MÉTODOS PARA DETERMINAR COMPONENTES ESPECÍFICOS DA FIBRA ALIMENTAR

1. DETERMINAÇÃO DE β-D-GLICANOS – $(1\to3)(1\to4)$

Os β-glicanos são componentes da FA parcialmente solúveis em soluções aquosas e são encontrados em grãos de cereais e, particularmente, em quantidades relativamente elevadas na cevada, aveia e centeio. O interesse nesses polissacarídeos surgiu em função de pesquisas que demonstraram que o consumo desses compostos na dieta pode reduzir o risco de doenças cardíacas. O procedimento específico para determinar os β-glicanos foi desenvolvido por Mc Cleary & Glennie-Holmes (1985) e simplificado posteriormente (Mc Cleary & Codd, 1991). Inicialmente, os β-glicanos da amostra são hidratados por fervura, em seguida são despolimerizados com uma enzima específica a $\beta(1\to3)(1\to4)$ glicanase (liquenase). Esta enzima rompe a ligação glicosídica $\beta(1\to4)$ de um resíduo 3-D-glicosil ligado dentro da cadeia de β-glicanos, não tendo, entretanto, ação na ligação β-D-$(1\to4)$ dos glicanos da celulose. Os oligossacarídeos liberados pela hidrólise são então hidrolisados à glicose por uma β-glicosidase purificada e a glicose é determinada enzimaticamente com o reagente glicose-oxidase/peroxidase (GOD/ POD). Uma vez que esse procedimento é utilizado para determinar traços de β-glicanos em cereais e produtos alimentícios, os quais contêm elevados teores de maltodextrina e sacarose, as enzimas nesse caso deverão ser de elevada pureza. O procedimento da AOAC 995.16 (Mc Cleary & Mugford, 1997) e o seu correspondente da AACC 32-23 tem-se tornado o método padrão internacional para determinar β-D-glicanos-$(1{\to}3)(1{\to}4)$ presentes nos alimentos que contêm na sua formulação grãos de cereais.

2. DETERMINAÇÃO DE AMIDO RESISTENTE (AR)

Desde que o amido resistente é definido como "a soma de amido e produtos da degradação do amido não absorvidos no intestino delgado de indivíduos saudáveis" (Asp, 1992), qualquer método analítico para determinar AR deve considerar todo o amido e as α-dextrinas que se enquadram nessa definição fisiológica. Os vários procedimentos para a determinação de AR foram amplamente discutidos e resumidos por Champ et al. (1999). Os métodos são agrupados em dois grandes grupos. No primeiro (Englyst et al., 1992), as amostras são analisadas para amido total e para amido "disponível", sendo que o AR corresponde à diferença entre o amido total e o amido "disponível". O maior problema analítico, nesse caso, é que o conteúdo de AR é em geral uma pequena porção do amido total. Dessa forma, o valor de AR é obtido subtraindo-se um valor analítico grande (amido total) de um outro valor elevado (amido "disponível") e, com isso, a precisão analítica fica bastante prejudicada. No segundo grupo (Champ, 1992; Mc Cleary et al., 1997), a amostra é tratada com enzimas que hidrolisam o amido não-resistente, eliminando-o do resíduo onde, em seguida, o resíduo é analisado em relação ao conteúdo de AR presente na FA. Pela definição de FA esse procedimento parece ser analiticamente mais preciso. Este procedimento poderia ser utilizado juntamente com o método de determinação de FAT da AOAC 985.29.

Se o valor final da FAT for calculado pela soma da FAT determinada pelo método da AOAC 985.29 mais o AR determinado por um método como o de Champ et al. (1999), então a quantidade de AR medida no método da AOAC 985.29 deve ser deduzida ou removida (caso contrário, essa fração de amido resistente será contada duas vezes). Uma maneira possível de resolver isso é tratar a amostra previamente com DMSO a quente, ou com hidróxido de sódio antes da análise da FAT pelo método da AOAC 985.29. O tratamento com DMSO dissolve todo o amido, possibilitando a sua hidrólise completa com α-amilase e amiloglicosidase e, em seguida, o amido hidrolisado é removido na etapa de tratamento com etanol. Certamente o tratamento com DMSO irá alterar a razão entre FS e FI quando comparada com o método da AOAC 991.43 sem o tratamento com DMSO. A etapa de tratamento com DMSO é usada, também, no método da AOAC 996.11 (Mc Cleary et al., 1997) para determinar amido total e no procedimento de Englyst et al. (1994) para a determinação de NSP. Outros métodos analíticos para determinação de AR estão descritos em outro capítulo deste livro.

3. DETERMINAÇÃO DE FRUTANOS: INULINA E OLIGOFRUTOSE

Nos últimos anos, o interesse em determinar frutanos nos alimentos, tais como a inulina e a oligofrutose, tem sido estimulado pela introdução desses compostos em alimentos processados com a finalidade de melhorar as suas características funcionais tanto do ponto de vista do processamento, como do ponto de vista fisiológico. Os efeitos dos frutanos, sob o ponto de vista fisiológico, se assemelham aos componentes de baixo peso molecular presentes na FAS, como, por exemplo, os que estimulam seletivamente o crescimento de bactérias consideradas benéficas no intestino grosso, como os lactobacilos e as bifidobactérias. Sendo assim, os órgãos responsáveis pelo controle de alimentos sugeriram que eles fossem classificados como FA (Coussement, 1999).

Sabendo-se que os frutanos são amplamente solúveis em etanol a 80% e que eles não são determinados, totalmente, nos métodos normalmente utilizados para determinar a FA, foram desenvolvidas metodologias específicas para determinar os frutanos nos alimentos. Os métodos de determinação de frutanos estão fundamentados na hidrólise completa da oligofrutose e da inulina em frutose e glicose, e analisadas por cromatografia (Quemener et al., 1994; Hoebregs, 1997) ou por espectrofotometria (Mc Cleary & Blakeney, 1999; Mc Cleary et al., 2000).

Em alguns procedimentos (método da AOAC 997.08) são determinados, inicialmente, os açúcares livres e a sacarose para em seguida determinar o conteúdo de amido, sacarose e frutanos pela hidrólise seqüencial com enzimas específicas. A cada etapa da hidrólise os açúcares obtidos são detectados por procedimentos cromatográficos (Hoebregs, 1997) (CLAE – DPA). A partir desses resultados é calculado o conteúdo de frutanos na amostra analisada (Figura 3).

Mc Cleary & Blakeney (1999) desenvolveram um procedimento para determinar os frutanos por espectrofotometria. A sacarose e o amido são removidos através da hidrólise enzimática seguida de uma redução com boridreto dos açúcares formados. A sacarose é completamente hidrolisada à glicose e frutose com uma sacarase (α-glicosidase) que não tem capacidade de hidrolisar os frutooligossacarídeos e nem mesmo as cestoses. A velocidade relativa de hidrólise da sacarose e da cestose em um meio com ótimas condições de hidrólise (pH 6,5 a 40°C e com uma concentração de substrato 10mg/mL) é de 3800:1. Além disso, o amido e os maltooligossacarídeos devem ser removidos da amostra antes da análise dos frutanos, pois são instáveis nas condições altamente alcalinas em que ocorre a reação dos açúcares reduzidos com a hidrazida do ácido *para*-hidroxidobenzóico (PAHBAH), reagente responsável pelo desenvolvimento da cor. O amido e os maltooligossacarídeos são hidrolisados à glicose através de uma combinação de enzimas (pululanase, β-amilase e a maltase) para posteriormente serem reduzidos

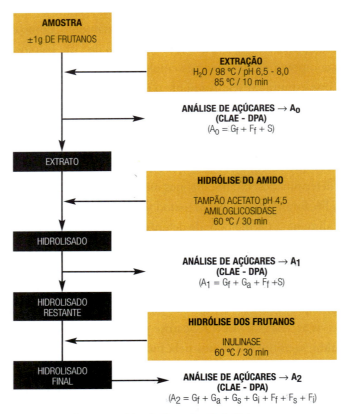

FIGURA 3. Fluxograma do método enzimático de determinação de frutanos.
G_f = glicose livre; F_f = frutose livre; S = sacarose; G_a = glicose da maltodextrina ou do amido; G_S = glicose da sacarose; G_i = glicose do frutano; F_S = frutose da sacarose; F_i = frutose da inulina.

pelo boridreto. O nível de cada enzima utilizado é de dez vezes a quantidade de enzima necessária para uma completa hidrólise dos oligo e polissacarídeos. A combinação das enzimas foi escolhida para permitir que a hidrólise do amido seja realizada concomitantemente com a hidrólise da sacarose pela sacarase (pH 6,5 a 40°C). A seguir, a inulina e os oligossacarídeos são hidrolisados para glicose e frutose através de uma *exo*-inulinase altamente purificada e com a presença de uma pequena quantidade de *endo*-inulinase (1% em relação à *exo*-inulinase). A *exo*-inulinase atua, também, nos oligossacarídeos sacarose-galactosil, por exemplo, a rafinose, e na sacarose, produzindo uma série de oligossacarídeos glicose-galactosil (por exemplo, a melobiose da rafinose). Portanto, a presença desses oligossacarídeos nas amostras a serem analisadas poderá resultar em um conteúdo de frutanos superestimado, principalmente, em amostras que contêm ao mesmo tempo, em sua composição, sementes de leguminosas e frutooligossacarídeos. Nesse caso, para termos uma análise precisa dos frutanos da amostra, há a necessidade de tratá-la com uma α-galactosidase (além do tratamento com sacarase) para haver uma hidrólise completa dos oligossacarídeos sacarose-galactosil para galactose, glicose e frutose. Este é o melhor procedimento a ser feito na etapa da pré-incubação em que a sacarose e o amido são hidrolisados e removidos (pela redução com boridreto).

Pascoal & Filisetti (2003) verificaram que esse método não apresenta uma boa recuperação em amostras cujo GP médio estava em torno de 4, como foi observado na Raftilose® (Orafti SA) e na raiz tuberosa de yacon (*Polymnia sonchifolia*). As vantagens dessa metodologia analítica são que o ensaio pode ser realizado com equipamentos básicos de laboratório e com enzimas altamente purificadas. Este procedimento foi avaliado, através de um estudo internacional entre laboratórios (Mc Cleary et al., 2000), em uma ampla gama de produtos alimentícios naturais e processados contendo frutanos. Com base nesses resultados, o método tem sido recomendado pela AOAC Internacional (método AOAC 999.03).

Sabendo-se que os frutanos são constituídos por oligossacarídeos de diferentes graus de polimerização e que alguns são precipitados com etanol a 80% durante o ensaio de determinação de FA, e outros – os oligômeros de baixo GP – ficam solubilizados na solução de etanol, Quemener et al. (1994) e Quemener et al. (1997) sugeriram que as amostras onde seria determinada a FA deveriam ser tratadas, primeiramente, com a mistura de frutanase com a finalidade de hidrolisar completamente os frutanos. Esse procedimento impede uma possível precipitação com etanol a 80% daqueles frutanos cujo GP estaria acima de 12. Os frutanos são então determinados separadamente e o seu valor é adicionado ao valor de FA determinado pelos métodos da AOAC (por exemplo: o método 985.29). Para que essa análise dê bons resultados é necessário que a mistura de enzimas, utilizada para hidrolisar os frutanos, esteja livre de outras enzimas que possam agir nos componentes da FA. Quemener et al. (1997) recomendam o uso da Fructozyme® submetida a um tratamento térmico. O tratamento pelo calor consegue inativar a maior parte das enzimas que degradam a pectina. A Fructozyme® também contém elevados níveis de α-galactosidase e β-glicanase (celulase), porém a β-glicanase não é inativada pelo tratamento recomendado por Quemener et al. (1994) (60°C, 2h). Contudo, esta contaminação com β-glicanase pode ser removida por cromatografia e, nesse caso, a frutanase (Megazyme E-FRMXLQ) pode ser utilizada conforme proposto nos trabalhos de Quemener et al. (1997) para a determinação de FA.

4. DETERMINAÇÃO DE POLIDEXTROSE (PDX)

A PDX não pode ser determinada pelos métodos tradicionais de determinação de FA da AOAC (2000) e da AACC (2000), pois aproximadamente 90% da PDX não se precipita com etanol a 80%, uma vez que a sua estrutura química é bastante ramificada e também devido à presença de oligossacarídeos. Foi testado, também, etanol em diferentes concentrações e outros solventes na tentativa de quantificar a PDX, porém estes estudos não mostraram resultados satisfatórios. Além disso, por ser esse composto de natureza tão complexa, sua determinação não pode ser feita através de uma hidrólise com enzimas específicas. Conseqüentemente, os procedimentos analíticos dependem de uma extração aquosa da amostra a ser analisada, seguida de uma hidrólise enzimática dos oligossacarídeos e polissacarídeos contidos no material, os quais podem interferir na cromatografia utilizada para a sua determinação. Enzimas altamente purificadas têm sido utilizadas por Craig et al. (1999) para hidrolisar amido, celulose, pectinas e gomas (por exemplo, as galactomananas).

Craig et al. (2000) desenvolveram um método para determinar PDX baseado nos trabalhos de Stumm & Baltes (1992). A PDX é extraída inicialmente do alimento com água a 80°C e, após centrifugação, o sobrenadante é centrifugado novamente através de um ultrafiltro para remover interferentes de alto peso molecular. O filtrado é tratado com uma mistura de enzimas (isoamilase, amiloglicosidase e frutanase) para remover qualquer interferência de oligossacarídeos, principalmente oligômeros da maltose e frutanos. A PDX padrão é submetida ao mesmo tratamento. A PDX é quantificada e purificada por CLAE, utilizando uma coluna de troca aniônica (por exemplo: CarboPak PA1-Dionex, Sunnyvale, CA) com detector de pulso amperométrico (CLAE-DPA). Os autores sugerem que, para saber a quantidade de FAT contida em um determinado produto, os valores de PDX, obtidos por esse método, deverão ser somados aos valores de FAT obtidos pelos métodos da AOAC ou da AACC (métodos 985.29 ou 32-05, 991.43 ou 32-07, 992.16 ou 32-06, 993.21 e 994.13 ou 32-25 respectivamente) normalmente utilizados.

5. DETERMINAÇÃO DOS GALACTOOLIGOSSACARÍDEOS (GOS)

Uma vez que os galactooligossacarídeos fazem parte da fibra alimentar solúvel e são de baixo grau de polimerização, há necessidade de desenvolver métodos analíticos para medir especificamente esses componentes em mistura de alimentos. Os β-galactooligossacarídeos (n=1-8), derivados da lactose, são efetivamente hidrolisados com a β-galactosidase do A. niger, ao passo que os oligossacarídeos galactosil-sacarose (rafinose, estaquiose, verbascose e outros) são rapidamente hidrolisados pela α-galactosidase do A. niger. Os açúcares liberados são determinados por cromatografia de troca iônica (Quemener et al., 1994), ou utilizando procedimentos colorimétricos. Em ambos os casos, a especificidade do procedimento depende da pureza das enzimas utilizadas.

6. DETERMINAÇÃO DE MALTODEXTRINAS RESISTENTES (MDR)

A determinação de FA em produtos que contêm MDR não pode ser realizada pelos métodos da AOAC (2000) normalmente utilizados para determinar FA. A explicação para esse fato é que as moléculas de baixo peso molecular que compõem a MDR não podem ser precipitadas com etanol a 78% (aproximadamente de 45 a 55%). Diante disto, Gordon & Okuma (2002) desenvolveram um método para a determinação de FA em produtos que contêm MDR (Figura 4),

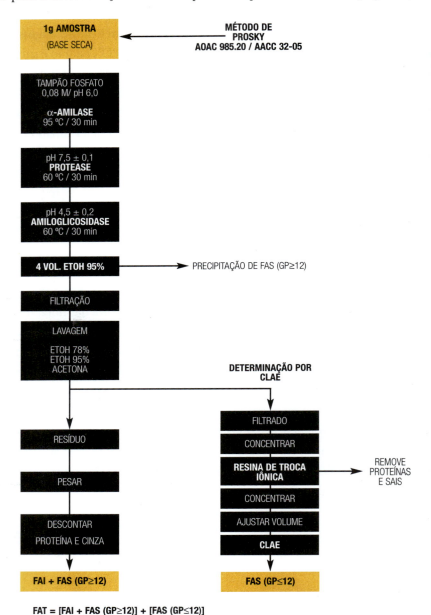

FIGURA 4. Fluxograma de determinação de fibra alimentar total (FAT), em alimentos contendo maltodextrinas resistentes (MDR), pela combinação do método enzímico-gravimétrico de Prosky e por cromatografia (CLAE).

divididos em duas etapas principais. Na primeira, a FAS de alto peso molecular, isto é com GP≥12 (FASAPM), é precipitada com etanol a 78%, segundo os métodos clássicos da AOAC 985.29 (AOAC, 2000) ou da AACC 32-05 (AACC, 2000). Na segunda etapa, o filtrado, contendo moléculas de baixo peso molecular (GP≤12) e solúveis em etanol (FASBPM), é tratado em resina de troca iônica para remover as proteínas e os sais nele presentes. O filtrado, após tratamento com a resina, é levado até a secura em evaporador rotatório, e a fração FASBPM contendo MDR é determinada por CLAE acoplada a um detector de índice de refração. O conteúdo de FAT no alimento corresponde à soma da [(FAI + FASAPM) + FASBPM]. Esse método foi validado e, desde 1996, tem sido utilizado, rotineiramente, no Japão, para determinar a FAT.

V. RESUMO

No final do século XIX e início do século XX, com os avanços tecnológicos, houve uma mudança drástica no perfil das dietas consumidas pelas populações. As novas tecnologias de processamento de alimentos possibilitaram a extração de determinados componentes, os quais eram considerados "mais nutritivos", ao passo que outros, como as fibras, eram descartados, por serem considerados "inúteis" à alimentação diária dos indivíduos.

Porém, atualmente, os estudos têm mostrado que a "fibra alimentar" (FA) pode participar do controle da motilidade gastrintestinal, interferir no metabolismo da glicose e dos lipídeos, modular a atividade metabólica da microbiota intestinal, influenciar na concentração de componentes tóxicos no lúmen do cólon e contribuir na manutenção do equilíbrio do ecossistema do intestino grosso e da integridade da mucosa intestinal.

A definição exata de FA ou "fibra da dieta" bem como os métodos utilizados para a sua avaliação não foram ainda estabelecidos de maneira satisfatória, isto porque a FA pode ser definida tanto pelos seus atributos fisiológicos como pela sua composição química. A FA não pode ser tratada como uma única substância; ela é composta de diferentes polissacarídeos interligados entre si formando uma rede tridimensional na presença de várias substâncias como proteína de parede celular, oligossacarídeos, lignina, compostos fenólicos, fitatos, oxalatos e outras.

Na maioria dos métodos, os valores de FA, para um determinado alimento, são subestimados e, além disso, variam em função da metodologia utilizada.

Os métodos para determinar a FA podem ser classificados em três categorias: gravimétricos, enzímico-gravimétricos e enzímico-químicos.

Sabendo-se que a maioria dos métodos gravimétricos (fibra bruta e detergentes) não são capazes de determinar toda a fração indigerível dos alimentos, foram desenvolvidos os métodos denominados de enzímico-gravimétricos.

Esses métodos são capazes de determinar, após uma precipitação em etanol (80%), a fração solúvel da fibra com grau de polimerização acima de 12, como, por exemplo, as pectinas, as hemiceluloses solúveis, gomas, mucilagens e β-glicanos. Essa informação é de fundamental importância, pois sabe-se que a "fibra solúvel" tem efeitos fisiológicos no organismo humano diferentes da "fibra insolúvel". Contudo, os métodos enzímico-gravimétricos não são capazes de detectar oligossacarídeos solúveis em etanol e resistentes às enzimas digestivas humanas, como, por exemplo, frutooligossacarídeos (FOS), polidextrose (PDX), maltodextrinas resistentes (MDR), galactooligossacarídeos (GOS) e, além disso, polissacarídeos altamente ramificados e substâncias associadas à fração fibra como compostos fenólicos, fitatos, oxalatos e outras.

Dependendo do tipo de alimento, os métodos enzímico-gravimétricos podem ser considerados exatos e precisos quando comparados com outras metodologias e, além disso, são simples, não onerosos, e de fácil execução, não havendo necessidade de pessoal altamente treinado ou de investimentos de capital elevados, quando comparados com os métodos enzímico-químicos, que utilizam, em geral, aparelhos de cromatografia. Os métodos enzímico-gravimétricos, porém, não dão informações detalhadas dos componentes da fibra alimentar, mas, apesar de tudo, estes métodos são considerados os mais apropriados para análises rotineiras de fibra como na rotulagem dos alimentos, no controle de qualidade e em determinadas pesquisas.

Por outro lado, a análise de fibra pelos métodos enzímico-químicos permite isolar e identificar os componentes que fazem parte da FA. Nesse caso, a fibra contida nos alimentos corresponde à soma de açúcares neutros (glicose, galactose, arabinose, xilose, manose, fucose, ramnose e outros) e ácidos urônicos (galacturônico, glicurônico e outros) e lignina.

Neste capítulo abordamos, também, de maneira sucinta, os métodos para determinar isoladamente β-glicanos e amido resistente e para determinar componentes da FA (inulina, FOS, PDX, GOS e MDR) que não podem ser detectados pelos métodos de determinação de FA, freqüentemente utilizados.

Métodos analíticos para determinação destes compostos e para a determinação de substâncias associadas à fração fibra são apresentados, detalhadamente, em outros capítulos deste livro. Como, por exemplo, no capítulo "Evolución del concepto de fibra".

VI. REFERÊNCIAS BIBLIOGRÁFICAS

American Association of Cereal Chemists (AACC) (2000) *Approved Method of the American Association of Cereal Chemist.* ed. B. Grami, 10th ed. AACC, St. Paul.

American Association of Cereal Chemists (AACC) (2001) The definition of dietary fiber. *Cereal Foods World* **46**, 112-126.

Association of Official Analytical Chemists (AOAC) (2000) *Official Methods of Analysis of Association of Official Analytical Chemists.* ed. W. Horwitz, 17th ed. AOAC International, Gaithersburg.

Asp, N-G. (1992) Resistant starch. Proceedings from the second plenary meeting of EURESTA: European FLAIR Concerted Action No. 11 on physiological implications of the consumption of resistant starch in man. Preface. *Eur. J. Clin. Nut.* **46**(2S), S1.

Brasil. (2001) Resolução n. 40 de 21 de março de 2001. *Diário Oficial da União*, Brasília, 22 de dez. de 2001. [A Agência Nacional de Vigilância Sanitária estabelece regulamento técnico para rotulagem nutricional obrigatória de alimentos e bebidas embalados.] Disponível em: http//www.anvisa.gov.br/legis/resol/40 01rdc.htm

Brasil (2003) Resolução n. 360 de 23 dezembro de 2003. *Diário Oficial da União*, Brasília, 26 de dezembro de 2003. Disponível em: http://www.anvisa.gov.br/legis/resol/2003/rdc/360_03rde.htm

Burkitt, D. P. (1973) Some diseases characteristic of modern civilization. *Br. Med. J.* **1**, 274-278.

Champ, M. (1992) Determination of resistant starch in foods and food products – interlaboratory study. *Eur. J. Clin. Nutr.* **46**(2S), S51-S62.

Champ, M., Martin, L., Noah, L. & Gratas, M. (1999) Analytical methods for resistant starch. In *Complex Carbohydrate in Foods.* eds. S. S. Cho, L. Prosky, M. Dreher, pp. 169-187. Marcel Dekker Inc., New York.

Cleave, T. L. (1956) The neglect of natural principles in current medical practice. *J.R. Nav. Med. Serv.* **42**, 55-83.

Coussement, P. (1999) Inulin and oligofructose as dietary fibre: analytical, nutritional and legal aspects. In *Complex Carbohydrate in Foods.* eds. S. S. Cho, L. Prosky, M. Dreher, pp. 203-212. Marcel Dekker Inc., New York.

Craig, S. A. S., Holden, J. F. & Khaled, M. Y. (2000) Determination of polydextrose as dietary fiber in foods. *J. AOAC Int.* **83**, 1006-1012.

Craig, S. A. S., Holden, J. F., Troup, M. H., Auerbach, M. H. & Frier, H. (1999) Plydextrose as soluble fiber and complex carbohydrate. In *Complex Carbohydrate in Foods.* eds. S. S. Cho, L. Prosky, M. Dreher, pp. 229-247. Marcel Dekker Inc., New York.

Englyst, H. N., Cummings, J. H. & Wood, R. (1987a) Determination of dietary fibre in cereal and cereal products – collaborative trial. Part II: Study of a modified Englyst procedure. *J. Assoc. Pupl. Anal.* **25**, 59-71.

Englyst, H. N., Cummings, J. H. & Wood, R. (1987b) Determination of dietary fibre in cereal and cereal products – collaborative trial. Part III: Study of further simplified procedure. *J. Assoc. Pupl. Anal.* **25**, 73-110.

Englyst, H. N., Kingman, S. M. & Cummings, J. H. (1992) Classification and measurement of nutritionally important starch fraction. *Eur. J. Clin. Nutr.* **46**, (2S), S33-S39.

Englyst, H. N., Quigley, M. E. & Hudson, G. J. (1994) Determination of dietary fiber as non-starch polysaccharides with gas-liquid chromatographic, high-performance liquid chromatographic or spectrophotometric measurement of constituent sugars. *Analyst* **119**, 1497-1509.

Englyst, H. N., Trowell, H., Southgate, D. A. T. & Cummings, J. H. (1987) Dietary fibre and resistant starch. *Am. J. Clin. Nutr.* **46**, 873-874.

Food and Nutrition Board (2002) *Dietary Reference Intakes for Energy, Carbohydrates, Fiber, Fat, Protein and Amino Acids.* Institute of Medicine of the National Academies, pp. 7.1-7.69 National Academic Press, Washington, DC.

Garleb, K. A., Bourquin, L. D. & Fahey, G. C. (1989) Neutral monosaccharides composition of various fibrous substrates: A comparison of hydrolytic procedure and use of liquid chromatography with pulsed amperometric detection of monosaccharides. *J. Agric. Food Chem.* **37**, 1287-1293.

Garleb, K. A., Bourquin, L. D. & Fahey, G. C. (1991) Galacturonate in pectic substances from fruits and vegetables: comparison of anion exchange HPLC with pulse amperometric detection to standard colorimetric procedure. *J. Food Sci.* **56**, 423-426.

Gibson, G. R. & Roberfroid, M. (1995) Dietary modulation of human colonic microbiota: Introducing the concept of prebiotic. *J. Nutr.* **125**, 1401-1412.

Gordon, D. T. & Okuma, K. (2002) Determination of total dietary fiber in selected foods containing resistant maltodextrin by enzymatic-gravimetric method and liquid chromatography: collaborative study. *J. AOAC Int.* **85**, 435-444.

Henshall, A. (1999) High performance chromatography with pulse amperometric detection (HPAE-PAD): a powerful tool for the analysis of dietary fiber and complex carbohydrates. In *Complex Carbohydrate in Foods.* eds. S. S. Cho, L. Prosky, M. Dreher, pp. 267-289. Marcel Dekker Inc., New York.

Hipsley, E. H. (1953) Dietary 'fiber' and pregnancy toxaemia. *Br. Med. J.* **2**, 420-422.

Hoebregs, H. (1997) Fructans in foods and food products, ion-exchange chromatographic method: collaborative study. *J. AOAC Int.* **80**, 1029-1036.

Kritchevsky, D. (2001) Dietary fibre in health and disease. In *Advanced Dietary Fibre Technology.* eds. B. V. Mc Cleary, L. Prosky, pp. 149-161. Blackwell Science, London.

Lee, S. C. & Hicks, V. A. (1990) Modification of AOAC total dietary fiber method. In *New Developments in Dietary Fiber.* eds. I. Furda, C. J. Brine, pp. 237-244. Plenum Press, New York.

Li, B. & Cardozo, M. S. (1994) Determination of total dietary fiber in foods and products with little or no starch-nonezimatic-gravimetric method: collaborative study. *J. AOAC Int.* **77**, 687-689.

Mc Cance, R. A. & Widdowson, E. M. (1960) *The composition of foods.* Medical Research Council Special Report. No **297**. HMSO, London.

Mc Cleary, B. V., Murphy, A. & Mugford, D. C. (2000) Measurement of total fructan in food by enzymic/spectrophotometric method: collaborative study. *J. AOAC Int.* **83**, 356-364.

Mc Cleary, B. V. & Blakeney, A. B. (1999) Measurement of inulin and oligofructan. *Cereal Food World* **44**, 398-406.

Mc Cleary, B. V. & Codd, R. (1991) Measurement of (1–3) (1–4) β-D-glucan in barley and oats: streamlined enzymic procedure. *J. Sci. Food Agri.* **55**, 303-312.

Mc Cleary, B. V. & Glennie-Holmes, M. (1985) Enzymic quantification of (1–3) (1–4) β-D-glucan in barley and malt. *J. Inst. Brew.* **91**, 285-295.

Mc Cleary, B. V. & Mugford, D. C. (1997) Determination of β-glucan in barley and oats by streamlined enzymatic methods: summary of collaborative study. *J. AOAC Inter.* **80**, 580-583.

Mc Cleary, B. V., Gibson, T. S. & Mugford, D. C. (1997) Measurement of total starch in cereal products by amyloglucosidase – alpha-amylase method. Collaborative study. *J. AOAC Inter.* **8**, 571-579.

Pascoal, G. B. & Filisetti, T. M. C. C. (2003) Validação e determinação do conteúdo de frutanos (inulina e frutooligossacarídeos), pelo método enzímico-gravimétrico, em alguns alimentos consumidos na dieta brasileira. *Rev. Bras. Ciên. Farm.* **39**(3S), 50.

Prosky, L. (2001) What is dietary fibre? New look at the definition. In *Advanced Dietary Fibre Technology.* eds. B. V. Mc Cleary, L. Prosky, pp. 63-76. Blackwell Science, London.

Prosky, L., Asp, N. G., Furda, I., DeVries, J. W., Schweizer, T. F. & Harland, B. (1985) Determination of total dietary fiber in foods and food products: collaborative study. *J. Assoc. Off. Anal. Chem.* **68**, 677-679.

Prosky, L., Asp, N. G., Schweizer, T. F., DeVries, J. W. & Furda, I. (1992) Determination of insoluble and soluble dietary fiber in foods and food products: collaborative study. *J. Assoc. Off. Anal. Chem.* **75**, 360-367.

Quemener, B., Thibault, J. F. & Coussement, P. (1994) Determination of inulin and oligofrutose in food products, and integration in the AOAC method for measurement of total dietary fibre. *Lebensm. - Wiss. Techn.* **27**, 125-132.

Quemener, B., Thibault, J. F. & Coussement, P. (1997) Integration of inulin determination in the AOAC method for measurement of total dietary fibre. *Int. J. Biol. Macromol.* **21**, 175-178.

Roberfroid, M. D. (2000) Defining functional foods. In *Functional Foods. Concept to Product.* eds. G. R. Gibson, C. M. Williams, pp. 9-28. Woodhead Publishing Limited, Cambridge.

Schweizer, T. F., Würsch, P. (1997) Analysis of dietary fibre. *J. Sci. Food Agric.* **30**, 613-619.

Shiga, T. M., Lajolo, F. M. & Filisetti, T. M. C. C. (2003) Changes in the cell wall polysaccharides during the storage and hardening of beans. *Food Chem.* **84**, 53-64.

Southgate, D. A. T. (1969) Determination of carbohydrates in foods. II. Unavailable carbohydrates. *J. Sci. Food Agric.* **20**, 331-335.

Stumm, I. & Baltes, W. (1992) Determination of polydextrose in food by means of ion-chromatography and pulsed amperometric detection. *Z. Lebensm. Unters Forsch.* **195**, 246-249.

Theander, O. & Åman, P. (1979) Studies on dietary fibres. 1. Analysis and chemical characterization of water-soluble and water-insoluble dietary fibres. *Swed. J. Agric. Res.* **9**, 97-107.

Theander, O. & Westerlund, E. A. (1986) Studies on dietary fiber. 3. Improved procedures for analysis of dietary fiber. *J. Agric. Food Chem.* **34**, 330-336.

Theander, O., Westerlund, E. A. & Åman, P. (1993) Structure and components of dietary fiber. *Cereal Food World* **38**, 135-141.

Trowell, H. (1972) Ischemic heart disease and dietary fiber. *Am. J. Clin. Nutr.* **25**, 926-932.

Tungland, B. C. & Mayer, D. (2002) Nondigestible oligo- and polysaccharides (dietary fiber): their physiology and role in human health and food. *Compreh. Rev. Food Sci. Food Safety* **1**, 73-92.

Walker, A. R. P. (1974) Dietary fiber and pattern of diseases. *Ann. Intern. Med.* **80**, 663-664.

CAPÍTULO 12

CARBOHIDRATOS Y SALUD GASTROINTESTINAL

Isabel Goñi[1]
Elvira López-Oliva[2]

I. INTRODUCCIÓN

II. TRACTO GASTROINTESTINAL Y SISTEMA DE DEFENSA DEL ORGANISMO
1. CARBOHIDRATOS, COMPONENTES DE LA FRACCIÓN INDIGESTIBLE DE LOS ALIMENTOS
1.1. RECOMENDACIONES DIETÉTICAS E INGESTA DE FRACCIÓN INDIGESTIBLE EN LA POBLACIÓN ESPAÑOLA
2. MICROBIOTA INTESTINAL
3. MUCOSA INTESTINAL
3.1. PROLIFERACIÓN, DIFERENCIACIÓN Y APOPTOSIS
3.2. EFECTO TRÓFICO DEL ÁCIDO BUTÍRICO
4. SISTEMA INMUNOLÓGICO

III. MÉTODOS DE ESTUDIO
1. ANÁLISIS DE SUBSTRATOS. CARBOHIDRATOS NO DIGESTIBLES
2. MODIFICACIONES DE LA POBLACIÓN BACTERIANA
3. ESTUDIOS DE LA MUCOSA INTESTINAL, PROLIFERACIÓN, DIFERENCIACIÓN Y APOPTOSIS CELULAR
3.1. ESTUDIO MORFOMÉTRICO E HISTOLÓGICO
3.2. EVALUACIÓN DE LA PROLIFERACIÓN DE LA MUCOSA COLÓNICA
3.3. EVALUACIÓN DE LA DIFERENCIACIÓN DEL EPITELIO COLÓNICO
3.4. EVALUACIÓN DE LA APOPTOSIS CELULAR

IV. RESUMEN

V. REFERENCIAS BIBLIOGRÁFICAS

[1] *Departamento de Nutrición, Facultad de Farmacia, Universidad Complutense de Madrid. Ciudad Universitaria, 28040 – Madrid (España)*
[2] *Sección Departamental de Fisiología, Facultad de Farmacia, Universidad Complutense de Madrid. Ciudad Universitaria, 28040 – Madrid (España)*

I. INTRODUCCIÓN

El tracto gastrointestinal (TGI) es un ecosistema del que dependen un gran número de funciones orgánicas. Además de las funciones de digestión y absorción de nutrientes, tiene un patrón de actividad muscular complejo regulado por el sistema nervioso autónomo, una intensa actividad inmunológica y endocrina y es el eje del sistema defensivo orgánico. La incidencia de enfermedades relacionadas con cualquiera de los complejos sistemas relacionados con el tubo digestivo puede causar alteración de un gran número de funciones fisiológicas (Naidu et al., 1999).

Los alimentos contienen un gran número de componentes, muchos de ellos indigestibles, que son substrato para las bacterias colónicas. Las zonas distales del intestino están colonizadas por una rica flora metabólicamente activa que en gran parte depende de los nutrientes procedentes de los residuos dietéticos del huésped.

Por otro lado, el intestino es el lugar donde más frecuentemente se localiza tanto el origen etiológico como la sintomatología de numerosas enfermedades, muchas de ellas de origen infeccioso. El TGI parece una zona sanitariamente muy vulnerable. Sin embargo, el intestino constituye una formidable barrera protectora frente a los patógenos, basada en la interacción permanente entre microflora, mucosa, sistema inmune intestinal y componentes no digestibles de los alimentos de la dieta. Cada uno de estos componentes juega un papel específico en el sistema de defensa intestinal (Salminen et al., 1998; Johnson, 2001).

A continuación se describen las principales interacciones entre los componentes del TGI, así como los métodos para estudiar el estatus de salud del ecosistema intestinal.

II. TRACTO GASTROINTESTINAL Y SISTEMA DE DEFENSA DEL ORGANISMO

1. CARBOHIDRATOS, COMPONENTES DE LA FRACCIÓN INDIGESTIBLE DE LOS ALIMENTOS

Los carbohidratos constituyen la base de cualquier dieta tanto en países desarrollados como en los menos favorecidos y juegan un papel muy relevante en la formulación de guías y políticas alimentarias.

Desde un punto de vista nutricional, la cantidad total de carbohidratos en el alimento no proporciona información suficiente, ya que no permite identificar la gran variedad de carbohidratos que se encuentra en los alimentos y las propiedades fisiológicas potenciales de los mismos. Por ello, y apreciando la importancia que la composición química imprime a las consecuencias fisiológicas del consumo de estos compuestos, en este capítulo centraremos su clasificación y terminología teniendo en cuenta su biodisponibilidad en el organismo, ya que los aspectos sanitarios de mayor impacto en la salud del individuo se refieren al conocimiento de las funciones fisiológicas que poseen los carbohidratos, dependiendo en gran medida del lugar y velocidad con que son utilizados por los sistemas orgánicos.

La mayor parte de los hidratos de carbono contenidos en los alimentos pueden ser utilizados (son *biodisponibles*) por el organismo, ya sea a nivel del intestino delgado o del intestino grueso. Los compuestos que no son absorbidos en ninguna zona del tracto gastrointestinal, se excretan en heces y pueden ser denominados *hidratos de carbono no biodisponibles*. Los hidratos de carbono que no son absorbidos en el intestino delgado se denominan resistentes (Cuadro 1).

CUADRO 1. Tipos de carbohidratos según su biodisponibilidad

El consumo de carbohidratos biodisponibles en el intestino delgado va seguido de una respuesta glucémica, dependiente tanto del individuo como de la composición del alimento y de la ración dietética. Estos aspectos se tratan en otro capítulo.

Los hidratos de carbono *resistentes* a la digestión en el intestino delgado (no digeridos o digeridos pero no absorbidos), junto con el resto de compuestos indigeribles presentes en los alimentos, pueden ser degradados por la microbiota intestinal (fermentación colónica), originando como principales productos ácidos grasos de cadena corta (AGCC: acético, propiónico y butírico), gases (hidrógeno, metano y dióxido de carbono), ATP e incremento de la biomasa. Los AGCC son rápidamente absorbidos y metabolizados por el organismo y se relacionan con una gran parte de los efectos beneficiosos para el huésped (Goñi & Martín-Carrón, 2001).

El conjunto de compuestos que resisten a la digestión en el intestino delgado se denomina *fracción indigestible* (FI) de los alimentos (Saura-Calixto et al., 2000). Este concepto, que responde más a un criterio fisiológico que químico, se expone y discute en otro capítulo. Desde un punto de vista nutricional, es interesante que existan carbohidratos indigestibles que sigan diferentes cinéticas en su patrón de fermentación, con el fin de conseguir controlar el proceso a lo largo de todo el TGI. Para conseguir este propósito, es necesario desarrollar productos prebióticos con velocidad de degradación controlada, así como con capacidad para fomentar el establecimiento de funciones saludables (Williams et al., 2001; Puupponen-Pimiä et al., 2002). Otro resultado importante de la interacción entre FI y microbiota es la capacidad de la misma para cambiar su actividad enzimática en función de los substratos presentes (Cummings & Macfarlane, 1991; Goñi et al., 2001; Gudiel-Urbano & Goñi, 2002).

1.1. RECOMENDACIONES DIETÉTICAS E INGESTA DE FRACCIÓN INDIGESTIBLE EN LA POBLACIÓN ESPAÑOLA

Se ha estimado que el óptimo crecimiento de la microbiota intestinal humana necesita un aporte diario de 60g de carbohidratos indigestibles (Cummings & Macfarlane, 1991). En la actualidad, en España se consumen diariamente un total de 41.5g de compuestos indigeribles que mayoritariamente corresponden a carbohidratos (Saura-Calixto & Goñi, 2004) (Tabla 1). Estos valores subestiman las cifras reales, ya que en su cálculo no se ha incluido el aporte de FI de platos preparados a partir de alimentos vegetales y cuyo consumo ha sufrido un gran incremento en los últimos años en la población española.

TABLA 1. Ingesta de fracción indigestible (FI) en la dieta española

	Consumo (g/p/d)	Ingesta de FI (g/p/d)
Cereales	231.23	22.25
Frutas	264.38	6.49
Verduras y hortalizas	311.23	8.16
Legumbres	12.88	3.92
Frutos secos	7.95	0.67
Total	827.67	41.49

(Saura-Calixto & Goñi, 2004).

2. MICROBIOTA INTESTINAL

El lumen gastrointestinal es esencialmente una región especializada y adaptada al ambiente externo. El elevado contenido en humedad, la estabilidad de la temperatura y la abundancia de nutrientes hacen que sea un ambiente idóneo para la colonización de microorganismos. Las bacterias adaptadas al medio intestinal emplean una amplia gama de actividades enzimáticas para utilizar los restos alimentarios como fuente de energía. En individuos sanos, el estómago y el intestino delgado permanecen relativamente estériles, pero el intestino grueso contiene aproximadamente 100g de células bacterianas. En general, los grupos de bacterias más abundantes son anaerobios Gram-negativos del género bacteroides y Gram-positivos de los géneros bifidobacteria, eubacteria, lactobacilli y clostridia (Szylit & Andrieux, 1993; Goñi & Martín-Carrón, 2001).

Desafortunadamente, el ambiente enriquecido en nutrientes (fracción indigestible de los alimentos) del tracto gastrointestinal es también el nicho ecológico ideal para el desarrollo de microorganismos patógenos. Las infecciones alimentarias son uno de los mayores problemas de salud tanto en sociedades en desarrollo como en las industrializadas.

Es bien conocido que una de las principales funciones de la microbiota colónica es su habilidad para resistir la colonización de cualquier especie bacteriana que proceda del exterior del organismo. Esta colonización está basada en gran parte en las múltiples interacciones entre bacteria-bacteria, bacteria-mucinas y bacterias-colonocitos, todas ellas relacionadas con factores dependientes del medio intestinal (Johnson, 2001).

Dada la complejidad del ecosistema intestinal y las dificultades para abordar su estudio in vivo, no se conocen bien los mecanismos implicados, aunque se sabe que pueden actuar conjuntamente, de forma secuencial o de forma independiente.

Los principales mecanismos utilizados por la microbiota para evitar la colonización por microorganismos externos son los siguientes (Bourlioux et al., 2003):

- competencia por un substrato;
- competencia por el punto de adhesión a los receptores de la mucosa;
- producción de una restricción ambiental;
- producción de metabolitos tóxicos para otras bacterias;
- producción de antibióticos (bacteriocinas);
- producción de moléculas que actuan en la codificación de genes para la supervivencia (genomas bacterianos).

La dieta es uno de los muchos factores que influyen en la colonización. Algunos compuestos no digestibles son substratos de las bacterias colónicas, las cuales adaptan su actividad enzimática y grado de proliferación al tipo de substrato presente (Cummings & Macfarlane, 1991; Gudiel-Urbano & Goñi, 2002).

Los resultados más espectaculares de la influencia de la dieta en la flora se han obtenido utilizando substratos específicos para algunos géneros o especies bacterianas. Es el caso de los fructooligosacáridos que son específicamente utilizados por las Bifidobacterias. Este tipo de ingredientes prebióticos ("ingrediente alimentario no digestible que estimula selectivamente el crecimiento de especies bacterianas beneficiosas para el huésped") (Gibson & Roberfroid, 1995), junto con los probióticos ("microorganimos vivos que suplementados en la dieta modifican la población bacteriana del huésped") (Collins & Gibson, 1999), constituyen la base del desarrollo de una amplia gama de alimentos funcionales destinados a mejorar la salud del ecosistema intestinal del individuo. La finalidad de muchos de estos alimentos es modificar la composición de la microflora colónica con el fin de mejorar las funciones o aliviar la sintomatología de desórdenes intestinales. El principal objetivo es manipular la microflora colónica para que consiga resistir mejor los efectos de bacterias patógenas, tanto desde una perspectiva preventiva como terapéutica (Oksanen et al., 1990; Buddington et al., 1996).

3. MUCOSA INTESTINAL

Los tejidos del intestino están separados del lumen por una capa celular especializada en la absorción de nutrientes y en el intercambio de grandes volúmenes de agua y electrolitos. La mucosa intestinal es una gran superficie hidro-fóbica (superior a 300m^2) que constituye la barrera de separación entre el exterior y el interior del organismo (Lugea et al., 2000). La hidrofobicidad y el espesor de la capa mucosa se incrementan desde la zona colónica proximal a la distal. Su función protectora depende, en gran medida, de su integridad.

Esta superficie está perfectamente adaptada a la función primaria del intestino, digestión y absorción de nutrientes, pero además la mucosa intestinal es el principal lugar de interacción del huésped con sustancias extrañas y microorganismos del ambiente externo. Una gran variedad de poblaciones bacterianas y productos metabólicos tóxicos, procedentes tanto de la microbiota como del propio huésped, constantemente atacan la estructura y función de la superficie de la mucosa, particularmente en el colon, ya que, debido a las características ambientales colónicas y a la menor motilidad, se potencia la proliferación bacteriana, que a su vez intensifica las interacciones con el huésped.

Estructuralmente, la mucosa está constituida por una pared de mucus superficial procedente de la secreción de las células caliciformes y una serie de componentes que participan en la defensa del huésped a través del flujo sanguíneo de la mucosa, secreciones y funciones de las células del epitelio, características hidrofóbicas de la superficie y producción de péptidos antimicrobianos endógenos, las defensinas (Bourlioux et al., 2003).

El mucus está formado por mucinas, cuyo componente hidrocarbonado entra en contacto directo con las bacterias (Smith & Podolsky, 1986) a través de unas zonas específicas, controladas genéticamente por el huésped. Hay cinco tipos de carbohidratos en las moléculas de mucina (galactosa, fucosa, N-acetilglucosamina, N-acetilgalactosamina y ácidos siálicos), que al combinarse entre sí forman diversas estructuras que confieren especificidad al punto de unión. La flora habitual siempre permanece en la superficie del mucus, a la entrada de la vellosidad, nunca en el interior de las criptas. En el colon, la mucosa es practicamente lisa y cada cripta es en sí misma una unidad proliferativa.

La propia microbiota, a través del huésped, puede inducir cambios en las estructuras de los carbohidratos de adhesión situados en la mucina con el fin de configurar nuevos lugares de adhesión bacteriana (Hooper & Gordon, 2001). Si el punto de adhesión codificado genéticamente permite la adherencia de bacterias no patógenas, el efecto inducido por las bacterias será finalmente beneficioso, pero si permite la adherencia de bacterias enteropatógenas, el efecto causado será negativo para la salud del huésped.

3.1. PROLIFERACIÓN, DIFERENCIACIÓN Y APOPTOSIS

La mucosa intestinal de los mamíferos se renueva cada dos ó tres días (Wright & Alison, 1984). El mantenimiento y la regulación de la arquitectura de la mucosa colónica es una consecuencia del balance entre los mecanismos de proliferación, diferenciación y apoptosis (muerte celular programada) de las células del epitelio (Clatworthy & Subramanian, 2001). La proliferación celular se realiza en la base de las criptas, a partir de las células madre y va seguida de su posterior diferenciación y aparición de células maduras: colonocitos (función absortiva), células caliciformes (formadoras de mucina) y células endocrinas, que van ascendiendo hacia la superficie, donde simultáneamente las células envejecidas se renuevan de forma continua. Su eliminación parece ocurrir por un proceso de envejecimiento programado, el cual está determinado por la pérdida de adhesión celular y la muerte de la célula o apoptosis (Potten et al., 1997). El mecanismo apoptótico está considerado como un mecanismo protector, fundamental en el mantenimiento de la homeostasis tisular (Brittan & Wright, 2002).

El control de los procesos de proliferación, diferenciación y apoptosis están genéticamente programados. Pueden ser iniciados, inhibidos o modulados por la ausencia o presencia de diversos factores reguladores de carácter endocrino (gastrina, enteroglucagón, GH, neurotensina, etc.) o de carácter paracrino y/o autocrino (factores de crecimiento insulínico, IGF-I, IGF-II), factor de crecimiento epitelial, EGF, etc., procedentes de la matriz extracelular o del lumen intestinal (Simon-Assman et al., 1995).

Factores exógenos ambientales, como la exposición a drogas, radiaciones ionizantes y manipulación dietaria, afectan el crecimiento de la mucosa (Nakamura et al., 1997; Jenab & Thompson, 2000).

Como ya se ha señalado, existe una relación directa entre los carbohidratos de la dieta y la proliferación celular de la mucosa del colon. La suplementación con diferentes tipos de carbohidratos a animales de experimentación determina aumentos significativos en el peso, número, altura y densidad de las criptas de la mucosa, así como un mayor grado de diferenciación y proliferación celular, dando lugar a la aparición de hiperplasia (Mc Cullough et al., 1999; Jenab & Thompson, 2000).

Por el contrario, animales alimentados con dietas de bajo contenido en hidratos de carbono o mantenidos con nutrición parenteral presentan atrofia de la mucosa colónica, caracterizada por la pérdida de la masa total, contenido de ADN, ARN y proteína (Koruda et al., 1990; Andoh et al., 2003), así como por la disminución del tamaño de las criptas y del índice mitótico (Velázquez et al., 1997).

Los responsables del efecto proliferativo sobre la mucosa colónica parecen ser los productos de fermentación y en especial los ácidos grasos de cadena corta (Mc Cullough et al., 1999).

3.2. EFECTO TRÓFICO DEL ÁCIDO BUTÍRICO

El efecto trófico del butirato es el más beneficioso para el epitelio colónico y la pared intestinal, tanto *in vivo* como *in vitro* (Cook & Sellin, 1998). En la actualidad se le reconoce como principal responsable del efecto protector de las dietas ricas en carbohidratos fermentables frente a la carcinogénesis colónica (Medina et al., 1998).

El butirato parece ejercer su efecto trófico a través de diversos mecanismos.

- Aporte directo de energía al colonocito como consecuencia de su metabolismo, lo que favorece la oxidación aeróbica de la célula (García Peris et al., 2002).
- Disminución del pH colónico que, al inducir la inhibición de enzimas bacterianas implicadas en el metabolismo de las sales biliares, evitan la conversión de ácidos biliares primarios en secundarios, los cuales podrían alterar el proceso de apoptosis de las células dañadas e inducir carcinogénesis (Reddy, 1999).
- Regulación de la expresión de genes implicados en la proliferación, diferenciación y apoptosis del colonocito (Bravo et al., 2000). En éste sentido el butirato parece actuar como:
  - cofactor de proteínas nucleares que regulan la transcripción genética;
  - interaccionando con proteínas G., clave de la vía de la transducción de señales en la interfase membrana-citoplasma;
  - modulando la actividad de varias enzimas nucleares, que influyen sobre los distintos componentes estructurales de la cromatina, siendo la inhibición de la histona desacetilasa la responsable de la mayoría de sus efectos moleculares durante el ciclo celular.

Como consecuencia de este efecto trófico del butirato sobre la mucosa intestinal, se desencadenan otros mecanismos locales como son el aumento del flujo sanguíneo del colon, que mejora la microcirculación de la mucosa y favorece su crecimiento (Scheppach, 1994), la modulación del sistema nervioso simpático y parasimpático, con la estimulación del sistema nervioso entérico (Frankel et al., 1994) y el incremento de la secreción de insulina y hormonas enterotróficas (Key et al., 1996).

La actividad proliferativa estimulada por el butirato se produce principalmente en la base de las criptas, donde se encuentran los colonocitos sanos y las células madre (Velázquez et al., 1997). Por el contrario, el butirato inhibe el crecimiento celular en las zonas apicales, donde se producen, habitualmente, los crecimientos malignos y premalignos y se promueve la apoptosis (Topping & Clifton, 2001). Esta inhibición sobre la actividad proliferativa de los colonocitos neoplásicos de la superficie de la mucosa ha sido demostrada tanto *in vivo* como *in vitro* (Whiteley & Klurfeld, 2000) y ha sido definida como "efecto paradójico del butirato", ya que por un lado ejerce un estímulo proliferativo en el colonocito sano y por otro inhibe la proliferación celular en la célula neoplásica. Este hecho justifica la relación existente entre la ingesta de compuestos no digestibles y una menor incidencia de cáncer colo-rectal (Cuadro 2).

CUADRO 2. Efectos trófico y paradójico del butirato en la mucosa colónica

Efectos del butirato sobre **mucosa normal**	• Estimulación de la proliferación en la base de las criptas • Inducción de diferenciación • Inhibición de apoptosis	**Efeito trófico** Estimulación del crecimiento celular
Efectos del butirato sobre **mucosa neoplásica**	• Inhibición de la proliferación en la superficie de las criptas • Estimulación de diferenciación • Inducción de apoptosis	**Efecto paradójico** 1. Inhibición del crecimiento cellular 2. Protección riesgo de cáncer

El efecto paradójico del butirato y sus propiedades antitumorales parecen ejercerse a través de los mecanismos de acción descritos en la Tabla 2.

TABLA 2. Mecanismos de acción del butirato en células neoplásicas

Inhibición de la proliferación celular	Efecto del butirato
Acetilación de histonas	Inhibición
Replicación de ADN	Inhibición
Producción de mevalonato	Inhibición
Regulación de la expresión de genes implicados en la proliferación celular	
c-ras	Inhibición
c-src	Inhibición
c-myc	Inhibición
c-fos y c-jun	Estimulación
P53	Inhibición
P21/WAF1/cip1	Estimulación
PNCA	Estimulación
Ki67	Estimulación
Regulación de la expresión de genes implicados en la diferenciación celular	
Mucina	Estimulación
Fosfatasa alcalina	Estimulación
Dipeptidil peptidasa	Estimulación
5-lipooxigenasa	Estimulación
Focos de criptas aberrantes	Inhibición
Regulación de la expresión de genes implicados en la apoptosis celular	
Bax	Estimulación
Bak	Estimulación
Bcl-2	Inhibición
Bc-X$_L$	Inhibición
Catepsina D	Inhibición
Caspasas	Inhibición

4. SISTEMA INMUNOLÓGICO

Todos los mecanismos defensivos que contribuyen a mantener la función normal de la barrera intestinal son componentes del sistema inmunitario innato del individuo y se pueden considerar mecanismos innatos no específicos de defensa. No obstante, el sistema inmune también incluye mecanismos específicos dirigidos contra algún agente en particular. Estos mecanismos inmunitarios pueden ser igualmente innatos o adquiridos. En el caso de los adquiridos, implica una memoria de exposición previa al mismo agente. A su vez, los mecanismos de memoria requieren la actividad sinérgica de células especializadas que constituyen el sistema inmune (Schiffrin & Blum, 2002).

El intestino humano representa la mayor masa de tejido linfoide del cuerpo. Contiene aproximadamente 10^6 linfocitos/g de tejido y el 60% del total de inmunoglobulinas producidas diariamente se secretan en el TGI, que, como parte del sistema inmunitario mucosal del organismo, tiene algunos tipos de células y mecanismos de inmunidad específicos. Esta especificidad es consecuencia de la exposición constante a patógenos invasores y antígenos procedentes de la dieta.

El intestino es el órgano inmunitario primario del cuerpo. Su tejido linfoide asociado presenta inmunidad innata y adquirida. El sistema inmune puede tolerar la presencia de antígenos en la dieta, de bacterias colonizadoras, puede reconocer y rechazar microorganismos enteropatógenos etc. (Bourlioux et al., 2003).

La cooperación con estos sistemas endógenos protectores de algunas bacterias en tránsito, tales como probióticos, y de algunos compuestos indigeribles de la dieta, tales como prebióticos y antioxidantes, puede reforzar la barrera defensiva del intestino y mejorar el estado de salud del organismo.

III. MÉTODOS DE ESTUDIO

El estudio de las funciones del intestino grueso es extremadamente difícil, dada su inaccesibilidad, complejidad de la microbiota residente y peculiaridades de las condiciones ambientales. Los principales procesos que se producen en esta zona son anaerobios y los compuestos finales que se originan (mayoritariamente hidrógeno y ácidos grasos de cadena corta) no se producen en ninguna otra reacción bioquímica del organismo. La cuantificación de estos productos y el análisis cuali y cuantitativo de los componentes de las heces se ha utilizado como criterio orientativo para conocer los procesos intracolónicos, aunque evidentemente la información que proporcionan es muy limitada.

Para evaluar la salud gastrointestinal se recomienda considerar al conjunto de la microbiota como una única entidad y utilizar como indicadores del crecimiento y actividad bacteriana la degradación de los substratos presentes y la cuantificación de la totalidad de los productos originados, así como los efectos locales y sistémicos producidos en el huésped (Williams et al., 2001).

A continuación se indica la metodología, que a juicio de los autores es más idónea para abordar este tipo de estudios e intentar comprender el papel fisiológico de la microbiota intestinal, su relación con los componentes resistentes a la digestión en el intestino delgado e incluso su papel en la activación de sustancias tóxicas y/o carcinógenas en el intestino.

1. ANÁLISIS DE SUBSTRATOS. CARBOHIDRATOS NO DIGESTIBLES

- Análisis cuantitativo y cualitativo (aspectos tratados en otros capítulos).
- Fermentación colónica (Goñi & Martín-Carrón, 2001):
    - cinética de fermentación;
    - fermentabilidad. Porcentaje de degradación de los carbohidratos presentes en la fracción indigerible;
    - producción de ácidos grasos de cadena corta.

2. MODIFICACIONES DE LA POBLACIÓN BACTERIANA

Recuentos microbiológicos

Tradicionalmente las bacterias gastrointestinales se han estudiado mediante cultivos microbiológicos, que son muy laboriosos y requieren conocimiento previo de los requerimientos nutricionales para el óptimo crecimiento de cada especie. Recientemente, las técnicas de cultivo se han ido sustituyendo por técnicas moleculares basadas en el gen 16S rRNA. Estas técnicas pueden caracterizar y cuantificar la microbiota y además aportan datos para establecer las relaciones filogenéticas de las bacterias. Zoetendal et al. (2004) han publicado recientemente una revisión de estas técnicas para el estudio de la microbiota gastrointestinal.

Las técnicas de biología molecular permiten conocer el mapa de las estructuras presentes en el intestino. Estas técnicas son sólo descriptivas y la actividad gastrointestinal es un proceso muy dinámico, activo y versátil. En este sentido, algunos investigadores han indicado que es más interesante el estudio de la interacción entre huésped y bacterias en su conjunto, que detectar la presencia o ausencia de algunas especies bacterianas de forma individual (Williams et al., 2001).

Modificación de la actividad enzimática bacteriana

Tanto la cantidad y tipo de substrato fermentado, como los productos formados en el proceso de fermentación, son consecuencia de la actividad enzimática desarrollada por las bacterias. Cada bacteria puede participar en diversas rutas metabólicas y no se conocen detalles de los procesos metabólicos individuales. Si fuera posible conocer dichos procesos, sería muy difícil saber qué producto se origina en cada reacción porque, tal y como se ha indicado anteriormente, el funcionamiento de la microbiota hay que estudiarlo en su conjunto.

Por todo ello, la cuantificación directa de la actividad enzimática desarrollada por la microbiota se considera como un buen indicador del estado de salud del huésped (Rowland, 1992).

Las actividades enzimáticas determinadas habitualmente son β-glucuronidasa, β-glucosidasa, nitro-reductasa, nitrato-reductasa y azo-reductasa (Salminen et al., 1998; Gudiel-Urbano & Goñi, 2002). Todos ellos son enzimas hidrolíticos y reductores, muchos de los cuales están implicados en la generación de toxinas, mutágenos, carcinógenos y promotores tumorales (Rowland, 1992; Szylit & Andrieux, 1993).

3. ESTUDIOS DE LA MUCOSA INTESTINAL, PROLIFERACIÓN, DIFERENCIACIÓN Y APOPTOSIS CELULAR

Numerosos estudios, tanto *in vivo* como *in vitro*, han sido diseñados para determinar los efectos de una dieta rica en carbohidratos sobre la pared colónica y su posible papel antitumoral. Las modificaciones en la estructura de la pared del colon implican cambios en el proceso de renovación celular entre los que se incluyen los procesos de proliferación, diferenciación y apoptosis.

3.1. ESTUDIO MORFOMÉTRICO E HISTOLÓGICO

Este estudio se utiliza para valorar posibles alteraciones estructurales en diferenciación celular entre las que destacan la aparición de focos de criptas aberrantes, la hiperproliferación, la presencia de daño celular, microadenomas etc. (Li, 2003).

3.2. EVALUACIÓN DE LA PROLIFERACIÓN DE LA MUCOSA COLÓNICA

Varias técnicas han sido desarrolladas para la determinación de la proliferación celular de la mucosa, algunas de las cuales se han utilizado con un valor pronóstico de riesgo de cáncer de colon. La medida de la proliferación celular se puede realizar mediante la determinación del incremento del número de mitosis, la tasa de proliferación celular, el contenido de ADN o la inmunolocalización de marcadores de la proliferación celular (PNCA, Ki67 y Mib:1). En la Figura 1 se observa el marcaje por inmunohistoquímica del antígeno de proliferación celular (PNCA), en un corte histológico de mucosa colónica de rata. Los núcleos de las células PNCA-positivas se tiñen de color marrón y corresponden a las células que sufren mitosis. En la Figura 2 se observa un esquema de las distintas zonas de proliferación celular en una cripta colónica. La cripta se subdivide en cinco compartimentos desde la base a la superficie, estableciéndose un índice de proliferación basal (60% basal de la cripta) y un índice de proliferación celular superficial (40% apical de la cripta). El valor ϕh, indicador de riesgo de cáncer de colon, se calcula como la razón entre las células marcadas en el compartimento 4 + 5 dividido por el número total de células marcadas en las criptas.

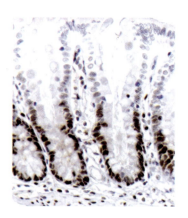

FIGURA 1. Inmunolocalización del antígeno de proliferación celular PCNA en criptas de la mucosa colónica (PNCA x 40).

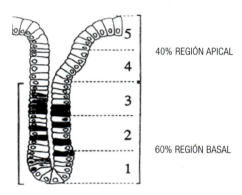

FIGURA 2. Proliferación celular en la cripta colónica (adaptado de Velázquez et al., 1996).

3.3. EVALUACIÓN DE LA DIFERENCIACIÓN DEL EPITELIO COLÓNICO

El estado de maduración de las células epiteliales se determina mediante el marcaje celular de mucina y de las células caliciformes productoras de mucina, así como de algunos enzimas hidrolíticos del borde en cepillo de la membrana celular del colonocito, como fosfatasa alcalina y/o dipeptidilpeptidasa IV, utilizando técnicas inmunohistoquímicas (Li, 2003).

3.4. EVALUACIÓN DE LA APOPTOSIS CELULAR

Entre los métodos por los que se puede detectar la muerte celular por apoptosis (Cousins, 1999), se encuentran:

- el marcaje *in situ* de fragmentos de oligonucleótidos (deoxinucleotidil transferasa mediada por dUTP terminal, TUNEL), utilizando la técnica de inmunoperoxidasa aplicada a secciones de colon y células en suspensión (Gavrieli et al., 1992);
- la determinación de la expresión de genes que regulan la apoptosis (Bcl-1, bax etc.) (Hague et al., 1997);
- la determinación de las proteasas lisosómicas (caspasas, catepsina D) relacionadas con el catabolismo celular (Erdal et al., 2005).

La salud del individuo depende en gran medida del estatus de salud gastrointestinal y este se puede modular mediante los componentes de la fracción indigestible de los alimentos. Ahora bien, es necesario la utilización de criterios de calidad adecuados para poder evaluar los efectos funcionales en el huésped.

IV. RESUMEN

El tracto gastrointestinal es un ecosistema del que dependen un gran número de funciones orgánicas, muchas de las cuales son consecuencia de la interacción permanente entre los componentes de la dieta (principalmente componentes de la fracción indigestible), la población bacteriana residente, la mucosa y el sistema inmune intestinal.

Se describen los principales tipos de carbohidratos presentes en la dieta según su biodisponibilidad y las recomendaciones dietéticas en la población española.

Los efectos fisiológicos de los carbohidratos no digeribles sobre las células epiteliales de la pared colónica dependen principalmente de la acción que ejercen los productos derivados de su fermentación por la microflora. El incremento de la masa bacteriana y de los productos de fermentación: ácidos grasos de cadena corta (AGCC, acetato, propionato y butirato) tienen efectos beneficiosos para el organismo, puesto que el butirato es el responsable directo del crecimiento y de los mecanismos de diferenciación y apoptosis de los colonocitos.

Para evaluar los efectos de la interacción entre los componentes no digeribles de la dieta, la microbiota y la pared intestinal, se proponen algunos métodos de estudio entre los que se incluyen el análisis de substratos, las modificaciones de la población bacteriana y los cambios en el turnover celular del colonocito, lo que permite conocer los mecanismos de acción fisiológicos y moleculares de los carbohidratos no digeribles y su repercusión sobre la salud, además de ayudar a establecer las recomendaciones dietéticas adecuadas para la población y minimizar el riesgo de padecer enfermedades.

V. REFERENCIAS BIBLIOGRÁFICAS

Andoh, A., Tsujikawa, T. & Fujiyama, Y. (2003) Role of dietary fiber and short-chain fatty acids in the colon. *Curr. Pharm. Des.* **9**, 347-358.

Bourlioux, P., Koletzko, B., Guarner, F. & Braesco, V. (2003) The intestine and its microflora are partners for the protection of the host. *Am. J. Clin. Nutr.* **78**, 675-683.

Bravo, A., Afonso, J. J., Medina, V., Perez, J., Lorenzo, N., Fernández, M. V. & González, F. (2000) Butirato y carcinogénesis colorrectal. *Cir. Esp.* **68**, 57-64.

Brittan, M. & Wright, N. A. (2002) Gastrointestinal stem cells. *J. Pathol.* **197**, 492-509.

Buddington, R. K., Williams, C. H., Chen, S. C. & Witherly, S. A. (1996) Dietary supplement of neosugar alters the fecal flora and decreases activities of some reductive enzymes in human subjects. *Am. J. Clin. Nutr.* **63**, 709-716.

Clatworthy, J. P. & Subramanian, V. (2001) Stem cells and the regulation of proliferation, diferentiation and patterning in the intestinal epitelium: emerging insights from gen expression patterns, transgenic and gene ablation studies. *Mech. Dev.* **101**, 3-9.

Collins, M. D. & Gibson, G. R. (1999) Probiotics, prebiotics, and synbiotics: approaches for modulating the microbial ecology of the gut. *Am. J. Clin. Nutr.* **69S**, 1052-1057.

Cook, S. I. & Sellin, J. H. (1998) Short chain fatty acids in health and disease. *Aliment Pharmacol. Ther.* **12**, 499-501.

Cummings, J. H. & Macfarlane, G. T. (1991) The control and consequences of bacterial fermentation in the human colon. *J. Appl. Bacteriol.* **70**, 443-459.

Cousins, R. J. (1999) Regulación nutricional de la expresión genética. En *Morden nutrition in health and disease.* eds. M. E. Shils, J. A. Olson, M. S. Shike, A. C. Ross. Mc Graw-Hill Interamericana. México.

Erdal, H., Berndtsson, M., Castro, J., Brunk, U., Shoshan, M. C. & Linder, S. (2005) Induction of lysosomal membrane permeabilization by compounds that activate p53-independent apoptosis. *Proc. Natl. Acad. Sci. U.S.A.* 4 **102**(1),192-197.

Frankel, W. L., Zhang, W., Singh, A., Klurfeld, D. M., Don, S., Sakata, T., Modlin, I. & Rombeau, J. L. (1994). Mediation of the trophic effects of cecally infused short-chain fatty acids on the rat jejunum and colon. *Gastroenterol.* **106**, 373-380.

García Peris, P., Bretón Lesmes, I., de la Cuerda, C. & Camblor, M. (2002) Metabolismo colónico de la fibra. *Nutr. Hosp.* **17**, 11-16.

Gavrieli, Y., Sherman, Y. & Ben-Sasson, S. A. (1992) Identification of programmed cell death in situ via specific labeling of nuclear DNA fragmentation. *J. Cellular Bio.* **119**, 493-501.

Gibson, G. R. & Roberfroid, M. B. (1995) Dietary modulation of the human colonic microbiota: introducing the concept of prebiotic. *J. Nutr.* **125**, 1401-1412.

Goñi, I. & Martín-Carrón, N. (2001) Fermentación colónica de fibra dietética y almidón resistente. En *Fibra dietética en Iberoamérica: Tecnología y salud. Obtención, caracterización, efecto fisiológico y aplicación en alimentos.* eds. F. M. Lajolo, F. Saura-Calixto, E. Witting de Penna, E. W. Menezes, pp. 311-338. CYTED/CNPq/Varela, São Paulo.

Goñi, I., Gudiel-Urbano, M., Bravo, L. & Saura-Calixto, F. (2001) Dietary modulation of bacterial fermentative capacity by edible seaweeds in rats. *J. Agric. Food Chem.* **49**, 2663-2668.

Gudiel-Urbano, M. & Goñi, I. (2002) Effect of short-chain fructooligosaccharides and cellulose on cecal enzyme activities in rats. *Ann. Nutr. Metab.* **46**, 254-258.

Hague, A., Diaz, G. D., Hicks, D. J., Krajewski, S., Reed, J. C. & Paraskeva, C. (1997) Bcl-2 and Bak may play a pivotal role in sodium butyrate-induced apoptosis in colonic epithelial cells: However overexpression of bcl-2 does not protect against bak-mediated apoptosis. *J. Cancer.* **72**, 898-905.

Hooper, L. V. & Gordon, J. L. (2001) Commensal host-bacterial relationship in the gut. *Sci.* **292**, 1115-1118.

Jenab, M. & Thompson, L. U. (2000) Phytic acid in wheat bran effects colon morphology, cell differentiation and apoptosis. *Carcinogenesis* **21**, 1547-1552.

Johnson, I. T. (2001) New food components and gastrointestinal health. *Proc. Nutr. Soc.* **60**, 481-488.

Key, F. B., Mc Clean, D. & Mathers, J. C. (1996) Tissue hypertrophy and epithelial proliferation rate in the gut of rats fed on bread and haricot beans. *Br. J. Nutr.* **76**, 273-286.

Koruda, M. J., Rolandelli, R. H., Bliss, D. Z., Hastings, J., Rombeau, J. L. & Settle, R. G. (1990) Parenteral nutrition supplemented with short-chain fatty acids: effect on the small-bowel mucosa in normal rats. *Am. J. Clin. Nutr.* **51**, 685-689.

Li, L. C. (2003) *Protocols online, your lab's reference book.* Disponible en: http://www.protocol-online.org

Lugea, A., Salas, A., Sasalot, J., Guarner, F. & Malagelade, J. R. (2000) Surface hydrophobicity of the rat colonic mucosa is a defensive barrier against macromolecules and toxins. *Gut.* **46**, 515-521.

Mc Cullough, J. S., Racliffe, B., Mandir, N., Carr, K. E. & Goodlad, R. A. (1999) Dietary fibre and intestinal microflora: effects on intestinal morphometry and crypt branching. *Gut.* **42**, 799-806.

Medina, V., Alfonso, J. J. & Argüelles-Alvarez, H. (1998) Sodium butyrate inhibits carcinoma development in a 1, 2 dimethylhydrazine induced rat colon cancer. *JPEN* **22**(1), 14-17.

Nakamura, T., Hasebe, M., Yamakawa, M., Higo, T., Suzuki, H. & Kobayashi, K. (1997) Effect of dietary fiber on bowel mucosal integrity and bacterial translocation in burned rats. *J. Nutr. Sci. Vitaminol.* **43**, 445-454.

Naidu, A. S., Bidlack, W. B. & Clemens, R. A. (1999) Probiotic spectra of lactic acid bacteria (LAB). *Critical Rev. in Food Sci. and Technol.* **38**, 13-126.

Oksanen, P. J., Salminen, S., Saxelin, M., Hamalainen, P., Ihantola-Votmisto, A., Muurasniemi-Isoujita, L., Nikkari, S., Oksanen, T., Porsti, I. & Salminen, E. (1990) Prevention of travellers' diarrhoea by Lactobacillus GG. *Ann. Med.*, **22**, 53-56.

Potten, C. S., Booth, C. & Pritchard, D. M. (1997) The intestinal epithelial stem cell: The mucosal governor. *Int. J. Exp. Pathol.* **78**, 219-243.

Puupponen-Pimiä, R., Aura, A. M., Oksman-Caldentey, K. M., Myllärinen, P., Saarela, M., Mattila-Sandholm, T. & Poutanen, K. (2002) Development of functional ingredients for gut health. *Trends in Food Sci. & Technol.* **13**, 3-11.

Reddy, B. S. (1999) Possible mechanisms by which pro- and prebiotics influence colon carcinogenesis and tumor growth. *J. Nutr.* **129**, 1478-1482.

Rowland, I. R. (1992) Metabolic interactions in the gut. En *Probiotics – The Scientific Basis*, ed. R. Fuller, pp. 29-53. Chapman & Hall, London.

Salminen, S., Bouley, C., Boutron-Ruault, M. C., Cummings, J. H., Franck, A., Gibson, G. R., Isolauri, E., Moreau, M. C., Roberfroid, M. & Rowland, I. (1998) Functional food science and gastrointestinal physiology and function. *Br. J. Nutr.* **80**, 147S-171S.

Saura-Calixto, F. & Goñi, I. (2004) The intake of dietary indigestible fraction in the Spanish diet shows the limitations of dietary fibre data for nutritional studies. *Eur. J. Clin. Nutr.* **58**, 1078-1082.

Saura-Calixto, F., García-Alonso, A., Goñi, I. & Bravo, L. (2000) In vitro determination of the indigestible fraction in foods: An alternative to dietary fiber analysis. *J. Agric. Food Chem.* **48**, 3342-3347.

Scheppach, W. (1994) Effects of short chain fatty acid on gut morphology and function. *Gut.* **35**, S35-S38.

Schiffrin, E. J. & Blum, S. (2002) Interactions between the microbiota and the intestinal mucosa. *Eur. J. Clin. Nutr.* **56**, 60S-64S.

Simon-Assiman, P., Kedinger, M., DeArchangelis, A., Rousseau, V. & Simo, P. (1995) Extracellular matrix components in intestinal development. *Experientia* **51**, 883-900.

Smith, A. C. & Podolsky, D. K. (1986) Colonic mucin glycoproteins in health and disease. *Clin. Gastroenterol.* **15**, 815-837.

Szylit, O. & Andrieux, C. (1993) Physiological and pathophysiological effects of carbohydrate fermentation. *World Rev. Nutr. Diet.* **74**, 88-122.

Topping, D. L. & Clifton, P. M. (2001) Short-chain fatty acids and human colonic function: Roles of resistant starch and nonstarch polysaccharides. *Physiol. Rev.* **81**, 1031-1064.

Velázquez, O. C., Zhou, D. B. A., Seto, E. W., Jabbar, A., Choi, J., Lederer, H. M. & Rombeau, J. L. (1996) *In vivo* crypt surface hyperproliferation is decreased by butyrate and increased by deoxycholate in normal rat colon: Associated in vivo effects on c-fos and c-Jun expression. *J. Parent. Ent. Nutr.* **20**, 243-250.

Velázquez, O. C., Sate, R. W., Bain, A. M., Fisher, J. & Rombeau, J. L. (1997) Deoxycholate inhibits in vivo butyrate-mediated BrDU labeling of the colonic crypt. *J. Surg. Res.* **69**, 344-348.

Whiteley, L. D. & Klurfeld, D. M. (2000) Are dietary fiber-induced alterations in colonic epithelial cell proliferation predictive of fiber's effect on colon cancer? *Nutr. Cancer* **36**, 131-149.

Williams, B. A., Verstegen, M. W. A. & Tamminga, S. (2001) Fermentation in the large intestine of single-stomached animals and its relationship to animal health. *Nutr. Res. Rev.* **14**, 207-227.

Wright, N. A & Alison, M. (1984) *The biology of epithelial cell population*. Oxford University Press, Oxford.

Zoetendal, E. G., Collier, Ch. T., Koike, S., Mackie, R. I. & Gaskins, H. R. (2004) Molecular ecological analysis of the gastrointestinal microbiota. *J. Nutr.* **134**, 465-472.

CAPÍTULO 13

MARCADORES *IN VIVO* E *IN VITRO* PARA AVALIAÇÃO DE CARBOIDRATOS

Elizabete Wenzel de Menezes

Franco Maria Lajolo

I. INTRODUÇÃO

II. MARCADORES *IN VIVO*
1. ÍNDICE GLICÊMICO (IG)
1.1. CONTROVÉRSIA QUANTO À ADOÇÃO DO IG
1.2. APLICAÇÃO PRÁTICA DO IG
2. CARGA GLICÊMICA (CG)

III. FATORES QUE INTERFEREM NA DIGESTIBILIDADE DOS CARBOIDRATOS E SUA INFLUÊNCIA NA RESPOSTA GLICÊMICA

IV. MÉTODOS *IN VITRO* PARA AVALIAÇÃO DA DIGESTIBILIDADE DE CARBOIDRATOS E ESTIMATIVA DA RESPOSTA GLICÊMICA

V. RESUMO

VI. REFERÊNCIAS BIBLIOGRÁFICAS

Departamento de Alimentos e Nutrição Experimental, Faculdade de Ciências Farmacêuticas.
Universidade de São Paulo – USP
Av. Prof. Lineu Prestes, 580, Bl.14, CEP 05508-900, São Paulo-SP, Brasil
E-mail: wenzelde@usp.br

I. INTRODUÇÃO

Os carboidratos constituem importante componente da dieta, mas são continuamente negligenciados. Para a manutenção da saúde, pensa-se inicialmente nas proteínas, como fornecedores de aminoácidos essenciais, e no conteúdo de ácidos graxos insaturados. Entretanto, a maioria das pessoas consome duas vezes mais carboidratos do que proteínas ou lipídios e pouco se conhece sobre as características fisiológicas dos diferentes tipos de carboidratos.

Visando a prevenção da obesidade, diabetes e doenças cardiovasculares, tem sido enfatizada a importância dos efeitos benéficos proporcionados pelas dietas (WHO/FAO, 2003). Com a redução da excessiva ingestão de lipídios, ocorre o aumento da ingestão de carboidratos, cuja qualidade deve ser considerada. A composição química dos alimentos é um importante parâmetro na sua escolha (USP, 1998); entretanto, o simples conhecimento da composição dos carboidratos não reflete precisamente seu aproveitamento no organismo e seus efeitos fisiológicos.

O processo de digestão dos carboidratos envolve uma série de fases, que vão desde a mastigação, esvaziamento gástrico, digestão, absorção pelos enterócitos do intestino delgado até a penetração dos monômeros na corrente sangüínea; processo que resulta na alteração dos níveis de glicose plasmática. Elevados níveis plasmáticos de insulina e a resistência à insulina, assim como outros determinantes (alta ingestão de energia, obesidade, falta de atividade física) estão envolvidos na etiologia de diabetes, doenças cardiovasculares e câncer. A partir das observações de que os carboidratos de diferentes fontes são digeridos e absorvidos de forma diferenciada, a velocidade de digestão pode ser considerada um relevante critério para a avaliação do aproveitamento dos carboidratos (FAO/WHO, 1998). Assim, os carboidratos podem ser classificados em carboidratos lentamente digeridos e carboidratos rapidamente digeridos (Englyst et al., 2003). Os carboidratos lentamente digeridos proporcionam moderado aumento de glicose e insulina plasmática após refeição com elevada quantidade de carboidrato e permitem a prolongada entrada de glicose na corrente sangüínea (Danone Vitapole/FAO, 2001). Alimentos que contêm carboidratos lentamente digeridos têm mostrado eficácia no controle da saciedade, da resistência à insulina e dos níveis plasmáticos de glicose, insulina e lipídios.

Como é impossível determinar diretamente as características nutricionais dos carboidratos que são lentamente ou rapidamente digeridos, foram criados marcadores apropriados, como o índice glicêmico (IG), a carga glicêmica (CG), entre outros. O IG, que foi introduzido em 1981 (Jenkins et al., 1981), diferencia os carboidratos dos alimentos (50g de carboidrato) com base no seu potencial em aumentar a resposta glicêmica em relação aos carboidratos de um alimento controle. O conceito de carga glicêmica (CG) foi proposto em 1997 (Salmeron et al., 1997). Este marcador mede o impacto glicêmico da dieta e é calculado pela multiplicação do IG do alimento pela quantidade de carboidrato "disponível" contida na porção consumida deste alimento.

A dieta com baixo IG e baixa CG tem efeitos benéficos sobre vários aspectos metabólicos e fisiológicos envolvidos nas doenças crônicas não-transmissíveis (FAO/WHO, 1998; Augustin et al., 2002; Brand-Miller, 2003; Ludwig, 2003) e grande parte destes efeitos pode ser extrapolada para as dietas com carboidratos de lenta digestão, uma vez que os alimentos de baixo IG contêm elevado conteúdo desta fração. Algumas formas de amido são pouco digeridas pelo organismo humano; outras, inclusive, não são digeridas no intestino delgado (caso do amido resistente). No intestino grosso, estes carboidratos são fermentados, resultando na produção de vários compostos, sendo os ácidos graxos de cadeia curta em maior proporção. Estes compostos, além de fornecerem energia, estão envolvidos na prevenção e controle de doenças crônicas não-transmissíveis (FAO/ WHO, 1998; WHO/FAO, 2003).

As diferentes respostas glicêmicas produzidas pelos alimentos são decorrentes da presença de determinados fatores intrínsecos e extrínsecos dos alimentos, que interferem na digestão e absorção do amido. O conhecimento da presença destes fatores é de importância para a manutenção de reduzidos IGs produzidos por certos alimentos (Björck, 1996; FAO/WHO, 1998; Menezes (2000); Danone Vitapole/ FAO, 2001). Paralelamente, técnicas *in vitro* têm sido propostas para avaliar a digestibilidade dos carboidratos e prever a resposta glicêmica que o alimento irá produzir.

II. MARCADORES *IN VIVO*

1. ÍNDICE GLICÊMICO

O índice glicêmico (IG) classifica os alimentos de acordo com seu potencial em aumentar a glicose sangüínea, em relação a um alimento-controle (Jenkins et al., 1981). Este índice foi proposto para auxiliar a seleção de alimentos na elaboração de dietas e para possibilitar a comparação de resultados obtidos por diferentes pesquisadores e de diferentes alimentos.

O IG foi definido como o aumento da área abaixo da curva glicêmica produzido pela ingestão de um alimento-teste (50g de carboidrato "disponível") em relação à mesma quantidade de carboidrato do alimento-controle (pão branco ou glicose) (expresso em porcentagem). Segundo a FAO (2003), o carboidrato "disponível" corresponde ao carboidrato que fornece glicose para o metabolismo.

Este índice mostra, indiretamente, o perfil de digestão e absorção dos carboidratos dos alimentos. Quando o alimento-controle é o pão, os alimentos que apresentam IG≤75 são em geral considerados de baixo IG e são constituídos de carboidratos lentamente digeridos. Já os alimentos com IG≥95 são considerados de alto IG e são constituídos de carboidratos rapidamente digeridos (pão branco = controle) (Menezes & Lajolo, 2003). No caso de se utilizar a glicose como controle, estes valores devem ser multiplicados por 0,7 (SUGIRS, 2004).

A importância dos estudos sobre IG está vinculada aos possíveis efeitos fisiológicos e terapêuticos de dietas com baixos índices glicêmicos para indivíduos saudáveis, obesos, diabéticos e hiperlipidêmicos (FAO/WHO, 1998; Danone Vitapole/FAO, 2001; Augustin et al., 2002; Brand-Miller, 2003). Entre os diversos parâmetros avaliados, foi evidenciado que a inclusão de alimentos com baixo IG no planejamento alimentar proporciona: aumento no controle de diabetes, aumento do nível plasmático de HDL-colesterol, diminuição dos níveis plasmáticos de triacilglicerol, melhoria na *performance* física e aumento da sensação de saciedade. O recente informe WHO/FAO (2003), para prevenção de doenças crônicas não-transmissíveis, concluiu que os alimentos de baixo IG possivelmente diminuem o risco de diabetes tipo 2 (principalmente, pelo melhor controle na liberação de insulina) e protegem contra o ganho de peso e obesidade (principalmente, pelo aumento da saciedade que proporciona redução da ingestão energética na refeição seguinte). Com relação aos efeitos dos alimentos de baixo IG sobre as doenças cardiovasculares e câncer, os resultados apresentados até o momento são conflitantes e pouco conclusivos, necessitando de outros estudos epidemiológicos e clínicos. Os alimentos com alto conteúdo de fibra alimentar e polissacarídeos não-amido (alto conteúdo de carboidrato lentamente digerido) representam provavelmente um fator de proteção tanto para diabetes quanto para doenças cardiovasculares.

A partir de informações provenientes de diferentes estudos, foram criadas tabelas com o IG produzido por alimentos de diferentes partes do mundo e em diversas condições fisiológicas. Estas tabelas visam facilitar a elaboração de dietas de baixo IG (Foster-Powell & Brand-Miller, 1995; SUGIRS, 2004; Foster-Powell et al., 2002).

1.1. CONTROVÉRSIA QUANTO À ADOÇÃO DO IG

Ainda não existe consenso entre as diversas agências mundiais de saúde sobre a recomendação ou não da aplicação do IG no planejamento alimentar.

A *American Diabetes Association* tem questionado a utilidade clínica do IG e recomenda que a prioridade nas recomendações nutricionais seja dada à quantidade e não ao tipo de carboidrato (American Diabetes Association, 1994). De um modo geral, as razões para a não-recomendação do uso do IG são as seguintes: dificuldade para a pessoa diabética fazer a seleção dos alimentos; dúvidas quanto a sua utilidade clínica, pois suas conclusões estão baseadas em pequenos estudos realizados com apenas uma ou duas refeições; falta de estudos bem delineados que mostrem a aplicação do IG em refeições mistas e a grande variabilidade das respostas glicêmicas encontradas entre os diversos grupos que trabalham com IG. Esta posição tem persistido em revisões posteriores (American Diabetes Association, 2002; Franz et al., 2002). A *American Heart Association* (Krauss et al., 2000) e a *American Dietetic Association* (1999) também não reconhecem o uso do IG na prevenção e controle de doenças crônicas não-transmissíveis.

Segundo Wolever (1997), a variabilidade dos resultados é em parte decorrente da falta de padronização da metodologia empregada, ressaltando que nem todos os autores adotam a mesma metodologia para obtenção do IG. Além disso, o tipo de tratamento ao qual o alimento foi submetido deve ser amplamente descrito (tipo e tempo de cocção, trituração, entre outros) para que os diversos fatores presentes nos alimentos e que interferem no aproveitamento dos carboidratos possam ser considerados. O ideal é que os usuários tenham conhecimento da maior parte das possíveis interferências metodológicas que envolvem a obtenção do IG, para que possam interpretar adequadamente as informações e utilizá-las com segurança. Os estudos de Truswell (1992) e Wolever (1997) discutem amplamente o tema, apontando os pontos críticos desta problemática.

Visando solucionar aspectos relacionados com a falta de padronização metodológica, a FAO/WHO (1998) descreve detalhadamente a metodologia a ser empregada na quantificação do IG de alimentos. A determinação do IG, embora pareça simples, deve ser realizada adotando-se metodologia padronizada e seguindo-se exatamente o protocolo determinado para garantir a exatidão e precisão dos resultados. Diversos grupos de pesquisa passaram a adotar o protocolo metodológico proposto pela FAO/WHO (1998), o qual foi devidamente validado em 2003 (Wolever et al., 2003). Espera-se, em médio prazo, que os novos valores de IG apresentem menor variabilidade e possibilitem sua inclusão nos rótulos dos alimentos para orientar o consumidor na escolha de alimentos saudáveis (Nantel, 2003).

A validação do método recomendado pela FAO/WHO (1998) foi constituída de um estudo colaborativo realizado com quatro alimentos idênticos e com a participação de sete reconhecidos centros internacionais de pesquisa (Wolever et al., 2003). As principais considerações deste estudo sugeriram que os valores de IGs determinados no sangue capilar são mais exatos que no sangue venoso, que a média de três repetições do alimento-padrão deve ser utilizada para calcular o IG e que a variabilidade do IG é decorrente da variabilidade diária da resposta glicêmica dos indivíduos. Com relação à variabilidade, os valores absolutos de IG oscilaram de um laboratório para outro, mas todos os laboratórios classificaram os produtos da mesma forma. Assim, formas alternativas para reduzir a variabilidade entre indivíduos representam a melhor estratégia para aumentar a precisão na quantificação do IG.

Existem inúmeros pesquisadores e profissionais que adotaram o IG no planejamento alimentar. Com relação à aplicação do IG no tratamento de diabetes, a *European Association for the Study of Diabetes* (1995) recomenda que a porcentagem do valor energético total de carboidratos e ácidos graxos monoinsaturados *cis* devem estar de acordo com a tolerância individual do paciente, e que os lipídios totais não devem ultrapassar 30% da energia da dieta. Quanto aos carboidratos, deve ser dada preferência aos alimentos com baixo IG ou ricos em fibras solúveis.

A Austrália apresenta programas educacionais voltados para a conscientização do consumidor sobre a importância de alimentos de baixo IG e as autoridades de Saúde Pública sancionaram um programa para auxiliar os consumidores quanto à seleção de alimentos fontes de carboidratos (*Glyceminc Index Symbol Program*). Este programa envolve a inclusão do IG no rótulo dos alimentos visando ampliar sua divulgação junto ao consumidor (SUGIRS, 2004).

A FAO/WHO (1998), também, reconhece a validade da aplicação clínica do IG para diabéticos e indivíduos com intolerância à glicose.

O *workshop* internacional realizado em 2001, com a colaboração técnica da FAO (Danone Vitapole/FAO, 2001), abordou amplamente as evidências sobre a utilização do índice glicêmico. Os principais pontos de consenso foram os seguintes: o IG provê bases fisiológicas para classificar os alimentos de acordo com sua glicemia pós-prandial; os diferentes IGs dos alimentos têm implicações na saúde pública; o IG tem utilidade prática; mais estudos básicos e epidemiológicos são necessários, principalmente para controle de peso, prevenção e controle de doenças cardiovasculares, diabetes e câncer e função cognitiva. Três aspectos básicos devem ser considerados nos estudos futuros: sistemática revisão da literatura; padronização de metodologia; considerar o IG no controle de qualidade do processamento do alimento e na rotulagem nutricional. Para solucionar o questionamento sobre a aplicação clínica do IG, é necessária a realização de mais pesquisas conjuntas. Entre as conclusões deste documento, a mais importante delas refere-se à necessidade de adoção de metodologia padronizada para quantificação do IG; sendo sugerida a utilização de forma rigorosa do protocolo metodológico proposto pela FAO/WHO (1998).

Em função da controvérsia existente entre clínicos e pesquisadores dos EUA, que questionam a relevância e a praticidade do IG, foi realizado um simpósio para que o assunto fosse mais uma vez discutido (Ludwig & Eckel, 2002). As controvérsias persistiram, mas em um ponto os participantes concordaram. Este ponto relaciona-se com a necessidade de realização de estudos prospectivos e clínicos de longa duração com alimentos de baixo IG e de baixa carga glicêmica para avaliar seus efeitos na prevenção e tratamento de diversas doenças crônicas não-transmissíveis.

1.2. APLICAÇÃO PRÁTICA DO IG

A alegação da *American Diabetes Association* de que o IG é de difícil aplicação na prática não é aceita por diversos grupos de pesquisa e este índice vem sendo amplamente utilizado por variados órgãos e grupos de pesquisa (Danone Vitapole/FAO, 2001). Na última década, os nutricionistas australianos incorporaram o IG no planejamento alimentar. Brand-Miller & Gilbertson (2001), em estudo com mais de 100 crianças com diabetes tipo 1, demonstraram a simplicidade e o sucesso para incorporar o IG nas recomendações nutricionais. Esta publicação inclui um resumo dos aspectos práticos para a utilização de alimentos com baixo IG no planejamento de dietas.

As dietas com baixo IG são de fácil aplicação na prática, não restringem a variedade de alimentos e não aumentam a ingestão de lipídios. Estas dietas baseiam-se, principalmente, na substituição de um alimento por outro, considerando o IG de cada alimento. Deve-se dar mais importância aos alimentos com elevado teor de carboidratos como pães, arroz e não se preocupar com alimentos de reduzido teor de carboidratos.

Três princípios básicos devem ser seguidos para a utilização do IG em dietas: conter baixo teor de lipídios saturados; conter de moderado a alto teor de carboidratos; na seleção de um alimento de alto IG deve-se escolher outro alimento de baixo IG. Por exemplo, massas de baixo IG contra mandioca e batata (alto IG); aveia contra cereal matinal; maçã, laranja contra manga, banana madura (alto IG). Vale lembrar que as leguminosas (feijões, lentilha, grão-de-bico) são alimentos de baixo IG. A substituição, em uma refeição, de metade dos carboidratos totais por alimentos de baixo IG resulta na redução de 15 unidades no IG total da dieta.

O cálculo do IG em refeições mistas é simples quando se tem o valor do IG e o conteúdo de carboidrato dos alimentos. Assim, através das tabelas de IG de diferentes alimentos (Foster-Powell et al., 2002) e das tabelas de composição química de alimentos podemos obter as informações necessárias para possibilitar o cálculo do IG. Segundo a FAO/WHO (1998), o cálculo do IG de uma refeição mista é constituído das seguintes etapas: determinação da porcentagem de carboidrato "disponível" que cada alimento fornece em relação ao total de carboidrato "disponível" da refeição; multiplicação deste valor pelo IG de cada alimento; soma dos valores obtidos para predizer o IG da refeição.

2. CARGA GLICÊMICA

O conceito de carga glicêmica (CG) foi introduzido, em 1997, por pesquisadores da *Harvard School* (Salmeron et al., 1997). Este índice tem por finalidade relacionar a resposta glicêmica da dieta como um todo, e não só a quantidade de carboidrato ingerida, com o risco de doenças crônicas não-transmissíveis.

A CG foi definida como o produto do IG do alimento e da quantidade de carboidrato "disponível" presente na porção consumida [CG= (IG × teor de carboidrato "disponível" na porção) : 100]. Através da soma da CG individual dos alimentos pode-se calcular a CG total da dieta. O valor de CG da dieta, quando ajustado ao total de energia ingerida, representa uma combinação da quantidade com a qualidade dos carboidratos da dieta ingerida.

Considerando a glicose como controle, os alimentos que apresentam CG≤10 são considerados de baixa CG e são constituídos de carboidratos lentamente digeridos. Já os alimentos com CG≥20 são considerados de alta CG e são constituídos de carboidratos rapidamente digeridos. Uma vez que este índice é utilizado em estudos epidemiológicos, os limites de CG para dietas de 24 horas são os seguintes: alta CG≥120 e baixa CG≤80 (SUGIRS, 2004).

Cerca de quinze estudos epidemiológicos examinaram a existência de relação entre CG e doenças crônicas não-transmissíveis (Ludwig, 2003; Brand-Miller, 2003). A CG é considerada um fator de risco independente para enfarte de miocárdio, diabetes tipo 2 e câncer e está associada com diversos fatores de risco de doenças cardiovasculares (baixo HDL-colesterol e alto triacilglicerol). Apesar da importância destes resultados, o conceito de CG permanece controverso, pois está baseado no IG, que é outro conceito controverso.

Como meta do Projeto CYTED/CNPq XI.18, foi realizado na USP estudo para avaliar a CG e o IG de cinco frutos em indivíduos saudáveis (Souza, 2004). A CG comparada com o IG refletiu melhor a resposta glicêmica produzida, uma vez que considera a quantidade além da qualidade do carboidrato "disponível" na porção ingerida. Por exemplo, o abacaxi, tanto polpa como cerne, foi classificado como alimento de alto IG (93 e 95%, respectivamente). Mas, quando se considera a porção habitualmente ingerida deste fruto, o abacaxi é classificado de baixa CG.

O conceito da CG vem sendo apoiado por diversas agências de saúde no mundo inteiro, mas não é aceito por órgãos do governo ou entidades profissionais dos Estados Unidos. A *American Diabetes Association* (Franz et al., 2002) continua considerando mais importante a quantidade de carboidrato do que sua fonte ou seu tipo. Outros grupos consideram que a CG, por ser um conceito matemático, não tem validade fisiológica para avaliar a resposta glicêmica dos alimentos.

Brand-Miller et al. (2003) conduziram um estudo para validar o conceito de CG do ponto de vista fisiológico. Neste estudo foi avaliada a associação direta entre a CG e as respostas fisiológicas, prevendo o seguinte: 1) porções calculadas de diferentes alimentos e com a mesma CG devem produzir similar resposta glicêmica; 2) o aumento da CG na porção deve proporcionar aumento nos níveis plasmáticos de glicose e de insulina. No primeiro estudo, os indivíduos receberam dez diferentes alimentos, sendo que a quantidade de cada alimento foi calculada para conter a mesma CG de uma porção de pão branco, mas com diferentes IGs e quantidades de carboidratos. Para nove destes alimentos, a área abaixo da curva glicêmica não foi diferente da área produzida pelo pão. No segundo estudo, os indivíduos receberam oito alimentos, também com diferentes IGs e quantidades de carboidratos, mas com crescentes porções de pão. A porção consumida de cada alimento foi calculada para conter uma CG igual a 1, 2, 3, 4 ou 6 porções de pão branco. O aumento da CG resultou em aumento proporcional na área abaixo da curva plasmática de glicose e de insulina. Os autores sugeriram que a CG calculada pode predizer a resposta glicêmica produzida por diferentes porções de alimentos individuais e questionam a estratégia de *contagem de carboidratos* para o controle da glicemia. Ao mesmo tempo, enfatizaram a necessidade de estudos com dietas mistas para validar o uso da CG em refeições completas com diferentes alimentos.

As controvérsias sobre a validade e praticidade do IG e da CG para avaliação dos efeitos dos alimentos sobre a resposta glicêmica ainda persistem. Entretanto, diversos grupos de pesquisa adotaram e vêm utilizando estes dois conceitos. Para facilitar o uso do IG e da CG, bem como para ampliar estudos sobre seus efeitos, foi criado um banco de dados internacional de IG e CG com 1300 dados (Foster-Powell et al., 2002). Cabe ressaltar que, além da resposta glicêmica, expressa pelo IG ou pela CG, outros parâmetros como a resposta plasmática de insulina, esvaziamento gástrico, entre outros, também devem ser considerados para a adequada avaliação dos carboidratos e de seus efeitos fisiológicos.

Segundo Monro (2002) e Monro (2003), como o IG se baseia em porções da mesma quantidade de carboidrato "disponível" e pelo fato de ser expresso em porcentagem, ocorrem problemas de ordem prática quanto à sua utilização no planejamento alimentar. Por exemplo, o uso direto do IG na substituição e comparação de alimentos fica restrito à quantidade do alimento proporcionado por doses iguais de carboidrato "disponível". Outro exemplo é relativo à sua unidade: como se trata de uma porcentagem, não pode ser utilizada para relacionar quantitativamente a resposta glicêmica dos alimentos ingeridos. Monro (2003) sugere uma redefinição do IG para facilitar a seleção de alimentos no controle da glicemia pós-prandial, propondo a utilização do alimento como base de cálculo do IG e não o nutriente (carboidrato "disponível") e expressando os carboidratos como equivalentes de glicose glicêmica. Conseqüentemente, a CG, a qual não possui uma unidade, passaria a ser expressa como equivalentes de glicose glicêmica por porção ingerida. Liu et al. (2003) validaram o equivalente de glicose glicêmica como um preditor do impacto glicêmico de alimentos isolados, faltando sua validação para dietas mistas. Com estas modificações, o IG e a CG do alimento passariam a ser expressos como os demais nutrientes nos bancos de dados de composição de alimentos, o que possibilitaria a inclusão destes índices nas tabelas de composição, facilitando sua utilização no planejamento alimentar.

III. FATORES QUE INTERFEREM NA DIGESTIBILIDADE DOS CARBOIDRATOS E SUA INFLUÊNCIA NA RESPOSTA GLICÊMICA

Para uma melhor compreensão das diferentes respostas glicêmicas produzidas pelos alimentos fontes de carboidratos, é necessário que sejam levados em conta aspectos relacionados com a digestão e absorção dos carboidratos da dieta, bem como fatores contidos nos alimentos que estão diretamente relacionados com seu aproveitamento pelo organismo.

Ao considerar as fontes alimentares de carboidratos, os vegetais constituem a principal fonte. O amido é a forma de armazenamento de energia das plantas, sendo constituído por dois tipos de cadeias: a amilopectina (cadeia ramificada que representa 70-80% do total de amido) e a amilose (cadeia linear que representa 20-30% do total de amido) (Cummings & Englyst, 1995).

Os grânulos de amido são estruturas intracelulares parcialmente cristalinas. A forma destes grânulos e sua estrutura cristalina podem apresentar-se em três tipos, que são identificados por difração com raio X: A (cadeias com 23-29 moléculas de glicose, tipo encontrado usualmente nos cereais); B (30-44 moléculas de glicose, presente na banana verde e na batata crua); C (26-29 moléculas de glicose, presente nas leguminosas); sendo que cada tipo de grânulo apresenta diferente digestibilidade pela α-amilase pancreática e, de um modo geral, os tipos B e C são mais resistentes à degradação enzimática.

A diversificada digestibilidade do amido está relacionada com sua fonte e tipo. O amido resistente engloba basicamente três tipos de amido: amido fisiologicamente inacessível, presente em grãos e sementes parcialmente triturados; grânulos de amido resistente nativo, presentes na batata crua e na banana verde; amilose e amilopectina retrogradadas, formadas nos alimentos processados (pão e *corn flakes*) e alimentos cozidos e resfriados (batata cozida) (Cummings & Englyst, 1995). Cada um desses tipos de amido resistente influencia especificamente a magnitude da resposta glicêmica produzida.

Além da estrutura e do tipo do amido, existem diversos fatores que interferem no aproveitamento dos carboidratos. Como, por exemplo, fatores relacionados com o processamento e/ou armazenamento do alimento. O amido é insolúvel em água; no entanto, mediante aquecimento, ocorre a gelatinização, processo decorrente da desorganização dos grânulos cristalinos facilitando a absorção de água. Durante o resfriamento, desenvolve-se a recristalização do amido, que ocorre principalmente na cadeia de amilose (processo chamado de retrogradação). O amido retrogradado não é digerido pela α-amilase, sendo este um dos tipos de amido resistente presentes nos alimentos. Dessa forma, o processamento do alimento interfere na digestibilidade do amido, podendo aumentar ou diminuir seu aproveitamento pelo organismo (Björck, 1996; Cummings & Englyst, 1995).

Outros fatores podem ser citados, como o conteúdo de amilose, a interação amido-nutriente, o teor de amido resistente, o grau de gelatinização, o tamanho de partícula, o teor de lipídios, proteínas e fibra alimentar (Björck, 1996; FAO/WHO, 1998). Esses exemplos mostram claramente que diversos componentes podem interferir na digestão e absorção do amido, inclusive mais de um fator pode atuar simultaneamente, influindo diretamente nas respostas glicêmicas e nas propriedades fisiológicas produzidas pelos alimentos.

O grupo do Laboratório de Química, Bioquímica e Biologia Molecular de Alimentos, do Departamento de Alimentos e Nutrição Experimental – FCF, da Universidade de São Paulo (USP), vem desenvolvendo estudos *in vivo* e *in vitro* para avaliar fatores que interferem na digestibilidade do amido. Resultados, previamente publicados pelo grupo, foram utilizados neste trabalho para avaliar o tipo de correlação que existe entre os diferentes parâmetros estudados e o IG (Menezes et al., 1996; Rosin et al., 2002; Menezes & Lajolo, 2003; Carreira et al., 2004; Cordenunsi et al., 2004). Estas publicações envolvem estudos em humanos, em animais e *in vitro*, abordando os seguintes aspectos: variabilidade da resposta glicêmica produzida por alimentos brasileiros; formação de amido resistente em alimentos submetidos ao armazenamento sob baixa temperatura; utilização do IG, do amido lentamente digerido e da hidrólise *in vitro* para avaliação de alimentos funcionais fontes de polissacarídeos. Parte destes estudos tiveram o apoio do Projeto de Cooperação Internacional CYTED/CNPq XI.6 e XI.18.

Carreira et al. (2004) avaliaram o IG, em humanos, de cinco alimentos submetidos a dois tipos de tratamentos (cocção sem armazenamento e cocção com armazenamento a -20°C/30 dias). Os autores observaram que, de um modo geral, os alimentos submetidos à cocção sem armazenamento ou sem qualquer tipo de preparação apresentaram valores de IG próximos aos da FAO/WHO (1998) e de Foster-Powell et al. (2002). As pequenas variações encontradas podem ser decorrentes dos diferentes procedimentos empregados tanto no preparo dos alimentos como na forma de obtenção do IG. As leguminosas (feijão e grão-de-bico) apresentaram significativa redução no IG com o armazenamento (-20°C/30 dias). O macarrão cozido e armazenado apresentou valor de índice glicêmico semelhante ao macarrão cozido. A polenta apresentou aumento inesperado e significativo do índice glicêmico após a cocção e armazenamento. O teor de amido resistente (AR) aumentou em todos os alimentos armazenados. Dessa forma, o armazenamento sob baixa temperatura pode colaborar para aumentar a ingestão de AR; entretanto, seu efeito sobre o IG depende das características dos carboidratos de cada alimento. Vargas-Torres et al. (2004) também observaram aumento no teor de AR em cinco cultivares de feijão preto quando as amostras foram cozidas e armazenadas por 24, 48, 72 e 96h a 4°C.

Menezes & Lajolo (2003) estudaram em animais (ratos) a resposta glicêmica produzida por diferentes alimentos. Neste ensaio foram avaliados 21 alimentos de consumo da população brasileira, sendo as leguminosas os alimentos de menor IG (40-50%).

Rosin et al. (2002), que estudaram onze alimentos nas mesmas condições de armazenamento realizadas por Carreira et al. (2004), observaram que, nas leguminosas cozidas, somente cerca de 89% de seu amido é digerido devido à presença do amido resistente. Para as leguminosas cozidas e armazenadas (-20°C/30 dias) a quantidade de amido que é digerida é ainda menor, cerca de 83% (feijão carioca). Os demais alimentos apresentaram elevadas quantidades de amido disponível em relação ao teor de amido total (94-99% – alimentos sem armazenamento e 91-97% – alimentos cozidos e armazenados).

O teor de amido total contido nos alimentos não reflete a resposta glicêmica que os alimentos irão produzir, pois a correlação do IG de animais (Tabela 1)

TABELA 1. Índice glicêmico (IG), em ratos, após administração de alimentos submetidos ou não a diferentes tratamentos, e teor de amido rapidamente digerido (ARD)

Amostra	Tratamento	IG (%)	ARD (% base seca)
Arroz integral	A	85 ± 12	28,25 ± 0,21
Arroz integral	B	68 ± 4	28,86 ± 0,52
Arroz polido	A	87 ± 17	34,10 ± 0,46
Arroz polido	B	76 ± 21	31,89 ± 1,08
Milho verde	A	55 ± 23	31,53 ± 0,37
Milho verde	B	36 ± 8	31,82 ± 0,18
Polenta	A	99 ± 13	40,84 ± 0,32
Polenta	B	70 ± 10	39,46 ± 0,00
Canjica	A	71 ± 9	32,04 ± 1,09
Curau	A	97 ± 9	38,04 ± 0,37
Milho extrusado	C	100 ± 6	39,78 ± 0,50
Farinha de milho	C	92 ± 7	35,90 ± 0,15
Macarrão	A	65 ± 9	39,26 ± 0,37
Macarrão	B	50 ± 11	38,19 ± 0,37
Pão francês	C	100	40,39 ± 0,40
Pão de forma	A	106 ± 7	42,05 ± 1,26
Farelo de trigo	C	26 ± 4	20,83 ± 0,77
Beiju	C	88 ± 7	39,01 ± 1,17
Farinha de mandioca	C	64 ± 3	23,11 ± 0,80
Mandioca	A	61 ± 7	22,49 ± 1,50
Batata	A	129 ± 20	36,70 ± 0,18
Batata	B	116 ± 7	30,84 ± 0,93
Ervilha	A	45 ± 7	16,91 ± 0,18
Ervilha	B	43 ± 5	15,11 ± 0,25
Feijão carioca	A	41 ± 9	11,42 ± 0,13
Feijão carioca	B	21 ± 9	10,19 ± 0,27
Feijão fradinho	A	40 ± 5	13,80 ± 0,28
Lentilha	A	42 ± 3	17,27 ± 0,26
Lentilha	B	36 ± 21	16,80 ± 0,13
Grão-de-bico	A	45 ± 11	17,88 ± 0,01
Grão-de-bico	B	24 ± 4	16,41 ± 0,18

A – cocção; B – cocção e armazenamento a -20ºC/ 30 dias; C – sem tratamento.

e IG de humanos (Carreira et al., 2004) com o teor de amido total foi reduzida, embora significativa (animais: y=0,896x+4,8; r=0,501; P ≤ 0,004; n=31) (humanos: y=1,340x-33,3; r=0,746; P ≤ 0,021; n=9). Estes resultados mostram que o teor de amido total somente nos dá uma idéia se o alimento é fonte ou não desse nutriente, sem considerar sua digestibilidade no organismo.

Com relação ao amido resistente (AR), foi observada reduzida correlação negativa, porém significativa, entre o IG em humanos e o teor de AR dos alimentos (y= -9,680x +96,9; r=0,715; P ≤ 0,032; n=9) (Carreira et al., 2004). Paralelamente, não foi observada qualquer correlação entre o IG em ratos e o teor de amido resistente de 28 alimentos. Estes resultados sugerem que o teor de AR não prevê o IG que o alimento irá produzir.

Há grande interesse no AR devido ao seu uso potencial como ingrediente alimentar para aumentar o conteúdo de fibra alimentar dos alimentos. O armazenamento produziu significativo aumento do teor de AR para todos os alimentos cozidos e armazenados (-20°C/30 dias) (Rosin et al., 2002). Este aumento do teor de AR pode ser parcialmente explicado pela retrogradação do amido gelatinizado, que é intensificada de acordo com as condições de armazenamento.

As leguminosas apresentaram os maiores teores de amilose, em torno de 28% (base seca); já os cereais e a batata apresentaram teores de amilose de 23 e 16%, respectivamente (Rosin et al., 2002). Quando a relação entre o IG em humanos e o teor de amilose foi avaliada, pôde-se observar a existência de significativa e elevada correlação negativa (y = -15,800x +473,15; r=0,942; P ≤ 0,001; n=9). Por outro lado, a correlação entre o IG em ratos (Tabela 1) e o teor de amilose de 19 alimentos foi reduzida embora significativa (y = -4,680x +179; r=0,569; P ≤ 0,011; n=19). Com o aumento do número de amostras ocorreu aumento dos tipos de preparações para um mesmo alimento, o que resultou em uma variabilidade da resposta glicêmica que não é influenciada somente pelo teor de amilose. Dessa forma, a amilose está envolvida com a formação de AR; entretanto, para os alimentos em geral ela não parece ser um bom parâmetro para avaliar a resposta glicêmica que os alimentos irão produzir.

Com relação à fibra alimentar foi verificada correlação negativa significativa entre o índice glicêmico dos alimentos em humanos e o teor de fibra alimentar total (Rosin et al., 2002) (y = -2,730x + 85,31; r=0,812; P ≤ 0,008; n=9). Por outro lado, verificou-se reduzida, porém significativa correlação entre o IG em ratos (Tabela 1) e a fibra alimentar (y = -1,660x + 84,4; r=0,581;

$P \leq 0,001$; n=30). Mais uma vez, com maior número de alimentos estudados (n=30), onde ocorreu aumento das formas de preparações e processamento de um mesmo alimento, a relação entre o teor de fibra alimentar e o IG ficou bastante reduzida.

Desta forma, o teor de amido resistente e o de fibra alimentar total não representam bons parâmetros para avaliar o IG a ser produzido pelos diversos alimentos. Entretanto, a ingestão destes componentes deve ser estimulada uma vez que possuem importantes efeitos fisiológicos no organismo humano. Menezes et al. (2001) observaram reduzida ingestão média de fibra alimentar pela população brasileira na década de 90 (12,4 g/dia) e sugeriram o aumento do consumo de alimentos ricos em amido resistente como uma das estratégias para reverter esta situação. Paralelamente, elaboraram um banco de dados sobre o teor de fibra alimentar em alimentos ibero-americanos para facilitar a seleção de alimentos fonte destes nutrientes (Giuntini et al., 2003).

IV. MÉTODOS *IN VITRO* PARA A AVALIAÇÃO DA DIGESTIBILIDADE DE CARBOIDRATOS E ESTIMATIVA DA RESPOSTA GLICÊMICA

A determinação do IG dos alimentos é relativamente complexa e onerosa, envolvendo significativo período de experimentação. Desta forma, vários métodos *in vitro* têm sido propostos para avaliar a velocidade de hidrólise do amido e verificar sua possível utilidade para predizer a resposta glicêmica. A partir da cinética de hidrólise *in vitro* dos alimentos, fonte de carboidratos, pode-se calcular o índice de hidrólise (IH) e quantificar os produtos de hidrólise de acordo com o tempo de incubação (Granfeldt et al., 1992; Menezes et al., 1996; Goñi et al., 1997).

Segundo o método proposto por Goñi et al. (1997), as amostras dos alimentos são previamente incubadas com pepsina e depois com alfa-amilase. A cada 30 minutos (0-180min) são retiradas alíquotas, as quais são posteriormente incubadas com amiloglicosidase e a glicose produzida é quantificada por método enzimático. O índice de hidrólise (IH) é calculado de forma semelhante ao IG, onde a área abaixo da curva de hidrólise (0-180min) produzida pelo alimento é relacionada com a área produzida pelo alimento-controle (pão).

Segundo Englyst & Hudson (1996), o amido presente nos alimentos pode ser dividido em três tipos, de acordo com o tempo de incubação com enzimas específicas: amido rapidamente digerido (ARD), amido lentamente digerido (ALD) e amido resistente (AR). O conteúdo de ARD é prioritariamente o que definirá a resposta glicêmica a ser produzida pelo alimento, e não o teor de AR. Por exemplo, o *corn flakes* contém elevados teores de AR e de ARD, produzindo elevada resposta glicêmica. Estes autores apontam que a quantificação *in vitro* dos amidos que são de lenta e rápida digestibilidade tem relevância fisiológica e sugerem que estes parâmetros, expressos na base integral, podem predizer o IG que o alimento irá produzir.

Alimentos brasileiros, conforme descrito por Rosin et al. (2002) e Menezes & Lajolo (2003), foram avaliados quanto ao teor de amido rapidamente digerido (ARD) (30min de incubação), amido lentamente digerido (ALD) (120min de incubação) e índice de hidrólise (IH) empregando-se o método proposto por Goñi et al. (1997).

Rosin et al. (2002) observaram significativa correlação, tanto nos alimentos cozidos como nos cozidos e armazenados (-20°C/30 dias), entre IH e ARD, expressos na base seca e sugerem o ARD como parâmetro complementar para avaliação da digestibilidade do amido. Paralelamente, os autores não observaram qualquer correlação quando o IH e o ARD foram expressos na base integral. Estes resultados são decorrentes da variabilidade do conteúdo de sólidos do alimento, no caso da polenta e da batata, o valor obtido de ARD foi baixo, quando estes alimentos apresentaram alto IH. Assim, apesar do ARD, expresso na base integral, ser prático para a seleção de alimentos no planejamento alimentar conforme sugerido por Englyst & Hudson (1996), seu uso deve ser feito com cautela em função do diferenciado conteúdo de sólido dos alimentos.

A Figura 1 apresenta a correlação entre o IG de alimentos realizado em humanos e em animais e o teor de ARD (% base seca). Os resultados mostraram significativa correlação positiva entre valores de IG em humanos (Carreira et al., 2004) e teor de amido rapidamente digerido (ARD) (Rosin et al., 2002) de nove alimentos (% base seca) (y =1,97x +0,76; r=0,893; P≤0,001; n=9). Paralelamente, também pôde ser observada significativa correlação positiva entre valores de IG em animais e ARD de 31 alimentos (Tabela 1) (y =2,190x +5,21; r=0,776; P≤0,001; n=31).

Neste contexto, pôde-se observar que o tipo de alimento e seu processamento estão diretamente relacionados tanto com o IG como com o teor de ARD, expresso na base seca. O pão branco é um exemplo de alimento altamente processado. O seu amido é totalmente gelatinizado, possibilitando sua rápida digestão e absorção e produzindo alto IG. Paralelamente, o pão tem valores elevados de ARD. Nas leguminosas e nos grão de cereais pouco processados, o amido está encapsulado dentro da parede celular, o que retarda a sua digestão e absorção; por isso, estes alimentos têm valores baixos de ARD. Dessa forma, o amido rapidamente digerido (ARD) representa um marcador que reflete as respostas glicêmicas que os alimentos irão produzir, podendo ser utilizado para a triagem preliminar de alimentos fontes de amido.

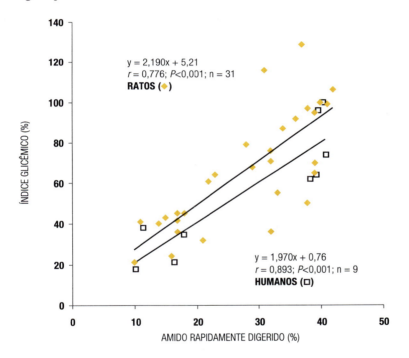

FIGURA 1. Correlação entre índice glicêmico de alimentos em humanos/ratos e amido rapidamente digerido (% base seca).

Englyst et al. (1999) definiu como glicose rapidamente disponível (GRD) a quantidade de glicose liberada por um alimento com 20min de incubação com enzimas e em condições específicas; e glicose lentamente disponível (GLD) a glicose liberada após 120min de incubação. Os autores, avaliando quatro alimentos (macarrão, pão, *corn flakes* e cevada), observaram elevada correlação entre os teores de GRD e os valores de IG da literatura. Englyst et al. (2003), estudando GRD, GLD, IG e índice de insulina, em 23 produtos de cereais, concluíram que o alto teor de GLD identifica alimentos de baixo IG, os quais são ricos em carboidratos lentamente digeridos.

Araya et al. (2003) empregaram o método de Englyst et al. (1999) para avaliar o perfil de carboidratos de alimentos chilenos. Os autores sugeriram a inclusão, na base da pirâmide alimentar, dos alimentos de moderado teor de glicose rapidamente disponível e moderado índice de hidrólise (IH) devido aos seus benéficos efeitos para a saúde.

Os métodos *in vitro* para avaliação do aproveitamento de carboidratos apresentaram boa correlação com o IG de diversos alimentos, fato que os torna marcadores alternativos para uma triagem preliminar dos alimentos quanto ao seu possível efeito *in vivo*. Entretanto, segundo Nantel (2003), estes parâmetros não podem ser utilizados como substitutos do IG, pois somente ensaios *in vivo* (IG e CG) podem refletir parte das respostas metabólicas que ocorrem no organismo humano.

V. RESUMO

Os carboidratos da alimentação podem ser classificados em carboidratos rapidamente digeridos e lentamente digeridos, os quais produzem maior ou menor aumento na resposta glicêmica pós-prandial.

No presente capítulo foram discutidos detalhes sobre os marcadores criados para a avaliação do aproveitamento *in vivo* de carboidratos, como o índice glicêmico (IG) e a carga glicêmica (CG). Paralelamente, foram descritos alguns dos inúmeros fatores, presentes nos alimentos, que interferem na digestão e absorção dos carboidratos e na resposta glicêmica. Finalmente, foram apresentados alguns dos parâmetros *in vitro* disponíveis que visam estimar as respostas glicêmicas que serão produzidas pelos alimentos.

Muitos dos trabalhos científicos citados são resultados obtidos como meta dos projetos de Cooperação Internacional CYTED/CNPq XI.6 – *Obtención y caracterización de fibra dietética para su aplicación en alimentos para regímenes alimentares* e XI.18 – *Composición, estructura, propiedades biológicas de carboidratos y su utilización en alimentos.*

VI. REFERÊNCIAS BIBLIOGRÁFICAS

American Diabetes Association. (1994) Position statement. Nutrition recommendations and principles for people with diabetes mellitus. *Diabetes Care* 17, 519-522.

American Diabetes Association. (2002) Evidence-based nutrition principles and recommendations for the treatment and prevention of diabetes and related complications. *Diabetes Care* 25(1), 202-212.

American Dietetic Association. (1999) Medical nutrition therapy and pharmacotherapy-position of the ADA. *J. Am. Diet. Assoc.* 99, 227-230.

Araya, H., Pak, N., Vera, G. & Alvina, M. (2003) Digestion rate of legume carbohydrates and glycemic index of legume-based meals. *Int. J. Food Sci. Nutr.* 54(2), 119-126.

Augustin, L. S., Franceschi, S., Jenkins, D. J. A., Kendall, C. W. C. & La Vecchia, C. (2002) Glycemic index in chronic disease: a review. *Eur. J. Clin. Nutr.* 56, 1049-1071.

Björck, I. (1996) Starch: nutritional aspects. In *Carbohydrates in food*, ed. A.C. Eliasson, pp.505-553. Marcel Dekker Inc., New York.

Brand-Miller, J. & Gilbertson, H. (2001) Practical aspects of meal planning using the glycemic index. Workshop: Glycemic index and health: the quality of the evidence. FAO/Danone Vitapole, Bandol, France.

Brand-Miller, J. C. (2003) Glycemic load and chronic disease. *Nutr. Reviews.* 61(5), 49-55.

Brand-Miller, J. C., Thomas, M., Swan, V., Ahmad, Z. I., Petocz, P. & Colagiuri, S. (2003) Physiological validation of the concept of glycemic load in lean young adults. *J. Nutr.* 133, 2728-2732.

Carreira, M. C., Lajolo, F. M. & Menezes, E. W. (2004) Glycemic index: Effect of food storage under low temperature. *Brazilian Archives of Biology and Tecnology* 47(4), 569-574.

Cordenunsi, B. R., Menezes, E. W., Genovese, M. I., Colli, C., Souza, A. G. & Lajolo, F. M. (2004) Chemical composition and glycemic index of Brazilian pine (*Araucaria angustifolia*) seeds. *J. Agric. Food Chem.* 52(11), 3412-3416.

Cummings, J. H. & Englyst, H. N. (1995) Gastrointestinal effects of food carbohydrates. *Am. J. Clin. Nutr.* 61(S), 938S-945S.

Danone Vitapole/FAO (2001) *Glycemic index and health: the quality of the evidence.* John Libbey Eurotext. Nutrition and Health Collection, France, 48p.

Englyst, K. N., Englyst, H. N., Hudson, G. J., Cole, T. J. & Cummings, J. H. (1999) Rapidly available glucose in foods: an in vitro measurement that reflects the glycemic response. *Am. J. Clin. Nutr.* 69, 448-454.

Englyst, K. N. & Hudson, G. J. (1996) The classification and measurement of dietary carbohydrates. *Food Chem.* 57, 15-21.

Englyst, K. N., Vinoy, S., Englyst, H. N. & Lang, V. (2003) Glycaemic index of cereal products explained by their content of rapidly and slowly available glucose. *Br. J. Clin. Nutr.* 89, 329-339.

European Association for the Study of Diabetes (1995) Diabetes and nutrition study group. Statement. Recomendations for nutritional management of patients with diabetes mellitus. *Diab. Nutr. Metab.* 8, 185-189.

Food and Agriculture Organization/World Health Organization (FAO/WHO) (1998) *Carbohydrates in human nutrition: report of a joint FAO/WHO expert consulation*, April 14-18, 1997, Food and Nutrition Paper, 66, FAO, Rome. 140p.

Food and Agriculture Organization (FAO) (2003) *Food energy: methods of analysis and conversion factors*. Food and Nutrition Paper, 77, FAO, Rome. 87p.

Foster-Powell, K. & Brand-Miller, J. C. (1995) International tables of glycemic index. *Am. J. Clin. Nutr.* **62**, 871-935.

Foster-Powell, K., Holt, S. H. A. & Brand-Miller, J. C. (2002) International table of glycemic index and glycemic load values: 2002. *Am. J. Clin. Nut.* **76**, 5-56.

Franz, M. J., Bantle, J. P., Beebe, C. A., Brunzell, J. D., Chiasson, J. L., Garg, A., Holzmeister, L. A., Hoogwerf, B., Mayer-Davis, E., Mooradian, A. D., Purnell, J. Q. & Wheeler, M. (2002) Evidence-based nutrition principles and recommendations for the treatment and prevention of diabetes and related complications. *Diabetes Care* **25**, 148-198.

Granfeldt, Y., Björck, I., Drews, A. & Tovar J. (1992) An *in vitro* procedure based on chewing to predict metabolic response to starch in cereal and legume products. *Eur. J. Clin. Nutr.* **46**(9), 649-660.

Giuntini, E. B., Menezes, E. W. & Lajolo, F. M. (2003) Potencial de fibra alimentar em países ibero-americanos: alimentos, produtos e resíduos. *Arch. Latinoam. Nutr.* **53**(1), 14-20.

Goñi, I., García-Alonso, A. & Saura-Calixto, F. (1997) A starch hydrolysis procedure to estimate glycemic index. *Nutr. Res.* **17**(3), 427-437.

Jenkins, D. J. A., Wolever, T. M. S., Taylor, R. H., Barker, H., Fielder, H., Baldwin, J. M., Bowling, A. C., Newman, H. C., Jenkins, A. L. & Goff, D. V. (1981) Glycemic index of foods: a physiological basis for carbohydrates exchange. *Am. J. Clin. Nutr.* **34**, 362-366.

Krauss, R. M., Eckel, R. H. & Howard, B. (2000) AHA dietary guidelines: revision 2000: a statement for healthcare professionals from the Nutrition Committee of the American Heart Association. *Circulation.* **102**, 2284-2299.

Liu, P., Perry, T. & Monro, J. A. (2003) Glycaemic glucose equivalent: validation as a predictor of the relative glycaemic effect of foods. *Eur. J. Clin. Nutr.* **57**, 1141-1149.

Ludwig, D. S. (2003) Glycemic load comes of age. *J. Nutr.* **133**, 2695-2696.

Ludwig, D. S. & Eckel, R. H. (2002) The glycemic index at 20 y. *Am. J. Clin. Nutr.* **76**, 264-265.

Menezes, E. W., Lajolo, F. M., Seravalli, E. A. G., Vanucchi, H. & Moreira, E. A. (1996) Starch availability in Brazilian foods: "in vivo" and "in vitro" assays. *Nutr. Res.* **16**(8), 1425-1436.

Menezes, E. W. (2000) Índice glicêmico como critério de seleção de alimentos. Simpósio "Novas tendências sobre a importância dos carboidratos na nutrição", pp. 37-45. Danone S.A., São Paulo [Anais do Simpósio realizado em São Paulo, dezembro de 1999].

Menezes, E. W., Giuntini, E. B. & Lajolo, F. M. (2001) Perfil da ingestão de fibra alimentar e amido resistente pela população brasileira nas últimas três décadas. In *Fibra dietética en Iberoamérica: Tecnología y salud. Obtención, caracterización, efecto fisiológico y aplicación en alimentos*. eds. F. M. Lajolo, F. Saura-Calixto, E. Wittig de Penna, E. W. Menezes, pp. 433-444. CYTED/CNPq/Varela, São Paulo.

Menezes, E. W. & Lajolo, F. M. (2003) Índice glicêmico de alimentos. In *Avances sobre el uso y las propiedades de los carbohidratos de los alimentos regionales*. eds. E. W. Menezes, F. M. Lajolo, pp. 53-60. USP, Brasil [Anais do II Seminário Ibero-americano – Projeto CYTED XI.18, Santiago, Chile, 3 de junho de 2003].

Monro, J. A. (2002) Glycaemic glucose equivalent: combining carbohydrate content, quantity and glycaemic index of foods for precision in glycaemia management. *Asia Pacific J. Clin. Nutr.* 11(3), 217-225.

Monro, J. (2003) Redefining the glycemic index for dietary management of postprandial glycemia. *J. Nutr.* **133**, 4526-4528.

Nantel, G. (2003) Glycemic carbohydrate: An international perspective. *Nutr. Reviews.* 61(5), 34-39.

Rosin, P. M., Lajolo, F. M. & Menezes, E. W. (2002) Measurement and characterization of dietary starches. *J. Food Compos. Anal.* **15**(4), 367-377.

Salmeron, J., Manson, J. E., Stampfer, M. F., Colditz, G. A., Wing, A. L. & Willett, W. C. (1997) Dieatry fiber, glycemic load, and risk of non-insulin-dependent diabetes mellitus in women. *JAMA* **277**, 472-477.

Souza, A. G. (2004) Índice glicêmico e carga glicêmica de alguns alimentos brasileiros. Dissertação de Mestrado, Programa de Pós-graduação Interunidades em Nutrição Humana Aplicada (FCF/FEA/FSP-USP).

Sydney University Glycemic Index Research Service (SUGIRS). *Glycemic index.* Disponível em: http://www.glycemicindex.com/sugirs [acesso em julho de 2004].

Truswell, A. S. (1992) Glycaemic index of foods. *Eur. J. Clin. Nutr.* **46**, 91-101.

Universidade de São Paulo (USP) (1998). *Tabela Brasileira de Composição de Alimentos-USP.* Faculdade de Ciências Farmacêuticas. Departamento de Alimentos e Nutrição Experimental. Disponível em: http://www.fcf.usp.br/tabela [acesso em julho de 2004].

Vargas-Torres, A., Osorio-Díaz, P., Islas-Hernández, J. J., Tovar, J., Paredes-López, O. & Bello-Pérez, L. A. (2004) Starch digestibility of five cooked black bean (*Phaseolus vulgaris* L.) varieties. *J. Food Comp. Anal.* **17**(5), 605-612.

World Health Organization/ Food and Agriculture Organization (WHO/ FAO) (2003) *Diet, nutrition and prevention of chronic diseases.* WHO Technical Report Series, 916. Geneve, 149p.

Wolever, T. M. S. (1997) The glycemic index: flogging a dead horse? *Diabetes Care.* **20**, 452-456.

Wolever, T. M. S., Vorster, H. H., Björck, I., Brand-Miller, J., Brighenti, F., Mann, J. I., Ramdath, D. D., Granfeldt, Y., Holt, S., Perry, T. L., Venter, C. & Xiaomei Wu (2003) Determination of the glycaemic index of foods: interlaboratory study. *Eur. J. Clin. Nutr.* **57**, 475-482.

CAPÍTULO 14

INULINA Y FRUCTOOLIGOSACÁRIDOS: PROPIEDADES NUTRICIONALES Y FUNCIONALES

Nelly Pak

I. INTRODUCCIÓN

II. ESTRUCTURA DE LA INULINA Y FRUCTOOLIGOSACÁRIDOS

III. FUENTES ALIMENTARIAS DE FRUCTANOS EN CHILE

IV. PROPIEDADES NUTRICIONALES
1. ACCIÓN COMO FIBRA DIETÉTICA
2. EFECTO PREBIÓTICO
3. VALOR ENERGÉTICO
4. EFECTOS FISIOLÓGICOS EN RELACIÓN A
4.1. METABOLISMO DE LOS HIDRATOS DE CARBONO
4.2. METABOLISMO DE LOS LÍPIDOS
4.3. BIODISPONIBILIDAD DE CALCIO
4.4. PREVENCIÓN DEL CÁNCER

V. PROPIEDADES FUNCIONALES

VI. INOCUIDAD

VII. CONCLUSIONES

VIII. REFERENCIAS BIBLIOGRÁFICAS

Departamento de Nutrición, Facultad de Medicina, Universidad de Chile.
Independencia 1027, Santiago – Chile

I. INTRODUCCIÓN

Durante los últimos años, nuevos conceptos han emergido en relación con la ciencia de la nutrición. Entre ellos, el saber tomar conciencia de que los alimentos tienen beneficios más allá de su composición en nutrientes.

El concepto de que el uso de determinados alimentos o sus componentes puede influenciar características fisiológicas del tracto gastrointestinal y tener efectos sistémicos beneficiosos para el individuo, ha despertado mucho interés, especialmente aquellos relacionados con los efectos prebióticos. Los prebióticos son como los "fertilizantes de las bacterias que colonizan el intestino grueso y que promueven la salud".

Hoy en día considerables datos acerca de los prebióticos se han obtenido de los fructanos, inulina y fructooligosacáridos (FOS) de la achicoria, que son ingredientes naturales de los alimentos.

Se presentará una revisión y puesta al día de las bases científicas de los beneficios nutricionales para la salud de los fructanos, que comprenderá una visión resumida de la estructura de los fructanos, con miras a entender sus efectos fisiológicos, fuentes de fructanos en alimentos chilenos, las propiedades nutricionales y funcionales, inocuidad y conclusiones.

II. ESTRUCTURA DE LA INULINA Y FRUCTOOLIGOSACÁRIDOS

La inulina es una mezcla de polímeros y oligómeros lineales de fructosa, que están unidos por enlaces β (2-1). Una molécula de glucosa puede estar unida al final de cada cadena de fructosa por un enlace α (1-2) como en la sacarosa. Se encuentran ampliamente distribuidos en la naturaleza como carbohidratos de almacenamiento de las plantas. La inulina está presente en cantidades significativas en varias frutas y verduras comestibles y cereales. El largo de la cadena de estos fructanos va de 2 a 60 unidades con un promedio de 10 a 12 (Niness, 1999).

La inulina se extrae industrialmente en forma mayoritaria de la raíz de la achicoria (*Cichorium intybus*, Familia Compositae). A través de una hidrólisis enzimática parcial (endoinulinasa), se producen fructanos de cadena corta, llamados FOS u oligofructosa (grado de polimerización 2-10 promedio 4), el grado de polimerización del producto comercial raftilose va de 2 a 8. También se obtienen fructanos de cadena larga (grado de polimerización de 11 a 60, promedio 25), removiendo de la inulina los fructooligosacáridos de cadena corta; se produce así la inulina HP (*high performance*) (Figura 1).

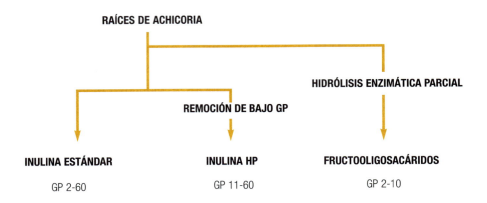

FIGURA 1. Producción de inulina y fructooligosacáridos de la achicoria (modificado de Franck, 2002).

También se obtiene FOS por síntesis a partir de sacarosa por técnicas de transfructosilación, utilizando la β fructofuranosidasa, que une monómeros de fructosa a la molécula de sacarosa. Los fructanos formados de esta manera contienen 2-4 unidades de fructosa unidos a una glucosa terminal (Roberfroid, 2000).

Se logra de esta manera tener una batería de fructanos de diverso largo de cadena, que tienen propiedades funcionales diferentes y pueden tener efectos fisiológicos distintos a lo largo del tracto digestivo.

III. FUENTES ALIMENTARIAS DE FRUCTANOS EN CHILE

La inulina está presente en cantidades significativas en varias frutas y verduras comestibles y cereales (Van Loo et al., 1995) y en cantidades trazas en leguminosas (Rupérez, 1998). El consumo diario se ha estimado entre 1 y 4g en USA y entre 3 y 11g en Europa (Moshfegh et al., 1999).

Los fructanos no se miden por los métodos clásicos de fibra dietética y consecuentemente a menudo no se mencionan en las tablas de alimentos.

Se presenta en el Cuadro 1 el contenido de fructanos totales determinados en algunos alimentos chilenos, crudos y procesados (Pak & Cerda, 2004), utilizando el método enzimático/espectrofotométrico de la AOAC (Mc Clearly et al., 2000).

Este trabajo se ha realizado en parte a través del Proyecto CYTED/CNPq XI.18.

Resalta el alto contenido encontrado en el ajo y topinambur. El proceso culinario de cocción disminuye el contenido de fructanos.

CUADRO 1. Fructanos totales en alimentos chilenos

Alimentos	Fructanos totales g/100g parte comestible	Alimentos	Fructanos totales g/100g parte comestible
Ajo		**Espárrago**	
crudo	16,6	cocido	1,1
cocido	14,0	**Puerro**	
Alcachofa cocida (corazón)		crudo	8,7
var argentina	4,9	cocido	4,4
var francesa	5,8	**Topinambur**	
var americana	8,5	cocido	14,3
Cebolla		**Trigo**	
cruda	3,3	harina blanca	1,6
cocida	1,6	harina integral	2,0
en polvo	19,9	salvado	3,2
Chalota			
cruda	5,1		
cocida	3,2		

(Pak & Cerda, 2004).

IV. PROPIEDADES NUTRICIONALES

1. ACCIÓN COMO FIBRA DIETÉTICA

La inulina y FOS, por tener uniones β (2-1) que unen los monómeros de fructosa, son resistentes a la hidrólisis por las enzimas digestivas humanas (α glucosidasa, maltasa-isomaltasa, sacarasa) que son específicas para uniones α glucosídicas. Pasan por la boca, estómago e intestino delgado sin ser metaboliza-dos. Estos carbohidratos han sido clasificados como oligosacáridos no digeribles. Datos *in vitro* e *in vivo* han apoyado esta clasificación (Roberfroid, 2000). Así, se ha propuesto clasificarlos como alimentos colónicos, esto es, un alimento que entra al colon y sirve como substrato para las bacterias endógenas, dando en forma indirecta al huésped energía, substratos metabólicos y micronutrientes esenciales (Gibson & Roberfroid, 1995).

La inulina y FOS son fermentados completamente por las bacterias que colonizan el intestino grueso. Aún en altas dosis no se han detectado cantidades significativas en las heces. La inulina y FOS son convertidos completamente a ácidos grasos de cadena corta (acetato, propionato, butirato), lactato, biomasa bacteriana y gases (CO_2, H_2, metano) (Cherbut, 2002).

Desde el punto de vista fisiológico, la inulina y FOS influencian la función intestinal aumentando el peso de las deposiciones. El índice de volumen (aumento en el peso de deposiciones en gramos, por gramo de carbohidrato indi-gerible ingerido) es de 1,2 a 2,1, similar al producido con otras fibras que fermen-tan fácilmente como pectinas y gomas, debido principalmente al aumento en la biomasa microbiana. Como el contenido de agua de las células bacterianas es alto, las deposiciones son más blandas y más fáciles de expulsar. La frecuencia de deposiciones aumenta particularmente en individuos levemente constipados, con disminución del pH fecal, lo que se vincula a la supresión de la producción de substancias putrefactas en el colon (Nyman, 2002).

Debido a la alta producción de gases durante la fermentación de los carbo-hidratos que son fácilmente fermentables, altos niveles de oligosacáridos pueden conducir a un disconfort intestinal. La mayoría de los estudios se han hecho con inulina y FOS a nivel de 15g/día; por lo tanto, se hace necesario conocer la míni-ma dosis de ingesta para obtener el efecto laxante deseado.

Por sus propiedades de fermentar, la inulina y FOS pueden modular varios aspectos de la integridad del epitelio intestinal, reduciendo el riesgo de enfer-medades gastrointestinales (Cherbut, 2002).

Desde un punto de vista analítico y fisiológico, la inulina y FOS son con-siderados actualmente como fibra dietética (American Association of Cereal Chemists, 2001; Food and Nutrition Board, 2001), existiendo métodos oficiales de la AOAC para su determinación en alimentos (Hoebregs, 1997; Mc Clearly et al., 2000).

2. EFECTO PREBIÓTICO

Tal vez el efecto nutricional más conocido de la inulina y FOS es su acción de estimular el crecimiento de bifidobacterias en el intestino.

El colon es un ecosistema complejo con más de 400 diferentes especies de bacterias. Algunas cepas tienen efectos patogénicos como la producción de toxinas y carcinógenos, mientras que otras se consideran beneficiosas para la salud. Entre las bacterias que se piensa promueven la salud están los Lactobacilos y Bifidobacterias. Al nutrir estas bacterias beneficiosas con inulina y FOS, inhiben el crecimiento de organismos potencialmente dañinos y así contribuyen a la salud del huésped. Los beneficios para la salud que se atribuyen a las bifidobacterias incluyen inhibir el crecimiento de bacterias dañinas, estimular componentes del sistema inmune, ayudar a la absorción de ciertos iones como el calcio y a la síntesis de vitaminas B (Niness, 1999).

El efecto bifidogénico de la inulina y FOS ha sido bien comprobado (Gibson & Roberfroid, 1995). Dramáticos cambios positivos en la composición de la microflora se han demostrado *in vivo* en seres humanos con dosis entre 5 y 20g/día, generalmente sobre un período de 15 días.

La inulina y FOS son bifidogénicos independientemente del largo de la cadena y si tienen o no glucosa en su composición. Es necesario recalcar que la inulina de alto grado de polimerización (>10) fermenta el doble de lento que la fracción de bajo grado de polimerización (<10). La inulina de cadena más larga tiene el potencial de estimular la actividad metabólica en la parte distal del colon.

Los estudios sobre el efecto bifidogénico de la inulina y FOS se centran en el tratamiento, prevención o alivio de síntomas de enfermedades intestinales (Niness, 1999).

La inulina y FOS se han denominado prebióticos (Gibson & Roberfroid, 1995), porque son ingredientes no digeribles de los alimentos, que selectivamente estimulan el crecimiento y/o actividad de bacterias intestinales que estimulan la salud. A menudo se usan en combinación con probióticos o bacterias vivas que son agregados a la dieta para promover la salud. Las combinaciones de pre y probióticos tienen efectos sinérgicos llamados simbióticos.

3. VALOR ENERGÉTICO

La indigestibilidad de la inulina y FOS en el tracto gastrointestinal superior es la base de su reducido valor energético, comparado con sus componentes monosacáridos. Como ya se mencionó, en el colon, por acción de la flora bacteriana se convierten en ácidos grasos de cadena corta, lactato, biomasa bacteriana y gases. Sólo los ácidos grasos de cadena corta y lactato contribuyen al metabolismo energético del huésped (Roberfroid, 1999). Esto corresponde solo a una fracción del contenido energético original de los azúcares que los componen.

El valor energético estimado es de 1,5kcal de energía útil para ambos, inulina y FOS (Roberfroid, 1999).

La inulina y FOS se han usado en muchos países para reemplazar grasas y/o azúcares y reducir las calorías de los alimentos.

4. EFECTOS FISIOLÓGICOS EN RELACIÓN A

4.1. METABOLISMO DE LOS HIDRATOS DE CARBONO

Debido a la indigestibilidad de la inulina y FOS por su paso por la boca, estómago e intestino delgado, ninguna de las moléculas de fructosa y glucosa que los conforman aparece en la sangre portal, cuando se las ingiere por vía oral (Roberfroid, 2000) y se han encontrado que son apropiadas para el consumo de diabéticos.

La inulina tiene una larga historia de uso por los diabéticos, y de hecho, se ha informado que beneficia a estos pacientes en altas dosis (40-100g/día) (Niness, 1999).

Un estudio reciente en animales ha demostrado en forma significativa menores concentraciones de insulina y glucosa en ratas alimentadas con FOS (Kok et al., 1998). Sin embargo, poco se sabe acerca del efecto de la inulina sobre las concentraciones de glucosa e insulina en humanos.

De los estudios realizados, llama la atención el efectuado por Yamashita et al. (1984), quienes obtuvieron una reducción significativa de la glicemia en diabéticos no insulino dependientes; al tratarlos durante 2 semanas con 8g de FOS también disminuyeron el colesterol total y LDL colesterol. En cambio, Alles et al. (1999) y Luo et al. (2000) no encontraron efectos sobre la glicemia y el metabolismo de lípidos al dar a diabéticos no insulino dependientes 15g de FOS durante 20 días y 20g de FOS por 4 semanas, respectivamente.

En otra experiencia, esta vez en sujetos sanos con moderada elevación de lípidos, a su administración de 10g de inulina HP, durante un período de 8 semanas, no tuvo influencia en la glicemia, pero sí redujeron en forma significativa los niveles de insulinemia, con disminución de las concentraciones de triglicéridos (Jackson et al., 1999).

La cantidad de fructanos que se emplea en estudios en humanos es pequeña en comparación con los utilizados en ratas, y no se sabe si se obtendrían resultados significativos en éstos, al usar los niveles empleados en humanos.

Aparentemente más estudios se requieren para clarificar si tratamientos más largos o dosis más elevadas puedan afectar los controles de glucosa.

El efecto potencial de los FOS sobre las concentraciones de glucosa y lípidos se basa en el efecto hipotético de los ácidos grasos producidos en el colon durante la fermentación, que pueden influenciar el metabolismo de carbohidratos y lípidos (Alles et al., 1999).

Los efectos de los fructanos sobre la glicemia e insulinemia no están todavía completamente dilucidados y los datos disponibles son contradictorios, indicando que estos efectos pueden depender de condiciones fisiológicas (estado de ayuno comparado con postprandial) o enfermedades (ej. Diabetes).

4.2. METABOLISMO DE LOS LÍPIDOS

Aunque se han encontrado convincentes efectos hipolipidémicos con FOS e inulina en animales, especialmente en los triglicéridos (Delzenne & Kok, 2001), los intentos por reproducir efectos similares en el hombre han arrojado resultados conflictivos. Esto puede deberse a las dosis más bajas que pueden usarse en humanos debido a los síntomas gastrointestinales adversos exhibidos por la mayoría de los individuos que consumieron en exceso de 15g/día.

De nueve estudios informados en la literatura y recopilados por Williams & Jackson (2002), que han investigado la respuesta de los lípidos de la sangre, generalmente colesterol total y LDL colesterol y triglicéridos, a la suplementación de FOS e inulina en humanos, tres no observaron efectos en los niveles de colesterol y triglicéridos en la sangre, tres han encontrado reducciones significativas en los triglicéridos, mientras que en cuatro se han mostrado reducciones modestas en el colesterol total y LDL colesterol. Los estudios han sido conducidos en sujetos normales y moderadamente hiperlipidémicos. Resultados positivos tienden a ser observados más frecuentemente en aquellos estudios conducidos con moderada hiperlipidemia.

En los estudios con animales, se identificó la inhibición de la síntesis hepática de ácidos grasos como el principal sitio de acción para el efecto hipotrigliceridémico de la inulina y FOS, a través de una disminución de todas las enzimas lipogénicas hepáticas; los mecanismos potenciales de este efecto incluyen acciones metabólicas de los ácidos grasos de cadena corta y/o baja glicemia/insulinemia. Como esta vía en el hígado es relativamente inactiva en el hombre, a menos que se consuma una dieta alta en hidratos de carbono, la variabilidad de la respuesta puede ser un reflejo de las diferencias en la dieta previa o en los alimentos experimentales que se usaron.

Varios factores necesitan ser considerados para interpretar los resultados de estudios en humanos, como la duración del tratamiento, la ingesta de carbohidratos comparada con la de los lípidos y la composición lipídica del suero al comienzo del tratamiento (Jackson et al., 1999).

Es reconfortante encontrar estudios con efectos favorables al consumir fructanos, como el de Balcázar-Muñoz et al. (2003), que en individuos con obesidad y dislipidemia, disminuyeron las concentraciones de colesterol total, LDL, VLDL y triglicéridos en forma significativa, al administrar en forma oral 7g de inulina, durante cuatro semanas, a diferencia del grupo placebo que no modificó el perfil de lípidos; los valores iniciales de lípidos fueron similares entre los dos grupos (Cuadro 2). La sensibilidad a la insulina no varió, ni tampoco los valores de glicemia y HDL colesterol en ambos grupos. Una limitación del presente estudio fue que no se investigó la composición de la dieta en forma previa ni durante el periodo de intervención. Sin embargo, como punto a favor, se tiene que un requisito de ingreso al estudio fue que el peso de los pacientes se hubiera mantenido estable en los tres meses previos, que continuaran sus mismos hábitos dietéticos, y que no aumentaran de peso durante las 4 semanas de observación.

Un trabajo reciente en sujetos normales demostró que la adición de inulina a una dieta moderadamente alta en hidratos de carbono y baja en grasa tiene un efecto beneficioso en los lípidos del plasma, disminuyendo la lipogénesis hepática y los triglicéridos del plasma. Estos resultados aparentemente apoyan el uso de carbohidratos no digeribles para reducir factores de riesgo de la ateroesclerosis (Letescur et al., 2003).

CUADRO 2. Indice de masa corporal (IMC) y perfil lipídico de sujetos obesos antes y después de la intervención farmacológica en el grupo placebo y de inulina

	Grupo placebo (n = 6)			Grupo Inulina (n = 6)		
	Antes	Después	p	Antes	Después	p
IMC (kg/m²)	31,1 ± 3,8*	30,9 ± 4,4	0,600	31,6 ± 1,8	31,3 ± 2,3	0,463
Colesterol total (mg/dl)	262, 3 ± 25,4	233,8 ± 34,5	0,116	248,1 ± 30,5	194,3 ± 39,8	0,028
Colesterol total HDL (mg/dl)	47,1 ± 8,6	44,5 ± 8,4	0,345	35,1 ± 12,1	35,6 ± 13,6	0,916
Colesterol total LDL	102,5 ± 43,6	97,1 ± 44,9	0,463	136,0 ± 27,8	113,3 ± 36,2	0,028
Colesterol VLDL	37,3 ± 21,2	33,9 ± 10,1	0,753	45,9 ± 18,5	31,6 ± 7,2	0,046
Triglicéridos	223,5 ± 82,0	187,8 ± 38,8	0,463	235,5 ± 85,9	171,1 ± 37,9	0,046

* promedio ± desviación estándar (adaptado de Balcazar-Muñoz et al., 2003).

En relación al colesterol, la comprobación de un efecto de los fructanos en la colesterolemia es escasa, tanto en modelos experimentales y en humanos; el rol de los ácidos grasos de cadena corta es difícil de establecer porque tienen efectos antagónicos sobre el metabolismo del colesterol (Kaur & Gupta, 2002).

Los antecedentes que existen señalan una evidencia preliminar para un efecto hipotrigliceridémico de la inulina y FOS, pero no puede concluirse lo mismo para un efecto hipocolesterolémico.

4.3. BIODISPONIBILIDAD DE CALCIO

Una de las consecuencias fisiológicas más prometedoras de la inulina y FOS de la achicoria es el aumento en la biodisponibilidad de calcio. Tal efecto ha sido estudiado en ratas y hamsters (Ohta et al., 1998). Estos estudios han llegado a la conclusión de que, debido a su mala absorción y a la fermentación colónica, estos ingredientes facilitan la absorción de calcio desde el intestino grueso, complementando el proceso que tiene lugar en el intestino delgado. Cambios en el pH colónico, producción de ácidos grasos de cadena corta y aumento en la concentración mucosal de la proteína calbindina en el colon, se han propuesto como hipótesis para explicar este efecto. Además de aumentar la biodisponibilidad de calcio, se ha demostrado en ratas que la alimentación con FOS incrementa la concentración de calcio y mejora la estructura de los huesos (Scholz-Ahrens et al., 2001). También se ha demostrado, en ratas en crecimiento, que la inulina eleva el contenido mineral y la densidad ósea de los huesos de todo el cuerpo; este es, al parecer, el primer informe en demostrar este hecho (Roberfroid et al., 2002).

Dos experiencias humanas (una en adolescentes y otra en adultos) han demostrado que, suplementando la dieta con 16,8g de FOS o 40g de inulina, aumenta significativamente la absorción de calcio en un 12% y 11% respectivamente (Coudray et al., 1997; van den Heuvel et al., 1999). También modestas ingestas de una mezcla de inulina más FOS (8g) aumentaron en forma significativa la absorción de calcio en niñas o cerca de la menarquia, con adecuada o alta ingesta de calcio, sin un aumento compensatorio de la excreción urinaria de calcio. No se obtuvo aumento de la absorción de calcio con FOS solo (Griffin et al., 2002).

Un estudio reciente en mujeres postmenopáusicas, que no reciben terapia de reemplazo hormonal, a las cuales se les dio 10g de FOS de cadena corta por cinco semanas, no tuvo efecto en la absorción de calcio. Sin embargo, los resultados de un subgrupo con menopausia por más de 6 años sugieren que estos ingredientes pueden influenciar la absorción de calcio en la fase más prolongada de la menopausia (Tahiri et al., 2003).

Se ha descubierto que el empleo de dietas que contienen FOS y isoconjugados de soya previene la pérdida de hueso en ratones ovariotectomizados (modelo para estudiar la menopausia humana) en forma más efectiva. Estos resultados sugieren que la ingesta de una combinación de FOS y alimentos de soya puede ser útil en prevenir pérdidas óseas en la mujer postmenopáusica (Ohta et al., 2002).

Dos recientes trabajos apuntan a ver el efecto de fructanos con diferentes grados de polimerización, sobre la biodisponibilidad de calcio en la rata. En el trabajo de Kruger et al. (2003), los fructanos utilizados fueron FOS con un grado de polimerización (GP) promedio de 4,8, inulina con GP promedio de 23 y una mezcla de 95% inulina y 5% FOS; se dieron al 5% en las dietas experimentales a ratas jóvenes durante un mes. Se comparó el impacto de estas dietas sobre el balance de calcio, contenido mineral óseo y densidad mineral ósea (densitometría ósea) y excreción urinaria de colágeno con uniones cruzadas Tipo 1, indicador de resorción del hueso. Los resultados de este estudio muestran que la inulina con GP elevado tuvo el efecto más significativo en el aumento de la biodisponibilidad del calcio, también mostró en forma significativa una menor excreción urinaria del indicador de resorción ósea, cuyo mecanismo de acción necesita ser investigado. Distintos resultados obtuvieron Coudray et al. (2003) que emplearon FOS con GP promedio 4, inulina HP con GP promedio 25, o una mezcla de ambos (50% de cada uno), e inulina de cadena ramificada, a un nivel de 10% en las dietas experimentales, en ratas adultas durante 28 días. Todos los compuestos estudiados aumentaron la absorción intestinal y balance de calcio, pero sólo fue significativo para la mezcla de FOS e inulina HP.

Se hace necesario evaluar en humanos el efecto de fructanos con diferente grado de polimerización incluyendo la inulina HP, que al parecer no ha sido utilizada para estudiar la absorción de calcio, y mezclas de ellos, con el objetivo de lograr una mayor biodisponibilidad de este mineral.

Los resultados mostrados dan una evidencia promisoria de que la inulina y FOS aumentan la absorción de calcio en humanos y pueden por lo tanto contribuir a la prevención de la osteoporosis.

4.4. PREVENCIÓN DEL CÁNCER

Resultados de estudios recientes, que se han efectuado en animales, sugieren que la inulina y FOS pueden jugar un rol en la prevención e inhibición del cáncer de colon.

En forma repetida se ha demostrado que alimentar las ratas con FOS o inulina, previamente tratadas con un cancerígeno (dimetilhidrazina o azoxymetano), reduce la incidencia de los llamados *focos de cripta aberrante*, que son lesiones precancerosas del colon. En dos de esos estudios, el enfoque simbiótico que combina FOS (prebiótico) y bifidobacteria (probiótico) se reportó ser más activo que el prebiótico o probiótico solo (Rowland et al., 1998; Gallaher & Khill, 1999).

Es interesante destacar el trabajo de Reddy et al. (1997), quienes demostraron que el efecto de la inulina es numéricamente más importante que el efecto de FOS, lo que se atribuye a la velocidad de fermentación menor de ésta, y como consecuencia, puede llegar a partes más distales del colon, que es justamente donde el cancerígeno inyectado ejerce su actividad más dañina.

Un estudio reciente de Verghese et al. (2002a) en ratas jóvenes muestra que el efecto de la inulina de cadena larga está relacionada con la dosis; aumentando la concentración de inulina a 2,5, 5 y 10%, se hizo evidente un impacto más visible en la reducción de la incidencia de focos de cripta aberrante. Los mismos autores también demostraron en otro trabajo que la incidencia de tumores colónicos se reduce después de una alimentación prolongada con 10% de inulina de cadena larga, en la rata adulta (Verghese et al., 2002b).

Posibles mecanismos de inhibición del cáncer colónico por prebióticos

Las bifidobacterias están presentes en grandes cantidades subsecuentes al consumo de inulina y FOS y estas bacterias se espera que contribuyan al efecto protector de los prebióticos. Un importante mecanismo es probablemente la detoxificación de genotoxinas en el intestino. Las bifidobacterias también producen ácido láctico, bajando el pH intestinal, lo que crea un ambiente bactericida para enteropatógenos como *E. coli* y *Clostridium perfringens*, se desarrolla un microambiente favorable que también puede envolver la modulación de enzimas bacterianas. Así, las bifidobacterias tienen menor actividad de enzimas que metabolizan xenobióticos, ej. β glucuronidasa.

Los FOS e inulina aumentan la producción de ácidos grasos de cadena corta, entre ellos el butírico, que de por sí tiene propiedades antineoplásicas, puede aumentar la proliferación de células normales y suprimir las transformadas y puede incrementar la apoptosis de células transformadas e inhibirla en células normales. También se ha demostrado que el ácido butírico aumenta la enzima glutation transferasa en las células del colon, enzima envuelta en la detoxificación de productos electrofílicos y compuestos asociados con el stress oxidativo. El ácido butírico puede también aumentar la secreción de mucina, una barrera que puede proteger a las células epiteliales del ataque de compuestos reactivos (Pool-Zobel et al., 2002).

Un campo de aplicación que se abre en forma muy promisoria para la terapia del cáncer es la posibilidad de potenciar en forma significativa, a través del tratamiento dietético con inulina o FOS, el efecto de diferentes drogas citotóxicas comúnmente utilizadas en el tratamiento de cáncer humano, sin que signifique un riesgo adicional para los pacientes (Taper & Roberfroid, 2002).

El rol de la fibra dietética sobre la carcinogénesis del colon es controversial. Ferguson et al. (2001) argumentan que existen aspectos negativos en relación a la mayor ingesta de oligosacáridos resistentes, como fuente de fibra, en vez de incrementar la ingesta de granos enteros, salvados u otros materiales de las plantas, que contienen cantidades significativas de componentes fenólicos que son anticancerígenos y señalan que esto puede tener connotaciones negativas para el riesgo de cáncer en poblaciones humanas.

Asimismo, Pajari et al. (2000) encontraron en ratas alimentadas con inulina un aumento en la mucosa del colon distal, de la actividad de la proteinquinasa C y del nivel de PKC beta2, una isoenzima relacionada con la profileración celular colónica y aumento de la susceptibilidad de carcinogénesis de colon. Los autores advierten sobre el aspecto negativo de la inulina como alimento funcional. Hasta ahora, no hay resultados claros que apoyen esta hipótesis (Delzenne et al., 2003).

V. PROPIEDADES FUNCIONALES

La inulina y los fructooligosacáridos son ingredientes funcionales de los alimentos, que ofrecen una combinación única de propiedades nutricionales e importantes beneficios tecnológicos (Franck, 2002; Roberfroid, 2002). En las formulaciones de alimentos, la inulina y FOS pueden mejorar significativamente las características organolépticas y lograr una composición nutricional mejor balanceada. Agregando inulina o FOS se logra aumentar el contenido de fibra del alimento. En otras aplicaciones, la inulina o FOS se incorporan para permitir un mensaje nutricional específico, como la actividad bifidogénica. También se emplean como substitutos de macronutrientes, la inulina es usada para reemplazar grasas y FOS para reemplazar azúcares.

Las diferencias en el largo de la cadena entre inulina y FOS explican sus diferentes atributos funcionales. FOS es altamente soluble y posee cualidades funcionales que están muy relacionadas con el azúcar y jarabes de glucosa. El dulzor de FOS puro es cerca de 30% del azúcar. Consecuentemente es difícil usar FOS solo como substitutos de azúcar. A menudo se usa en combinación con edulcorantes de alta intensidad para obtener el nivel de dulzor adecuado. Se emplea comúnmente en cereales, preparaciones de frutas para yogurt, postres congelados, dulces y productos lácteos.

La inulina tiene menor solubilidad, mejora la estabilidad de emulsiones y muestra excepcionales características semejantes a la grasa cuando se usa en forma de un gel en agua; ha sido usada con éxito para reemplazar grasa en untables para la mesa, alimentos horneados, productos lácteos, postres congelados y aderezos.

En cuanto concierne a reemplazo de grasa, la inulina HP muestra el doble de funcionalidad que la inulina estándar de la achicoria.

El uso de inulina o FOS como un ingrediente de fibra a menudo conduce a una mejoría en el sabor y textura, por ej., en productos horneados y cereales para el desayuno. Su solubilidad permite incorporar fibra en sistemas acuosos como bebidas, productos lácteos y untables de mesa.

Por otra parte, la inulina y FOS se están utilizando en alimentos funcionales, especialmente en un amplio rango de productos lácteos, como ingredientes prebióticos, que estimulan el crecimiento de bacterias intestinales beneficiosas.

En resumen, el uso destos ingredientes en formulaciones de alimentos permite que el valor nutricional del producto mejore, por incremento del contenido de fibra, reducción del contenido energético y aumento de la capacidad de promover el crecimiento de bifidobacterias. Futuros trabajos nutricionales en humanos permitirán agregar con certeza otros beneficios para la salud, con el consumo de los fructanos, como sería la reducción del riesgo de algunas enfermedades, por ejemplo osteoporosis, cáncer de colon.

VI. INOCUIDAD

La extensa información disponible indica que la toxicidad no es un problema en el caso de la inulina y FOS. Estos productos no aumentan la morbilidad o mortalidad, o causan toxicidad en la reproducción. Estas fibras no son mutagénicas, carcinogénicas o teratogénicas. La única posible intolerancia se ha atribuido a su característica de fermentar causando malestares gastrointestinales.

Los síntomas van desde flatulencia (la más común) a borborigmo, hinchazón y laxación (la más severa). Los síntomas gastrointestinales dependen de las dosis. Estos fructanos son bien tolerados en cantidades hasta 20g. La diarrea puede desarrollarse con ingestas de 30g o más (Roberfroid, 2000).

La ocurrencia e intensidad de estos efectos, además de estar relacionados con la dosis, depende del régimen diario de ingesta y pueden variar significativamente de una persona a otra.

Basado en datos publicados, Roberfroid & Delzenne (1998) dan las siguientes conclusiones al respecto.

En un producto líquido, una sola dosis diaria de 10g no causa síntomas de malestar intestinal, mientras que una sola dosis de 20g puede producir síntomas y con 30g una dosis única diaria probablemente causa efectos en gran parte de los individuos, excepto los que consumen altos niveles de fibra. Si las dosis se fraccionan en varias porciones durante el día, los síntomas se reducen y pueden desaparecer, aún con ingestas totales diarias de 20-30g. Los productos líquidos que contienen fructanos es más probable que induzcan disconfort intestinal, en relación a las formulaciones sólidas, y el riesgo se reduce si el alimento se consume como parte de una comida completa. Hay que considerar que un porcentaje de la población (1-4%) puede tener mayor sensibilidad a estas alteraciones gastrointestinales, que pueden ser causadas por cualquier carbohidrato no digerible, o productos lácteos fermentados.

Hay que agregar también que los síntomas abdominales después de la ingesta de fructanos aumentan al disminuir el largo de la cadena.

VII. CONCLUSIONES

Se demuestra el efecto bifidogénico de la inulina y FOS en el intestino grueso, así como su rol de incrementar el volumen y frecuencia de las deposiciones en humanos.

Los efectos de los fructanos sobre la glicemia e insulinemia son contradictorios, indicando que estos efectos pueden depender de condiciones fisiológicas o enfermedades.

Se comprueba el aumento en la absorción de calcio en animales y humanos, lo que puede contribuir a la prevención de osteoporosis.

Existen evidencias preliminares para un efecto hipotrigliceridémico de la inulina y FOS en humanos.

Los fructanos con diferente largo de cadena pueden tener diferentes propiedades fisiológicas y se justifican más estudios de fructanos en estados de enfermedad.

El empleo de fructanos como ingredientes en formulaciones de alimentos permite que el valor nutricional del producto mejore, lo mismo sus propiedades organolépticas.

Se ve la necesidad de proseguir los estudios sobre los efectos fisiológicos de estos productos en humanos y a largo plazo, para verificar sus potenciales beneficios para la salud.

VIII. REFERENCIAS BIBLIOGRÁFICAS

American Association of Cereal Chemists. (AACC) (2001) The definition of dietary fiber. Report of the Dietary fiber definition committee to the Board of Directors.

Alles, M. S., de Roos, N. M., Bakx, J. C., van de Lisdonk, E., Zock, P. L. & Hautvast, J.G. (1999) Consumption of fructooligosaccharides does not favorably affect blood glucose and serum lipid concentrations in patients with type 2 diabetes. *Am. J. Clin. Nutr.* **69**, 64-69.

Balcázar-Muñuz, B. R., Martínez, E. & González, M. (2003) Efecto de la administración oral de inulina sobre el perfil de lípidos y la sensibilidad a la insulina en individuos con obesidad y dislipidemia. *Rev. Méd. Chile.* **131**, 597-604.

Cherbut, C. (2002) Inulin and oligofructose in the dietary fibre concept. *Br. J. Nutr.* **87**(2S), 159S-162S.

Coudray, C., Bellange, J. & Castiglia-Delahaut, C. (1997) Effect of soluble and partly soluble dietary fibres supplementation on absorption and balance of calcium, magnesium, iron and zinc in healthy young men. *Eur. J. Clin. Nutr.* **512**, 375-380.

Coudray, C., Tressol, J. C., Gueux, E. & Raysseguier, Y. (2003) Effects of inulin-type fructans of different chain length and type of branching on intestinal absorption and balance of calcium and magnesium in rats. *Eur. J. Nutr.* **42**, 91-98.

Delzenne, N. & Kok, N. (2001) Effects of fructanes type prebiotics on lipid metabolism. *Am. J. Clin. Nutr.* **73**(S), 456S-458S.

Delzenne, N., Cherbut, C. & Neyrinck, A. (2003) Prebiotics: actual and potential effects in inflammatory and malignant colonic diseases. *Curr. Opin. Clin. Nutr. Metab. Care.* **6**, 581-586.

Ferguson, L.R., Chavan, R.R. & Harris, P.J. (2001) Changing concepts of dietary fiber: implications for carcinogenesis. *Nutr. Cancer.* **39**, 155-69.

Food and Nutrition Board, Institute of Medicine (2001) *Dietary reference intakes: proposed definition of dietary fiber.* National Academy Press Washington, DC, USA.

Franck, A. (2002) Technological functionality of inulin and oligofructose. *Br. J. Nutr.* **87**(2), 287S-291S.

Gallaher, D. D. & Khil, J. (1999) The effect of symbiotics on colon carcinogenesis in rats. *J. Nutr.* **129**(S), 1483S-1487S.

Gibson, G. R. & Roberfroid, M. B. (1995) Dietary modulation of the human colon microbiota: introducing the concept of prebiotics. *J. Nutr.* **125**, 1401-1412.

Griffin, I. J., Davila, P. M., & Abrams, S. A. (2002) Non-digestible oligosaccharides and calcium absorption in girls with adequate calcium intakes. *Br. J. Nutr.* **87**(2S), 187S-191S.

Hoebregs, H. (1997) Fructan in foods and food products, ion-exchange chromatographic method: collaborative study. *J. AOAC. Int.* **80**, 1029-1036.

Jackson, K. G., Taylor, G. R., Clohessy, A. M. & Williams, C. M. (1999) The effect of the daily intake of inulin on fasting lipid insulin and glucose concentrations in middle-aged men and women. *Br. J. Nutr.* **82**, 23-30.

Kaur, N. & Gupta, A. K. (2002) Applications of inulin and oligofructose in health and nutrition. *J. Biosci.* **27**, 703-714.

Kok, N. N., Morgan, L. M., Williams, C. M., Roberfroid, M. B., Thissen, J. P. & Delzenne, N. M. (1998) Insulin, glucagon-like peptide 1, glucose dependent insulinoitropic polypeptide and insulin-like growth factor 1 as putative mediators of the hypolipidemic effect of oligofructose in rats. *J. Nutr.* **128**, 1099-1103.

Kruger, M., Brown, K. E., Collett, G., Layton, L. & Schollum, L. M. (2003) The effect of fructooligosaccharides with various degrees of polimerization on calcium bioavailability in the growing rat. *Exp. Biol. Med.* **228**, 683-688.

Letescur, D., Diraison, F. & Beylot, M. (2003) Addition of inulin to moderately high-carbohydrate diet reduces hepatic lipogenesis and plasma triacyglycerol concentrations in human. *Am. J. Clin. Nutr.* 77, 559-564.

Luo, J., Van Iperselle, M., Rizkalla, S. V., Rossi, F., Bornet, R. J. & Slama, G. (2000) Chronic consumption of short fructooligosaccharides does not affect basal hepatic glucose production or insulin resistance in type 2 diabetics. *J. Nutr.* 130, 1572-1577.

Mc Clearly, B., Murphy, A. & Mugford, D. C. (2000) Measurement of total fructan in foods by enzymatic/spectrophotometric method: collaborative study. *J. AOAC. Int.* 83, 356-364.

Moshfegh, A. J., Friday, J. E., Goldman, J. P. & Chug Ahuja, J. K. (1999) Presence of inulin and oligofructose in the diets of Americans. *J. Nutr.* 129(7S), 1407S-1411S.

Niness, K. R. (1999) Inulin and oligofructose: What are they? *Am. J. Clin. Nutr.* 129(S), 1402S-1406S.

Nyman, M. (2002) Fermentation and bulking capacity of indigestible carbohydrates: the case of inulin and oligofructose. *Br. J. Nutr.* 87(2S), 163S-168S.

Ohta, A., Ohtsuki, M., Hosno, A., Atachi, T., Hara, T. & Sakala, T. (1998) Dietary fructooligosaccharides prevent osteopenia after gastrectomy in rats. *J. Nutr.* 128, 106-110.

Ohta, A., Uehara, M., Sakai, K., Takasaki, M., Adlercreutz, H., Morohashi, T. & Ishimi, Y. (2002) A combination of dietary fructooligosaccharides and isoflavone conjugates increases femoral bone mineral density and equol production of ovariectomized mice. *J. Nutr.* 132, 2048-2054.

Pajari, A. M., Oikarinen, S., Grasten, S. & Mutanen, M. (2000) Diets enriched with cereal brans or inulin modulate protein kinase C activity and isozyme expression in rat colonic mucosa. *Br. J. Nutr.* 84, 635-643.

Pak, N. & Cerda, A. (2004) Fructanos en alimentos chilenos (en prensa).

Pool-Zobel, B., van Loo, J., Rowland, I. & Roberfroid, M. B. (2002) Experimental evidences on the potential of prebiotics fructans to reduce the risk of colon cancer. *Br. J. Nutr.* 87(2S), 273S-281S.

Reddy, B. S., Hamid, R. & Rao, C. V. (1997) Effect of dietary oligofructose and inulin on colonic preneoplastic aberrant crypt foci inhibition. *Carcinogenesis.* 18, 1371-1374.

Roberfroid, M. B. & Delzenne, N. M. (1998) Dietary fructans. *Annu. Rev. Nutr.* 18, 117-143.

Roberfroid, M. B. (1999) Caloric value of inulin and oligofructose. *J. Nutr.* 129(7S), 1436S-1437S.

Roberfroid, M. B. (2000) Chicory fructooligosaccharides and the gastrointestinal tract. *Nutrition.* 16, 677-679.

Roberfroid, M. B., Cumps, J. & Devogelaer, J. P. (2002) Dietary chicory inulin increases whole-body bone mineral density in growing male rats. *J. Nutr.* 132, 3599-3602.

Roberfroid, M. B. (2002) Functional foods: concepts and application to inulin and oligofructose. *Br. J. Nutr.* 87(2S), 139S-143S.

Rowland, I. R., Rumne, C. J., Coutts, J. T. & Lievense, L. C. (1998) Effect of Bidifobacterium longum and inulin on gut bacterial metabolism and carcinogen-induced aberrant crypt foci in rats. *Carcinogenesis.* 19, 281-285.

Rupérez, P. (1998) Oligosaccharides in raw and processed legumes. *Z. Lebensm. Unters Forsch.* 206, 130-133.

Scholz-Ahrens, K. E., Schaafsma, G., van den Heuvel, E. G. H. M. & Schrezenmeir, J. (2001) Effects of prebiotics on mineral metabolism. *Am. J. Clin. Nutr.* 73(S), 459S-464S.

Tahiri, M., Tressol, J. C., Arnaud, J., Bornet, F. R. J., Bouteloup-Demage, C., Feillet-Coundray, C.,

Brandolini, M., Ducros, V., Pepin, D., Brouns, F., Roussel, A. M., Rayssiguier, Y. & Coudray, C. (2003) Effect of short-chain fructooligosaccharides on intestinal calcium absorption and calcium status in post menopausal women: a stable-isotope study. *Am. J. Clin. Nutr.* 77, 449-457.

Taper, H. S. & Roberfroid, M. B. (2002) Inuline/oligofructose and anticancer therapy. *Br. J. Nutr.* 87(2S), 283S-286S.

Van den Heuvel, E. G., Merys, T., van Dokkum, W. & Schaafsma, G. (1999) Oligofructose stimulates calcium absorption in adolescents. *Am. J. Clin. Nutr.* 69, 544-548.

Van Loo, J., Coussement, P., De Leenheer, L., Hoebregs, H. & Smits, G. (1995) On the presence of inulin and oligofructose as natural ingredients in the Western diet. *Crit. Rev. Food Sc. Nutr.* 35, 525-552.

Verghese, M., Rao, D. R., Chawan, C. B. & Shackelford, L. (2002a) Dietary inulin suppresses azoxy methane-induced aberrant crypt foci and colon tumors at the promotion stage in young fisher 344 rats. *J. Nutr.* 132, 2809-2813.

Verghese, M., Rao, D. R., Chawan, C. B. & Shackelford, L. (2002b) Dietary inulin suppresses azoxy methane-induced preneoplastic aberrant crypt foci in mature fisher 344 rats. *J. Nutr.* 132, 2804-2808.

Williams, C. M. & Jackson, K. G. (2002) Inulin and oligofructose: effects on lipid metabolism from human studies. *Br. J. Nutr.* 87(2S), 261S-264S.

Yamashita, K., Kawai, K. & Itakura, M. (1984) Effect of fructo-oligosaccharides on blood glucose and serum lipids in diabetic subjects. *Nutr. Res.* 4, 961-966.

CAPÍTULO 15

BETA-GLUCANAS EM ALIMENTOS: ASPECTOS ANALÍTICOS E NUTRICIONAIS

Alicia de Francisco
Caroline Franciele Rosa
Aderley Serenita Sartori da Silva

I. INTRODUÇÃO

II. LOCALIZAÇÃO E ESTRUTURA QUÍMICA

III. PROPRIEDADES FÍSICAS

IV. PROPRIEDADES FISIOLÓGICAS
1. EFEITOS NO COLESTEROL SÉRICO
2. DIMINUIÇÃO DA ABSORÇÃO DE GLICOSE
3. EFEITOS ANTICARCINOGÊNICOS
4. EFEITOS IMUNORREGULATÓRIOS

V. DETERMINAÇÃO DE β-GLUCANAS

VI. TEOR DE β-GLUCANAS EM AVEIA
1. CULTIVARES
2. PRODUTOS

VII. TEOR DE β-GLUCANAS EM CEVADA

VIII. APLICAÇÃO INDUSTRIAL

IX. CONCLUSÕES

X. REFERÊNCIAS BIBLIOGRÁFICAS

Laboratório CERES
Departamento de Ciência e Tecnologia de Alimentos, Centro de Ciências Agrárias
Universidade Federal de Santa Catarina, Florianópolis, SC, Brasil
E-mail: alicia@cca.ufsc.br

I. INTRODUÇÃO

As β-glucanas, carboidratos e principais componentes estruturais da parede celular de leveduras, fungos e alguns cereais, tais como aveia e cevada, têm sido extensivamente investigadas nas últimas duas décadas, em função de suas propriedades físicas e funcionais e sua importância comercial e nutricional.

As β-glucanas são aceitas como ingredientes bioativos e funcionais por suas propriedades físicas, além de possuírem efeitos imunomodulatórios, hipoglicemiantes e hipocolesterolêmicos.

Em decorrência das respostas fisiológicas que as β-glucanas produzem como fibra alimentar solúvel, o FDA (*Food and Drug Administration*) permitiu, em 1997, a rotulagem de produtos alimentares à base de aveia, estabelecendo uma ligação entre o teor de β-glucanas e a redução do colesterol sérico em indivíduos com hipercolesterolemia.

No Brasil, a Comissão Técnico-científica de Assessoramento em Alimentos Funcionais e Novos Alimentos da Anvisa reconheceu as propriedades funcionais da aveia em 2000.

Nos cereais, principalmente na aveia e na cevada, as (1,3)(1,4)-β-D-glucanas são componentes principais das paredes celulares. Estes polímeros também fazem parte, embora em menor quantidade, de algumas estruturas de outros cereais e gramíneas.

No processamento de cervejas e destilados derivados de malte, as β-glucanas representam um fator negativo, uma vez que, quando presentes em grandes quantidades na cevada, podem aumentar o tempo de maltagem e reduzir a eficiência da filtração da cerveja causando perdas econômicas.

A seguir, a estrutura química, propriedades físicas e fisiológicas, e utilização das (1,3)(1,4)-β-D-glucanas de aveia e de cevada serão discutidas, por serem estes cereais duas das maiores fontes de fibra solúvel em alimentos. Também serão apresentados resultados de trabalhos realizados com cultivares brasileiros de aveia e cevada.

II. LOCALIZAÇÃO E ESTRUTURA QUÍMICA

As β-glucanas são componentes estruturais das paredes celulares de fungos, leveduras, de alguns cereais e gramíneas.

Nos cereais, as β-glucanas estão presentes em média nos seguintes percentuais: cevada: 2,0-9,0; aveia: 2,5-6,6; centeio: 1,9-2,9; trigo: 0,5-1,5; triticale: 0,3-1,2; sorgo: 1,0; arroz: 0,6 e milho: 0,1 (Wood, 1993; Cho et al., 1997). Constituintes da aveia e da cevada estão em elevada concentração nas paredes celulares da camada de aleurona, subaleurona e do endosperma amiláceo adjacente ao gérmen (Figura 1). Em aveia, a alta concentração na camada de subaleurona permanece relativamente constante com o aumento do conteúdo total de β-glucanas no grão (Fulcher & Miller, 1993).

FIGURA 1. Micrografias de fluorescência. Cortes de grãos de (**A**) cevada e (**B**) aveia corados com o fluorocromo calcoflúor para visualizar as paredes celulares com alto teor de β-glucanas (Fulcher et al.,1989).

Em leveduras e fungos as β-glucanas consistem de uma estrutura principal com ligações β-(1,3)-D-glicose e com ramificações de resíduos de glicopiranosil com ligações β-(1,6). Já as β-glucanas presentes nas paredes celulares do endosperma de cereais consistem de ligações β-(1,3) e β-(1,4)-D-glucanas (Wood, 1993) (Figura 2).

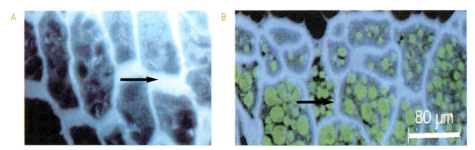

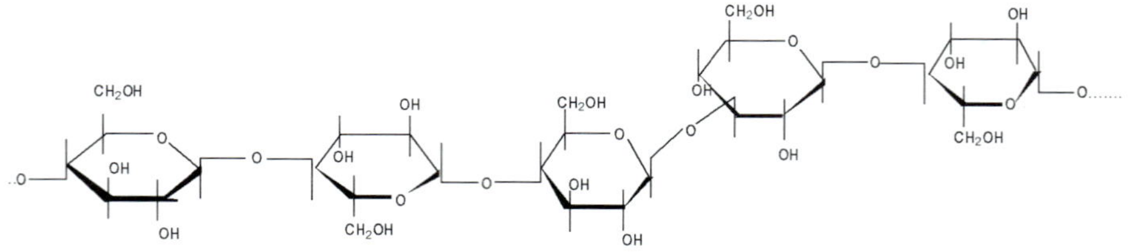

FIGURA 2. Estrutura química das β-(1,3) e β-(1,4)-D-glucanas.

As β-glucanas de aveia têm estrutura linear, não-ramificada, composta por unidades de glicose (β-D-glicopiranosil) unidas por ligações glicosídicas β-(1,4) e β-(1,3). As ligações β-(1,4) (aproximadamente 70%) ocorrem em grupos de 2 ou 3, enquanto as ligações β-(1,3) ocorrem isoladas (aproximadamente 28,3%)

(Westerlund et al., 1993; Wood et al., 1994). A estrutura resultante é um polissacarídeo composto principalmente de unidades de β-(1,3) celotriosil e celotetraosil. Na aveia, as β-glucanas da camada de aleurona têm menos unidades de (1,3) celotetraosil do que as β-glucanas do endosperma (Wood et al., 1994).

A liquenase (1,3)(1,4)-β-D-glucan-4-glucanoidrolase é a enzima responsável pela clivagem das ligações (β-1,4) e libera oligossacarídeos (3-O-β-celobiosil-D-glicose e 3-O-β-celotriosil-D-glicose) (Miller et al., 1993; Wood, 1993; Wood et al., 1994), além de liberar aproximadamente 3% de produto insolúvel em água (Wood et al., 1994).

Existe uma similaridade na composição de oligossacarídeos das β-glucanas solúveis e insolúveis presentes na aveia. O caráter de insolubilidade se deve, provavelmente, às ligações de hidrogênio com as microfibrilas que formam o esqueleto da parede celular e/ou com outros componentes, como as arabinoxilanas (Miller et al., 1993). A insolubilidade pode estar também relacionada à atividade das β-glucanases endógenas, pois a proporção entre β-glucanas solúveis e insolúveis é significativamente menor em aveia tratada com vapor do que em aveia não-tratada, possivelmente devido à diminuição da atividade enzimática após o tratamento térmico, resultando em valores analíticos menores para as β-glucanas solúveis (Westerlund et al., 1993).

Estudos sobre a estrutura molecular utilizando técnicas como Cromatografia Líquida de Alta Performance (HPLC), Ressonância Nuclear Magnética (NMR) e Análises de Metilação indicam que existem diferenças estruturais entre as β-glucanas de diferentes fontes, tais como aveia, cevada e trigo (Miller et al., 1993; Wood et al., 1994). As β-glucanas da aveia são consideradas estruturalmente similares às da cevada, porém com maior proporção da seqüência celotetraosil (Wood et al., 1994). Estas diferenças, ou similaridades, além de estarem relacionadas à origem do material analisado, podem estar ligadas também ao método de extração e purificação, ao ambiente de cultivo e ao cultivar analisado (Miller et al., 1993; Wood, 1993).

As características estruturais das β-glucanas dos cereais podem influenciar suas propriedades físicas, tais como a solubilidade e a viscosidade, que têm íntima relação com as respostas fisiológicas que provocam (Miller et al., 1993; Wood, 1993; Wood et al., 1994). Já nos cogumelos, leveduras e fungos, as β-glucanas biologicamente ativas são ramificadas (Mueller et al., 2000) e o único tipo relevante dessas ramificações contém ligações β-(1,3).

Ramificações com ligações β-(1,6) não são biologicamente ativas (Engstad & Robertsen, 1995). As estruturas e conformações das β-glucanas variam e podem estar relacionadas com sua origem, assim como com o método de processamento, o que irá determinar os seus níveis de atividade (Bohn & Be-Miller, 1995).

III. PROPRIEDADES FÍSICAS

A estrutura, tamanho molecular e distribuição determinam as propriedades físicas das β-glucanas, assim como sua funcionalidade nos alimentos. Fatores genéticos e ambientais, processamento e interação com outros constituintes podem influenciar as características estruturais, concentração final, solubilidade e dispersibilidade deste polissacarídeo que, conseqüentemente, determinam tanto as propriedades físicas como as subseqüentes respostas fisiológicas (Lazaridou et al., 2003).

As β-glucanas tendem a formar soluções viscosas e géis e são solúveis em água e bases diluídas (Wood, 1993). A solubilidade e a viscosidade destas soluções são controladas pelo peso molecular e pela estrutura do polímero, que apresenta alta viscosidade em baixas concentrações. Em concentrações aquosas, a partir de 0,5%, as β-glucanas são extremamente pseudoplásticas e estáveis na presença de sais e de açúcares (Wood, 1993; Doehlert & Moore, 1997).

O aumento da temperatura afeta negativamente a viscosidade, causando um decréscimo temporário nesta, efeito que se reverte imediatamente no resfriamento (Wood, 1993). As diferentes frações de aveia apresentam diferenças reológicas, sendo que o farelo tende a formar soluções mais viscosas devido a maior concentração de proteínas e de outros carboidratos presentes, em relação às soluções de β-glucanas do endosperma (Wikström et al., 1994).

O tratamento prévio do grão parece afetar a viscosidade das soluções de farinha de aveia; assim, estas, quando previamente tratadas com vapor, apresentam alta viscosidade, que diminui lentamente durante o cozimento. Sem este tratamento prévio, a viscosidade das farinhas de aveia diminui rapidamente após o pico inicial. Este comportamento sugere que as endo-β-glucanases intrínsecas do grão responsáveis pela degradação das β-glucanas, são inativadas pelo tratamento térmico inicial (Doehlert & Moore, 1997).

IV. PROPRIEDADES FISIOLÓGICAS

O consumo de β-glucanas resulta em diversos benefícios fisiológicos, sendo que os mais relevantes serão citados a seguir.

1. EFEITOS NO COLESTEROL SÉRICO

O FDA (*Food and Drug Administration* – Agência do Departamento de Saúde e Serviços Humanos dos Estados Unidos da América) autorizou a rotulagem de produtos de aveia com as seguintes informações: "Dietas ricas em aveia ou farelo de aveia e pobres em gordura saturada e colesterol podem reduzir o risco de doenças coronárias".

Este passo foi o resultado de um extenso estudo que, em 1995, revisou mais de 37 estudos clínicos sobre os efeitos de aveia e farelo de aveia na redução do colesterol sérico e na conseqüente diminuição dos riscos de doenças coronárias (FDA, 1997).

A Anvisa (Agência Nacional de Vigilância Sanitária), no mês de dezembro de 2000, autorizou a rotulagem de produtos à base de aveia no Brasil, permitindo o uso de mensagens alusivas à sua propriedade funcional: "A aveia ajuda a reduzir o colesterol" e "O consumo diário de 3 gramas de fibra solúvel de aveia, como parte de uma dieta baixa em gordura saturada e colesterol, pode reduzir o risco de doenças cardíacas. Esta quantidade de fibra solúvel está presente em uma xícara de chá deste produto". Esta alegação foi autorizada, para a empresa paranaense SL Cereais e Alimentos Ltda., pela Comissão Técnico-científica de Assessoramento em Alimentos Funcionais e Novos Alimentos da Anvisa, que reconheceu as propriedades funcionais da aveia, após a análise do documento "Aveia e seus Produtos, Beta Glucanas e Alimentos Funcionais: Evidências Científicas", produzido pela Doutora Alicia de Francisco (coordenadora) e Roberta Marins de Sá, do CERES (Laboratório de Ciência e Tecnologia de Cereais) da UFSC (Universidade Federal de Santa Catarina). Cabe notar que o produto deve ter 0,75 gramas de fibras solúveis por porção ou consumo diário de 3 gramas de β-glucanas para reduzir os riscos de doenças cardiovasculares (de Francisco & de Sá, 2000).

As propriedades hipocolesterolêmicas da aveia são atribuídas principalmente às β-glucanas (Mc Donald et al., 1992; Wood, 1993). Produtos de farelo de aveia, ricos em β-glucanas, têm ação hipocolesterolêmica potente, diminuindo efetivamente o colesterol sérico e alterando favoravelmente a razão de lipoproteínas HDL/LDL (lipoproteína de alta densidade/lipoproteína de baixa densidade) em indivíduos hipercolesterolêmicos (Anderson & Bridges, 1993). Acredita-se que a viscosidade seja a responsável pela capacidade do farelo de aveia em reduzir o colesterol sangüíneo (Wood, 1993).

Um estudo clínico realizado pelo CERES avaliou o perfil lipídico de homens e mulheres hipercolesterolêmicos, antes e depois do consumo de farelo de aveia de cultivares com diferentes concentrações de β-glucanas. Dez homens e dez mulheres, com idade entre 52 e 81 anos e indicação prévia para tratamento dietoterápico de dislipidemia, foram divididos aleatoriamente em dois grupos. Cada grupo consumiu 30g de farelo aveia/dia com 2,4 ou 3g de β-glucanas/porção, dependendo do cultivar utilizado para cada grupo. Observou-se uma redução no peso corporal de todos os pacientes, principalmente dos que consumiram a maior concentração de β-glucanas. A diminuição do colesterol total e da LDL-c (lipoproteína de baixa densidade) foi superior às perdas referentes à redução de peso ou alteração dietética. O nível sérico da HDL-c (lipoproteína de alta densidade) diminuiu de 13% a 20%, proporcionalmente ao consumo de betaglucanas presentes no farelo de aveia dos dois cultivares (Figuras 3 e 4) (García et al., 2002).

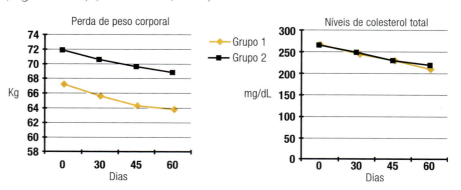

FIGURA 3 E 4. Perda de peso corporal e diminuição de colesterol total em homens e mulheres após consumo de 30g de farelo aveia/dia com 3,0 (grupo 1) ou 2,4 (grupo 2) g/β-glucanas/porção, por sessenta dias.

O mecanismo de ação, que ainda não está totalmente elucidado, pode ser devido a um dos seguintes fatores ou a uma conjunção deles, que estão descritos a seguir (Anderson & Bridges, 1993; Wood, 1993).

Alteração do metabolismo e secreção de ácidos biliares

Os ácidos biliares são responsáveis pela formação das micelas, pelas quais a gordura e o colesterol são absorvidos. Na presença das fibras solúveis, os ácidos biliares ficam isolados, seja pelo efeito da viscosidade, seja pela ligação direta com as fibras. Assim, sua excreção fica aumentada e sua reabsorção dificultada.

Modificação das concentrações de ácidos graxos de cadeia curta

As fibras solúveis são quase completamente fermentadas no intestino grosso, resultando em ácidos graxos de cadeia curta, dentre eles os ácidos acético, propiônico e butírico. Enquanto o propionato e o butirato são metabolizados pela mucosa do cólon e pelo fígado, o acetato é metabolizado em tecidos periféricos. Um aumento na concentração de acetato no soro pode inibir a síntese de colesterol em tecidos periféricos. Uma alta concentração periférica de acetato pode ser acompanhada por níveis mais elevados de propionato na veia porta e pode ainda alterar a síntese hepática de colesterol.

Diminuição da digestão de lipídios

Há diminuição na velocidade de digestão dos lipídios como conseqüência direta do aumento na viscosidade do conteúdo gástrico. Além disso, as fibras solúveis alteram a velocidade e os locais de absorção dos lipídios no trato gastrointestinal, o que provoca a síntese de partículas de vários tamanhos de apolipoproteína pelo intestino.

Mudanças nos níveis de hormônios pancreáticos e gastrointestinais

A insulina é um hormônio regulador chave na síntese e transporte dos lipídios. As β-glucanas aumentam a sensibilidade à insulina (Yokoyama et al., 1997) e a tolerância à glicose, alterações hormonais que podem contribuir com os efeitos hipocolesterolêmicos das fibras, reduzindo a síntese hepática do colesterol.

2. DIMINUIÇÃO DA ABSORÇÃO DE GLICOSE

O consumo de aveia diminui a absorção de glicose, o que é benéfico para diabéticos. A viscosidade das β-glucanas é considerada o fator responsável por seu efeito favorável ao controle da glicose sangüínea, seja retardando a entrada do nutriente no intestino delgado, seja alterando a motilidade intestinal, com aumento da espessura da camada de água, o que impede a difusão do nutriente (Mc Donald et al., 1992). O aumento da viscosidade no lúmen intestinal devido às β-glucanas com alto peso molecular parece ser crucial para obter um efeito positivo na redução da glicose sangüínea, ou seja, estas são mais efetivas que as de baixo peso molecular (Wood et al., 1994; Wood et al., 2000). Estudos clínicos utilizando pão com adição de diferentes concentrações de β-glucanas demonstraram que existe uma relação linear inversa entre o conteúdo de β-glucanas e a glicose sangüínea, mesmo se tratando de um produto alimentício com alto índice glicêmico (Cavallero et al., 2002).

3. EFEITOS ANTICARCINOGÊNICOS

Existem também evidências de que as β-glucanas agem como protetores ao desenvolvimento de câncer de cólon (Mc Donald et al., 1992; Wood, 1993). Pela sua fermentação e formação de ácidos graxos de cadeia curta (AGCC) pela microflora, há uma diminuição do pH, o que inibe a conversão bacteriana dos ácidos biliares em compostos secundários com atividade carcinogênica (Sheppach et al., 1995).

Estas fibras solúveis têm demonstrado exercer importante papel laxativo, contrariando conceitos antigos. Isso ocorre, principalmente, através do aumento da massa bacteriana fisiológica e da produção de gás que elas provocam durante a fermentação na região proximal do cólon, fornecendo benefícios no trânsito intestinal (Titgemeyer et al., 1991).

Tem sido demonstrado que a fermentação bacteriana da fibra da aveia aumenta a produção de AGCC, que são substratos imediatos para as células intestinais, melhorando o trofismo das vilosidades e repercutindo na manutenção da integridade da mucosa intestinal normal. Além de aumentarem a massa bacteriana, as β-glucanas também influenciam o aumento do volume fecal devido às suas propriedades de hidratação e alta viscosidade, podendo representar até 1/3 do peso das fezes, e, contribuindo, assim, para a redução do tempo de trânsito intestinal (Takahashi et al., 1985).

4. EFEITOS IMUNORREGULATÓRIOS

A utilização das β-glucanas como agentes imunoestimuladores tem aumentado consideravelmente nas últimas décadas, pois não causam toxicidade. Em contraste com as endotoxinas bacterianas que provocam reações inflamatórias, as β-glucanas não apresentam este efeito colateral (Williams et al., 1988).

Estudos *in vitro* têm demonstrado que as β-glucanas induzem a diferenciação de monócitos humanos em macrófagos, confirmando a sua aplicabilidade como agentes imunoestimulantes (Causey et al., 1998). Numerosos estudos sugerem que as β-glucanas oferecem uma proteção adicional contra infecções bacterianas, virais, fúngicas e parasitárias (Yun et al., 2003) e podem exercer um efeito adjuvante se conjugadas a antibióticos e vacinas. Também aceleram o processo de cicatrização (Browder et al., 1988), atuam contra os efeitos dos radicais livres (Patchen et al., 1987), aumentam a regressão de tumores (Mansell et al., 1975) e fortalecem a imunidade das mucosas (Sakurai et al., 1992).

V. DETERMINAÇÃO DE β-GLUCANAS

Os métodos de análise para detecção de β-glucanas incluem análises colorimétricas e análises enzimáticas.

A análise colorimétrica (Jørgensen, 1988) baseia-se na afinidade das β-glucanas pelo fluorocromo calcoflúor (de Francisco, 1989; Fulcher et al., 1989) e utiliza injeção de fluxo (FIA). Este é o método oficial da Convenção Européia de Cervejeiros (Munck et al., 1989).

Os métodos oficiais adotados pela *American Association of Cereal Chemists* (AACC) (1996) nos Estados Unidos, para a determinação de (1,3)(1,4)-β-D-Glucanas (AACC Method 32-22. beta-Glucan in Oat Fractions and Unsweetened Oat Cereals; AACC Method 32-23. beta-Glucan Content of Barley and Oats – Rapid Enzymatic Procedure) estão baseados nas análises enzimáticas de Mc Cleary & Glennie-Holmes (1985), que utilizam liquenase + β-glucosidade.

O método colorimétrico de Jørgensen (1988) por FIA e o enzimático de Mc Cleary & Glennie-Holmes (1985) foram considerados igualmente aceitáveis, segundo estudos colaborativos (Munck et al., 1989).

VI. TEOR DE β-GLUCANAS EM AVEIA

1. CULTIVARES

Cultivares de aveia norte-americana têm em média de 4,4 a 6,0% (Miller et al., 1993; Lee et al., 1997), porém fatores ambientais podem influenciar estes valores (Peterson, 1991). Na Finlândia, o teor médio, que varia de 3,33 a 4,03%, tende a aumentar com a alta temperatura durante o período de crescimento e o pH do solo (Saastamoinen, 1995).

No laboratório CERES, foram realizados dois amplos estudos avaliando cultivares de aveia recomendados para o cultivo pela Comissão Brasileira de Pesquisa de Aveia, de três locais diferentes, utilizando o método FIA de Jørgensen (1988). No primeiro estudo, avaliaram-se cinco cultivares de três localidades durante dois anos consecutivos (Tabela 1). A média global nos teores de β-glucanas foi de 4,9 ± 0,6g/100g. A análise de variância mostrou que o fator genético é o mais influente, seguido pela temperatura durante o período de crescimento do grão. Esta temperatura está correlacionada positivamente com os teores de β-glucanas (Costa Beber et al., 2002). Num outro trabalho, avaliaram-se doze cultivares das três localidades. O teor médio de foi de 4,8 % ± 0,12 g/100g (variando de 3,5 a 5,9) (de Francisco, 1997).

Na última avaliação feita nos cultivares de ensaio da comissão brasileira de pesquisa de aveia, da localidade de Vacaria, todos os teores médios de β-glucanas diminuíram, com exceção do cultivar IAC7, que teve um acréscimo considerável (Perdoná et al., 2004). Este cultivar foi originalmente desenvolvido pelo Instituto Agronômico de Campinas (IAC), com linhagens e cultivares do *International Oat Rust Nursery* (Instituto Agronômico, 1983). O IAC7 é cultivado quase que exclusivamente no Paraná, tanto pelos agricultores, pois se adapta às condições climáticas da região, quanto pela indústria local, devido à demanda e a seu desempenho industrial satisfatório. O teor médio de β-glucanas determinado para este cultivar tem sido de 5,55 ± 0,39g/100g (de Sá, 1998) a 6,2 g/100g (Perdoná et al., 2004). Os resultados são apresentados na Tabela 1.

Em média, os valores obtidos para a aveia nacional foram semelhantes aos descritos na literatura (Peterson, 1991; Miller et al., 1993) e inferiores apenas aos de Peterson (1991), que obteve 5,7%. Isto indica que a aveia brasileira, no que diz respeito ao teor de β-glucanas, é de qualidade comparável à dos padrões americanos.

TABELA 1. Teores médios de β-glucanas em cultivares brasileiros de aveia (g/100g)

			Local de cultivo					
Cultivar	Guaíba	Guarapuava	Campos Novos	Vacaria	Paraná	EUA	Argentina	**Média**
CTC1	3,8	3,5	3,6					3,6
CTC2	3,9	5,8	4,8					4,8
CTC3	5,0	5,7	5,6					5,4
CTC5	3,9	5,0	4,4					4,4
UPF7	5,5	4,5	5,5					5,2
UPF14	5,1	4,9	4,2					4,7
UPF15	3,5	4,4	4,4	3,8				4,0
UPF16	5,9	5,7	5,7	4,4				5,4
UPF17				4,9				4,9
UPF18				2,9				2,9
UPF19				3,9				3,9
UPF20				2,6				2,6
UPFA22				4,0				4,0
UFRGS7	5,1	5,7	5,1					5,3
UFRGS14	4,4	4,4	5,4	3,8				4,5
UFRGS15	5,2	4,8	4,5	3,8				4,6
UFRGS16	4,6	4,1	4,0	2,7				3,9
UFRGS17	5,1	5,7	5,1	3,4				4,8
UFRGS18				4,4				4,4
UFRGS19				3,8				3,8
URS20				4,0				4,0
URS21				4,2				4,2
URS22				2,7				2,7
IAC7				6,2	5,5			6,1
OR2				3,4				3,4
OR3				2,6				2,6
OR4				3,0				3,0
FAPA4				4,2				4,2
FAPA5				3,1				3,1
CFT1				3,0				3,0
CFT2				2,3				2,3
Milton*						5,2		5,2
Sourein grain*							4,3	4,3
Média	4,7	4,9	4,8					4,8

Os cultivares em negrito foram avaliados em dois anos consecutivos. *Cultivares estrangeiros utilizados para comparação.

2. PRODUTOS

Dos produtos elaborados com cereais, o farelo de aveia é o alimento com maior teor de β-glucanas disponível no mercado. O farelo de aveia é definido como o "alimento produzido por moagem de grãos de aveia e separação da farinha resultante por peneiramento, tamisação ou outros meios, em frações, sendo que a fração de farelo não compreende mais do que 50% do material inicial e tem conteúdo total de β-glucanas de no mínimo 5,5% (em base seca), conteúdo total de fibras alimentares de pelo menos 16,0% (base seca), e pelo menos um terço da fibra alimentar total de fibras solúveis" (AACC, 1989).

O teor médio de β-glucanas no farelo de aveia segundo a literatura é de 5,8 a 13,4% (Wood et al., 1991; Jaskari et al., 1995).

O Quadro 1 apresenta o conteúdo de β-glucanas nas diferentes etapas do beneficiamento de aveia para elaboração de flocos, farinha e farelo, principais produtos comerciais de aveia.

QUADRO 1. Efeito do processamento no teor de β-glucanas do cultivar de aveia IAC7

Etapas do processamento	Teor de β-glucanas (%)
Aveia descascada	5,11
Aveia tostada	4,67
Aveia cortada	5,65
Flocos #1(grandes)	5,57
Flocos médios	5,09
Flocos finos	5,54
Farelo	9,51
Farinha	3,74

(de Sá et al., 1998).

Como esperado, o farelo apresentou as maiores concentrações (9,51%), visto que é produzido a partir das camadas mais externas da aveia, aleurona e subaleurona, onde as β-glucanas estão presentes em maiores quantidades. Não houve diferença estatisticamente significativa entre os demais valores (P<0,05), com exceção da farinha, que apresentou os menores teores (3,74%). Este resultado veio ao encontro do previsto, pois a farinha é produzida após a moagem de flocos e separação mecânica do farelo (de Sá et al., 1998).

Existem diferenças na concentração de β-glucanas nos produtos finais, dependendo do mecanismo de moagem. Os farelos de aveia obtidos com moinho de impacto ou com moinho de rolos não apresentam diferenças na composição, enquanto aquele obtido por decorticação é significativamente diferente, indicando que a composição e o rendimento de farelo de aveia e farinha podem ser manipulados através do ajuste das condições de moagem seca (Doehlert & Moore, 1997).

VII. TEOR DE β-GLUCANAS EM CEVADA

O conteúdo médio de β-glucanas em cultivares de cevada norte-americana é 4,4-6,4% (Lee et al., 1997). No laboratório CERES, foram realizados dois amplos estudos avaliando cultivares de cevada cervejeira e nuda. Nos cultivares brasileiros de cevada cervejeira o teor médio de β-glucanas variou de 3,3 a 4,5%, e na cevada nuda de 3,7 a 5,8% (Tabela 2), porém existem diferenças na composição química dos cultivares devido principalmente a fatores ambientais e genéticos (Echart-Almeida & Cavalli-Molina, 2000).

TABELA 2. Teores médios de β-glucanas cultivares brasileiros de cevada (g/100g)

Cevada Cervejeira	Safra	Local	β-glucanas
BR-2 (A)	2001	RS	3,77 ± 0,1
BR-2 (B)	2001	PR	4,43 ± 0,1
BR-2 (C)	2001	PR	3,45 ± 0,2
Embrapa 128	2001	PR	4,16 ± 0,2
BRS-195	2001	PR	4,20 ± 0,2
MN 684	2001	RS	4,15 ± 0,1
MN 698	2001	RS	4,50 ± 0,3
Embrapa 127	2001	RS	3,79 ± 0,2
Palomar	1998	Argentina	3,33
Pampa	1998	Argentina	3,43
Cevada Nuda	**Safra**	**Local**	**β-glucanas**
IAC-IBON- 214/82	2001	PR	5,02±0,19
IAC- 8612/421	2001	PR	4,41±0,21
IAC- 8501/31	2001	PR	3,70±0,12
IAC-8501/12	2001	PR	4,42±0,22
IAPAR-39-ACUMAI	2001	PR	5,77±0,31
IAC-8501/22	2001	PR	5,40±1,00

Apesar de poder ser aproveitada de diversas maneiras, no Brasil a cevada é utilizada quase na sua totalidade para produção de malte. As sementes que não preenchem os requisitos da indústria e os grãos finos retirados durante o processo de classificação são utilizados para ração animal ou para cevada torrada e moída como sucedâneo do café (Baldanzi et al., 1988).

As β-glucanas das paredes celulares do endosperma da cevada influenciam negativamente a qualidade do malte quando presentes em quantidades elevadas, atuando como uma barreira que retarda a ação das enzimas que modificam o endosperma (Palmer, 1999). Igualmente, as β-glucanas podem dificultar o processo de maltagem, de filtração e causar turvação da cerveja (Aastrup & Erdal, 1980).

VIII. APLICAÇÃO INDUSTRIAL

O avanço dos conhecimentos sobre a relação entre alimentação e saúde, os elevados custos da saúde pública e a busca permanente da indústria por inovações têm gerado novos produtos cujas funções pretendem ir além do conhecido papel nutricional dos alimentos.

Pesquisas têm sido realizadas visando a identificação de novos compostos bioativos e o estabelecimento de bases científicas para a comprovação das alegações de propriedades funcionais e/ou de saúde dos alimentos. Durante a última década, a procura dos consumidores por alimentos específicos ou componentes alimentares ativos fisiologicamente tem gerado interesse crescente pela indústria.

De acordo com suas propriedades funcionais, as β-glucanas podem ser utilizadas como espessantes em alimentos, tais como bebidas lácteas, sopas e molhos, como auxiliares na fabricação de sorvetes e como substitutas de gordura (Costa Beber et al., 2002).

De acordo com sua ação fisiológica, as β-glucanas podem ser utilizadas em: alimentos hipocalóricos, dieta para diabéticos e controle de hipercolesterolemia.

Utilizando frações de cevada ricas em β-glucanas para a produção de pão e massas, obtiveram-se produtos sensorialmente aceitáveis e potencialmente mais saudáveis, devido ao aumento na ingestão de fibras (Knuckles et al., 1997).

Outras utilizações disponíveis no mercado internacional incluem: *Oatrim*, produto de β-glucanas, produzido pelo tratamento de farinha de aveia com enzimas, e *Nutrim*, produzido pelo tratamento térmico de substratos de aveia ou cevada. Estes produtos são utilizados como substitutos de gordura em produtos lácteos e de confeitaria (Inglett, 1991; Inglett, 2000). Também são usados como matéria-prima de outros produtos alimentícios, tais como iogurtes e queijos (Pszczola, 1996). Um estudo avaliou a resposta fisiológica de dietas utilizando *Oatrim*, em vários alimentos, como substituto de gordura. Houve boa aceitação dos alimentos, com benefícios à saúde (Hallfrisch & Behall, 1997).

IX. CONCLUSÕES

O objetivo deste capítulo foi apresentar os aspectos mais importantes referentes às β-glucanas, principalmente as de aveia e cevada, por serem as mais conhecidas, utilizadas e presentes em maiores quantidades nos alimentos. Além de detalhar a estrutura química e benefícios à saúde (como redução do colesterol e glicose séricos, efeitos anticarcinogênicos), pretendeu-se também mostrar como está a pesquisa no Brasil em relação a esta fibra solúvel. A tendência atual sugere a utilização das β-glucanas em alimentos com baixo índice glicêmico e de baixo teor energético, além de ter a vantagem de não apresentarem efeitos tóxicos. A sua utilização como agentes imunoestimuladores confere às β-glucanas um papel importante na defesa do organismo contra infecções.

X. REFERÊNCIAS BIBLIOGRÁFICAS

American Association of Cereal Chemists (AACC) (1989) AACC Committee adopts oat bran definition. *Cereal Foods World*, **34**, 1033.

American Association of Cereal Chemists (AACC) (1996) *Approved Methods*. 9th ed. St. Paul, Minnesota.

Aastrup, S. & Erdal, K. (1980) Quantitative determination of endosperm modification and its relationship to the content of 1,3:1,4 β-glucans during malting of barley. *Carlsberg Res. Com.* **46**, 77-86.

Anderson, J. W. & Bridges, S. R. (1993) Hipocholesterolemic effects of oat bran in humans. In *Oat Bran*. ed. P. J. Wood, pp. 139-157. American Association of Cereal Chemists, Inc., St. Paul, Minnesota, EUA.

Baldanzi, G., Baier, A. C., Floss, E. L., Manara, W., Manara, N., Veiga, P. & Taragó, M. F. S. (1988) *As lavouras de inverno-2*. Editora Globo, Rio de Janeiro. 184p.

Bohn, J. & BeMiller, J. (1995) (1-3)-β-D-Glucans as biological response modifiers: a review of structure-functional activity relationships. *Carbohydrate Polymers* **28**, 3-14.

Browder, W., Williams, D., Lucore, P., Pretus, H., Jones, E. & Mc Namee, R. (1988) Effect of enhanced macrophage function on early wound healing. *Surgery* **104**, 224-230.

Causey, J. L., Mckeehen, J. D., Slavin, J. L. & Fulcher, R. G. (1998) Differential modulation of human macrophages by cereal cell wall β-glucans and phenolic acids. In *Anais da Reunião Anual da AACC* – American Association of Cereal Chemists, Minneapolis, pp. 146-147.MN. AACC, MN.

Cavallero, A., Empilli, S., Brighenti, F. & Stanca, A. M. (2002) High (1→3,1→4)- β-glucan barley fractions in bread making and their effects on human glycemic response. *J. Cereal Sci.* **36**, 59-66.

Cho, S., DeVries, J. W. & Prosky, L. (1997) *Dietary fiber analysis and applications*. AOAC International, California. 202p.

Costa Beber, R., de Francisco, A., de Sá, R. M., Alves, A. C. & Ogliari, P. J. (2002) Caracterização química de genótipos brasileiros de aveia (*Avena satina* L.) – Influência genética e ambiental. *Acta Científica Venezolana* **53**, 202-209.

de Francisco, A. (1989) Fluorochromes: wavelengths, recipes and applications. In *Fluorescence analysis in foods*, ed. L. Munck, pp. 267-282. Appendix. Longman Scientific and Technical, Essex, England.

de Francisco, A. (1997) *Estudo Comparativo de Cultivares de Aveia do Sul do Brasil.* Relatório de projeto de pesquisa submetido ao CNPq – Proc.523341/94-6 (NV).

de Francisco, A. & de Sá, R. M. (2000) *Aveia e seus produtos, beta-glucanas e alimentos funcionais: evidências científicas.* Florianópolis: Ceres – Lab. de Ciência e Tec. de Cereais. (Documento registrado na Biblioteca Nacional e submetido à Vigilância Sanitaria para registro dos produtos da SL Alimentos).

de Sá, R. M. (1998) Fracionamento de farinha de aveia (*Avena sativa* L.) para concentração de nutrientes. Dissertação de Mestrado em Ciência dos Alimentos, Universidade Federal de Santa Catarina.

de Sá, R. M., de Francisco, A. & Soares, F. C. T. (1998) Concentração de β-glucanas nas diferentes etapas do processamento da aveia (*Avena sativa* L.). *Ciência e Tecnologia de Alimentos* **18**, 425-427.

Doehlert, D. C. & Moore, W. R. (1997) Composition of oat bran and flour prepared by three different mechanisms of dry milling. *Cereal Chemistry* **74**, 403-406.

Echard-Almeida, C. & Cavalli-Molina, S. (2000) Hordein variation in brazilian barley varieties (*Hordeum vulgare* L.) and wild barley (*H. euclaston* Steud and *H. stenostachys* Godr.) *Genetics and Molecular Biology* **23**, 425-433.

Engstad, R .E. & Robertsen, B. (1995) Recognition of yeast cell wall glucan by Atlantic salmon (*Salmo salar* L.) macrophages. *Developmental and Comparative Immunology* **17**, 319-330.

Food and Drug Administration (FDA) (1997) *Food labeling. Health claims: Oats and coronary disease.* Federal Register, **62**, 3583-3601.

Fulcher, R. G., Irving, D. W. & de Francisco, A. (1989) Fluorescence microscopy: Applications in food analysis. In *Fluorescence analysis in foods*, ed. L. Munck, pp. 59-110. Longman Scientific and Technical, Essex, England.

Fulcher, R. G. & Miller, S. S. (1993) Structure of oat bran and distribution of dietary fiber components. In *Oat Bran*, ed. P. J. Wood, pp. 1-24. American Association of Cereal Chemists, Inc. St. Paul, Minnesota, EUA.

García, L., de Francisco, A., Ogliari, P. J. & Raguzzoni, J. C. (2002) Efeito de diferentes concentrações de farelo de aveia sobre o nível sérico de colesterol de homens e mulheres). In *Anais da XXII Reunião da Comissão Brasileira de Pesquisa de Aveia*, pp. 548-549. Passo Fundo.

Hallfrisch, J. & Behall, K. M. (1997) Evaluation of foods and physiological responses to menus in which fat content was lowered by replacement with Oatrim. *Cereal Foods World* **42**, 100-103.

Inglett, G. F. (1991) Method for making a soluble dietary fiber composition from oats. *US Patent* 4.996.063, February 26.

Inglett, G. F. (2000) Soluble hydrocolloid food additives and method of making. *US Patent* 6.060.519, May 9.

Instituto Agronômico/ Coord. de pesquisa agropecuária/ Governo do Estado de São Paulo (1983) *Cultivar de aveia IAC 7 (IORN 163/83)* Folder de divulgação, Campinas, SP, Brasil.

Jaskari, J., Henriksson, K., Nieminen, A., Suortti, T., Salovvara, H. & Poutanen, K. (1995) Effect of hydrotermal and enzymic treatments on the viscous behavior of dry- and wet-millet oat brans. *Cereal Chemistry* **72**, 625-631.

Jørgensen, K .G. (1988) Quantification of high molecular weight β-glucans using calcofluor complex formation and flow injection analysis. I. Analytical principle and its standardisation. *Carlsberg Res. Commun.* **53**, 277-285.

Knuckles, B. E., Hudson, C. A., Chiu, M. M. & Sayre, R. N. (1997) Effect of β-glucan barley fractions in high-fiber bread and pasta. *Cereal Foods World* 42, 94-99.

Lazaridou, A., Biliaderis, C. G. & Izydorczyk, M. S. (2003) Molecular size effects on rheological properties of oat β-glucans in solution and gels. *Food Hydrocolloids* 17, 693-712.

Lee, C. J., Horsley, R. D., Manthey, F. A. & Schwarcz, P. B. (1997) Comparisons of β-Glucan Content of Barley and Oat. *J. Cereal Chem.* 74 (5), 571-575.

Mansell, P. W., Ichinose, H., Reed, R. J., Krementz, E. T., Mc Namee, R. & Di Luzio, N. R. (1975) Macrophage-mediated destruction of human malignant cells in vivo. *J. Natl. Cancer Inst.* 54(3), 571-580.

Mc Cleary, B. V. & Glennie-Holmes, M. (1985) Enzymatic quantification of $(1\rightarrow3)$, $(1\rightarrow4)$-β-Glucans in barley and malt. *J. Inst. Brew.* 91, 258-295.

Mc Donald, A., Shinnick, F. & Ink, S. (1992) Review of the effects of oats on human health. In *The changing role of oats in human and animal nutrition. 4th Int. Oat Conference*, vol. 1. ed. A. R. Barr, pp. 1-8. Int. Oat Conference Committee, Adelaide, Austrália.

Miller, S. S., Wood, P. J., Pietrzak, L. N. & Fulcher, R. G. (1993) Mixed linkage β-glucan, protein content, and kernel weight in Avena species. *Cereal Chemistry* 70, 231-233.

Mueller, A., Raptis, J., Rice, P. J., Kalbfleisch, J. H., Stout, R. D., Ensley, H. E., Browder, W. & Williams, D. L. (2000) The influence of glucan polymer structure and solution conformation on binding to $(1\rightarrow3)$-beta-D-glucan receptors in a human monocyte-like cell line. *Glycobiology* 10(4), 339-346.

Munck, L., Jørgensen, K. G., Ruud-Hansen, J. & Hanse, K. T. (1989) The EBC methods for determination of high molecular weight β-glucan in barley, malt, wort and beer. *J. Inst. Brew.* 95, 79-82.

Palmer, G. H. (1999) Achieving Homogeneity in Malting. *European Brewery Congress Proceedings.* pp. 323-363.

Patchen, M. L., D'Alesandro, M. M., Brook, I., Blakely, W. F. & MacVittie, T. J. (1987) Glucan: mechanisms involved in its "radioprotective" effect. *J. Leukoc. Biol.* 42(2), 95-105.

Perdoná, C. C., Baggio, J., Correa, D. X., Floss, E. L. & de Francisco, A. (2004) Determination of hull and beta-glucan percentage in Brazilian oat cultivars. Annals of the Cereal Chemistry Meeting (CD).

Peterson, D. M. (1991) Genotype and environment effects on oat β-glucan concentration. *Crop Science* 31, 1517-1520.

Pszczola, D. E. (1996) Oatrim finds application in fat-free, cholesterol-free milk. *Food Technology* 50, 80-81.

Saastamoinen, M. (1995) Effects of environmental factors on the β-glucan content of two oat varieties. *Acta Agriculturae Scandinavica* 45, 181-187.

Sakurai, T., Hashimoto, K., Suzuki, I., Ohno, N., Oikawa, S. & Masuda, A. (1992) Enhancement of murine alveolar macrophage functions by orally administered betaglucan. *Int. J. Immunopharmacol.* 14, 821-830.

Sheppach, W., Bartram, H. P. & Richter, F. (1995) Role of short-chain fatty acids in the prevention of colorectal cancer. *Eur. J. Cancer.* 31A(7/8), 1077-1080.

Takahashi, H., Wako, N. & Okubo, T. (1985) Influence of partially hydrolized guar gum on constipation in the elderly. *Curr. Med. Res. Opin.* 9(10), 716-720.

Titgemeyer, E. C., Bourquin, L. D. & Fahey, J. R. D. A. T. (1991) Fermentability of various fiber sources by human fecal bacteria in vitro. *Am. J. Clin. Nutr.* **53**, 1418-1424.

Westerlund, E., Andersson, R. & Åman, P. (1993) Isolation and chemical characterization of water-soluble mixed-linked β-glucans and arabinoxylans in oat milling fractions. *Carbohydrate Polymers* **20**, 115-123.

Wikström, K., Lindahl, L., Andersson, R. & Westerlund, E. (1994) Rheological studies of water soluble (1,3), (1,4)-β-D-Glucans from milling fractions of oat. *J. Food Sci.* **59**, 1077-1080.

Williams, D. L., Sherwood, E. R., Browder, I. W., Mc Namee, R. B., Jones, E. L. & Di Luzio, N. R. (1988) Pre-clinical safety evaluation of soluble glucan. *Int. J. Immunopharmacol.* **10**(4), 405-414.

Wood, P. J., Weisz, J. & Febec, P. (1991) Potencial for β-glucan enrichment in brans derived from Oat (*Avena sativa* L.) cultivars of different (1→3), (1→4)-β-D-glucan concentrations. *Cereal Chemistry* **68**, 48-51.

Wood, P. J. (1993) Physicochemical characteristics and physiological properties of oat (1→3), (1→4)-β-D-Glucan. In *Oat Bran*, ed. P. J. Wood, pp. 83-112. American Association of Cereal Chemists, Inc. St. Paul, Minnesota, EUA.

Wood, P. J., Weisz, J. & Blackwell, B. A. (1994) Structural Studies of (1→3), (1→4)-β-D-Glucans by ^{13}C-Nuclear Magnetic Resonance Spectroscopy and by Rapid Analysis of Cellulose-like Regions using High-Performance Anion-Exchange Chromatography of oligosaccharides released by lichenase. *Cereal Chemistry* **71**, 301-307.

Wood, P. J., Beer, M. U. & Butler, G. (2000) Evaluation of role of concentration and molecular weight of oat beta-glucan in determining the effect of viscosity on plasma glucose and insulin following an oral glucose load. *Br. J. Nutr.* **84**, 19-23.

Yokoyama, W. H., Hudson, C. A., Knuckles, B. E., Chiu, M-C. M., Sayre, R. N., Turlund, J. R. & Schneeman, B. O. (1997) Effect of barley β-glucan in durum wheat pasta on human glycemic response. *Cereal Chemistry* **74**, 293-294.

Yun, C-H., Estrada, A., Van Kessel, A., Park, B-C. & Laarveld, B. (2003) β-Glucan, extracted from oat, enhances disease resistance against bacterial and parasitic infections. *FEMS Immunology and Medical Microbiology* **35**, 67-75.

CAPÍTULO 16

CARBOHIDRATOS DISPONIBLES Y REGULACIÓN DEL CONSUMO ENERGÉTICO

Héctor Araya López

I. INTRODUCCIÓN

II. DEFINICIÓN DE TÉRMINOS OPERACIONALES

III. ASPECTOS METODOLÓGICOS

IV. DENSIDAD ENERGÉTICA DE DIETAS ALTAS EN CARBOHIDRATOS Y REGULACIÓN ENERGÉTICA EN NIÑOS CON RIESGO DE DESNUTRICIÓN

V. EFECTO DE LOS CARBOHIDRATOS SOBRE LA REGULACIÓN ENERGÉTICA. COMPARACIÓN CON GRASAS Y PROTEÍNAS
1. TEORÍA GLUCOSTÁTICA
2. DENSIDAD ENERGÉTICA

VI. VELOCIDAD DE DIGESTIÓN DE LOS CARBOHIDRATOS DISPONIBLES, ÍNDICE GLICÉMICO Y REGULACIÓN ENERGÉTICA
1. ESTRUCTURA QUÍMICA
2. ESTRUCTURA DEL ALIMENTO
3. ÍNDICE GLICÉMICO

VII. OTROS MECANISMOS FISIOLÓGICOS EXPLICATIVOS DE LA SACIEDAD
1. REGULACIÓN DEL BALANCE DE MACRONUTRIENTES
2. SÍNTESIS DE SEROTONINA

VIII. PROYECCIONES

IX. CONCLUSIONES

X. REFERENCIAS BIBLIOGRÁFICAS

Universidad de Chile, Facultad de Medicina, Departamento de Nutrición.
Independencia 1027, Santiago, Chile. Correo 7, Clasificador 7
E-mail: haraya@med.uchile.cl

I. INTRODUCCIÓN

Los carbohidratos constituyen la mayor proporción de macronutrientes de la dieta de la población mundial, alcanzando en los países desarrollados alrededor de un 50% de las calorías y hasta casi un 70% en países en desarrollo con un promedio mundial cercano al 60%. En la reunión de expertos FAO/OMS sobre carbohidratos en la nutrición humana se acordó que la ingesta mínima de carbohidratos debe ser de un 55% de las calorías totales, destacando que gran parte de este aporte calórico debe corresponder a hidratos de carbono complejos disponibles con bajo índice glicémico (FAO/WHO, 1998). Es destacable que esta recomendación enfatiza el consumo de cierto tipo de alimentos que cumplan con esta condición y se distancian del marco conceptual que consideraba a todos los carbohidratos complejos alimentarios con propiedades fisiológicas similares.

La importancia de los alimentos altos en carbohidratos en las dietas de gran parte de las poblaciones tiende a aumentar debido a la fuerte recomendación de disminuir el consumo de grasa. Esta recomendación se fundamenta en la necesidad de disminuir los riesgos de enfermedad cardiovascular, cáncer y obesidad. Al respecto, está demostrado que el consumo de grasa incrementa la ingesta energética por la dificultad del ser humano para regular la ingesta energética cuando se aumenta el aporte de grasa de la dieta (Flatt, 1996). Es evidente que la disminución del consumo de grasa conduce inevitablemente al aumento del consumo de carbohidratos, ya que la concentración de proteínas de la dieta se mantiene constante. En consecuencia, los alimentos altos en almidones como fuentes de carbohidratos complejos adquieren una relevancia especial ya que contribuyen a lograr cumplir las actuales metas nutricionales y otras recomendaciones más específicas, como aumentar el consumo de fibra dietética y disminuir el de azúcares simples (Stubbs et al., 2001).

Es destacable que los alimentos ricos en hidratos de carbono complejos son los que presentan un efecto más variado sobre la regulación energética. Esta afirmación se sustenta porque condicionan, por las características de su matriz alimentaria, en forma importante la textura, viscosidad, consistencia de las preparaciones, propiedades que se relacionan con la palatabilidad de los alimentos y por lo tanto condicionan su facilidad de consumo. Además, estos alimentos requieren necesariamente un procesamiento tecnológico o culinario antes de su consumo, los que inciden sobre las variables ya descritas y en último término sobre el consumo energético (Björck et al., 1994; Gustafsson et al.,1995).

Otro aspecto que es necesario enfatizar es que, al reemplazar a la grasa como fuente energética, el consumo de energía es menor porque disminuye la densidad energética y aumenta la saciedad. Sin embargo, es destacable que los alimentos altos en carbohidratos pueden tener una elevada densidad energética (Stubbs et al., 2001) y en consecuencia producir un alto consumo calórico, como el caso del pan, lo que ha conducido a una generalización peligrosa: los alimentos altos en carbohidratos engordan. Por lo tanto, es necesario fortalecer la posición que, más allá de los nutrientes, es conveniente enfocar los problemas y soluciones desde el alimento, concepto que es ignorado frecuentemente por los especialistas en nutrición, tema que se retomará en las próximas secciones del capítulo.

La concentración y composición de los carbohidratos de la dieta pueden influir sobre las sensaciones de hambre, saciedad y por lo tanto en la ingesta de alimentos, el peso y la composición corporal de la población (Ludwig et al.,1999). En consecuencia, la pregunta esencial, que intentaremos responder en este capítulo, es cómo influyen los carbohidratos, sus diferentes tipos y sus fuentes alimentarias sobre la regulación energética.

La respuesta a esta interrogante es de importancia para elaborar soluciones prácticas dirigidas a resolver los problemas extremos de la malnutrición; por una parte, el caso de sujetos con riesgo de sobrepeso u obesidad en los que se debe privilegiar las recomendaciones alimenticias destinadas a aumentar la saciedad y así limitar el consumo energético; en cambio en aquellas poblaciones que presentan un riesgo alto de desnutrición se debe recomendar normas alimenticias que faciliten el aumento del consumo de energía.

En consecuencia, en el presente capítulo se describirá cómo los alimentos altos en carbohidratos son utilizados para concretar en la alimentación cotidiana las actuales metas nutricionales y cómo deben ser puestas en práctica en la Región Latinoamericana, donde ocurre la paradoja nutricional de la coexistencia de problemas de desnutrición y por otra parte de enfermedades crónicas no transmisibles relacionadas con un consumo excesivo de energía, como son la obesidad, la enfermedad cardiovascular y diabetes.

II. DEFINICIÓN DE TÉRMINOS OPERACIONALES

En las investigaciones acerca de efectos que las características dietéticas tienen sobre los eventos fisiológicos que inciden en el proceso de la regulación energética, se han acuñado una serie de términos operacionales que se describen a continuación.

La "saciación" se define como el proceso involucrado en la decisión de finalizar la ingesta de alimentos en un tiempo de comida y en consecuencia las variables a estudiar se manipulan en el mismo tiempo de comida en que se realiza la determinación del consumo de alimentos y de energía.

La "saciedad" es el concepto operacional aplicado al estudio de la modulación de las variables a ensayar en un tiempo de comida y su efecto sobre el consumo de alimentos y de energía en la comida subsecuente.

Los términos que describen los procesos fisiológicos que estimulan el consumo energético son el apetito y el hambre. Se entiende por "apetito" el proceso por el cual se inicia una comida, y que está mediado principalmente por los estímulos que se inician en respuesta a la exposición de un alimento apetecido por el sujeto; proceso que difiere del término "hambre", caracterizado por la urgencia a ingerir alimentos mediada por una sensación física apremiante (dolor).

Los procesos descritos están regulados por un sistema fisiológico que integra señales nerviosas y hormonales que funcionan eficientemente en sujetos con conductas alimentarias normales. Esta armonización de los procesos estimulantes e inhibitorios del consumo energético se define como "regulación energética".

Estos términos operacionales se utilizan en diferentes diseños metodológicos que a continuación describiremos.

III. ASPECTOS METODOLÓGICOS

De acuerdo a la literatura científica publicada existe una amplia diversidad en los diseños experimentales y en los métodos empleados en las investigaciones que se realizan en el área de la regulación energética. En esta oportunidad, realizaremos una síntesis de la metodología más utilizada.

- La oferta de alimentos o preparaciones tanto en cantidad como en el tipo de alimentos es rigurosamente estandarizada.
- La oferta de los alimentos puede ser: a) variada, diseño en que se ofrece una

amplia diversidad de alimentos y preparaciones con distintos atributos sensoriales y nutricionales y b) monótona, en las que se ofrece un número reducido de alimentos y preparaciones, por ejemplo un almuerzo determinado.

- En el estudio de la saciación la oferta de alimentos se realiza en el mismo tiempo de comida en que se efectúa la determinación del consumo de alimentos y energía o la aplicación de instrumentos con el fin de evaluar las
sensaciones de hambre, apetito y saciedad.

- En el estudio de la saciedad, la oferta de alimentos, variada o monótona, se ma-
nipula en un tiempo de comida y las determinaciones de consumo de alimentos y energía se realizan en la comida subsecuente. No se permite la ingesta de alimentos en el intervalo de tiempo entre las comidas.

Una modificación al diseño anterior consiste en que la oferta de los alimentos en la que manipulan las variables a estudiar, generalmente de tipo monótona, se hace en un corto tiempo (30 a 60 minutos) antes de la comida en que se
determinará el consumo de alimentos y de energía. Esta metodología se aplica
al estudio de la regulación energética a muy corto plazo.

Cualquiera sea el diseño experimental seleccionado, es difícil estandarizar
en forma rigurosa las condiciones de la oferta e alimentos. Estos varían en sabor,
color, textura, consistencia, tamaños relativos de la porción, familiaridad con la
preparación, conocimientos adquiridos sobre el alimento, el medio ambiente en
que se realiza el estudio. En algunos estudios se ha ensayado el nutriente en forma aislada. También varían las características de los sujetos estudiados: pueden
ser de distinto género, edad, estado nutricional, nivel socioeconómico, y frecuentemente el número de sujetos estudiados hace difícil obtener resultados con
significación estadística. El control de las variables descritas es complejo y explica la divergencia de los resultados obtenidos por diferentes investigadores en
el estudio de la relación carbohidratos y regulación energética.

IV. DENSIDAD ENERGÉTICA DE DIETAS ALTAS EN CARBOHI-DRATOS Y REGULACIÓN ENERGÉTICA EN NIÑOS CON RIES-GO DE DESNUTRICIÓN

Las dietas de los sectores pobres de América Latina consiste primariamente de
alimentos básicos con alto contenido de almidones: cereales, leguminosas y tubér-

culos. Estos alimentos, cuando son cocidos en agua, gelatinizan sus almidones y absorben agua, confiriéndoles a estas dietas una alta voluminosidad, término que expresa un alto porcentaje de agua, elevada viscosidad y una consistencia espesa. Existe una relación directa entre el contenido de almidón y la viscosidad de las preparaciones, tipo sopa o crema, destinadas a la alimentación infantil. Estas presentan valores comprendidos entre 1500 y 13000 centipois (cps). Una mayor viscosidad y consistencia es un factor que limita la ingesta de energía, especialmente en el caso de niños de corta edad (Mellander & Svanberg, 1984). Estas características de las dietas voluminosas explican por qué su consumo monótono ha sido postulado como un factor etiológico de la desnutrición energética-proteica, principalmente de los niños durante el período de destete (Kikafunda et al., 1998). Este grupo etario presenta una limitada capacidad gástrica y por lo tanto es difícil, sino imposible, que consuman estas dietas de baja densidad energética y voluminosas en las cantidades indispensables para satisfacer las necesidades de energía y de nutrientes.

Aumenta la probabilidad de que estas dietas produzcan inadecuación energética el hecho de que estas dietas tengan un escaso contenido de grasa que contribuye a que presenten una densidad energética muy baja y el problema se acentúa aún más si es escaso el número de comidas ofrecidas durante el día. Los niños tienden a consumir una mayor cantidad de estas preparaciones pero no son capaces por su limitada capacidad gástrica para consumir los volúmenes suficientes para satisfacer sus requerimientos energéticos y de nutrientes, ocasionando, en situaciones extremas, desnutrición energética-proteica en los niños. En contraposición, preescolares ingleses que consumían dietas con una densidad energética de 2,0 kcal/g, explicada por el consumo de alimentos grasos, sólo consumían volúmenes cercanos a los 500g y sin embargo, con este bajo volumen de ingesta, cubrían sus necesidades energéticas (Rutishauser & Frood, 1968). El consumo frecuente de este tipo de preparaciones conlleva el riesgo de producir un exceso de consumo energético y así promoviendo la obesidad. En otras palabras, un consumo normal de dietas con alta densidad energética presenta una alta probabilidad de consumos energéticos excesivos. En la Figura 1 se ilustran ambas situaciones, para lo cual se ha dibujado una curva teórica que relaciona la densidad energética de la dieta con el volumen que los niños deben consumir para satisfacer justamente los requerimientos energéticos según la recomendación vigente de FAO/WHO/UNU (1985). Esta curva se contrasta con los consumos reales observados en niños preescolares, línea recta, a los cuales se les ofreció dietas con diferentes densidades energéticas durante un período de 180 días. Los consumos se determinaron mediante pesada diferencial entre la cantidad de la preparación ofrecida y la dejada por el niño.

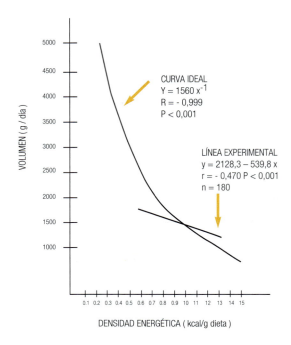

FIGURA 1. Relación entre la densidad energética de la dieta y el volumen consumido por niños de 3 y 4 años. (Araya et al.,1988)

Se observó que la conjunción de la curva ideal y de la recta construida con los datos reales se produce a un valor de 1,0 kcal/g de dieta que es la densidad energética recomendada (Araya et al., 1988). Los niños aumentaron moderadamente el consumo de las dietas con base en carbohidratos complejos y densidades energéticas inferiores a 1,0 y, sin embargo, no fueron capaces de cubrir sus necesidades energéticas, probablemente debido a su limitada capacidad gástrica. Los requerimientos de energía actuales (FAO/WHO/UNU, 2004) son de alrededor de un 20% más bajos para este grupo de edad y en consecuencia la densidad energética recomendada se ubica en alrededor de 0,8kcal/g. El mismo hecho se demostró al estudiar preparaciones tipo sopa o cremas de leguminosas (Alviña et al., 1989). En cambio, si la densidad energética es mayor a 1 y con mayor razón 0,8kcal/g, los niños son capaces de consumir un volumen mayor al necesario para cubrir sus necesidades energéticas, indicando que este tipo de dietas no facilita una adecuada regulación energética, aumentando la probabilidad de riesgo de sobrepeso y obesidad de los niños. Otro aspecto importante es que las preparaciones con alta cantidad de almidones aunque tienen un alto porcentaje de humedad son muy espesas, lo que contribuye a que el niño las consuma en menor cantidad aumentando el riesgo de desnutrición calórica (Hellstrom et al., 1981).

Una forma práctica de aumentar el consumo de energía en preescolares que están con riesgo de desnutrición y cuyos patrones alimentarios privilegian el consumo de suspensiones de harinas de cereales, leguminosas o sus combinaciones, es la de hidrolizar los almidones de las preparaciones mediante la adición de la enzima alfa-amilasa, produciéndose una disminución de la viscosidad y consistencia de las preparaciones (Alviña et al., 2000). Cuando se ofrecen estas preparaciones a los niños, éstos aumentan su ingesta de alimentos y de energía en comparación a cuando consumieron una sopa crema con el contenido natural de almidones. Es posible entonces, mediante este tratamiento enzimático, suministrar cantidades adicionales de energía en una preparación sin modificar mayormente su consistencia o incluso disminuyéndola. El tratamiento puede realizarse tanto a nivel industrial como en las propias comunidades, que han aprendido ancestralmente la adición a las preparaciones de cereales germinados que contienen naturalmente amilasas.

V. EFECTO DE LOS CARBOHIDRATOS SOBRE LA REGULACIÓN ENERGÉTICA. COMPARACIÓN CON GRASAS Y PROTEÍNAS

A pesar de los antecedentes expuestos, la población urbana e incluso algunos profesionales de la salud tenían la convicción arraigada de que el consumo de alimentos altos en carbohidratos era el factor etiológico de la dieta más importante en la génesis de la obesidad. En la década de los 90, este juicio cambió y las grasas se constituyeron en el nutriente que había que disminuir acentuadamente porque su consumo no permite una adecuada regulación energética. Por lo tanto se le adjudica el rol de ser la causa directa de la epidemia de obesidad que se presenta en las poblaciones de los países desarrollados y en las poblaciones urbanas de los países de la Región Latinoamericana. Considerando esta situación, es posible afirmar que nunca existió tanto interés y preocupación por estudiar los alimentos altos en carbohidratos; por otra parte la Industria Alimentarios ha desarrollado y diversificado líneas de alimentos hipograsos y altos en carbohidratos complejos.

¿Cuál es la racionalidad de esta situación en el campo de la alimentación? ¿Son todos los alimentos altos en carbohidratos igualmente saciadores?

Una de las áreas de investigación que aporta información para la resolución de la interrogante planteada es la que estudia el efecto del consumo de los carbohidratos sobre la regulación energética en comparación a la ingesta de proteínas y grasas.

Existe acuerdo a que las proteínas son el nutriente que en altas concentraciones produce el mayor efecto saciador (Barkeling et al.,1990; Araya et al., 2000). Por lo tanto la mayor parte de las investigaciones se han centrado en la comparación de dietas altas en carbohidratos con altas en grasas. A continuación se describen algunos resultados de estas investigaciones. Un estudio de corto plazo en sujetos adultos demostró que una comida alta en hidratos de carbono y baja en grasas produjo a las 4 horas un mayor efecto saciador al comparar con una comida alta en grasa (Foltin et al., 1990). En un estudio clásico realizado en mujeres, se ensayaron tres tratamientos dietéticos por un período de dos semanas en cada tratamiento, las dietas aportaban un 15-20%, 30-35% y 45-50% de las calorías como grasas; las proteínas se mantenían constantes y el aporte porcentual de calorías de hidratos de carbono eran de un 70%, 55% y 42%, respectivamente. Los consumos energéticos promedios en las dietas altas, medias y bajas en hidratos de carbono fueron de 2089, 2354 y 2717kcal. Por lo tanto los carbohidratos no sólo ejercen su acción sobre la saciedad de corto plazo, sino que también muestran efectos sobre el consumo energético en tiempos más largos (Lissner et al.,1987). En estudios de precarga, se ha demostrado que un aumento de la concentración de grasa no produce una disminución de la ingesta en la comida siguiente, a pesar de haber consumido más calorías durante el consumo de la precarga (Rolls, 1998). Los trabajos ya descritos demuestran concluyentemente que los carbohidratos tienen un mayor efecto saciador que las grasas, independientemente del tipo utilizado en los diseños dietéticos.

Sin embargo, con respecto a la evolución del peso corporal, los estudios no son concluyentes; por ejemplo, un meta-análisis que relacionó el efecto de dietas altas en carbohidratos y bajas en grasas y la disminución de peso de sujetos adultos concluyó que la disminución del porcentaje de grasa de la dieta, expresado en términos energéticos, se relacionó con una pérdida de peso corporal en sujetos que no estaban expuestos a una restricción dietética. Se evidenció que el reemplazo del 10% de las calorías de grasas por las de carbohidratos resultó en una disminución del peso de 1,4kg en 3 meses y de 2,8kg en 6 meses (Raben, 2002).

1. TEORÍA GLUCOSTÁTICA

Una de las primeras hipótesis relacionadas directamente con la respuesta glicémica es la teoría glucostática propuesta por Mayer (van Itallie, 1990), sustentada en el control que ejerce la glucosa del organismo sobre el apetito y que la sensación de hambre se relaciona parcialmente con los cambios de la glicemia. Esta hipótesis explicaría el ajuste de corto plazo entre la ingesta energética y las necesidades episódicas de energía del organismo, sugiriendo que los carbohidratos de la dieta están involucrados en el control del consumo energético de corto plazo. Parece ser obvio el mecanismo que explica que la sensación de apetito esté relacionada con una disminución de la glicemia. El apoyo experimental tiene una larga data y surge de diferentes estudios, por ejemplo, la infusión de glucosa en la vena porta provoca una inhibición de la tendencia a comer (Novin et al., 1973); otras evidencias apoyan la existencia de glucoreceptores neuronales que activan vías peptinérgicas o aminonérgicas. La teoría glucostática se fundamenta en que los glucoreceptores sensibles a la insulina ubicados en la zona lateral del hipotálamo en el cerebro detectan la utilización periférica de la glucosa y la sensación de hambre aumentaría al disminuir la velocidad de la utilización de la glucosa periférica (van Itallie, 1990). Estudios en ratas han demostrado que la manipulación dietética diseñada para disminuir los niveles de glicemia e insulinemia y, por lo tanto, la utilización de la glucosa, estimula el consumo de alimentos. Se demostró que la disminución de la glicemia en un 10% precede a la iniciación de la alimentación en ratas y humanos (Campfield et al.,1996).

2. DENSIDAD ENERGÉTICA

Es imprescindible señalar que al variar los aportes de carbohidratos y grasas se modifica la densidad energética de las dietas y esta característica de la dieta influye directamente sobre el consumo energético (Bell et al., 1998). Un estudio en que se utilizó maltodextrina como fuente de carbohidratos produjo un aumento significativo de la ingesta energética al cabo de dos semanas: los autores atribuyen esta respuesta a un aumento de la densidad energética de la preparación (Stubbs et al., 1998). Se ha demostrado que la combinación de los efectos de una alta densidad energética y un tamaño grande de la porción de alimentos servidos produjo un apreciable incremento en la ingesta energética de mujeres (Kral et al., 2004). Por esta razón, se han diseñado modelos experimentales que mantienen constante la densidad energética de las dietas ensayadas y se modifica los niveles de grasa y carbohidratos y en estos trabajos no se ha logrado establecer diferencias por la acción de los macronutrientes per se (Stubbs, 1998). Siguiendo esta línea de pensamiento, algunos alimentos altos en carbohidratos presentan densidades energéticas superiores a 2,5kcal/g como la presentan el pan, galletas, queques, es decir, alimentos que se consumen con poca humedad y por lo tanto su alto consumo conduce a la obesidad (Stubbs et al., 2001).

En estos trabajos se enfatiza más bien el consumo de carbohidratos totales; sin embargo, los antecedentes más recientes sugieren la posibilidad de regular el consumo energético, no sólo a través de privilegiar el consumo de alimentos altos en carbohidratos, sino que a través de seleccionar el tipo de carbohidratos y evaluar su efecto sobre la saciedad. Este enfoque abre un campo de interés conceptual y aplicado de importancia para la alimentación de las poblaciones.

VI. VELOCIDAD DE DIGESTIÓN DE LOS CARBOHIDRATOS DISPONIBLES, ÍNDICE GLICÉMICO Y REGULACIÓN ENERGÉTICA

Frecuentemente en los estudios que relacionan los carbohidratos con apetito y saciedad no se define en forma precisa las características de los alimentos utilizados como fuentes de carbohidratos. Es importante integrar el conocimiento de la relación existente entre las propiedades fisiológicas que son modificadas por la estructura química de los carbohidratos per se o por la estructura del alimento que los contiene. Las diferentes estructuras del alimento, ya sea producto de sus características inherentes o las adquiridas a través de los procesos industriales o culinarios, influyen en forma distinta sobre variables fisiológicas como las respuestas glicémicas e insulinémicas que se relacionan con la regulación energética.

1. ESTRUCTURA QUÍMICA

Con respecto a la estructura química, los mono y disacáridos tienen una absorción intestinal rápida y en algunos casos inducen elevados niveles postprandiales de insulina y glucosa. Consumos calóricos excesivos se han asociado con ingestas elevadas de grasa y azúcares simples como sacarosa y fructosa, especialmente las que se consumen en forma de bebidas carbonatadas (Bray et al., 2004). Al suplementar la dieta de hombres y mujeres sanos en un período de 2 semanas con 450kcal en forma de bebida carbonatada o como jalea en que se integra el carbohidrato en forma de almidón y que aportaba igual cantidad de carbohidratos, se observó que al consumir el suplemento de bebida carbonatada se evidenció un aumento de peso significativo.

Los resultados de un estudio realizado en niños preescolares demuestran que los hidratos de carbono simples, aunque se consumieron en un gran volumen durante la comida de ensayo (almuerzo), provocaron una menor saciedad en la comida subsecuente, evidenciada por un consumo significativamente mayor de alimentos y de energía, en comparación a una dieta alta en hidratos de carbono complejos derivados del arroz y plátano (Araya et al., 1999a). El mismo efecto se evidenció al proporcionar sopas de arroz con almidones intactos e hidrolizados (Alviña et al., 2000). En otro estudio se suplementó un desayuno standard con grasa o carbohidratos en forma de maltodextrina de digestión y absorción rápida y alto índice glicémico y se determinó la sensación de apetito y el consumo de snacks a media mañana y luego el consumo energético del almuerzo. El suplemento de carbohidratos redujo la sensación de apetito y el consumo de snacks, sin observarse cambios en el consumo energético del almuerzo. En consecuencia se demostró una acción a corto plazo del suplemento que correspondía a maltodextrina, sugiriendo que los hidratos de carbono de digestión rápida (maltodextrinas y carbohidratos simples) producen un incremento de la saciedad en un plazo muy corto (1 hora) (Green et al., 2000). Los carbohidratos complejos (almidones) que presentan una velocidad de digestión lenta desarrollan una glicemia más baja pero sostenible en el tiempo; incrementándose la saciedad a corto plazo evaluada a las 2 a 3 horas. Los hidratos de carbono de digestión lenta se asocian con un aumento de la saciedad por varias horas después de su consumo (Holt & Brand Miller, 1994; Raben et al., 1996). La digestión lenta contribuye a mantener niveles de glucosa que son beneficiosos para la regulación del consumo energético.

La velocidad de digestión depende del contenido de amilosa de los almidones (Björck et al., 1994). El mecanismo sugerido comprende a) capacidad de formación de geles por parte de la amilosa, b) estructura compacta de la cadena lineal dejaría a los enlaces alfa 1-4 menos expuesto a la acción de la amilasa, disminuyendo la digestión y la absorción. Ambos mecanismos explican la curva glicémica aplanada y más sostenida en el tiempo y, según algunos autores, favorecen el desarrollo de la saciedad.

2. ESTRUCTURA DEL ALIMENTO

Cada vez cobra más validez la explicación acerca que la estructura y características fisicoquímicas del alimento son factores explicativos importantes de la velocidad de digestión de los almidones (Björck et al., 1994). Los alimentos vegetales naturales integran al almidón en estructuras que facilitan su encapsulamiento, siendo estas estructuras disímiles según el tipo de alimentos y los procesos culinarios o tecnológicos que se les aplique para su consumo. Esta diferente estructura explica en parte sus respuestas fisiológicas aunque actualmente existe acuerdo en que predominan las características estructurales de los alimentos en que se encuentran. Las características fisicoquímicas de los alimentos influyen en la sensibilidad de los almidones a la acción de la amilasa pancreática en el intestino delgado e influyen en la absorción intestinal y en la respuesta glicémica e insulinémica de los carbohidratos. Su consumo produce variadas respuestas fisiológicas debido a que las diferentes estructuras físicas del alimento inducen diversas respuestas metabólicas. Los alimentos que inducen una digestión lenta de los almidones producen una glicemia más baja pero sustentable en el tiempo, incrementándose la saciedad a corto plazo (2 a 3 horas) (Holt & Brand Miller, 1994; Gustafsson et al.,1995).

3. ÍNDICE GLICÉMICO

Un biomarcador que conjuga en su expresión el efecto fisiológico de los factores propios del alimento es el índice glicémico. Su definición, característica y determinación se describe en otro capítulo. El tema de la respuesta glicémica, expresada en forma estandarizada como índice glicémico es controvertida, aunque existe una tendencia mayoritaria a recomendar su valor como predictor de la capacidad de los alimentos para regular en forma adecuada la ingesta energética. Existe la tendencia a relacionar a los alimentos de bajo índice glicémico con una mayor capacidad saciadora (Ludwig, 2000), aunque la mayor parte de los trabajos demuestran que cuando se consume una dieta con bajo índice glicémico se manifiesta un menor consumo energético o un mayor tiempo en que los sujetos estudiados piden alimentos después de la comida de ensayo. Un estudio clásico, realizado en adolescentes obesos, ensayó tres tipos de dietas con diferente índice glicémico y observó el consumo a través del tiempo después de haber consumido las dietas en estudio. Se demostró que los adolescentes consumieron significativamente mas energía con al dieta de alto índice glicémico (Tabla 1).

TABLA 1. Ingestas energéticas (kcal) de adolescentes obesos después de haber consumido almuerzos con hidratos de carbono con diferentes índices glicémicos

Indice glicémico	Consumo (2hrs)	Consumo (5hrs)
Alto	680	1335
Medio	607	922
Bajo	340	752

(Adaptado de Ludwig et al., 1999).

En un estudio realizado en adultos jóvenes para determinar el efecto sobre el consumo energético en la comida siguiente de preparaciones de diferentes índices glicémicos suministrada en forma isoenergética, frijoles blancos (moderado índice glicémico) y una preparación con base en papa en forma isoenergética. Los resultados demostraron que la preparación de frijoles produjo un menor y significativo consumo energético (1998 vs. 2381kcal) (Araya et al., 1999b). Los mecanismos fisiológicos que explican este menor poder saciador de los carbohidratos de índice glicémico alto no están claros, sin embargo se ha evidenciado que los cambios hormonales y metabólicos conducen a un mayor depósito de grasa. Por otra parte, un estudio reciente demostró que los niveles plasmáticos de glucosa fueron significativamente mayores 3 a 5 horas después de una comida de alto índice glicémico comparado con cantidades isoenergéticas de una dieta de bajo índice glicémico con iguales proporciones de proteína, grasa e hidratos de carbono (Raben et al.,1996; Holt et al., 1996).

Los hallazgos descritos evidencian que existe una relación entre la velocidad de absorción de los carbohidratos, el índice glicémico y la regulación del consumo energético. Contrariamente a la creencia extendida, la velocidad de digestión y el índice glicémico no está relacionada con el largo de la cadena de los carbohidratos. En términos generales, la papa cocida y cereales refinados tienen un alto índice glicémico, un 50% más alto que la sacarosa. Frutas y verduras y leguminosas muestran índices más bajos (Ludwig, 2000).

La mayor saciedad producida por los alimentos altos en carbohidratos complejos puede explicarse por una menor velocidad de vaciamiento gástrico. En este sentido, el arroz es uno de los alimentos altos en almidón que presenta un efecto mayor y una curva glicémica más aplanada. De acuerdo a la teoría de los osmoreceptores postpilóricos, el vaciamiento gástrico responde a la concentración molecular de la solución. Así, por ejemplo, una fórmula con almidón hidrolizado producirá una fuerte estimulación de los osmoreceptores, causando un mayor vaciamiento gástrico en relación a una fórmula con alto contenido de almidón intacto (Torsdottir et al., 1984). La disminución del consumo de grasa trae consigo el mismo efecto.

La fibra dietética se encuentra frecuentemente asociada con almidones en alimentos vegetales y, entre otros roles, contribuye a disminuir el índice glicémico y en conjunción con otros factores, disminuyendo la sensación de apetito (Sparti et al., 2000). La Tabla 2 describe las razones de la acción de la fibra dietética.

TABLA 2. Factores asociados al consumo de la fibra dietética que reducen la ingesta energética

Demoran el tiempo de masticación	Disminuye la densidad energética del alimento
Disminuye el vaciamiento gástrico	Reduce la digestibilidad de nutrientes

(Levine & Billington, 1994).

Los factores descritos se potencian con los carbohidratos de digestión lenta, promoviendo un aumento de la saciedad, como se observa en la Tabla 3, en la que se muestran los resultados obtenidos en niños preescolares que consumieron diferentes preparaciones en que se variaba el contenido de fibra dietética y el de almidones. El menor consumo de energía en la comida subsecuente se observó en la preparación de frijol extruido y avena en la que coexisten altas cantidades de fibra, principalmente soluble, y almidones.

TABLA 3. Efecto de la fibra dietética y almidón consumidos en el almuerzo sobre el consumo de energía (kcal)* en la comida subsecuente en preescolares de 24-48 meses

Nivel de fibra	Nivel de almidón		
	Bajo	Medio	Alto
Bajo	257,8 ± 70,2	266,7 ± 90,0	254,2 ± 90,4
Medio	259,7 ± 83,7	241,8 ± 82,6	247,0 ± 95,0
Alto	234,7 ± 62,4	269,7 ± 70,4	210,2 ± 61,2

*Valores promedio ± desviación estándar. ANOVA (dos direcciones). Efecto del almidón: P<0,005. Interacción almidón × fibra P<0,001 (Araya et al., 1994).

Sin embargo, las diferentes variables estudiadas y los resultados analizados se refieren fundamentalmente a estudios de corto plazo y en los escasos estudios de largo plazo no existe evaluación del peso corporal que es la ultima expresión de la regulación energética. Se puede inferir que una dieta de alto índice glicémico induce una respuesta insulinémica elevada para disminuir los niveles de glicemia, hecho que facilita una ganancia de peso corporal. Sin embargo, los estudios que relacionan el índice glicémico con disminución del peso corporal no son concluyentes (Raben, 2002), indicando que, por el momento, la relación entre ingesta de carbohidratos y peso corporal se da independientemente del tipo de carbohidratos y de sus propiedades fisiológicas.

VII. OTROS MECANISMOS FISIOLÓGICOS EXPLICATIVOS DE LA SACIEDAD

1. REGULACIÓN DEL BALANCE DE MACRONUTRIENTES

Se postula que la regulación del consumo energético de los sujetos que están consumiendo una dieta mixta es el reflejo de la capacidad del organismo para regular el balance de carbohidratos, de grasas y de proteínas. Uno de los componentes clave de este balance se fundamenta en la capacidad del organismo para formar depósitos estables de estos nutrientes ingeridos. Los carbohidratos y proteínas de la dieta tienen una limitada capacidad de depósito. En efecto, los carbohidratos ingeridos se dirigen primariamente a depósito como glicógeno, pero este depósito se satura rápidamente, los carbohidratos se oxidan; en cambio las grasas provenientes de la dieta tienen una capacidad ilimitada para depositarse, especialmente si se consumen en cantidades elevadas y en conjunto con carbohidratos por su capacidad para disminuir la oxidación de las grasas. La capacidad del organismo para depositar glicógeno es limitada y la oxidación de la glucosa está directamente relacionada con la ingesta de hidratos de carbono, lo que optimiza la mantención de niveles de glucosa fisiológicamente adecuados (Flatt, 1996). Existen evidencias que demuestran que el consumo de carbohidratos después de un período de restricción energética se dirige en mayor cantidad a la síntesis de glicógeno, principalmente hepático y una vez que estos depósitos se hayan llenado se produce una derivación importante de la glucosa a la oxidación celular.

En el período entre comidas existe una pequeña fluctuación de las reservas proteicas y lipídicas del organismo; en cambio, las fluctuaciones de los depósitos de hidratos de carbono son mayores, lo que demuestra que estos depósitos responden rápidamente a los episodios de consumos de energía, propios de la alimentación del ser humano y por lo tanto pueden explicar los efectos de las variables dietéticas sobre la regulación energética de corto plazo. Se ha demostrado que los hidratos de carbono simples tienen una mayor capacidad de inducir la síntesis de glicógeno debido a una mayor elevación de la glicemia y de la insulinemia, favoreciendo la síntesis de glicógeno. Este hecho explicaría que los hidratos de carbono simples inducen una menor saciedad en períodos de 3 a 4 horas que cantidades equivalentes de hidratos de carbono complejos disponibles. Los azúcares simples contribuyen a incrementar la densidad energética de las dietas. Existe una corriente de pensamiento que asocia el efecto saciador de los carbohidratos con su oxidación, particularmente en el hígado, más que por los niveles de glicemia e insulinemia (Laughans & Schaerrer, 1992). El mecanismo de la saciedad que se origina en el hígado aún no está plenamente dilucidado, sin embargo se plantea la hipótesis que el aumento del ATP y de la actividad de la bomba sódica hacen posible la relación entre el metabolismo oxidativo del hígado con el potencial de membrana, facilitando la conducción de las señales nerviosas que se originan en el hígado hacia el sistema nervioso central, y activando las zonas responsables de la saciedad (Laughans, 1996).

2. SÍNTESIS DE SEROTONINA

Otra hipótesis atractiva se fundamenta en la síntesis del neurotransmisor serotonina que requiere como precursor al triptofano (Blundell, 1992). Este aminoácido compite con los aminoácidos ramificados (leucina, isoleucina y valina) por los receptores que facilitan el transporte a través de la barrera hematoencefálica. Cuando se incrementan los niveles plasmáticos de estos aminoácidos, el transporte del triptofano se hace menor; ocurriendo el efecto inverso al disminuir la concentración de los aminoácidos ramificados. Una ingesta alta de carbohidratos aumenta los niveles de insulina en la sangre y en consecuencia se transportan más aminoácidos ramificados desde la sangre hacia el músculo, siendo este efecto menor en el triptofano debido a que se transporta por la sangre unido a la albúmina plasmática. En consecuencia, se incrementa la relación triptofano/aminoácidos ramificados en la sangre y se facilita el transporte de triptofano a través de la barrera hematoencefálica, aumentando la concentración de triptofano en el sistema nervioso y por lo tanto existe una mayor síntesis de serotonina. Este neurotransmisor actúa produciendo una disminución del apetito, hecho que explicaría el efecto de los carbohidratos sobre la regulación energética. Por otra parte también se observa una disminución de la selección de alimentos altos en carbohidratos durante la comida subsecuente.

VIII. PROYECCIONES

El análisis realizado considera entregar información destinada a justificar racionalmente los cambios en la proporción de macronutrientes de la dieta privilegiando el consumo de alimentos altos en almidones que cumplan ciertas condiciones metabólicas que contribuyan al bienestar de la población y la necesidad de argumentar el valor de estos alimentos tradicionales de la Región en la disminución de los riesgos de enfermedades crónicas para inducir un cambio en los patrones alimentarios de las poblaciones urbanas que representa un cambio de actitud de los consumidores con respecto a los alimentos altos en carbohidratos. Los resultados de las investigaciones de las características de la dieta y la regulación del consumo energético se debe incorporar a la educación alimentaria con el propósito de disminuir los riesgos de desnutrición, principalmente en los niños de edad preescolar y por otra parte disminuir los riesgos de un consumo energético alto, preludio de la obesidad y enfermedades crónicas no transmisibles relacionadas.

En la actualidad el mercado de alimentos pone a disposición de los consumidores una amplia variedad de productos con diferentes características y en consecuencia el consumidor debe disponer de información que le garantice una adecuada selección para lograr buen estado de salud y al mismo tiempo satisfacer sus preferencias hedónicas. Ya en 1984, Kissileff (1984) llamó la atención acerca que la concentración de macronutrientes y las características de los alimentos eran esenciales para los estudios de la modulación de la saciedad. Esto ha sido comprendido por la industria de alimentos que ha desarrollado una gran variedad de alimentos destinados a disminuir los riesgos de enfermedades crónicas no transmisibles en la población. La tecnología de los alimentos cambia las propiedades nutricionales y fisicoquímicas y estas alteraciones inciden sobre la respuesta fisiológica. La regulación del apetito y de la saciedad deben constituirse en aspectos esenciales en el desarrollo de productos alimentarios saludables.

Un área de la nutrición que cobra cada vez más importancia es la del desarrollo, evaluación y comercialización de los alimentos funcionales, destinados a disminuir los riesgos de enfermedades crónicas y preservar un estado de bienestar compatible con una vida activa. En el caso específico de los alimentos regionales altos en carbohidratos, se abre una interesante vía de utilización y de recursos para sus productores, debido a que presentan características importantes para la formulación de alimentos saludables: alto contenido de fibra dietética, de almidón resistente y algunos presentan un bajo índice glicémico y se asocian con una capacidad antioxidante adecuada. Por esta razón, el área de los alimentos funcionales basados en alimentos altos en carbohidratos se orienta a disminuir el consumo energético aumentando la saciedad y posibilitando una mejor regulación energética en sujetos propensos a la obesidad. Este propósito se logra a través de la conjunción de un buen aporte de fibra dietética, almidón resistente y tipos de estructura del alimento que asegure una baja respuesta glicémica e insulinémica. Estas propiedades son aplicables a las personas en riesgo de obesidad, diabetes y enfermedad cardiovascular.

Es imprescindible destacar que la etiología de estas enfermedades es multifactorial y los alimentos deben considerarse en forma especial en el contexto de una dieta total consumida durante un largo período. También tenemos que estar alerta, pues los rápidos avances de la investigación alimentaria nutricional hace que el conocimiento sea provisorio, a veces en cortos períodos de tiempo es necesario cambiar nuestro acercamiento a la temática de alimentación y salud.

En consecuencia, la información al consumidor debe ser actualizada, tomando en cuenta en forma crítica los avances científicos y considerando estos mismos argumentos, no se debe sobreestimar la calidad y propiedades saludables de un alimento en forma aislada del contexto de la dieta en que se integre.

IX. CONCLUSIONES

El análisis de la información acerca del rol de los carbohidratos sobre la regulación energética apoya la posición de que la regulación energética está condicionada por el tipo de alimentos más que el enfoque sustentado unidireccionalmente en los nutrientes.

Estudios en humanos y en ratas demostraron que la manipulación dietética diseñada para disminuir los niveles de glicemia e insulinemia y la utilización de la glucosa favorece la saciedad y en consecuencia un menor consumo energético.

Los carbohidratos simples y maltodextrinas producen un incremento de la saciedad en un muy corto plazo, una hora después de su consumo; en cambio los almidones de digestion lenta aumentan la saciedad en un corto plazo, a las 3 ó 4 horas después de la comida de ensayo.

Los resultados de los estudios analizados están indicando que, por el momento, la relación entre ingesta de carbohidratos y peso corporal se da independientemente del tipo de carbohidratos y de sus propiedades fisiológicas.

Los resultados de las investigaciones de las características de la dieta y la regulación del consumo energético se debe incorporar a la educación alimentaria con el propósito de disminuir los riesgos de desnutrición, principalmente en los niños, y por otra parte disminuir los riesgos de un consumo energético alto, preludio de la obesidad y enfermedades crónicas no transmisibles relacionadas.

El área de los alimentos funcionales basados en alimentos altos en carbohidratos se orienta a disminuir el consumo energético aumentando la saciedad y posibilitando una mejor regulación energética en sujetos propensos a la obesidad. Este propósito se logra a través de la conjunción de un buen aporte de fibra dietética, almidón resistente y tipos de estructura del alimento que asegure una baja respuesta glicémica e insulinémica. Estas propiedades son aplicables a las personas en riesgo de obesidad, diabetes y enfermedad cardiovascular. Se debe integrar los conocimientos nutricionales, metabólicos y tecnológicos en su desarrollo y evaluación.

Los diversos resultados obtenidos en el Proyecto CYTED XI.18 entregan la información experimental que facilita la elaboración de recomendaciones alimentarias tanto para disminuir los problemas de desnutrición de los niños como para enfrentar el cada vez más preocupante problema de la obesidad en la población mundial.

X. REFERENCIAS BIBLIOGRÁFICAS

Alviña, M., Vera, G. & Araya H. (1989) Consumo de leguminosas en preescolares: Efecto de la densidad energética y tipo de preparación. *Arch. Latinoam. Nutr.* **39**, 129-140.

Alviña, M., Araya, H., Vera, G. & Pak, N. (2000) Effect of starch intake on satiation and satiety in preschool children. *Nutr. Res.* **20**, 479-489.

Araya, H., Vera, G. & Pak, N. (1988) An experimental model to stablish recommended values of energy density of diets for preschool children. *Nutr. Rep. Inter.* **37**, 241-248.

Araya, H., Vera, G., Alviña, M., Fuentes, A., Oyarzún, M. T. & Pak, N. (1994) Efecto de diferentes niveles de almidón y fibra dietética de preparaciones sobre el consumo inmediato y subsecuente de preescolares de 24 a 48 meses. *Arch. Latinoamer. Nutr.* **44**, 12-17.

Araya, H., Vera, G. & Alviña, M. (1999a) Effect of the energy density and volume of a high carbohydrate meals on short term satiety in preschool children. *Europ. J. Clin. Nutr.* **53**, 273-276.

Araya, H., Pak, N., Vera, G. & Alviña, M. (1999b) Informe final. *Proyecto del Fondo de Desarrollo Científico y Tecnológico*, Chile,1999.

Araya, H., Hills, J., Alviña, M. & Vera, G. (2000) Short-term satiety in preschool children: a comparison between high protein meal and a high complex carbohydrate meal. *Int. J. Food Sci. Nutr.* **51**, 119-124.

Barkeling, B., Rossner, S. & Bjorvell, H. (1990) Effects of a high protein meal (meat) and a high carbohydrate meal (vegetarian) on satiety measured by automated computerized monitoring of subsequent food intake, motivation to eat and food preferences. *Int. J. Obes.* **14**, 743-751.

Bell, E. A., Castellanos, V. H., Pelkman, C. L. & Thorwart, M. L. (1998) Energy density of foods affects energy intake in normal-weight women. *Am. J. Clin. Nutr.* **67**, 412-420.

Björck, I., Grandfeldt, Y., Liljeberg, H., Tovar, J. & Asp, N-G. (1994) Food properties affecting the digestion and absorption of carbohydrates. *Am. J. Clin. Nutr.* **59**(S), 699S-705S.

Blundell, J. E. (1992) Serotonin and the biology of feeding. *Am. J. Clin. Nutr.* **55**, 1555-1595.

Bray, G. A., Nielsen, J. & Popkin, B. M. (2004) Consumption of high-fructose corn syrup in beverages may play a role in the epidemic of obesity. *Am. J. Clin. Nutr.* **79**, 537-543.

Campfield, L. A., Smith, F. J., Rosenbaum, M. & Hirsch, J. (1996) Human eating: evidence for a physiological basis using a modified paradigm. *Neurosci. Behav.* **20**, 133-137.

FAO/WHO (1998) *Carbohydrates in human nutrition.* Report of a joint FAO/WHO expert consultation, April 14-18, Food and Nutrition Paper, 66, FAO, Rome, 140p.

FAO/WHO/UNU (1985) *Necesidades de energía y proteína.* Informe de una Reunión Consultiva Conjunta de Expertos. Serie de Informes Técnicos 724. Organización Mundial de la Salud, Ginebra.

FAO/WHO/UNU (2004) *Human energy requirements*. Report of a Joint FAO/WHO/UNU Expert Consultation. Rome 17-24 october 2001. FAO Food and Nutrition Technical Report Series.

Flatt, S. P. (1996) Glycogen levels and obesity. *Int. J. Obes.* **20**(2S), S1-S11.

Foltin, R. W., Fishman, I. M., Moran, T. H., Rolls, B. J. & Kelly, T. H. (1990) Caloric compensation for lunches varying in fat and carbohydrates by human in a residential laboratory. *Am. J. Clin. Nutr.* **52**, 969-980.

Green, S. M., Wales, J. K., Lawton, C. L. & Blundell, J. E. (2000) Comparison of high fat an high-carbohydrate foods in a meal or snack on short term fat an energy intakes in obese women. *Brit. J. Nutr.* **84**, 521-530.

Gustafsson, K., Asp, N-G., Hagander, B., Nyman, M. & Schweizer, T. (1995) Influence of processing and cooking of carrots in mixed meals on satiety, glucose and hormonal response. *Int. J. Food Sci. Nutr.* **46**, 3-12.

Hellstrom, A., Hermansson, A. N., Karlsson, A., Ljungqvist, B., Mellander, O. & Svanberg, U. (1981) Dietary bulk as a limiting factor for nutrient intake with special reference to the feeding of preschool children. II. Consistency as related to dietary bulk. A model study. *J. Trop. Pediatr.* **27**, 127-135.

Holt, S. H. A. & Brand Miller, J. C. (1994) Particle size and glycemic response. *Europ. J. Clin. Nutr.* **48**, 496-502.

Holt, S. H. A., Brand Miller, J. C. & Petoez, P. (1996) Interrelationships among post fluid satiety glucose and insulin responses and changes in subsequent food intake. *Am. J. Clin. Nutr.* **50**, 788-797.

Kikafunda, J. K., Walker, A. F., Collet, D. & Tumwine, J. K. (1998) Risk factors early child malnutrition in Uganda. *Paediatrics* **102**, 45-53.

Kissileff, H. R. (1984) Satiating efficiency and a strategy for conducting food loading experiments. *Neurosci. Biobehav. Rev.* **8**, 129-135.

Kral, T., Roe, L. & Rolls, B. (2004) Combined effects of energy density and portion size on energy intake in women. *Am. J. Clin. Nutr.* **79**, 962-968.

Laughans, W. & Schaerrer, E. (1992) The metabolic control of food intake. *World Rev. Nutr. Diet.* **70**, 1-68.

Laughans, W. (1996) Role of the liver in the metabolic control of eating: what we know and what we do not know. *Neurosci. Biobehav. Rev.* **20**, 145-153.

Levine, A. S. & Billington, C. J. (1994) Dietary fiber: does affect food intake and body weight? En *Appetite and bodyweight regulation: sugar, fat and macronutrient substitutes*. eds. J. D. Ferstrom, G. D. Miller, pp. 191-200. CCR Press, Inc., Boca Raton, Florida.

Lissner, L., Levitsky, D. A., Strupp, B. J., Kalkwarf, H. J. & Roe D. A. (1987) Dietary fat and the regulation of energy intake in human subjects. *Am. J. Clin. Nutr.* **46**, 886-892.

Ludwig, D., Majzoub, J. A., Al-Zahrani, A., Blanco, I. & Roberts, S. B. (1999) High glycemic index foods, overeating and obesity. *Pediatrics* **103**, 26-31.

Ludwig, D. (2000) Dietary glycemic index and obesity. *J. Nutr.* **130**, 280S-283S.

Mellander, O. & Svanberg, U. (1984) Compact calories, malting and young child feeding En *Advances in international maternal and child health*, eds. D. Jelliffe, P. Jelliffe, pp. 84-95. Oxford University Press, Oxford, UK.

Novin, D., Vanderweele, D. A. & Rezek, M. (1973) Hepatic-portal-2 deoxy-D-glucose infusion causes eating: evidence for peripheral glucoreceptors. *Science* **181**, 858-860.

Raben, A., Holst, J. J., Christensen, N. J. & Astrup, A. (1996) Determinants of post prandial appetite sensation, macronutrient intake and glucose metabolism. *Int. J. Obes.* **20**, 161-163.

Raben, A. (2002) Should obese patients be counselled to follow a low glycemic index diet? *Obesity Reviews* **3**, 245-256.

Rolls, B. (1998) *Carbohydrates. Effects on hunger, satiety and food intake.* Joint FAO/HWO Consultation on carbohydrates in human nutrition. Rome, Italy. Abril 14-18, 1997.

Rutishauser, I. M. E. & Frood, J. D. L. (1968) The effect of a traditional low-fat diets on energy and protein intake, seru albumin concentration and body-weight in Ugandan preschool children. *Brit. J. Nutr.* **29**, 261-268.

Sparti, A., Milon, H., Di Vetra, V., Schneiter, P., Tappy, L., Jequier, E. & Schutz, Y. (2000) Effect of diets high or low in unvailable and slowly digestible carbohydrates on the pattern of 24-h substrate oxidation and feelings of hunger in humans. *Am. J. Clin. Nutr.* **72**, 1461-1468.

Stubbs, R. J. (1998) Appetite, feeding behavior and energy balance in human subjects. *Proc. Soc. Nutr. Soc.* **57**, 341-356.

Stubbs, R. J., Johnstone, A. M., Harbron, C. G. & Reid, C. (1998) Covert manipulation of energy density of high carbohydrate diets in "pseudo free living" humans. *Int. J. Obes. Relat. Metab. Disord.* **22**, 885-892.

Stubbs, R. J., Mazian, N. & Whybrow, S. (2001) Carbohydrates, appetite and feeding behavior in humans. *J. Nutr.* **131**, 2775S-2781S.

Torsdottir, I., Apsten, M., Andersson, D., Brummer, R. J. M. & Andersson, H. (1984) Effect of different starchy foods in composite meals on gastric emptying rate and glucose metabolism. I. Comparisons between rice and white beans. *Hum. Nutr. Clin. Nutr.* **38C**, 329-338.

van Itallie, T. B. (1990) The glucostatic theory 1953-1988: roots and branches. *Int. J. Obes.* **14**(3S), 1-10.

CAPÍTULO 17

ENERGÍA DE LOS CARBOHIDRATOS

U. Ruth Charrondiere
Barbara Burlingame

I. INTRODUCCIÓN

II. CONCEPTOS DE ENERGÍA
1. ENERGÍA BRUTA (*GROSS ENERGY* - GE)
2. ENERGÍA METABOLIZABLE (*METABOLIZABLE ENERGY* - ME)
3. ENERGÍA NETA METABOLIZABLE (*NET METABOLIZABLE ENERGY* - NME)

III. DEFINICIONES DE CARBOHIDRATOS
1. DEFINICIONES DE FIBRA DIETÉTICA
2. DEFINICIONES DE POLIOLES
3. DEFINICIONES DE NUEVOS CARBOHIDRATOS

IV. FACTORES DE ENERGÍA
1. FACTORES DE ENERGÍA PARA CARBOHIDRATOS TOTALES, DISPONIBLES Y SUS FRACCIONES
2. ENERGÍA DE FIBRA
3. ENERGÍA DE POLIOLES

V. IMPACTO DEL FACTOR DE CONVERSIÓN DE ENERGÍA Y LA DEFINICIÓN DE CARBOHIDRATO SOBRE LA INGESTA Y SUMINISTRO DE ENERGÍA

VI. ETIQUETADO DE ALIMENTOS

VII. DISCUSIÓN Y CONCLUSIÓN

VIII. REFERENCIAS BIBLIOGRÁFICAS

Organización de las Naciones Unidas para la Agricultura y Alimentación (FAO)
Vialle delle Terme di Caracalle
00100 Roma, Italia
E-mail: Ruth.Charrondiere@fao.org

I. INTRODUCCIÓN

Más del 60% del suministro de energía alimentaria en el mundo proviene de los carbohidratos (FAO, 2003). El grupo de expertos de la FAO/OMS en Carbohidratos en Nutrición Humana (1998) recomiendan un nivel de carbohidratos entre el 55 y 75% de la ingestión total de energía, obtenido a partir de una variedad de alimentos. La energía y los valores nutricionales de los alimentos son principalmente utilizados para convertir el consumo de alimentos en la ingestión de componentes alimentarios. Estos datos son importantes en muchas aplicaciones, como en evaluación nutricional; en investigaciones que relacionan dieta y enfermedad; en programas y políticas de salud, nutricionales y agrarias; en el etiquetado de alimentos y en la educación del consumidor. Por ejemplo, en salud pública, la ingesta de energía es comparada con los requerimientos de energía antes de tomar decisiones en los programas y políticas de salud y nutrición. En epidemiología nutricional, la ingesta de nutrientes y energía es utilizada para calcular el riesgo de enfermedades, por lo que la ocurrencia de errores en los valores nutricionales puede influenciar los resultados de la investigación, afectando las estimaciones de la ingesta de nutrientes y conduciendo a interpretaciones erradas (Willett, 1998). En el etiquetado de alimentos, los nutrientes y los factores de conversión de energía son definidos por reglamentos y recomendaciones nacionales (ej. US FDA, 2002), regionales (ej. Comunidad Europea-EU, 1990), o internacionales (ej. Codex Alimentarius, 2001). Los datos de composición de alimentos utilizados en el ámbito nacional e internacional deberían ser comparables entre las bases de datos de composición de alimentos y los reglamentos del etiquetado de alimentos, sin embargo esto no ocurre siempre, ni siquiera en el ámbito nacional (ej. en los USA).

En el presente capítulo se explicarán los conceptos y consideraciones analíticas de la energía alimentaria, y las definiciones y factores de energía específicamente aplicados a las diferentes fracciones de carbohidratos, incluyendo la fibra. También se describirá brevemente el impacto de las definiciones y de los factores de conversión de energía sobre la estimación de la ingesta de nutrientes y de energía, y los reglamentos y declaraciones en el etiquetado de alimentos.

II. CONCEPTOS DE ENERGÍA

Existen diferentes conceptos para definir la energía en los alimentos: energía bruta (*gross energy* - GE) es el calor de combustión producido por el alimento; energía digestible (*digestible energy* - DE) es la energía "aparentemente" absorbida a lo largo del tracto digestivo; energía metabolizable (*metabolizable energy* - ME) es la energía disponible para las funciones corporales; energía neta metabolizable (*net metabolizable energy* - NME) es el adenosintrifosfato (ATP) disponible para el cuerpo humano; energía neta (*net energy* - NE) es la energía neta metabolizable menos la termogénesis no obligatoria de los alimentos y la termogénesis por efecto del frío, drogas, estimulantes y hormonas. La GE, ME y NME son los conceptos de energía más relevantes en nutrición humana.

1. ENERGÍA BRUTA (*GROSS ENERGY* - GE)

La energía bruta de los alimentos es analizada a través de la bomba calorimétrica (Miller & Payne, 1959) y representa el calor de combustión de los alimentos cuando son completamente oxidados a CO_2 y agua (FAO, 2003). Se descubrió que el calor de combustión de los carbohidratos varía dependiendo de la disposición de los átomos en la molécula. La GE no es comparable a los requerimientos de energía, debido a que no considera las pérdidas en las heces, orina, piel y gases y, de esta manera, no refleja la energía que el alimento suministra al cuerpo humano. Es por esta razón que la GE no se encuentra comúnmente en las tablas de composición de alimentos o en la legislación del etiquetado. Para la glucosa, el calor de combustión es igual a 15.7kJ/g (3.74kcal/g) o 14.1kJ/g (3.38kcal/g) para la forma monohidratada. En cambio el almidón presenta valores más altos (17.5kJ/g y 4.20kcal/g). El valor de 17kJ/g (4.0kcal/g) es utilizado generalmente para representar el calor de combustión de un gramo de carbohidrato. La cuantificación de la GE evita la necesidad de aplicar factores a los componentes productores de energía.

2. ENERGÍA METABOLIZABLE (*METABOLIZABLE ENERGY* - ME)

La energía del alimento es usualmente representada por la ME. Atwater, en su trabajo experimental que data de mediados y finales del siglo XIX, cuantificó el contenido de energía de los alimentos y de sus componentes aislados, utilizando individuos humanos. En este trabajo fue posible ajustar los valores de energía según la digestibilidad y las pérdidas superficiales y urinarias. Los factores de energía para los carbohidratos tuvieron una variación muy amplia, desde que el concepto de carbohidrato fue definido como "carbohidrato total por diferencia" y, por lo tanto, consistía de docenas de constituyentes, cada uno presentando diferente potencial de energía, variando desde menos de 6kJ/g (1kcal/g) hasta más de 17kJ/g (4kcal/g). Muchos de los factores utilizados en la actualidad fueron derivados de aquellos antiguos experimentos. Los requerimientos de energía se fundamentan en el concepto de energía alimentaria metabolizable, esto es, la energía disponible para el cuerpo humano para su manutención, actividad física, embarazo, lactancia y crecimiento (WHO, 1985). Los factores de la ME en uso son los factores específicos y general de Atwater.

3. ENERGÍA NETA METABOLIZABLE (*NET METABOLIZABLE ENERGY* - NME)

Recientemente se ha propuesto la adopción de la NME como la energía alimentaria representativa. La NME tiene como objetivo el llevar el concepto de energía metabolizable un paso más adelante, al considerar las pérdidas de calor a través de la fermentación y la termogénesis obligatoria. Los factores de conversión de energía propuestos son significativamente diferentes para el caso de la proteína, pero muy similares, y casi idénticos, para los constituyentes de los carbohidratos (FAO, 2003). El uso de los factores en la NME para el cálculo del contenido de energía en el alimento aún no ha recibido una amplia aprobación.

III. DEFINICIONES DE CARBOHIDRATOS

Los carbohidratos pueden ser clasificados de diferentes formas para diferentes finalidades (FAO/WHO, 1998). Para algunas finalidades, los carbohidratos son clasificados simplemente como carbohidratos disponibles y no disponibles, siendo los carbohidratos no disponibles considerados como fibra dietética. Los carbohidratos pueden ser agrupados químicamente o estructuralmente de acuerdo al grado de polimerización, como azúcares, oligosacáridos y polisacáridos. Los azúcares (1-2 sacáridos) incluyen los mono- y disacáridos y los polioles. Los oligosacáridos (3-9 sacáridos) incluyen a los maltooligosacáridos (ej. maltodextrina) y otros oligosacáridos (ej. rafinosa, estaquiosa). Usualmente son componentes presentes en menor cantidad en los alimentos naturales y por ello no son incluidos en algunas definiciones de carbohidratos. Los oligosacáridos son menos absorbidos en el intestino delgado, sin embargo son fermentados en el colon, lo que conduce a que algunos investigadores los clasifiquen como fibra dietética (Slavin, 2003) y les otorguen valores de energía diferentes a los valores de los carbohidratos disponibles (Livesey, 1990; Livesey, 1992). Los polisacáridos (más de 9 sacáridos) pueden ser almidón y polisacáridos diferentes al almidón. La fracción almidón incluye a la amilosa, amilopectina, almidón modificado y almidón resistente. La fracción no almidón incluye la celulosa, hemicelulosa, pectinas e hidrocoloides.

En las tablas y bases de datos de composición de alimentos, el término "carbohidrato" raramente es utilizado de forma aislada. La Tabla 1 muestra los términos de carbohidrato, sus definiciones y los identificadores (o *tagnames*) de la *International Network Food Data System* (INFOODS) (Klensin et al., 1989). Los carbohidratos, agregados o individuales, pueden ser expresados "por peso" o como equivalentes de monosacárido. "Por peso" significa que no se considera el agua que podría ser incorporada por la hidrólisis de los enlaces glicosídicos, esto es, el peso del carbohidrato en su forma polimerizada. Cuando se expresa como "equivalente de monosacárido" (CHOAVLM), término utilizado principalmente en las Tablas Británicas (Food Standards Agency, 2002), el agua de hidratación permanece como parte del valor del carbohidrato. De esta manera, si se utiliza el CHOAVLM, la suma de los macronutrientes en los alimentos fuente de almidón usualmente excede de 100g. Por ejemplo, 100g de almidón puro expresados como equivalentes de monosacárido pesam 110g. Por otro lado, cuando se calcula el valor del carbohidrato por diferencia, la suma de los macronutrientes siempre es igual a 100g del peso del alimento.

Carbohidrato "total" versus "disponible" indica si el valor incluye o excluye la fibra. El carbohidrato total por diferencia (CHOCDF) es calculado como 100g del alimento menos la suma de los gramos de agua, proteína, grasa, alcohol y cenizas. El carbohidrato total también puede basarse en la suma de las fracciones analizadas de carbohidrato (CHOCSM). El carbohidrato disponible por diferencia (CHOAVLDF) es calculado sustrayendo del total de carbohidrato el valor de la fibra. Este valor podría diferir según sea sustraído el valor de fibra cruda, fibra dietética total, o polisacáridos no almidón. El cálculo del carbohidrato total o disponible por diferencia es más conveniente y menos costoso, sin embargo presenta la desventaja de incorporar todos los errores de cuantificación de los otros macronutrientes y no permite la diferenciación de los constituyentes

TABLA 1. Carbohidratos: identificadores de la INFOODS, definiciones y comentarios relacionados con la energía

Identif. INFOODS	Definición	Comentario
CHOCDF	Carbohidrato, total por diferencia. Calculado como: 100g menos la suma de los gramos de agua, proteína, grasa, cenizas (y alcohol si es relevante)	• Incluye la fibra, ácidos orgánicos, polioles y artefactos • No puede ser expresado como equivalente de monosacárido • No existe diferenciación en la energía para las diferentes fracciones de carbohidrato • No continuar con su uso
CHOCSM	Carbohidrato, total por suma. Calculado como la suma de los carbohidratos constituyentes analizados: azúcares, oligosacáridos, almidón, glicógeno, polioles y fibra dietética	• Incluye a la fibra • Permite diferenciación en los valores de energía para las diferentes fracciones de carbohidratos si son listados separadamente • Uso preferible al CHOCDF
CHOAVL	Carbohidrato, disponible Por análisis directo o calculado como la suma de los carbohidratos constituyentes analizados: azúcares, almidón, oligosacáridos, glicógeno y polioles	• Excluye a la fibra • Representa el peso del carbohidrato (anhidro) • Permite una diferenciación en los valores de energía para las diferentes fracciones de carbohidrato
CHOAVLDF	Carbohidrato, disponible por diferencia Calculado como: 100g menos la suma de gramos de agua, proteína, grasa, cenizas, fibra (y alcohol si es relevante)	• Excluye a la fibra • Incluye ácidos orgánicos y polioles y artefactos • Representa el peso del carbohidrato (anhidro) • No existe diferenciación en la energía para las diferentes fracciones de carbohidrato
CHOAVLM	Carbohidrato, disponible, expresado como equivalente de monosacárido Por análisis directo o calculado como la suma de los carbohidratos constituyentes analizados: azúcares, almidón, oligosacáridos, glicógeno y polioles	• Excluye a la fibra • Presume que todos los componentes están expresados como equivalentes de monosacárido (glucosa monohidratada) • Permite una diferenciación en los valores de energía para las diferentes fracciones de carbohidrato

ENERGÍA DE LOS CARBOHIDRATOS

individuales del carbohidrato. A pesar de las frecuentes recomendaciones en estos últimos 20 años, de no utilizar el CHOCDF en la composición de los alimentos (FAO/WHO, 1980; FAO/WHO, 1998; Greenfield & Southgate, 2003), aún se observa su uso en muchas tablas actuales de composición de alimentos, por ejemplo en la USDA SR17 (2004), la danesa (Saxholt & Møller, 2003), la griega (1992), ASEANFOODS (Puwastien et al., 2000), BRASILFOODS (USP, 1998), LATINFOODS (2000) y la Sudafricana (Kruger et al., 1998). El CHOAVLDF es utilizado en la *Swedish Food Composition Table* (2002), BRASIL-FOODS (USP, 1998), LATINFOODS (2002) y es permitida en el *Australian New Zealand Food Standard Code* (2003).

1. DEFINICIONES DE FIBRA DIETÉTICA

Existe una larga historia de desacuerdos con respecto a la definición de fibra dietética. El consenso actual sobre la definición fisiológica señala que la fibra dietética consiste en los residuos celulares de los vegetales comestibles, polisacáridos, lignina y sustancias asociadas resistentes a la digestión por las enzimas digestivas del hombre (Cho & Prosky, 1999). Es más difícil obtener un consenso en la definición química, y es bien conocido que existe una gran diferencia de opiniones entre la definición fisiológica y las metodologías analíticas (Lee & Prosky, 1995). Actualmente se usan muchas definiciones de fibra dietética en las tablas de composición de alimentos y en el etiquetado, las cuales utilizan métodos específicos que producen resultados diferentes (Monro & Burlingame, 1996). Las principales son la fibra dietética total (AOAC, 1995), polisacáridos no almidón (Englyst & Cummings, 1988), fibra dietética por diferencia, métodos tipo Southgate (Southgate, 1969; Southgate et al., 1978; Wenlock et al., 1985) y fibra cruda (AOAC, 1984). Como en las diferentes definiciones de fibra están involucrados varios componentes, los valores de fibra pueden ser significativamente diferentes para los mismos alimentos en las diversas tablas de composición de alimentos. Últimamente se está proponiendo nuevas definiciones de fibra (Slavin, 2003) como: "fibra funcional" (aislada, carbohidratos no digeribles, que presentan efectos fisiológicos beneficiosos en el ser humano), "fibra dietética" (intrínseca e intacta) y "fibra total", como la suma de ambas. El término nuevo propuesto "fibra total" podría causar confusión con el término ya existente "fibra dietética total" (TDF). Algunas referencias recomiendan no continuar con el uso de los términos de fibra soluble e insoluble (FAO/WHO, 1998; Slavin, 2003).

Los polisacáridos no almidón son principalmente utilizados en Inglaterra. Desde la sexta edición de las Tablas Británicas (Food Standards Agency, 2002), la fibra Southgate fue removida y los valores de fibra dietética total AOAC fueron presentados en un anexo. Muchos expertos consideran que el método de fibra cruda es obsoleto para propósitos de nutrición humana (FAO, 2003) y los reglamentos en etiquetado y las tablas de composición lo están sustituyendo por otros métodos.

La ausencia de métodos bien definidos y armonizados para el análisis de fibra y sus constituyentes da lugar a la ambigüedad y genera confusión en la asignación de los factores de energía.

2. DEFINICIONES DE POLIOLES

Los polioles pueden estar estructuralmente basados en monosacáridos (ej. sorbitol, manitol, xilitol, eritritol), basados en disacáridos (ej. *isomalt, lactilol, maltitol*), o basados en mezclas de polisacáridos (ej. jarabe de maltitol, hidrolizados de almidón hidrogenado). Se encuentran naturalmente en las plantas y también son producidos para su aplicación en la industria alimentaria. Pocas tablas de composición de alimentos mencionan a los polioles. Por definición, están incluidos en el valor de carbohidrato total por diferencia, sin diferenciación en cuanto al contenido energético.

3. DEFINICIONES DE NUEVOS CARBOHIDRATOS

Los nuevos carbohidratos pueden ser producidos a partir de azúcares individuales (ej. *palatinosa*, lactulosa), de alimentos integrales, como de granos de soya (ej. galactooligosacáridos), de almidón y de polisacáridos no almidón. Esta categoría puede incluir los edulcorantes nutritivos y no nutritivos derivados de carbohidratos, así como componentes con propiedades funcionales y fisiológicas.

IV. FACTORES DE ENERGÍA

En todo el mundo, son utilizados diferentes factores de conversión de energía, así como diferentes definiciones de nutrientes, y ambos pueden tener un impacto importante sobre los valores de energía de los alimentos y en los cálculos de la ingesta de energía. De uso común son los factores generales de Atwater y los factores específicos de Merrill & Watt, también llamados factores específicos de Atwater (Merrill & Watt, 1973), los cuales son parte del sistema de la ME. Por los años ochenta, se reconoció que los carbohidratos que no son digeridos en el intestino delgado proveen energía al cuerpo a través de su fermentación microbiana en el colon. Actualmente se dispone de factores de energía para los oligosacáridos, varios polisacáridos no almidón, almidón resistente, polioles, nuevos edulcorantes, y otros componentes e ingredientes derivados de carbohidratos.

1. FACTORES DE ENERGÍA PARA CARBOHIDRATOS TOTALES, DISPONIBLES Y SUS FRACCIONES

Dentro de la ME, los factores específicos de Atwater son utilizados para el carbohidrato total (CHOCDF y el CHOCSM). El factor general de Atwater de 17kJ/g (4kcal/g) es aplicado por igual para el CHOCDF, CHOAVL y CHOAVLDF, y para el CHOAVLM, se utiliza el también llamado factor de "Southgate y Durnin" de 16kJ/g (3.75 kcal/g) (Southgate & Durnin, 1970). Se debe enfatizar que ambos factores de Atwater, general y específicos, fueron originalmente destinados a ser aplicados al carbohidrato total por diferencia y no para el carbohidrato disponible. La Tabla 2 muestra los factores de conversión de energía utilizados en la GE, ME y NME para los carbohidratos y sus fracciones.

2. ENERGÍA DE FIBRA

Los constituyentes de la fibra dietética son fermentados en el colon por la microflora intestinal. Se producen ácidos grasos de cadena corta, los cuales son absorbidos y utilizados como fuente de energía (Cummings, 1981; Roberfroid et al., 1993; Barry et al., 1995; Cummings et al., 1996; Castiglia-Delavaud et al.,

1998; Wisker et al., 2000). Por lo tanto, si el valor de carbohidrato utilizado excluye a la fibra, deberían aplicarse en el cálculo de la energía del alimento los factores de energía de fibra. Las fracciones de fibra dietética presentes en todo el alimento y en dietas mixtas tienen diversos valores de calor de combustión y diferentes digestibilidades, y pueden ser parcialmente fermentados o no fermentados. Por esta razón, el valor de la ME varía con los diferentes alimentos, dietas y huésped. Se estima que la energía metabolizable de los ácidos grasos de cadena corta provee en promedio 8kJ (2kcal/g de fibra dietética) y es éste el factor general recomendado para las tablas de composición y etiquetado de alimentos (FAO, 2003). Los valores de energía para la fibra dietética y sus fracciones están resumidos en la Tabla 2.

Muchas bases de datos de composición de alimentos y reglamentos para el etiquetado de alimentos asumen que la fibra presenta un valor de energía igual a cero, lo cual puede generar valores subestimados de energía dietética (Livesey, 1990). En los países donde el CHOCDF es utilizado, se asigna el mismo valor de energía para la fibra, así como para las otras fracciones de carbohidratos. El uso del CHOCDF junto con el factor general de Atwater puede dar origen a valores sobreestimados de energía dietética, si se comparan con los valores obtenidos con los factores específicos de Atwater, que consideran la fibra, la digestibilidad y otros compuestos (USDA, 2004; US FDA, 2002). Sin embargo, en la USDA (2004), para el cálculo de la energía de alimentos formulados, el valor de la fibra insoluble es substraído del valor del CHOCDF. Pocos países han comenzado a permitir y/o requerir de factores de energía para fibra en los reglamentos del etiquetado de alimentos (ej. Australian New Zealand Food Standard Code, 2003; Malaysian food labelling regulation, 2003).

3. ENERGÍA DE POLIOLES

El factor de conversión general de energía recomendado para los polioles por el Codex Alimentarius y la Comunidad Europea (EU, 1990) es de 10kJ/g (2.4kcal/g). Este factor general es frecuentemente usado en el etiquetado y en las tablas de composición de alimentos. Cuando se utiliza el carbohidrato total por diferencia, por definición, los polioles forman parte del valor del carbohidrato, sin diferenciación en cuanto al contenido de energía. Si un

TABLA 2. Valores de energía para carbohidratos en alimentos y fracciones específicas de carbohidratos, kJ/g (kcal/g)

	GE[1]	ME[1] Específico	ME[1] General	Redondeado[2] NME
Carbohidratos				
Disponible (como monosacárido)	15.5 (3.7)		16 (3.75)	16 (3.8)
Disponible (por diferencia, por peso)	17 (4.0)		17 (4)	17 (4)
Total (por diferencia)		5.56 - 17.2 (1.33-4.12)	17 (4)	
Carbohidratos totales en alimentos específicos				
Cerebro, corazón, riñón		16.2 (3.87)	17 (4)	
Lengua, mariscos		17.2 (4.11)	17 (4)	
Huevos	15.7 (3.75)	15.4 (3.68)	17 (4)	
Leche, productos lácteos, mantequilla, margarina vegetal	(3.95)	16.2 (3.87)	17 (4)	
Frutas (excepto limón, limas)	16.7 (4.00)	15.1 (3.60)	17 (4)	
Jugo de fruta sin endulzar (excepto limón, limas)	16.7 (4.00)	16.4 (3.92)	17 (4)	
Limón, limas	11.5 (2.75)	10.4 (2.48)	17 (4)	
Jugo de limón, limas	11.5 (2.75)	11.3 (2.70)	17 (4)	
Cebada perlada	17.6 (4.20)	16.5 (3.95)	17 (4)	
Harina integral de maíz, papas, raíces	17.6 (4.20)	16.9 (4.03)	17 (4)	
Fideos, espagueti, avena, hojuelas de avena, arroz marrón, harina de trigo con 70-74 porcentaje de extracción, otros cereales refinados	17.6 (4.20)	17.2 (4.12)	17 (4)	
Arroz blanco o refinado	17.6 (4.20)	17.4 (4.16)	17 (4)	
Harina integral de centeno	17.6 (4.20)	16.2 (3.86)	17 (4)	
Harina blanca de centeno, frejoles deshidratados maduros y guisantes, nueces, soya	17.6 (4.20)	17.0 (4.07)	17 (4)	
Sorgo integral	17.6 (4.20)	16.9 (4.03)	17 (4)	
Harina de trigo con 97-100% de extracción	17.6 (4.20)	15.8 (3.78)	17 (4)	
Legumbres	17.6 (4.20)	17.0 (4.07)	17 (4)	
Otras cosechas subterráneas	16.7 (4.00)	16.1 (3.84)	17 (4)	
Otros vegetales	17.6 (4.20)	14.9 (3.57)	17 (4)	
Carbohidratos disponibles (por peso)				
Fructosa	15.5 (3.7)		17 (4)	15 (3.6)
Glucosa	15.5 (3.75)	15.4 (3.68)	17 (4)	16 (3.8)
Glucosa monohidratada	15.5 (3.7)		17 (4)	16 (3.8)
Glucógeno	17.5 (4.19)	17.2 (4.11)	17 (4)	

	GE		ME	NME
Lactosa	16.1 (3.86)		17 (4)	16 (3.8)
Almidón	17.6 (4.20)		17 (4)	16 (3.8)
Sacarosa	16.6 (3.96)		17 (4)	16 (3.8)
Carbohidratos disponibles (como monosacáridos)				
Fructosa	15.5 (3.7)		16 (3.75)	15 (3.6)
Glucosa	15.5 (3.7)		16 (3.75)	16 (3.8)
Glucosa monohidratada	15.5 (3.7)		16 (3.75)	16 (3.8)
Lactosa	15.5 (3.7)		16 (3.75)	16 (3.8)
Almidón	15.5 (3.7)		16 (3.75)	16 (3.8)
Sacarosa	15.5 (3.7)		16 (3.75)	16 (3.8)
En alimentos convencionales	17 (4.0)	5.56 - 17.2 (1.33-4.12)	8 (2)	5.9 (1.4)
Carbohidrato fermentable	17 (4.0)	5.56 - 17.2 (1.33-4.12)	15 (3.6)	7.9 (1.9)
Carbohidrato no fermentable	17 (4.0)	5.56 - 17.2 o 0 (1.33-4.12 o 0)	0 (0)	0 (0)
Fibras dietéticas[2]				
General, alimentos convencionales, fibra dietética total	17 (4.0)	2.8-11.2 [3] (0.7-2.7)	8 (2) [6]	5.9 (1.4)
Aislado /adic.:				
Harina de fibra de maíz	19 (4.5)		1 (0.3)	1 (0.2)
Pectina (manzana, y azúcar de remolacha)	15.9 (3.8)		10 (2.4)	7.9 (1.9)
Almidón resistente	17.6 (4.2)		11 (2.7)	9.2 (2.1)
Fibra de remolacha	17.6 (4.2)	8.4-10.7[5] (2.0-2.6)	9-11[5] (2-3)	6 (1.7)
Fibra de grano de soya	17.1 (4.1)		10 (2.4)	7.9 (1.9)
Celulosa Solka-floc	17.6 (4.2)		0 (0)	0 (0)
Oligosacáridos[2]				
General, alimentos convencionales	17 (4.0)		15 (3.6)	7.9 (1.9)
Aislado /sintético:				
Fructooligosacáridos	17 (4.0)		13 (3.1)	7.9 (1.9)
Polidextrosa (5% de glucosa)	17 (4.0)		6 (1.5)	5 (1.2)
Inulina (pura)	17.6 (4.2)		11- 13[5] (2.7)	9.2 (2.1)
Otros carbohidratos nuevos[4]				
Tagatosa			6 (1.5)	
Isomaltosa			8 (2)	
Trehalosa			17 (4)	

GE – energía bruta. **ME** – energía metabolizable. **NME** – energía neta metabolizable. Nota: El documento original indicó solamente kcal ó kJ, el cálculo fue realizado utilizando la siguiente conversión: 4.18kJ igual a 1kcal. Fuentes: [1] Merrill & Watt (1973), a menos que otro sea indicado; [2] Livesey (1990, 1992, 2001), a menos que otro sea indicado; [3] Baer et al. (1997); [4] ADA (2004); [5] Castiglia et al. (1998); [6] FAO/WHO (1998).

poliol específico representa una fuente sustancial de energía en un producto, sería deseable aplicar un factor más específico para los polioles individuales, como se presenta actualmente en el Australian New Zealand Food Standard Code (2003).

La *Food and Drug Administration* (FDA) permite el uso de factores de energía para alimentos o ingredientes particulares aprobados y estipulados en las partes 172 (GRAS) ó 184 (aditivos alimentarios) del Código de Reglamentos Federales, Título 21, Volumen 2; o por otros medios apropiados (US FDA, 2002). Los factores en uso, y aprobados por la *American Dietetic Association* (2004), oscilan desde menos de 0.8kJ/g (0.2kcal/g) para el eritritol, hasta 17kJ/g (4kcal/g) para mezclas de polioles derivados de polisacáridos. La Tabla 3 resume los valores de energía para los polioles.

TABLA 3. Valores de energía de los polioles en kJ/g (kcal/g)

Polioles	Asociación Dietética Americana[1] (2004)	Health Canada[1] (2003)	Nutrition Council (PaísesBajos)[2] (1987)	Australian New Zealand Food Standard Code[2] (2003)	Valores del rango de energía
Eritritol	1 (0.2)	-	-	1 (0.2)	1 (0.2)
Glicerol	-	-	-	18 (4.3)	18 (4.3)
Hidrolizado de almidón hidrogenado (HSH)	13 (3.0)	-	-	-	13 (3.0)
Isomalt	8 (2.0)	8 (2.0)	10 (2.4)	11 (2.6)	8-11 (2.0-2.6)
Lactitol	8 (2.0)	8 (2.0)	8.5 (2.0)	11 (2.6)	8-11 (2.0-2.6)
Maltitol	9 (2.1)	13 (3.0)	12 (2.9)	16 (3.8)	9-16 (2.1-3.8)
Manitol	7 (1.6)	7 (1.6)	8.5 (2.0)	9 (2.1)	7-9 (1.6-2.0)
Sorbitol	11 (2.6)	11 (2.6)	12.5 (3.0)	14 (3.3)	11-14 (2.6-3.3)
Xilitol	10 (2.4)	13 (3.0)	15 (3.6)	14 (3.3)	10-15 (2.4-3.6)

[1]Los valores son proporcionados en kcal, los valores en kJ son calculados utilizando la conversión: 4.18kJ igual a 1kcal.
[2]Los valores son proporcionados en kJ, los valores en kcal son calculados utilizando la conversión: 4.18kJ igual a 1kcal.

IV. IMPACTO DEL FACTOR DE CONVERSIÓN DE ENERGÍA Y LA DEFINICIÓN DE CARBOHIDRATO SOBRE LA INGESTA Y SUMINISTRO DE ENERGÍA

Como es mostrado por Charrondiere et al. (2004), el uso de diferentes definiciones de nutrientes puede producir grandes diferencias en la ingesta de carbohidratos, fibra, y energía. Para una misma dieta en nueve países, dependiendo de la definición de nutriente, se observó una diferencia por encima de 32g y 6g en el suministro de carbohidratos y de fibra respectivamente. El suministro de energía presentó una diferencia por encima de 540 kJ/cápita/día entre el CHOCDF y el CHOAVLDF, y por encima de 780 kJ/cápita/día entre el CHOCDF y el CHOAVLM. De otro lado, se comprobó que el uso de diferentes factores de conversión de energía tiene poca influencia sobre el suministro de energía. Utilizando las mismas definiciones de nutrientes y diferentes factores de conversión de energía, esto es, el factor general de Atwater vs. específicos, resultó en diferencias de 50 a 320 kJ/cápita/día en el suministro de energía dependiendo de la dieta. Esto significa que, para las mismas dietas, se puede obtener un 8% de diferencia en el suministro de energía, principalmente debido a las definiciones de nutrientes. En muchos países se utiliza el carbohidrato total y el factor general de Atwater. A excepción de los países altamente consumidores de cereales, un cambio hacia el uso del carbohidrato disponible podría implicar una disminución significativa en el suministro de energía, incrementando consecuentemente la prevalencia estimada de desnutrición. Los factores específicos de Atwater son generalmente más bajos para los alimentos de origen vegetal que para los alimentos de origen animal. Algunas excepciones incluyen al arroz blanco, trigo y muchos otros cereales cuyos valores de energía de carbohidratos son de 17.4kJ/g (4.16kcal/g) y 17.2kJ/g (4.12kcal/g), respectivamente. Esta diferencia de 0.4kJ/g puede tener un impacto mayor sobre el suministro de energía en los países donde estos alimentos específicos son altamente consumidos, por ejemplo el arroz en Bangladesh.

Las diferencias en el suministro de energía entre el carbohidrato total y disponible, y las diferencias entre los factores general y específicos de Atwater, pueden ser minimizadas mediante la aplicación del factor de energía de fibra de 8kJ/g (2kcal/g) cuando se utilice el carbohidrato disponible. Aplicando este factor a la fibra dietética de nueve dietas, Charrondiere et al. (2004) encontraron un incremento por encima de 250kJ/cápita/día (60kcal/cápita/día) en el suministro de energía, siendo los valores de fibra AOAC los que rindieron un mayor incremento comparados con los polisacáridos no almidón, debido a que esta última definición resulta en un suministro muy bajo de fibra.

VI. ETIQUETADO DE ALIMENTOS

La Tabla 4 resume la situación actual relacionada a los datos de energía presentados para los carbohidratos de los alimentos para fines de etiquetado (Codex Alimentarius, 2001; EU, 1990; US FDA, 2002; BRASIL, 2003). Esta tabla muestra que se tiene un amplio rango en cuanto a las definiciones de nutrientes y en algunos casos no existe una definición. Algunos países permiten el uso de varias definiciones de nutrientes y/o factores de conversión de energía. Esto significa que, para un mismo producto, los valores de nutrientes y de energía en el etiquetado pueden diferir de acuerdo con la reglamentación y la interpretación del productor, aún dentro del mismo país.

VII. DISCUSIÓN Y CONCLUSIÓN

Como las definiciones de nutrientes están relacionadas con los valores de los nutrientes y de energía, existe la necesidad de llegar a un acuerdo en el ámbito internacional con respecto a las definiciones de macronutrientes. Este acuerdo debería alcanzar y ser aplicado en todas las áreas apropiadas, como en los programas de bases de datos de composición de alimentos, en el intercambio de datos y en el etiquetado de alimentos. Sin embargo, podría ser difícil llegar a tal consenso, ya que las definiciones de nutrientes y los factores de energía se encuentran fuertemente ligados por tradición o por los reglamentos en las diferentes aplicaciones en el ámbito nacional e internacional. No obstante, algunas organizaciones internacionales como la INFOODS, FAO, UNU, OMS y otros grupos están participando activamente en el desarrollo de estándares útiles a escala universal. Recientemente, en un seminario técnico organizado por la FAO (2003), se realizaron recomendaciones, basadas en el conocimiento actual, sobre las definiciones de macronutrientes preferidas y aceptadas, y sobre los factores de conversión de energía, los cuales, si son aplicados globalmente, podrían contribuir con la armonización internacional y la comparabilidad de los valores de nutrientes y de energía. La gran diferencia existente en los valores de carbohidratos y energía puede ser eliminada si se llegara al consenso de no continuar con el uso del carbohidrato total por diferencia, lo que podría convertir en obsoletos a los factores específicos de Atwater. Esto puede conducir a definir un acuerdo con

TABLA 4. Definiciones y factores de conversión de energía de los nutrientes para el etiquetado

	Brazil, 2003 Resolución ANVISA/MS	European Community: EU directive 90/496/EC	Food and Drug Administration of the USA: Nutrition Labeling and Education Act (NLEA)	Codex Alimentarius
Carbohidratos	• Cualquier mono, di y polisacárido, incluye a los polioles, los cuales son digeridos, absorbidos y metabolizados en el hombre • Factor general de Atwater: 17kJ/g (4kcal/g)	• Cualquier carbohidrato que es metabolizado en el hombre, incluye a los polioles. • Factor general de Atwater: 17kJ/g (4kcal/g)	• Carbohidrato total, incluye fibra, o carbohidrato total menos fibra dietética insoluble • Factores específicos de Merrill & Watt: 5.6-17kJ/g (1.33-4.12kcal/g) dependiendo del alimento (ver Tabla 2) • Factor general de Atwater: 17kJ (4kcal), ó • El dato de la bomba calorimétrica menos 1.25kcal/g de proteína	• Carbohidrato disponible (excluye a la fibra), para ser declarado en el etiquetado como "carbohidrato" • Factor general de Atwater: 17kJ/g (4kcal/g)
Fibra	• Material comestible no hidrolizado por las enzimas endógenas del tracto digestivo humano	• Material a ser definido de acuerdo con el procedimiento mencionado en el artículo 10 y cuantificado por el método de análisis a ser determinado según ese procedimiento. • No existe información aparte para la energía	• Incluida parcial o totalmente en los carbohidratos • No existe información aparte para la energía • Permite la inclusión de los factores de energía general y específicos bajo las directrices GRAS y de los aditivos	• Plantas comestibles y material de origen animal no hidrolizados por las enzimas endógenas del tracto digestivo humano, como fue determinado por el método acordado anteriormente • Permite inclusión en la energía
Polioles	• Factor general recomendado: 10kJ/g (2.4kcal/g)	• Factor general recomendado: 10kJ/g (2.4kcal/g)	• Incluidos en el carbohidrato total. • Permite la inclusión de los factores de energía general y específicos bajo las directrices GRAS y de los aditivos	• Permite inclusión en la energía
Otros	• **Polidextrosa**, factor recomendado: 4kJ/g (1kcal/g)		• Permite la inclusión de energía de "edulcorantes nuevos derivados de azúcares" y otros bajo las directrices GRAS y de los aditivos.	

respecto a las definiciones de fibra dietética y carbohidrato disponible, las cuales tienen una menor influencia en el suministro de energía. El uso del carbohidrato disponible "por peso" versus "equivalente de monosacárido" es menos preocupante que la elección entre "por sumatoria" y "por diferencia". El debate sobre las definiciones de fibra tiene una larga historia de desacuerdos. Con todo, si la fibra Southgate y cruda son discontinuadas, y la fibra por diferencia reconocida como una opción insatisfactoria, la decisión podría enfocarse sobre los polisacáridos no almidón y la fibra dietética total (AOAC, 2003). Esto puede ser útil para identificar los componentes alimentarios de manera uniforme y precisa, esto es, captar las diferencias entre las definiciones de los nutrientes. Una solución es el uso de los identificadores de la INFOODS (Klensin et al., 1989), los cuales están siendo constantemente actualizados y revisados. Con respecto a la armonización futura, no existe duda que los valores analíticos son superiores a los valores calculados. Sin embargo, debido a las restricciones económicas, existen pocos datos de las fracciones analizadas de carbohidratos, incluso en los países desarrollados. Como se discutió anteriormente, parece que se está consiguiendo un mayor consenso en cuanto a las definiciones de carbohidratos y fibra, lo cual es un paso importante hacia una armonización internacional y a la comparabilidad de los valores. Basados en el conocimiento actual, se consideró preferible el uso del carbohidrato disponible por peso junto con la fibra dietética total AOAC con un valor de energía de 8kJ/g (FAO, 2003). El carbohidrato disponible y la fibra AOAC se están utilizando con más frecuencia en las tablas de composición y etiquetado de los alimentos, mientras que los factores de energía para fibra están apareciendo en algunos reglamentos de etiquetado de alimentos (Australian New Zealand Food Standard Code, 2003; Malaysian food labelling regulation, 2003).

Las diferencias en los valores de los carbohidratos, tanto como de los otros macronutrientes, influyen en el suministro de energía y nutrientes. Por lo tanto, la comparación y el uso de estos datos en todos los países, puede llevar a diferentes interpretaciones en varias aplicaciones donde estos datos son utilizados. Por ejemplo, para una misma dieta, la ingesta estimada de macronutrientes y de energía puede variar dependiendo de la definición de los nutrientes y los factores de energía utilizados. De esta manera, la calidad de los resultados, donde son aplicadas estas ingestas de energía y nutrientes, puede ser cuestionada; por ejemplo el porcentaje de la población que alcanza una energía adecuada, el porcentaje de energía proveniente de los macronutrientes, la clasificación de individuos de acuerdo con el consumo, las ingestas de energía ajustadas a otros factores, y el posible uso de los datos dietéticos procedentes de países diferentes en el meta-análisis. Aún se necesita más investigación referente al impacto sobre la ingesta de nutrientes y energía, comparaciones entre países, impacto sobre los resultados de las investigaciones, comparaciones con los requerimientos o gastos de energía, y una revisión rigurosa de los factores de conversión de energía incluyendo los aspectos de la química analítica y metabólica de los macronutrientes. Una vez que se llegue a un acuerdo con respecto a las definiciones de los nutrientes, especialmente de los carbohidratos y los factores de conversión de energía, podrían ser adoptados globalmente, en el mismo sentido, en todas las aplicaciones, incluyendo las bases de datos de composición de alimentos y los reglamentos de etiquetado en el ámbito nacional e internacional. Con la estandarización, los resultados de las investigaciones sobre el riesgo de enfermedades relacionadas con la dieta así como las estimaciones de la ingesta de nutrientes y energía serán más comparables entre los países; y las directrices y metas nutricionales, etiquetado de alimentos, y los programas de nutrición podrían ser realizados considerando una misma base en todo el mundo.

VIII. REFERENCIAS BIBLIOGRÁFICAS

American Dietetic Association (2004) Position of the American Dietetic Association: Use of nutritive and nonnutritive sweeteners. *J. Am. Diet. Assoc.* **104**, 255-275.

AOAC (1995) Official Method 985.29, Total Dietary in Foods – Enzymatic-Gravimetric Method. *Official Methods of Analysis*, 16th ed. AOAC International, Gaithersburg, MD.

AOAC (1984) Fibre (crude) in animal feed. In *Official Methods of Analysis of the Association of Official Analytical Chemists*. 14th ed, pp. 160-162. Washington DC.

AOAC (2003) *Official Methods of Analysis*. 17th ed. 2.revision. Gaithersburg, Maryland, USA, AOAC International.

Atwater, W. O. & Bryant, A. P. (1900) The availability and fuel value of food materials. *Conn (Stors) Agricultural Office Experiment Station*, 12th Annual Report, pp.73-100.

Australian New Zealand Food Standard Code (2003), volume 2, standard 1.2.8 Available in: http://www.foodstandards.gov.au/_srcfiles/Standard_1_2_8_Nutrition percent20Info_v67.pdf

Baer, D. J., Rumpler, W. V., Miles, C. W. & Fahey, G. C. (1997) Dietary fibre decreases the metabolizable energy content and nutrient digestibility of mixed diets fed to humans. *J. Nutr.* **127**(4), 579-586.

Barry, J. L., Hoebler, C., Macfarlane, G. T., Macfarlane, S., Mathers, J. C., Reed, K. A., Mortensen,

P. B., Nordgaard, I., Rowland, I. R. & Rumney, C. J. (1995) Estimation of the fermentability of dietary fibre in vitro: a European interlaboratory study. *Br. J. Nutr.* **74**, 303-322.

BRASIL (2003) Agência Nacional de Vigilância Sanitária (ANVISA/MS). Resolução RDC n° 360 de 23 de dezembro de 2003. Available in: http://www.anvisa.gov.br [access January/2004].

Castiglia-Delavaud, C., Verdier, E., Besle, J. M., Vernet, J., Boirie, Y., Beaufrere, B., de Baynast, R. & Vermorel, M. (1998) Net energy value of non-starch polysaccharide isolates (sugarbeet fibre and commercial inulin) and their impact on nutrient digestive utilization in healthy human subjects. *Br. J. Nutr.* **80**, 343-352.

Charrondiere, U. R., Chevassus-Agnes, S., Marroni, S. & Burlingame, B. (2004) Impact of different macronutrient definitions and energy conversion factors on energy supply estimations. *J. Food Comp. Anal.* **17**(3-4), 339-360.

Cho, S. S. & Prosky, L. (1999) Summary of AOAC survey on complex carbohydrates/dietary fiber. In *Complex Carbohydrates/Dietary Fiber*, eds. S. S. Cho, L. Prosky, M. Dreher. Marcel Dekker Inc, New York, NY.

Codex Alimentarius (2001, revised) Food Labelling – Complete Texts. Joint FAO/WHO Food Standards Programme. Codex Alimentarius Commission, Rome. Available in: http://www.fao.org/DOCREP/005/Y2770E/Y2770E00.HTM [accessed April/2004].

Cummings, J. H. (1981) Short-chain fatty acids in the human colon. *Gut.* **22**, 763-779.

Cummings, J. H., Beatty, E. R., Kingman, S. M., Bingham, S. A. & Englyst, H. N. (1996) Digestion and physiological properties of resistant starch in the human large bowel. *Br. J. Nutr.* **75**, 733-747.

Danish food composition table (1996) *The composition of foods.* 4th ed. Levnedsmiddelstyrelsen, Soeborg, Denmark.

Englyst, H. N. & Cummings, J. H. (1988) Improved method for measurement of dietary fibre as non-starch polysaccharides in plant foods. *J. Assoc. Off. Anal. Chem.* **71**(4), 808-814.

EU (1990): EU Council Directive 90/496/EEE of 24 September 1990 on nutrition labelling for foodstuffs (1990). *Official Journal L 276*, 06/10/1990 p.0040-0044.

FAO (2003) *Food energy: methods of analysis and conversion factors*. Report of a technical workshop. Food and Nutrition Paper 77 Available in: http://www.fao.org/es/ESN/nutrition/requirements_pubs_en.stm

FAO/WHO (1980) *Carbohydrates in human nutrition.* Food and Nutrition Paper 15. Rome FAO.

FAO/WHO (1998) *Carbohydrates in human nutrition.* Report of a joint FAO/WHO expert consultation. Rome 1997. FAO Food and Nutrition Paper 0254-4725;66. Rome FAO/WHO.

Food and Nutrition Research Institute (1997) *The Philippine Food Composition Tables.* Dept. of Science and Technology, Philippines.

Food Standards Agency (2002) *The Composition of Foods.* McCance and Widdowson's Sixth summary edition. Royal Society of Chemistry, Cambridge.

Greenfield, H. & Southgate, D. A. T. (2003) Food composition data: production, management and use. 2nd ed. FAO. 288p.

Health Canada (2003) *Canadian food inspection agency 2003 – Guide to food labeling and advertising.* Available in: http://www.inspection.gc.ca/english/fssa/labeti/guide/toce.shtml [accessed May/2004].

Klensin, J. C., Feskanich, D., Lin, V., Truswell, A. S. & Southgate, D. A. T. (1989) *Identification of food components for data interchange.* United Nations University, Tokyo. 106p.

Kruger, M., Sayed, N., Langenhoven, M. & Holing, F. (1998) *Composition of South African Foods – vegetables and fruit.* MRC Medical Research Council, Tygerberg, South Africa.

LATINFOODS (2000) *Tabla de Composición de Alimentos de América Latina.* Available in: http://www.rlc.fao.org/bases/alimento/default.htm

Lee, S. C. & Prosky, L. (1995) International survey on dietary fiber: definition, analysis, and reference materials. *J. AOAC Int.* **78**(1), 22-36.

Livesey, G. (1990) Energy values of unavailable carbohydrate and diets: an inquiry and analysis. *Am. J. Clin. Nutr.* **51**, 617-37.

Livesey, G. (1992) The energy values of dietary fibre and sugar alcohols for man. *Nutr. Res. Rev.* **5**, 61-84.

Livesey, G. (2001) A perspective on food energy standards for nutrition labelling. *Br. J. Nutr.* **85**, 271-287.

Malaysian nutrition labelling regulation 18B (2003) Available in: http://www.moh.gov.my/fqc/reference/Foodpercent20Regulations/Regulation18B.htm

Merrill, A. L. & Watt, B. K. (1973) *Energy value of foods, basis and derivation (revision).* Agric. Handbook No. 74. Washington, DC, US Department of Agriculture.

Miller, D. S. & Payne, P. R. (1959) A ballistic bomb calorimeter. *Br. J. Nutr.* **13**, 501-508.

Monro, J. A. & Burlingame, B. A. (1996) Carbohydrates and related food components: INFOODS tagnames, meanings and uses. *J. Food Comp. Anal.* **9**, 100-118.

National School of Public Health (1992) *Greek food composition table.* Department of Nutrition, Athens.

Nutrition Council (1987) *The energy values of sugar alcohols.* Rapport 87/1. Den Haag, Netherlands.

Puwastien, P., Burlingame, B., Raroengwichit, M. & Sungpuag, P. (2000) *ASEAN Food Composition Tables.* Institute of Nutrition, Mahidol University, Thailand.

Roberfroid, M., Gibson, G. R. & Delzenne, N. (1993) The biochemistry of oligofructose, a nondigestible fiber: an approach to calculate its caloric value. *Nutr. Rev.* **51**(5), 137-146.

Saxholt, E. & Møller, A. (2003) *The Danish Food Composition Databank (Revision 5.0).* Available in: http://www.foodcomp.dk/fcdb_aboutfooddata.htm

Slavin, J. (2003) Impact of the proposed definitions of dietary fibre on nutrient databases. *J. Food Comp. Anal.* **16**(3), 287-291.

Southgate, D. A. T. (1969) Determination of carbohydrates in foods. II. Unavailable carbohydrates. *J. Sci. Food Agric.* **20**, 331-335.

Southgate, D. A. T. & Durnin, J. V. G. A. (1970) Calorie conversion factors: an experimental reassessment of the factors used in the calculations of the energy value of human diets. *Br. J. Nutr.* **24**, 517-535.

Southgate, D. A. T., Hudson, G. J. & Englyst, H. N. (1978) The analysis of dietary fibre: the choices for the analyst. *J. Sci. Food Agric.* **29**(11), 979-988.

Swedish Food Composition Database (2002) Uppsala, Sweden (Livsmedelsverket).

Universidade de São Paulo (USP) (BRASILFOODS) (1998) *Tabela Brasileira de Composição de Alimentos – USP.* Faculdade de Ciências Farmacêuticas, Departamento de Alimentos e Nutrição Experimental. Available in: http://www.fcf.usp.br/tabela [access in 2004].

US FDA (2002) *Nutrition Labeling and Education Act (NLEA).* Available in: http://www.cfsan.fda.gov/~lrd/CFR101-9.HTML

USDA (2004) *National Nutrient Database for Standard Reference, Release 16-1.* Nutrient Data Laboratory. Agricultural Research Service, United States Department of Agriculture. Available in: http://www.nal.usda.gov/fnic/foodcomp

Wenlock, R. W., Sivell, L. M. & Agater, I. B. (1985) Dietary fibre fractions in cereal and cereal-containing products in Britain. *J. Sci. Food Agric.* **36**, 113-121.

WHO (1985) *Energy and protein requirements.* Report of a joint FAO/WHO/UNU Expert Consultation. WHO Technical Report Series 724, Geneva.

Willett, W. (1998) Overview of nutritional epidemiology, and future research directions. In *Nutritional Epidemiology*, ed. W. Willett, pp. 1-17 and 484-496, 2nd. Monogr. Epidemiol. Biostat. 30. Oxford University Press, New York, Oxford.

Wisker, E., Daniel, M., Rave, G. & Feldheim, W. (2000) Short-chain fatty acids produced in vitro from fibre residues obtained from mixed diets containing different breads and in human faeces during the ingestion of the diets. *Br. J. Nutr.* **84**(1), 31-37.

CAPÍTULO 18

PROCESSO CONTÍNUO PARA OBTENÇÃO DE PURÊ DE BANANA (*Musa cavendishii*): ASPECTOS DE ENGENHARIA

Carmen Cecilia Tadini
Cynthia Ditchfield

I. INTRODUÇÃO

II. DESAFIOS TECNOLÓGICOS

III. PROCESSOS EXISTENTES

IV. PROCESSO PROPOSTO

1. OBTENÇÃO DO PURÊ DE BANANA POR PROCESSO CONTÍNUO
2. MEDIDA DA ATIVIDADE ENZIMÁTICA
3. MEDIDA DA COR
4. ANÁLISE MICROBIOLÓGICA
5. INFORMAÇÕES EXPERIMENTAIS SOBRE O PURÊ DE BANANA

V. CONCLUSÕES

VI. REFERÊNCIAS BIBLIOGRÁFICAS

Departamento de Engenharia Química, Escola Politécnica da Universidade de São Paulo – EPUSP
Caixa Postal 61548, CEP 05424-970, São Paulo SP, Brasil
E-mail: catadini@usp.br | cditchfi@usp.br

I. INTRODUÇÃO

A banana foi uma das primeiras frutas a serem cultivadas pelo homem. É originária da Índia, Malásia e região Norte da Austrália, mas atualmente é plantada em todas as regiões tropicais úmidas, sendo a quarta fruta mais cultivada no mundo e é a mais conhecida e consumida (California Rare Fruit Growers, 2004).

A banana é um alimento altamente energético, contendo cerca de 100kcal/100g de polpa. O seu conteúdo de carboidratos é cerca de 22% e estes são de fácil assimilação. O teor de lipídios é baixo e o de sódio também, contribuindo para uma dieta saudável para pessoas com problemas cardíacos e de pressão alta. As principais vitaminas presentes na banana são: B1, B2, niacina, ácido pantotênico, B6, e pequenas quantidades das vitaminas D, E e K. A banana contém mais potássio, fósforo, cálcio e ferro do que a maçã e a laranja (Carvalho Filho & Massaguer, 1997).

Atualmente, a produção mundial da banana é de cerca de 69 milhões de toneladas, sendo o Brasil o segundo maior produtor, responsável por cerca de 9% da produção e a Índia o primeiro produtor com 24% (FAO, 2004). Seu cultivo é realizado em todos os Estados da Federação, desde a faixa litorânea até os planaltos do interior e o Estado de São Paulo é o primeiro produtor nacional, responsável por cerca de 18% da produção (aproximadamente um milhão e duzentas mil toneladas), cultivando principalmente a espécie nanicão (IBGE, 2004).

As perdas da produção de banana são bastante elevadas, chegando a 40% da produção mundial total devido a sua alta perecibilidade e à tecnologia precária utilizada pelos bananicultores. Segundo a Associação dos Bananicultores de Registro, região responsável por 70% do volume produzido em São Paulo (IEA, 1999), 60% da produção se perdem por falhas desde a plantação até a comercialização. Estas perdas podem ser reduzidas pelo processamento das frutas rejeitadas para comercialização e neste caso o purê de banana é um dos produtos mais indicados, por haver um aumento do tempo para o consumo da fruta e este poder ser usado como ingrediente de um grande número de produtos industrializados tais como gelatina, bolo, pão, torta, iogurte, sorvete, pudim, alimento infantil, entre outros (Carvalho Filho & Massaguer, 1997).

II. DESAFIOS TECNOLÓGICOS

O consumidor de alimentos industrializados procura alimentos com características mais próximas do alimento não-processado. Um dos parâmetros mais importantes analisado pelo consumidor é a cor do alimento. A banana, em particular, apresenta um desafio, pois sofre um escurecimento rápido quando exposta ao oxigênio, pela ação de duas enzimas presentes, a peroxidase e a polifenoloxidase (Cano et al., 1990). Uma maneira de prevenir o escurecimento enzimático é submeter a fruta, na forma de purê, a um processo térmico, em que a elevação da temperatura inativa estas enzimas. No entanto, durante o processamento térmico, ocorre a degradação do pigmento antocianina que causa o aparecimento de uma coloração rosa no purê de banana (Guerrero et al., 1996). Estes dois fenômenos exigem o desenvolvimento de processos térmicos a uma temperatura mínima que garanta a inativação das enzimas e a destruição dos microrganismos, sem provocar a degradação do pigmento. Temperaturas altas e tempos prolongados de processo podem causar alta degradação deste pigmento, causando uma acentuada mudança de coloração do produto do amarelo natural da banana para rosa e eventualmente marrom.

O processamento contínuo de purê de frutas é uma tendência que vem sendo seguida pela indústria por alguns anos. De início eram utilizados trocadores de calor de superfície raspada, mas atualmente, devido ao seu menor custo de manutenção e maior facilidade de limpeza, o trocador preferido para este tipo de produto é o tubular (Waukesha Cherry-Burrell, 2004).

Durante o tratamento térmico do purê de banana há uma mudança no escoamento do mesmo, possivelmente devido à gelatinização do amido. As bananas das variedades nanica e nanicão contêm cerca de 0,9% de amido quando maduras (base seca) (Mota et al., 1997). O amido da banana nanicão, quando isolado, inicia o processo de gelatinização a uma temperatura de 70,3°C, apresenta um pico do processo em torno de 74,7°C e termina a uma temperatura de 86,1°C. Já o amido da banana nanica inicia o processo de gelatinização a uma temperatura de 68,9°C, com o pico a 73,4°C e termina a 83,6°C. Para a banana nanicão a temperatura a partir da qual a viscosidade apresenta um aumento significativo é de 51,80°C e para a banana nanica é de 51,15°C (Mota et al., 2000). Quando ocorre a gelatinização do amido, uma alteração drástica é percebida na viscosidade aparente do purê, tornando-o mais consistente e conseqüentemente dificultando o seu escoamento num processo contínuo. Este fenômeno causa alterações importantes no escoamento do purê quando a temperatura de 50°C é atingida, podendo até causar entupimento se o sistema de bombeamento não for adequadamente dimensionado.

Ditchfield et al. (2004) estudaram o comportamento reológico do purê de banana em altas temperaturas. Os autores constataram que a viscosidade aparente do purê sofre um aumento significativo na faixa de 50°C para 60°C. Este aumento foi atribuído à gelatinização do amido, porém, como o teor de amido da banana madura é muito baixo, os autores sugerem a presença de outros polissacarídeos que também podem causar esta mudança de comportamento.

O processo térmico do purê de banana produzido a partir de bananas rejeitadas para comercialização, apesar de parecer simples, apresenta desafios tecnológicos difíceis de ser superados. O ponto ideal da temperatura e tempo do processo é fundamental para assegurar a inativação enzimática e conseqüentemente inibir o seu escurecimento, como também destruir microrganismos e garantir o seu consumo seguro do ponto de vista microbiológico. Por outro lado, se temperaturas elevadas são empregadas, além do comprometimento sensorial e nutricional do produto, a degradação do pigmento antocianina ocorrerá, provocando uma mudança drástica da cor. Além disso, dimensionar o processo contínuo mais eficiente e econômico requer o conhecimento das propriedades de fluxo ao longo do trocador e como estas são afetadas pela temperatura, de modo a obter um escoamento adequado.

III. PROCESSOS EXISTENTES

Existem diversos processos para obtenção do purê de banana relatados na literatura.

Lawler (1967) estudou a inativação das enzimas presentes na banana pela passagem do purê por um trocador de calor de superfície raspada. O purê foi envasado na saída do trocador a 100°C num recipiente com capacidade de 20kg de purê. O purê foi em seguida congelado a -40°C e conservado em freezer.

Brekke et al. (1969) estudaram um método para garantir uma vida de prateleira refrigerada de 6 meses para o purê de banana. As bananas inteiras descascadas foram mergulhadas numa solução de bissulfito de sódio a 1,25% por 3 minutos para inativar as enzimas. O excesso de solução foi drenado da fruta por 5 minutos. O purê foi despolpado pela passagem por uma peneira de 3,18mm e passou por um tratamento térmico em trocador de calor a placas, a 93°C por um minuto e resfriado até 35°C em um minuto. O purê foi então passado por uma peneira mais fina de 0,84mm para remover o material fibroso e sementes. O pH do purê foi ajustado para 4,2 com ácido cítrico e embalado em latas de 15kg ou sacos plásticos de 0,5kg.

Os autores verificaram que a principal contaminação detectada no purê de banana foi a presença de leveduras. Foram testados então quatro antimicóticos em duas concentrações (500ppm e 1000ppm): propionato de sódio, benzoato de sódio, ácido sórbico e sorbato de potássio. O propionato de sódio não teve efeito algum de retardo da deterioração do purê, mas todas as outras substâncias testadas retardaram significativamente a deterioração. O sorbato de potássio foi escolhido como conservante por ser mais solúvel que o ácido sórbico e não ser tão facilmente detectado sensorialmente quanto o benzoato de sódio. Um painel sensorial treinado foi utilizado para determinar alterações no sabor do purê de banana com adição de 200ppm, 500ppm e 1000ppm de sorbato de potássio. O painel foi capaz de detectar a presença de sorbato nas concentrações de 500 e 1000ppm, mas não na de 200ppm. O purê com 200ppm de sorbato de potássio não apresentou alteração de sabor até quatro meses de estocagem a 7,2°C. Após seis meses de estocagem, uma ligeira alteração de sabor foi percebida pelo painel, mas não houve evidências de deterioração do purê.

Tonaki et al. (1973) trataram as bananas inteiras com uma solução de bissulfito de sódio a 1,25% por 3 minutos para inativar as enzimas e drenaram as bananas por 10 minutos; após esta etapa a banana foi despolpada através da passagem por uma malha de 3,18mm, e tratada termicamente num trocador de calor a placas a 93°C por 2 minutos, seguido de resfriamento rápido até 29°C, passando então por uma malha mais fina (0,84mm) para remover o material fibroso, seguido da adição de ácido cítrico para diminuir o pH para a faixa 4,0-4,2 e de sorbato de potássio na concentração de 200ppm como conservante. O purê conservado congelado teve uma vida de prateleira de até um ano; no entanto, quando conservado sob refrigeração, a estabilidade da cor e do sabor foi de quatro meses, e a deterioração microbiana só se tornou evidente após 6 meses.

Garcia et al. (1985) propuseram um procedimento para processamento de purê de banana no âmbito rural. A inativação enzimática foi feita pelo branqueamento das bananas inteiras descascadas em água fervente a 94°C por 7 minutos combinada com imersão em solução de bissulfito de sódio 1% por 1,5 minutos em temperatura ambiente. O despolpamento foi feito primeiramente em malha de 3,18mm e depois em malha de 0,84mm. O pH do purê foi ajustado para 3,5 pela adição de ácido cítrico em pó, seguido da adição de 1000ppm de sorbato de potássio. A vida de prateleira do purê processado desta forma e embalado em sacos transparentes de polietileno com capacidade para 1kg de purê foi de quatro semanas a 28°C.

Porres et al. (1985) preservaram o purê de banana por meio de fermentação láctica. As bananas foram lavadas com casca em água clorada (20ppm de cloro livre), descascadas, branqueadas por imersão em água fervente por 7 minutos e então despolpadas. Foi adicionado 1% de leite em pó desnatado ao purê e 1% de inóculo. Os purês foram então envasados em potes de vidro ou sacos de polietileno com capacidade para 150mL. Foram testadas 16 culturas de bactérias lácticas e os melhores resultados foram obtidos com uma cultura de *Lactobacillus plantarum*, que reduziu o pH do purê para um valor abaixo de 4,5 em menos de 24 horas. Após este período, a fermentação foi interrompida por refrigeração para evitar uma mudança acentuada do sabor. Os purês foram submetidos à análise sensorial, na qual foram comparados com iogurte de banana comercial e com purê de banana natural e acidificado. O iogurte de banana comercial teve a melhor avaliação, mas não houve diferença significativa entre o purê fermentado e os purês natural e acidificado. Em outro teste sensorial o purê foi misturado a iogurte natural comercial em diferentes proporções e comparado com purê acidificado com ácido láctico até o mesmo pH das amostras fermentadas. O resultado não indicou preferência por nenhuma das amostras, de modo que o purê obtido desta forma foi adequado para ser usado como ingrediente de produtos com sabor de banana, principalmente iogurte de banana.

Sims et al. (1994) conduziram um estudo para avaliar os efeitos do estágio de maturação da banana, do tratamento térmico do purê de banana e da pasteurização do suco de banana na cor, na atividade da polifenoloxidase e na análise sensorial do suco de banana. Foi feito um purê com bananas no estágio 3 de maturação (fruta com a casca mais verde que amarela) e outro com bananas no estágio 7 de maturação (fruta com a casca amarela com pequenas manchas pardas). As bananas foram descascadas, imersas numa solução de ácido cítrico 1% e transformadas em purê numa despolpadeira com peneira de 0,4cm de abertura.

O purê foi acidificado até pH 4,1 com uma solução de ácido cítrico 50%. Parte do purê foi aquecido até 90°C em um trocador de calor de superfície raspada e mantido por 30s no tubo de retenção, depois resfriado até 50°C num outro trocador de superfície raspada. A outra parte do purê foi aquecida até 50°C no trocador de superfície raspada.

Para produção do suco de banana os purês foram tratados com um sistema enzimático comercial Cytolase 219 contendo uma mistura de pectinase, celulase e hemicelulase por 1h a 50°C. Os sucos foram filtrados e parte foi pasteurizada a 90°C. O restante do suco foi armazenado sem pasteurização. Os tratamentos tiveram efeitos diferenciados num primeiro momento, mas após o armazenamento a 24°C por dez meses todos os sucos escureceram, principalmente os feitos a partir de banana mais madura. A cor do suco de banana foi medida por absorbância em espectrofotômetro a 420nm do suco filtrado em membrana de 0,45μm. O tratamento térmico provocou um certo escurecimento do suco, mas este escurecimento foi menor do que o provocado pela ação das enzimas. O suco do purê tratado a 90°C apresentou coloração mais clara do que aquele produzido com purê tratado a 50°C. Os sucos de purê de bananas mais verdes escureceram menos que os de bananas mais maduras. A pasteurização do suco provocou seu escurecimento em todos os casos, mas a diferença entre os tratamentos prévios se manteve. Todos os sucos apresentaram escurecimento durante o armazenamento a 24°C por dez meses e foi interessante que os sucos produzidos a partir de bananas mais verdes escureceram muito mais que os de bananas mais maduras e a cor ao final do período de armazenamento não apresentou diferença significativa.

Guerrero et al. (1994) e Guerrero et al. (1996) descascaram e branquearam as bananas cortadas pela metade em vapor saturado por um minuto, para inativar as enzimas, e imediatamente as resfriaram por imersão em um banho a 15°C. A banana foi transformada em purê pelo uso de um misturador. O pH do purê foi ajustado pela adição de ácido fosfórico até pH 3,4. Ao purê foi adicionada glicose para reduzir a atividade de água para 0,97, 400ppm de bissulfito de sódio, 100ppm de sorbato de potássio e 250ppm de ácido ascórbico. O purê foi acondicionado em bolsas flexíveis a vácuo e tratado termicamente por um minuto em água fervente e resfriado rapidamente.

Para testar a estabilidade dos purês preservados foram inoculados os microrganismos antes do tratamento térmico: *B. coagulans, C. pasteurianum, Zygosac-*

charomyces rouxii, Zygosaccharomyces bailii, C. butyricum, Aspergillus niger, Penicilium roquefortii, Eurotium amstelodami, Paecylomyces varioti e *Saccharomyces cerevisiae*. O tratamento inibiu o crescimento de todos os microrganismos testados e da flora microbiana nativa do purê de banana. A durabilidade do purê foi de 4 meses em temperatura ambiente.

Carvalho Filho & Massaguer (1997) lavaram as bananas com casca em água clorada com 5-10ppm de cloro livre para reduzir a carga microbiana inicial e inativaram as enzimas por aquecimento das bananas cortadas longitudinalmente a 98°C por 5 minutos. O purê foi despolpado em malha de 0,84mm e embalado em bolsas flexíveis sob vácuo. O tratamento térmico foi feito sem agitação em posição horizontal numa autoclave a 115°C/158kPa, com imersão em água quente, por 7,5 minutos. A carga microbiana inicial do purê de banana foi determinada e o tempo de processamento térmico ajustado para garantir 12 reduções decimais do *Clostridium botulinum*. Os autores determinaram que o *Clostridium botulinum* apresenta, em purê de banana, uma resistência maior que o *Clostridium butyricum*. Foi realizado um ensaio de esterilidade comercial por 15 dias a 37°C e não houve alteração nas bolsas, indicando que do ponto de vista da estabilidade microbiológica o tratamento térmico foi satisfatório.

Tadini et al. (1998) estudaram o efeito do tipo de inativação enzimática e da temperatura de processamento na estabilidade microbiológica do purê de banana. As formas de inativação enzimática estudadas foram: branqueamento em água fervente a 96°C por 8 minutos, vapor direto a 96°C por 9 minutos e imersão em solução de bissulfito de sódio de pedaços de 5cm por 3 minutos. As bananas que passaram pela inativação enzimática foram trituradas, metade foi despolpada numa malha de 3,35mm e metade não foi despolpada. Foi adicionado 0,2% de ácido ascórbico para evitar a coloração rosa da banana (degradação da antocianina) e também ácido cítrico até atingir um pH entre 4,0 e 4,2. O purê foi colocado em potes de vidro e foram testados dois tipos de processamento térmico: vapor fluente a 96°C por 15 minutos e autoclave a 115°C por 6 minutos. Os purês que sofreram inativação enzimática por processo térmico tiveram uma vida de prateleira superior a 12 semanas em temperatura ambiente. A inativação por bissulfito de sódio não provocou uma redução inicial da carga microbiana e, portanto, o purê teve uma durabilidade menor.

A melhor condição de processamento do purê de banana (*Musa cavendishii* Lamb.) em autoclave (115°C por 6min) foi obtida por tentativa e erro.

Buscou-se obter uma condição de processamento em que não ocorresse alteração da coloração. A porcentagem de ácido ascórbico adicionado ao purê (0,2%) foi determinada como a mínima necessária para não haver alteração na coloração do purê. A mudança na coloração foi verificada pela comparação visual dos purês.

Palou et al. (1999) combinaram branqueamento das bananas com tratamento a alta pressão, obtendo bons resultados. As bananas foram lavadas, descascadas, cortadas transversalmente em fatias de 1cm e branqueadas em vapor saturado por 1, 3, 5 ou 7 minutos. As fatias foram borrifadas com uma solução de ácido ascórbico 1% (0,2mL/g de banana) e transformadas em purê com um misturador. O pH foi ajustado até 3,4 pela adição de ácido fosfórico e a atividade de água foi ajustada para 0,97 pela adição de sacarose. O purê foi embalado em sacos de 100g. Os sacos foram colocados dentro de sacos de polietileno contendo água e selados termicamente. O tratamento a alta pressão foi feito a 517 e 689MPa por 10 minutos a 21°C. Os autores acompanharam os seguintes parâmetros de qualidade do purê: cor por colorimetria, atividade da polifenoloxidase e contagens de termófilos e bolores e leveduras. O purê que apresentou os melhores resultados foi aquele branqueado por 7 minutos e tratado a 689MPa. Ainda assim, o purê apresentou atividade da enzima polifenoloxidase que causou escurecimento após 6 dias de armazenamento a 25°C.

Castañón et al. (1999) usaram a mesma formulação de Palou et al. (1999) e avaliaram o uso de conservantes ao invés de realizar o tratamento a alta pressão. Foram testados 1000ppm e 3000ppm de vanilina e 1000ppm de sorbato de potássio. O purê de banana foi armazenado a 15, 25 e 35°C; 1000ppm de sorbato de potássio e 3000ppm de vanilina inibiram o crescimento de microrganismos por um período mínimo de 60 dias em todas as condições de armazenamento. O crescimento de microrganismos não foi inibido pela presença de 1000ppm de vanilina. No entanto, em todos os casos o purê sofreu um rápido escurecimento, que foi mais rápido nos purês com vanilina do que nos com sorbato de potássio. Quanto mais alta a temperatura de armazenamento, mais rápido foi o escurecimento do purê. Entretanto, o escurecimento atingiu um valor máximo que foi similar para todos os purês. Uma avaliação sensorial da aceitação da cor dos purês indicou que o purê com vanilina permaneceu aceitável por 49 dias (quando armazenado a 15°C), ao passo que o com sorbato de potássio permaneceu aceitável por 53 dias.

Os processos existentes relatados apresentam limitações quanto à obtenção do purê de banana com a cor amarela natural da banana, ou seja, a inativação das enzimas presentes seja pelo emprego da temperatura, da alta pressão ou do uso de antioxidantes, ou ainda de alguns efeitos combinados, não foi suficiente.

Nos processos descontínuos empregados, o purê processado em latas ou bolsas flexíveis é submetido a um processo térmico não-homogêneo, uma vez que o aquecimento na superfície da embalagem será muito maior do que no seu interior, comprometendo a qualidade final do produto. Como o aquecimento não é homogêneo, um sobreprocessamento ocorrerá nas camadas externas do produto dentro da embalagem, acarretando mudanças indesejáveis na cor e na consistência do purê.

IV. PROCESSO PROPOSTO

Como a qualidade dos produtos obtidos utilizando os processos existentes apresenta limitações, o processamento contínuo do purê de banana da variedade nanicão (*Musa cavendishii* Lamb.) em trocador tubular é uma alternativa de processo, com condições de tempo e temperatura que resultem num produto com um mínimo de alteração em relação ao purê não-processado e também estável à temperatura ambiente. Este processo foi objeto de uma patente nacional que foi depositada no Instituto Nacional de Patentes e Invenções (INPI, 2004). A inativação enzimática da polifenoloxidase e da peroxidase e a cor do purê de banana avaliada por análise sensorial, foram considerados os parâmetros de medida da eficiência e controle do processo.

A variedade de banana indicada no processo é a nanicão (*Musa cavendishii* Lamb.) no estágio de maturação 8 (fruta com a casca amarela com grandes manchas pardas), pois neste estágio a fruta normalmente é rejeitada para comercialização, devido ao seu alto grau de amadurecimento. Uma vantagem importante de utilizar bananas muito maduras é o teor de amido ser muito baixo (em torno de 0,9% de acordo com Mota et al., 1997), que proporciona uma maior facilidade de escoamento em processos contínuos. Também a razão sólidos solúveis/acidez atinge um valor máximo, o que torna o sabor do purê de banana mais doce e mais agradável para o consumidor.

1. OBTENÇÃO DO PURÊ DE BANANA POR PROCESSO CONTÍNUO

Nesse processo as bananas são descascadas e despolpadas em uma despolpadeira de bancada de construção própria para o despolpamento da fruta (Figura 1).

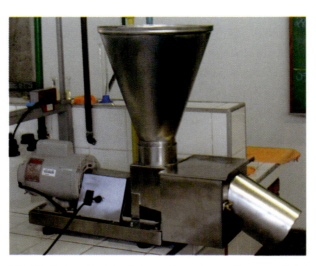

FIGURA 1. Despolpadeira de bancada usada para fazer o purê de banana.

Para a correta adição de ácido ascórbico e ácido cítrico necessária para evitar o escurecimento enzimático, o rendimento do purê em relação à fruta inteira deve ser estimado. Valores de rendimento em torno de 40% são comuns para a fruta com casca no estágio de maturação 8. A adição destes ácidos deve ser realizada de modo direto no purê enquanto está sendo produzido na saída da despolpadeira. Em seguida, o purê deve ser homogeneizado e nesta etapa é importante medir o pH. Se o valor do pH for superior a 4,5, quantidades adicionais dos ácidos devem ser misturadas ao purê de modo que o pH atinja valor inferior a 4,5, para evitar o crescimento do *Clostridium botulinum*.

O processamento térmico do purê de banana no trocador de calor tubular é realizado em temperatura inferior a 100°C, portanto pode ser considerado como um processo de pasteurização. Um sistema típico de pasteurização é constituído de um tanque de recepção, bomba e trocador de calor em que o produto é aquecido até uma dada temperatura, mantido nesta temperatura por um certo tempo, seguido de rápido resfriamento.

Assim, um sistema de pasteurização projetado especificamente para processar 10kg/h de purê de banana está ilustrado na Figura 4, é constituído de tanque de recepção, bomba monofuso excêntrico com variador de velocidade e do trocador tubular. O trocador de calor tubular é composto de: dez módulos de troca térmica (Figura 2) na seção de aquecimento de 1,8 m de comprimento cada um, com tubo interno de diâmetro externo 6mm e interno de 4,5mm e tubo externo de diâmetro 30mm; tubo de retenção, com o mesmo diâmetro (4,5mm) do tubo interno do módulo de troca térmica e comprimento de 1m; e seção de resfriamento exatamente equivalente à seção de aquecimento. A Figura 2 mostra o detalhe de um dos módulos de troca térmica da seção de aquecimento ou resfriamento do trocador de calor tubular. Um sistema de refrigeração fornece água gelada para a seção de resfriamento. Um sistema de água quente aquecido por vapor supre a seção de aquecimento.

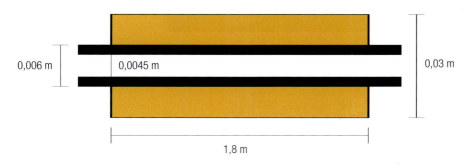

FIGURA 2. Esquema de um módulo de troca térmica das seções de aquecimento e resfriamento do trocador de calor tubular para pasteurizar até 10kg/h de purê de banana.

Todo processo térmico requer um controle rigoroso da temperatura do produto. Assim, um sistema de registro e controle da temperatura do produto na saída do tubo de retenção e da temperatura de entrada da água quente na seção de aquecimento é necessário. Um sistema simples pode ser constituído de um termopar conectado na saída do tubo de retenção para medir a temperatura do produto, que envia um sinal para um controlador de temperatura que comanda a válvula de vapor que aquece a água quente. Conforme a temperatura do purê de banana medida na saída do tubo de retenção for superior ou inferior à temperatura desejada, o controlador abre ou fecha a válvula, conseqüentemente elevando ou abaixando a temperatura da água quente.

A Figura 3 ilustra o sistema de processo contínuo do purê de banana, mostrando em primeiro plano os módulos de troca térmica da seção de resfriamento. O sistema apresentado é adequado para processar até 10kg/h de purê a temperaturas inferiores a 100°C.

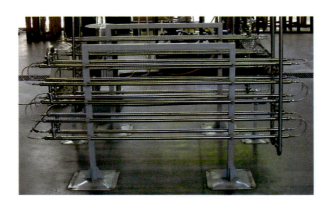

FIGURA 3. Sistema de processo contínuo de purê de banana.

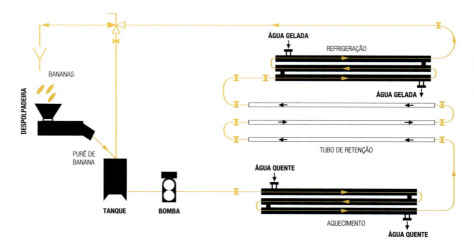

FIGURA 4. Fluxograma do trocador de calor usado no processamento contínuo de purê de banana (USP, POLI, Depto. Engenharia Química).

Um controle da eficiência do processo precisa ser realizado no purê de banana produzido. Este controle normalmente é realizado mediante medidas da atividade enzimática, da acidez titulável, do teor de sólidos solúveis, da cor do purê de banana (antes e após o processamento) e análises microbiológicas. Para as análises microbiológicas as amostras devem ser recolhidas em condições assépticas.

2. MEDIDA DA ATIVIDADE ENZIMÁTICA

Os procedimentos adotados para extração e medida da atividade enzimática nas amostras de purê de banana processado e não-processado foram adaptados de Cano et al. (1990). Para extração das enzimas, 20g da polpa da banana devem ser homogeneizadas com solução tampão de fosfato de sódio (pH 7,0) contendo 10g/L de polivinilpirrolidona insolúvel e 5g/L de Triton-X 100. A mistura é então centrifugada a 4°C por 15 minutos a 12000g. As enzimas ativas ficam no sobrenadante, que é transferido para tubos de ensaio com tampa de rosca e armazenado em freezer a -30°C se a análise da atividade da enzima não puder ser imediatamente realizada.

A atividade da polifenoloxidase é determinada espectrofotometricamente a 25°C, pela taxa de aumento da absorbância a 420nm de uma mistura contendo catecol 0,1M, água destilada e solução enzimática. A solução enzimática é constituída do extrato das enzimas para o purê processado e do extrato diluído com água destilada 1:1 para o purê não-processado. A atividade é obtida da inclinação do primeiro trecho reto da curva da absorbância pelo tempo e corrigida pelo teor de sólidos solúveis e pelo volume da solução enzimática. A atividade residual da polifenoloxidase é obtida da razão entre a atividade do purê processado (A_{PFO} em unidades de enzima/mL.°Brix.s) e a do purê não-processado (A_{PFO0} em unidades de enzima/mL.°Brix.s).

A atividade da peroxidase é determinada espectrofotometricamente a 25°C, pela taxa de aumento da absorbância a 485nm de uma mistura contendo solução tampão de citrato/fosfato (pH 6,5), *p*-fenilenediamina 10g/L, peróxido de hidrogênio 15mL/L e solução enzimática. A solução enzimática é constituída do extrato das enzimas para o purê processado e do extrato diluído com água destilada 1:1 para o purê não-processado. A atividade é obtida da inclinação do primeiro trecho reto da curva da absorbância pelo tempo e corrigida pelo teor de sólidos solúveis e pelo volume da solução enzimática. A atividade residual da peroxidase é obtida da razão entre a atividade do purê processado (A_{POD} em unidades de enzima/mL.°Brix.s) e a do purê não-processado (A_{POD0} em unidades de enzima/mL.°Brix.s).

3. MEDIDA DA COR

A mudança de coloração do purê de banana devido ao processamento deve ser avaliada por medida objetiva ou sensorialmente. A medida objetiva da cor é baseada na teoria das cores opostas, que diz que o olho humano detecta as cores vermelho, verde e azul que são misturadas para formar cores opostas conforme o impulso segue o caminho do nervo óptico até o cérebro. Baseado nesta teoria, foi criado o espaço de cor Hunter L, a, b no qual os três eixos são representados pelas letras L, a e b, e têm a seguinte definição: eixo L (claridade) em que 0 é preto e 100 é branco; eixo a (vermelho-verde) em que valores positivos são vermelhos, valores negativos são verdes e o 0 é neutro; e eixo b (azul-amarelo) em que valores positivos são amarelos, valores negativos são azuis e o 0 é neutro. Todas as cores que podem ser percebidas visualmente podem ser plotadas neste sistema (HUNTERLAB, 2001).

Um espectrocolorímetro usa uma fonte de luz para iluminar o purê. A luz refletida pelo purê passa por uma grade que a abre no espectro de cores. O espectro cai num arranjo de diodos que mede a quantidade de luz em cada comprimento de onda. Os dados espectrais são enviados ao processador que combina estes dados com os do iluminante e do observador, calculando as medidas L, a e b da cor.

As diferenças de coloração (Δ) são sempre calculadas em relação a um padrão (no caso, o purê não-processado adicionado de 0,1% de bissulfito de sódio para evitar o escurecimento enzimático). Se o ΔL for positivo, a amostra será mais clara que o padrão; se for negativo, será mais escura que o padrão. Se o Δa for positivo, a amostra será mais vermelha (ou menos verde) que o padrão; se for negativo, será mais verde (ou menos vermelha) que o padrão. Se o Δb for positivo, a amostra será mais amarela (ou menos azul) que o padrão; se negativo, será mais azul (ou menos amarela) que o padrão. Com estes dados é possível calcular a diferença total de coloração (DCT) DCT = $\sqrt{(\Delta L^2 + \Delta a^2 + \Delta b^2)}$ e determinar quanto o processamento alterou a cor do purê. Quanto menor este valor, menor o efeito do processo sobre a cor do purê.

A análise sensorial deve ser conduzida considerando a mudança de coloração de amarelo para rosa. Para atingir este objetivo, padrões de cor devem ser selecionados. O padrão de cor amarela (purê sem processamento) precisa da adição de 0,1% bissulfito de sódio para evitar que haja alteração na cor por ação das enzimas. Amostras de purê processado parcialmente e de purê sobreprocessado podem ser utilizadas como padrões de cor intermediária (amarelo-rosado) e padrão de cor extrema (rosa). Ditchfield (2004) aplicou análise sensorial da cor ao purê de banana processado em diferentes condições. O purê foi avaliado por vinte e um panelistas entre 10 e 50 anos, treinados para conhecer os extremos de cor do purê de banana não-processado e extremamente processado. Foram apresentadas amostras de purê de banana processado em diferentes condições e três padrões de cor para comparação: purê não-processado adicionado de 0,1% de bissulfito de sódio, purê com processamento intermediário e purê de banana com processamento extremo. A Figura 5 mostra um exemplo de uma amostra em comparação com os padrões.

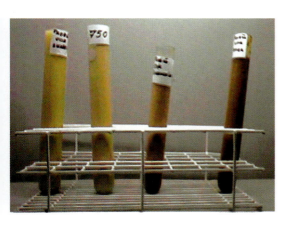

FIGURA 5. Exemplo de amostra do purê de banana e dos padrões de cor utilizados na análise sensorial.

A avaliação da cor foi associada a uma escala linear não-estruturada de 9cm (ISO nº 4121, 2003), ancorada nos extremos pelos termos cor amarela e cor rosa e no meio da escala com o termo cor intermediária, como indicado na ficha de avaliação mostrada na Figura 6. O teste foi conduzido em cabine de análise de cores com lâmpada fluorescente artificial tipo "luz do dia". As análises foram aplicadas aos panelistas, sempre um dia após o processamento do purê de banana, que indicaram na escala o posicionamento das amostras com relação aos padrões.

**TESTE DE COMPARAÇÃO DE COR
PARA PURÊ DE BANANA**

NOME: _____

PROVADOR Nº: _____

DATA: ____ / ____ / _____

POR FAVOR, COMPARE AS AMOSTRAS DE PURÊ DE BANANA EM RELAÇÃO AOS PADRÕES. MARQUE PARA CADA AMOSTRA NA ESCALA ABAIXO A SUA OPINIÃO QUANTO À COR.

|————————————————|————————————————|

COR AMARELA   COR INTERMEDIÁRIA   COR ROSA

MUITO OBRIGADA !

FIGURA 6. Ficha utilizada na análise sensorial para avaliação da cor do purê de banana processado.

4. ANÁLISES MICROBIOLÓGICAS

Como controle microbiológico do purê de banana, contagens de microrganismos psicrófilos, mesófilos e termófilos aeróbios, contagens de esporos mesófilos e termófilos e contagens de bolores e leveduras são indicadas para avaliar a qualidade do purê de banana nas diferentes etapas do processo.

Antes de submeter às contagens, as amostras do purê coletadas assepticamente devem ser diluídas na proporção de 11g do purê para 99g de solução fisiológica peptonada 0,1% (diluição 10^{-1}) e homogeneizada em condições assépticas durante 15 minutos em banho de água e gelo. Diluições subseqüentes podem ser preparadas na proporção de 1mL da diluição 10^{-1} para 9mL de solução fisiológica peptonada 0,1%.

Para a contagem total de psicrófilos, mesófilos e termófilos aeróbios pode ser utilizada a técnica de plaqueamento em profundidade de acordo com a metodologia descrita na APHA (1992). A contagem é realizada após incubação a 6°C por 7 dias para psicrófilos. Para mesófilos após incubação a 35°C por 24h e 48h e para termófilos após incubação a 55°C por 24h e 48h. Para cada diluição devem ser feitas duplicatas.

Para a contagem total de esporos mesófilos e termófilos a primeira diluição deve ser transferida para tubos de rosca de 5mL e aquecida em banho termostatizado até 80°C por 10 minutos (para esporos mesófilos) e até 100°C por 20 minutos (para esporos termófilos). Após o resfriamento o conteúdo dos tubos deve ser plaqueado conforme o procedimento para as contagens totais de mesófilos e termófilos. As placas devem ser incubadas a 35°C para mesófilos e a 55°C para termófilos e a contagem deve ser realizada conforme metodologia descrita na APHA (1992) após 24h e 48h para mesófilos e termófilos.

A contagem total de bolores e leveduras deve ser determinada utilizando a técnica de espalhamento na superfície com o meio de cultura *Potato dextrose agar* acidificado com ácido tartárico 10%. As placas devem ser invertidas e incubadas a 20°C. A contagem deve ser realizada conforme metodologia descrita na APHA (1992) após 3 a 5 dias.

5. INFORMAÇÕES EXPERIMENTAIS SOBRE O PURÊ DE BANANA

Dados experimentais de purê de banana processado em diferentes condições em um sistema contínuo ilustrado na Figura 4 são apresentados a seguir (Ditchfield, 2004).

Purê de banana acidificado para prevenir o escurecimento enzimático e o botulismo apresentou valores médios de pH 4,37 ± 0,09, teor de sólidos solúveis 23,8 ± 1,3°Brix e acidez titulável de 0,46 ± 0,05% expressa como ácido málico.

O purê de banana processado em diferentes condições apresentou uma atividade reduzida das enzimas presentes. Medidas obtidas da atividade foram tratadas e foi observado que a peroxidase presente no purê é mais resistente termicamente que a polifenoloxidase, pois os valores da atividade residual da peroxidase são superiores e condições de processo mais drásticas são necessárias para reduzir esta atividade.

A atividade residual da polifenoloxidase foi de 1,78 ± 0,05% e a da peroxidase foi de 3,27 ± 0,09% quando o purê de banana foi processado a 90°C por 5s. Esta condição de processo é suficiente para garantir a estabilidade da cor do purê de banana. O processamento em tempos e temperaturas maiores que os propostos não causa aumento significativo da inativação das enzimas, devido ao desvio do comportamento de primeira ordem da cinética de inativação térmica, como o exemplo ilustrado na Figura 7. Como pode ser observado, tempos de retenção superiores a 3s à temperatura de 96,4°C não causam diminuição significativa da atividade enzimática. Os tempos de processos realizados em temperaturas diferentes da de 96,4°C foram convertidos para tempos equivalentes a esta temperatura. Entretanto, pode ocorrer sobreprocessamento do purê, com perdas sensoriais e nutricionais, principalmente com relação à cor.

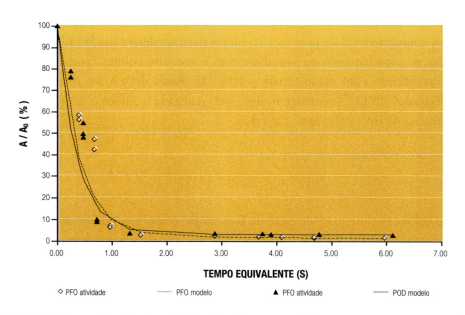

FIGURA 7. Curvas de inativação enzimática da polifenoloxidase (PFO) e da peroxidase (POD) em purê de banana processado em diferentes condições (A é a atividade da PFO ou da POD no purê após o processamento e A_0 é a atividade da PFO ou da POD antes do processamento).

A análise sensorial indicou que a alteração da cor foi tão pequena que os provadores não foram capazes de distinguir entre o purê não-processado e o processado a 90°C por 5s. A Figura 8 mostra o ponto médio na escala não estruturada de 9cm indicado pelo painel sensorial correspondente à cor do purê de banana processado em relação aos padrões.

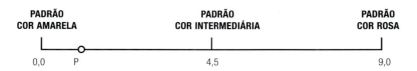

FIGURA 8. Ponto médio na escala não-estruturada de 9cm correspondente à cor do purê de banana processado (P), indicado pelo painel sensorial em relação aos padrões utilizados.

A contagem total obtida para microrganismos termófilos aeróbios, mesófilos aeróbios, psicrófilos aeróbios, esporos termófilos, esporos mesófilos e bolores e leveduras indica que a principal contaminação presente no purê de banana não-processado foi devido à presença de mesófilos aeróbios e de bolores e leveduras (Tabela 1), tanto para o produto acidificado quanto para o sem acidificação, conforme constatado anteriormente por Carvalho Filho & Massaguer (1997).

TABELA 1. Contagem microbiológica total em log (UFC/g) de mesófilos aeróbios, termófilos aeróbios, psicrófilos aeróbios, esporos mesófilos, esporos termófilos e bolores e leveduras no purê de banana sem acidificação, no purê acidificado e processado a 90,6°C por 5s

Experimento	Purê de banana	Sem acidificação (log UFC/g)[1]	Acidificado (log UFC/g)[1]	Processado (log UFC/g)[1]
1	Mesófilos	2,3±0,5	2,9±0,5	<1
1	Termófilos	<1	<1	<1
1	Psicrófilos	<1	<1	<1
1	Esporos mesófilos	<1	<1	<1
1	Esporos termófilos	<1	<1	<1
2	Mesófilos	2,9±0,5	3,2±0,5	<1
2	Termófilos	<1	1,8±0,2	<1
2	Psicrófilos	<1	<1	<1
2	Esporos mesófilos	<1	<1	<1
2	Esporos termófilos	<1	<1	<1
2	Bolores e leveduras	2,1±0,2	1,9±0,2	<1

[1] <1 refere-se à ausência de UFC na diluição 10⁻¹ da amostra.

O purê acidificado apresentou uma contagem de 60UFC/g (UFC = Unidade formadora de colônia) de termófilos no segundo experimento, para todas as outras amostras não foi detectada a presença de microrganismos termófilos. Ainda assim, as contagens de mesófilos aeróbios e de bolores e leveduras foram baixas e o processamento realizado foi suficiente para que a sua presença não fosse detectada após o processo. A legislação brasileira estabelece que a contagem máxima permitida de bolores e leveduras em purês e pastas de frutas é de 10^4 (Brasil, 2001), portanto o purê obtido atende às exigências da legislação brasileira. O purê acidificado apresentou contagem ligeiramente mais elevada que o sem acidificação para mesófilos e termófilos aeróbios; isto provavelmente se deve ao fato de que as amostras de purê sem acidificação foram coletadas logo no início do processamento, ao passo que as amostras de purê acidificado foram coletadas após 90 minutos, devido ao preparo e acidificação do purê. Durante este período, o purê foi mantido em temperatura ambiente e portanto com grau de manipulação maior que o sem acidificação. O purê processado não apresentou crescimento de microrganismos nas condições testadas.

Uma vez que o pH foi reduzido abaixo de 4,5 (Ramaswamy & Singh, 1997), a eficiência do processo sob o ponto de vista microbiológico foi verificada pela análise de microrganismos deterioradores sobreviventes. Os resultados obtidos indicaram que o processo foi suficiente para garantir uma redução significativa dos microrganismos causadores de deterioração no purê de banana.

V. CONCLUSÕES

O processamento contínuo do purê de banana reduz significativamente a atividade das enzimas polifenoloxidase e peroxidase presentes na fruta. A peroxidase foi mais resistente termicamente que a polifenoloxidase. As enzimas presentes no purê de banana apresentam uma resistência térmica superior aos microrganismos deterioradores e portanto podem ser consideradas como indicadores biológicos deste processo, ou seja, se após o processo de pasteurização a atividade residual de cada uma for menor que 5%, o purê de banana obtido terá a cor estável e também a segurança microbiológica garantida.

A cor do purê processado na condição ótima (90,6°C por 5s) foi próxima da do purê não-processado; nesta condição, a inativação enzimática foi suficiente para garantir a estabilidade da cor do purê de banana e a alteração de cor pelo processamento foi tão pequena que os provadores não foram capazes de distinguir entre o purê processado nesta condição e o não-processado.

As análises microbiológicas realizadas no purê processado na condição ótima confirmaram que o tratamento foi suficiente para garantir uma redução significativa dos microrganismos deterioradores. Como o purê foi acidificado até um pH abaixo de 4,5 e considerando os resultados das análises microbiológicas, as enzimas peroxidase e polifenoloxidase podem ser utilizadas como bioindicadores do processo.

Foi possível otimizar o processamento contínuo do purê de banana de forma a obter um produto com um mínimo de alteração da coloração e dos atributos sensoriais e ao mesmo tempo estável e seguro do ponto de vista microbiológico. Ainda assim, o purê de banana sofreu um aumento de viscosidade devido à gelatinização do amido. A textura do purê de banana processado diferiu da do purê não-processado. Para não ocorrer alteração perceptível de textura, o tratamento térmico do purê de banana numa temperatura inferior a 70°C é necessário. Entretanto, estas condições de tratamento térmico não são suficientes para garantir a inativação enzimática e, portanto, a estabilidade da cor do purê de banana após o processamento. Uma possibilidade para garantir a inativação das enzimas e ao mesmo tempo manter a cor e a textura originais do purê de banana seria a combinação de tratamentos.

Tratamentos por microondas e alta pressão, entre outros, têm efeito na inativação de enzimas, e combinados com o tratamento térmico podem fornecer uma alternativa mais eficiente para processamento não só do purê de banana como de outros alimentos.

VI. REFERÊNCIAS BIBLIOGRÁFICAS

American Public Health Association (APHA) (1992) *Compendium of methods for the microbiological examination of foods.* 3rd ed. APHA, Washington.

Brasil (2001) Agência Nacional de Vigilância Sanitária (ANVISA/MS). *Resolução RDC Nº 12. Regulamento técnico sobre padrões microbiológicos para alimentos.* Brasília.

Brekke, J. E., Tonaki, K. I., Cavaletto, C. G. & Frank, H. A. (1969) Stable banana purée for long-term refrigerated storage. *J. Sci. Food Agr.* **20**, 376-378.

California Rare Fruit Growers (2004) Dados sobre bananas. Disponível em: http://www.crfg.org/pubs/ff/banana.html [Acesso em: 17 ago. 2004].

Cano, P., Marin, M. A. & Fuster, C. (1990) Effects of some thermal treatments on polyphenoloxidase and peroxidase activities of banana (*Musa cavendishii*, var. *enana*). *J. Sci. Food Agr.* **51**, 223-231.

Carvalho Filho, C. D. & Massaguer, P. R. (1997) Processamento térmico de purê de banana (*Musa cavendishii*, Lamb.) em embalagens flexíveis esterilizáveis. *Ci. Tecnol. Aliment.* **17**(3), 213-218.

Castañón, X., Argaiz, A. & López-Malo, A. (1999) Effect of storage temperature on the microbial and color stability of banana purée with addition of vanillin or potassium sorbate. *Food Sci. Technol. Int.* **5**(1), 51-58.

Ditchfield, C. (2004) Estudo do processamento contínuo do purê de banana (*Musa cavendishii*, Lamb.). Tese de Doutorado, Escola Politécnica da Universidade de São Paulo.

Ditchfield, C., Tadini, C. C., Singh, R. K. & Toledo, R. T. (2004) Rheological properties of banana puree at high temperatures. *Int. J. Food Prop.* **7**(3), 571-584.

Food and Agriculture Organization (FAO) *Dados de produção e exportação de bananas de 2002 e 2003 – FAOSTAT.* Disponível em: http://apps.fao.org [Acesso em: 6 ago. 2004].

Garcia, R., Arriola, M. C., Porres, E. & Rolz, C. (1985) Process for banana puree preservation at rural level. *Lebensm.-Wiss. Technol.* **18**, 323-327.

Guerrero, S., Alzamora, S. M. & Gerschenson, L. N. (1994) Development of a shelf-stable banana purée by combined factors: microbial stability. *J. Food Protect.* **57**(10), 902-907.

Guerrero, S., Alzamora, S. M. & Gerschenson, L. N. (1996) Optimization of a combined factors technology for processing banana purée to minimize colour changes using the response surface methodology. *J. Food Eng.* **28**(3-4), 307-322.

Instituto Brasileiro de Geografia e Estatística (IBGE) *Levantamento sistemático da produção agrícola.* Disponível em: http://www.ibge.gov.br [Acesso em: 06 ago. 2004].

Instituto Nacional de Patentes e Invenções (INPI) Privilégio de inovação n° 005870, *"Processo e sistema para preparação de purê de banana."* Depositado em 17 nov. 2004.

Instituto de Economia Agrícola (IEA) *Estatísticas da produção vegetal, por escritório de desenvolvimento rural, Estado de São Paulo, 1999.* Disponível em: http://www.iea.sp.gov.br/tabelas/anu_veg399.htm [Acesso em: 6 ago. 2004].

International Organization for Standardization (ISO) (2003) *ISO 4121: sensory analysis – guidelines for the use of quantitative response scales.* Geneva.

Lawler, F. K (1967) Banana challenges food formulators. *Food Eng.* **39**(6), 62-65.

Mota, R. V., Lajolo, F. M. & Cordenunsi, B. R. (1997) Composição em carboidratos de alguns cultivares de banana (*Musa* spp.) durante o amadurecimento. *Ci. Tecnol. Aliment.* **17**(2), 94-97.

Mota, R. V., Lajolo, F. M., Ciacco, C. & Cordenunsi, B. R. (2000) Composition and functional properties of banana flour from different varieties. *Starch/.* **52**(2-3), 63-68.

Palou, E., López-Malo, A., Barbosa-Cánovas, G. V., Welti-Chanes, J. & Swanson, B. G. (1999) Polyphenoloxidase activity and color of blanched and high hydrostatic pressure treated banana puree. *J. Food Sci.* **64**(1), 42-45.

Porres, E., Arriola, M. C., Garcia, R. & Rolz, C. (1985) Lactic acid fermentation of banana puree. *Lebensm.-Wiss. Technol.* **18**, 379-382.

Ramaswamy, H. S. & Singh, R. P. (1997) Sterilization process engineering. In *Handbook of food engineering practice*, eds. K. J. Valentas, E. Rotstein & R. P. Singh, pp. 37-69. CRC Press LLC, New York.

Sims, C. A., Bates, R. P. & Arreola, A. G. (1994) Color, polyphenoloxidase, and sensory changes in banana juice as affected by heat and ultrafiltration. *J. Food Quality* **17**, 371-379.

Tadini, C. C., Sakuma, H. & Freitas, E. (1998) Estudo da estabilidade microbiológica do purê de banana de cultivar *Musa cavendishii*. In *XVI Congresso Brasileiro de Ciência e Tecnologia de Alimentos*, Rio de Janeiro, 304, SBCTA, Rio de Janeiro.

Tonaki, K. I., Brekke, J. E., Frank, H. A. & Cavaletto, C. G. (1973) Banana Puree Processing. *Research Report Hawaii Agricultural Experimental Station, n. 202.* S.l.: University of Hawaii.

Waukesha Cherry-Burrell *Aseptic banana purée (Tubular design)* Disponível em: http://www.gowcb.com/products/systems2.htm. [Acesso em: 6 ago. 2004].

CAPÍTULO 19

AISLAMIENTO DE ALMIDÓN DE PLÁTANO: ESCALA DE PLANTA PILOTO E INDUSTRIAL

Luis Arturo Bello-Pérez

Francisco Javier Leobardo García-Suárez

Emmanuel Flores-Huicochea

I. INTRODUCCIÓN
1. EL ALMIDÓN EN EL MUNDO
2. MÉTODOS DE OBTENCIÓN DE ALMIDÓN Y POSIBLES ALTERNATIVAS
2.1. ALMIDÓN DE MAÍZ

2.2. ALMIDÓN A PARTIR DE PAPA

2.3. ALMIDÓN DE BANANO (*Musa sapientum*)

2.4. ALTERNATIVA PARA LA PRODUCIÓN DE ALMIDÓN A PARTIR DE PLÁTANO (*Musa paradisiaca* L.) A ESCALA PLANTA PILOTO

2.5. PRODUCCIÓN DE PLÁTANO EN MÉXICO

2.6. COMPOSICIÓN QUÍMICA DEL PLÁTANO

2.7. PROCESO PROPUESTO PARA LA OBTENCIÓN DE ALMIDÓN DE PLÁTANO "MACHO"

II. ESTUDIO DE MERCADO

III. ESTUDIO TÉCNICO

IV. ESTUDIO ECONÓMICO

V. EVALUACIÓN ECONÓMICA

VI. CONCLUSIONES

VII. RESUMEN

VIII. REFERENCIAS BIBLIOGRÁFICAS

Centro de Desarrollo de Productos Bióticos del IPN.
Km 8.5 carr. Yautepec-Jojutla, 62731 Yautepec, Morelos, México.
Fax: + 52 735 3941896
E-mail: labellop@ipn.mx

I. INTRODUCCIÓN

Un país en vías de desarrollo requiere de la creación de todo tipo de negocios, sin importar si son micro, medianas o grandes industrias. Para que se genere una empresa que de un valor agregado a los productos, se requiere de tecnologías, y esto implica una serie de conocimientos sobre el cómo hacer (*know-how*) un determinado bien o servicio.

Cuando se desea iniciar un negocio lo primero que se debe preguntar es lo siguiente: ¿existe un mercado viable para el bien o servicio que se pretende elaborar?, si la respuesta es positiva, el estudio continúa, si es negativa, se planteará la posibilidad de otra idea que pueda conducir a una respuesta positiva.

La evaluación de un proyecto de inversión tiene por objeto conocer la rentabilidad económica y el impacto social del proyecto emprendido, de tal manera que asegure resolver la necesidad humana planteada en forma eficiente, segura y rentable, solo así es posible asignar los recursos económicos con los que se cuenta hacia la mejor de las alternativas (Baca, 2001).

Día con día y en cualquier sitio hay siempre a la mano una serie de productos y servicios proporcionados por el hombre mismo. La ropa, los alimentos procesados, hasta los equipos de cómputo más modernos, todos fueron evaluados desde varios puntos de vista, siempre con la finalidad de satisfacer una necesidad humana. Por lo tanto, siempre que exista la necesidad por un bien o servicio, será necesario invertir, pues la única manera de tenerlo es que éste sea producido, pero los inversionistas no lo harán solo por el hecho de que alguien desea obtenerlo o producirlo. En la actualidad una inversión pensada requiere una base clara que lo justifique y para eso, es necesario elaborar un proyecto que al ser sometido a un análisis riguroso por un grupo de diferentes especialistas permita tomar la mejor de las opciones, la más apegada a la realidad y que los resultados tiendan hacia lo positivo. Aunque no existe una metodología que nos guíe en estas situaciones, debido a las diferentes aplicaciones y proyectos, es posible afirmar categóricamente que toda decisión deberá estar basada en antecedentes con una aplicación lógica, que involucre a la mayoría de los factores que participan y puedan afectar al proyecto (Baca, 2001).

Aunque cada estudio de inversión es único y distinto a los demás, el proceso que se aplica en cada uno deberá poder adaptarse a cualquier proyecto, así las áreas generales en las que se puede aplicar la metodología de evaluación de proyectos son:

- instalación de una planta totalmente nueva;
- elaboración de un nuevo producto de una planta ya existente;
- ampliación de la capacidad instalada o creación de sucursales;
- sustitución de maquinaria por obsolescencia (Baca, 2001).

También, un proyecto puede tener un origen en cualquiera de las siguientes situaciones:
- la necesidad de fomentar el desarrollo económico de una región del país;
- la existencia de demanda insatisfecha de un producto determinado;
- la posibilidad de elaborar un mejor producto a menor precio;
- la posibilidad de exportar un producto;
- la necesidad de sustituir importaciones;
- la necesidad de incrementar el valor agregado a una materia prima.

Un proyecto en general integra la información técnica, la de mercado, la financiera, la económica y los aspectos legales dentro de un marco institucional y socioeconómico, que proporcione los fundamentos requeridos para la toma de decisión respecto a la conveniencia de llevar a cabo o no una inversión.

Se distinguen tres niveles de precisión en un estudio de evaluación de proyectos, y al más simple se le denomina:
- *Perfil, gran visión o identificación de la idea*, el cual se elabora a partir de la información existente, el juicio común y la opinión de los expertos. En términos monetarios sólo se presentan cálculos globales de las inversiones, de los costos y de los ingresos, sin entrar a investigaciones de terreno.
- *Estudio de prefactibilidad o anteproyecto*, es el siguiente nivel y en este se profundiza la investigación en fuentes primarias y secundarias de investigación de mercado, detalles de la tecnología a emplear, determinación de los costos totales y la rentabilidad económica del proyecto, que es una buena base en que se pueden apoyar los inversionistas para tomar una decisión.
- *Proyecto definitivo*, es el nivel más profundo y final, contiene toda la información del anteproyecto, pero aquí son tratados los puntos finos, no solo deben de presentarse los canales de comercialización más adecuados para el producto, sino que también deberá presentarse una lista de contratos de compra-venta ya establecidos; se deben actualizar y preparar por escrito las cotizaciones de la inversión, presentar los planos arquitectónicos de la construcción entre otros detalles (Baca, 2001).

1. EL ALMIDÓN EN EL MUNDO

A nivel mundial, Marchal (1997) reportó que las toneladas (t) de almidón producidas en el año 1995-1996 fueron 43.9 millones, donde el maíz representa el 75% con 35.2 millones y la papa con 2.1 millones el 5%, el resto se obtiene a partir de trigo, arroz, yuca y sorgo, entre otras fuentes. Se estima que aproximadamente el 50% de esta producción se destina a la preparación de alimentos (Guilbot & Mercier, 1985). Sólo en los Estados Unidos de Norteamérica, en 1997 se reportaron 3.65 millones de toneladas de almidón obtenidas, de las cuales el 22% de ellas (800,000 toneladas) fueron empleadas en la industria de alimentos (Alexander, 1999). Chiang et al. (1987) describieron plantas productoras de almidón a partir de la yuca, y en el Cuadro 1 se observa que durante los últimos 20 años existe la tendencia a incrementarse, debido a la gran demanda por los jarabes de fructosa, principalmente en Estados Unidos de Norteamérica. Por su gran uso y la necesidad de tener almidones con mejores propiedades funcionales (Biliaderis, 1991; Wang & White, 1994), existen diversos grupos que están interesados en comprender la biosíntesis de los gránulos de almidón, para manipular a conveniencia las rutas biosintéticas y obtener almidones modificados genéticamente (Stark et al., 1992). El maíz desempeña un papel importante en la industria, ya que se obtienen un gran número de productos y subproductos a partir de él, como almidón, aceite, colodión, celuloide, explosivos, plásticos, jabón, glicerina, entre otros. Desde el punto de vista de la nutrición, el almidón es el principal componente de la dieta humana (del 70 al 80% de las calorías diarias): actualmente existe la tendencia a conservar la salud consumiendo alimentos más saludables, mediante la reducción de azúcar refinado y grasa, sustituyéndolas por productos derivados del almidón (Guzmán-Maldonado & Paredes-López, 1995).

CUADRO 1. Evolución de la producción mundial de almidón (1980-1996) (millones de toneladas métricas)

Fuente	1980	1990	1993	1995 / 1996	1999
Maíz	11.6	20.0	26.3	**35.2**	79.9
Papa	1.4	2.4	2.5	**2.1**	7.4
Yuca y otros	1.5	1.7	3.2	**3.8**	6.5
Trigo	0.6	1.5	1.7	**2.8**	7.2
Total	15.1	25.6	33.7	**43.9**	100.0

(Marchal, 1997).

A nivel mundial el almidón es obtenido a partir del maíz y la producción del cereal en Latinoamérica no alcanza a su uso como alimento y como materia prima para uso industrial, por lo que se buscan alternativas. En los últimos años, grupos de investigación han venido realizando trabajos de obtención de almidón, a escala laboratorio, de fuentes no convencionales así como su caracterización química, fisicoquímica, reológica y funcional. Dentro de los materiales estudiados se encuentran el amaranto (Guzmán-Maldonado et al., 1992), el sorgo (Serna-Saldivar, 1997), el plátano "macho" (*Musa paradisiaca*) L. y el banano (*Musa sapientum*) (Bello-Pérez et al., 1999), el mango criollo, el mango petacón (*Mangifera indica*) (Aparicio, 2001) y el cacahuate de "zorro" (*Okenia hypogaea*) (Sánchez-Hernández, 2001; González-Reyes, 2002), entre otros.

2. MÉTODOS DE OBTENCIÓN DE ALMIDÓN Y POSIBLES ALTERNATIVAS

2.1. ALMIDÓN DE MAÍZ

El método para obtener el almidón de maíz de manera comercial es mediante la llamada molienda húmeda del grano, que consiste en limpiarlos y remojarlos en agua a 50°C de 24 a 48 horas; en esta etapa, el maíz alcanza un contenido de agua del 45 al 50%, con lo cual se ablanda y facilita su trituración. Durante este proceso, se desprende el germen que se recupera mediante un sistema de hidrociclones. La suspensión resultante se muele, se filtra y por diferencia de densidades se separa el almidón de las proteínas. La fracción que contiene el polisacárido se purifica hasta reducir su contenido en proteínas y posteriormente se concentra y se seca por métodos como el de tambor o el de aspersión (SAGPYA-Argentina, 2001).

2.2. ALMIDÓN A PARTIR DE PAPA

Para la producción de almidón a partir de papa dentro de los países de la Unión Europea, se requiere una recuperación de almidón mínima del 95%, la cual se logra mediante el empleo de equipos para la molienda, decantado, cribado y secado, que permitan una recuperación de almidón entre el 97 y 98%. Durante la purificación del almidón, juegan un papel importante las cribas vibratorias equipadas con boquillas para el suministro de agua de lavado, que permiten una eficaz eliminación de la fibra fina hasta en un 98% (en tres ciclos de separación), obteniendo una concentración final de la suspensión de almidón ente 35 y 40%, mismos que son importantes desde el punto de vista ecológico, pues son procesos que emplean menos agua para ser económicamente viables: la proteína aislada durante el proceso deberá tener una recuperación mayor del 90% y la pureza del almidón del 97 al 98%. En años próximos, se afectará la producción particularmente por la disminución paulatina de los subsidios económicos a esta industria, lo que resultará en oportunidades para fuentes alternativas como el trigo, sorgo o algunas otras como el plátano "macho" (*plantain*), con la posibilidad de ser empleados para la obtención del almidón que requiere la industria en general (Bergthaller et al., 1999).

2.3. ALMIDÓN DE BANANO (*Musa sapientum*)

Chiang et al. (1987) reportaron el desarrollo de un proceso para la obtención de almidón a escala piloto empleando banano (*Musa sapientum*), cuyo contenido máximo de almidón en base húmeda fue del 6% en el fruto en estado verde. El fruto fue pelado, cortado y molido con solución de NaOH 0.5N en un molino de piedra. La pulpa fue lavada en una criba vibratoria equipada con dos tamices (malla 80 arriba y 200 abajo). La suspensión obtenida fue concentrada mediante el uso de una centrífuga hasta tener una concentración del 30% de sólidos, misma que fue nuevamente lavada con agua y vuelta a centrifugar. La suspensión fue colocada en un tanque y mantenida a temperatura ambiente de 1 a 2 horas para su sedimentación: la mezcla se separó en tres capas, siendo la superior agua, la intermedia de color café claro y la del fondo de color blanco (almidón). Decantadas las dos primeras, la tercera fue secada a 50°C durante 24 horas en un secador de aire forzado. El almidón obtenido fue guardado para su posterior análisis. En este proceso el enfoque principal fue el de probar un tratamiento térmico-alcalino para el pelado del fruto. El rendimiento obtenido en base seca fue del 46 a 70% de almidón con una pureza del 93.5%. Este proceso sólo se quedó a nivel de experimentación sin ser llevado a escala industrial.

2.4. ALTERNATIVA PARA LA PRODUCCIÓN DE ALMIDÓN A PARTIR DE PLÁTANO (*Musa paradisiaca* L.) A ESCALA PLANTA PILOTO

El caso de estudio presentado en este capitulo es sobre una posible industria para el aislamiento del almidón de plátano en México; por eso, los datos presentados servirán metodológicamente para proponer procesos similares con esta materia prima o con otras materias primas en países de Iberoamérica.

2.5. PRODUCCIÓN DE PLÁTANO EN MÉXICO

Para la superficie nacional plantada con plátano en el período agrícola 1999-2001 destacan los estados de Chiapas, Tabasco, Veracruz, Tabasco y Colima, que produjeron en total 1,341,917 toneladas, mismas que representan el 81.4% de la superficie total nacional sembrada. Chiapas, como la principal entidad productora de plátano, contribuye con 659,084t, que representan el 39.1% del total de la producción cosechada a nivel nacional en el 2001 (SAGARPA-México, 2001). También, países de América Latina como Brasil, Colombia, Costa Rica, Ecuador y Venezuela, entre otros, son considerados como grandes productores de plátano, aunque las estadísticas más confiables están disponibles dentro de los diferentes organismos de agricultura de cada uno de ellos.

2.6. COMPOSICIÓN QUÍMICA DEL PLÁTANO

El plátano "macho" o "largo", como se le conoce en México, es de la familia de las musáceas. Es una de las plantas de cultivo más antiguo en el mundo. Sus frutos, que se consumen generalmente cocinados o asados (verdes o maduros), miden aproximadamente 30 cm de longitud, son angulosos, de pulpa dura y más grandes que los bananos. En el fruto verde el contenido de almidón varía de un 10 a 18% (en base húmeda), y en estado maduro contiene del 12 al 16% de azúcares (Cuadro 2). El contenido de proteína y grasa es muy bajo en el fruto, pero se reporta también un contenido apreciable de potasio al reportado en el banano (*Musa sapientum*).

CUADRO 2. Composición química de la pulpa de plátano y su almidón (%)

Componente	Pulpa[a]	Almidón[b] (%)	Almidón[c]
Humedad	53.0	12.9	4-6
Proteína	1.1	2.03	2.5-3.3
Grasas	0.2	2.2	0.3-0.8
Carbohidratos totales	22.2	65-72	61-76.5

([a]Flores-Gorozquiete et al., 2004; [b]Bello-Pérez et al., 2000; [c]Pérez-Sira, 1997).

2.7. PROCESO PROPUESTO PARA LA OBTENCIÓN DE ALMIDÓN DE PLÁTANO "MACHO"

Para la obtención del almidón a partir de plátano "macho" se siguió la siguiente metodología: basado en el proceso a nivel laboratorio probado por Sánchez-Hernández (1999), se obtuvieron lotes de 100-150kg de plátano "macho" en estado verde (Figura 1), los frutos fueron pelados y cortados en trozos de 7-8cm de longitud manualmente, utilizando cuchillos caseros, se pesaron, los trozos fueron sumergidos en una solución de ácido cítrico al 0.3% (p/v) y se molieron en una licuadora tipo industrial (12L) en lotes de 0.6 partes de fruto

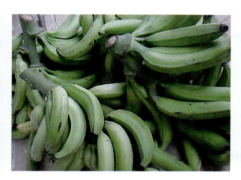

FIGURA 1. Materia prima.

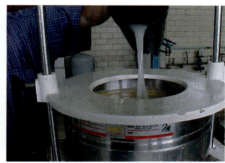

FIGURA 2. Tamizado.

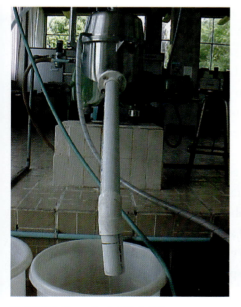

FIGURA 3. Concentrado del almidón.

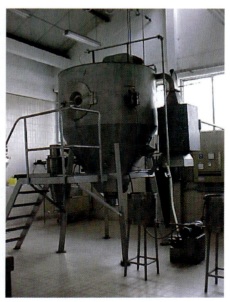

FIGURA 4. Secado de la suspensión de almidón.

(3.6kg) con 1 parte (6L) de la solución de ácido cítrico. Se procedió a pasar por una tamizadora (criba) vibratoria y mallas no. 40 (0.425mm ∅), 100 (0.15mm ∅), 200 (0.075mm ∅), 270 (0.053mm ∅) y 325 (0.045mm ∅), en cada malla el residuo se lava con agua hasta que el líquido de salida no contenía aparentemente residuos de almidón (Figura 2). El sobrenadante se centrifugó por lotes en una centrífuga de discos, el líquido se desechó y los sólidos (almidón) contenidos en el tazón se diluyeron con agua y se pasó de nuevo por las mallas no. 200, 250, 325, volviéndose a centrifugar; esto se realizó tres veces más (Figura 3), al término de lo cual se procedió a deshidratar en el secador por aspersión, con una temperatura de entrada de 150-170°C y de salida de 60-70°C, una velocidad de flujo de 1 L/min (Figura 4). El polvo recolectado fue pesado, etiquetado y almacenado hasta su posterior uso.

II. ESTUDIO DE MERCADO

Con este nombre se denomina a la primera parte de la investigación formal del estudio de prefactibilidad y se define como la determinación y cuantificación de la oferta y la demanda de un bien o producto determinado, el análisis de los precios y el estudio de la comercialización. Esto se puede realizar mediante la información de fuentes secundarias, pero será más realista la información de las fuentes primarias, y al final del estudio, se deberá tener suficiente información para optar por llevar a cabo la inversión. Los resultados obtenidos servirán de soporte para conocer la posibilidad de éxito que habrá con la venta del nuevo producto o con la existencia de un nuevo competidor en el mercado; la base de una buena decisión siempre serán los datos recabados en la investigación de campo (Baca, 2001).

Las características del almidón que se obtiene comercialmente en México están reguladas por la Norma Oficial Mexicana (1986) (NMX-F-382-1986). Para los diferentes países se debe tener también una reglamentación para este tipo de producto. Esta norma describe que el almidón debe ser de color blanco, olor característico al cereal, exento de olores extraños, sabor casi neutro o muy ligeramente ácido almidonoso, feculento, aspecto polvo fino, homogéneo, libre de materia extraña. Debido a que se necesita contar con esa información para continuar con el estudio de prefactibilidad económica, al producto obtenido mediante las pruebas a nivel de planta piloto con el proceso propuesto, se les determinó su composición proximal y en paralelo también se la realizaron estos análisis a una muestra de almidón de maíz comercial que sirviera como comparación. En México, hay dos empresas que aíslan y comercializan almidón a partir de maíz; por eso se tomó como comparación este almidón, el cual seria el producto que seria la competencia. El producto a evaluar, en este caso el almidón de plátano, deberá ajustarse a estas especificaciones para que pueda ser aprobada su venta.

El almidón de maíz y de plátano muestran una similitud en sus propiedades térmicas como son la temperatura de gelatinización (Tp), entalpía de disociación (ΔH/g) y en su composición química, por lo que se puede pensar que el almidón obtenido a partir de plátano podrá sustituir de manera adecuada al obtenido de maíz en algunos de los productos donde éste es empleado (Cuadro 3).

CUADRO 3. Comparación de los almidones de plátano y de maíz (%)

Componente	Plátano	Maíz*	Maíz**
Humedad	6.5	8.3	ND
Proteína	0.60 ± 0.02	0.55	ND
Grasas	0.20 ± 0.01	0.10	ND
Impurezas	0.05 ± 0.001	0.03	ND
Carbohidratos totales	93.55 ± 0.5	80.01	ND
Temperatura pico (Tp) °C&	75.63	72.97	69.5
Entalpía de transición ΔH/g	11.38	13.10	13.8

(CeProBi-IPN, 2002. *NOM-Fécula de maíz. **Lewandowicz et al. 2000. &Temperatura de gelatinización).

El precio promedio de venta de almidón de acuerdo a la Cámara Nacional de Maíz Industrializado (2003) en el mercado mexicano al mes de Junio del 2003 fue de \$3,900/t (\$340 USD) puesto en planta (estos precios más fletes) (tomando el valor del dólar estadounidense en \$11.50 pesos).

Para competir en base al precio con otros productores, si el precio actual del almidón de maíz es de \$0.34 USD por kg, tendremos que ofrecer nuestro producto un 10% menor, lo que nos daría un precio de \$0.30 USD por kilogramo de almidón de plátano.

El comportamiento histórico de la oferta global en México de almidones (nativos y modificados) ha sido variable de acuerdo al XV Censo Económico de 1999 (INEGI, 1999). Los datos reportados para el año de 1998 muestran que la producción de almidón a partir de maíz fue de 557,347 toneladas. Las ventas en el mercado nacional fueron de 511,176 toneladas con un valor de $127,187,818 USD. La tendencia actual es incrementarse el consumo de almidón y sus derivados, por lo que se tienen grandes oportunidades para desarrollar los procesos de obtención a base de fuentes alternativas, substituyendo en parte el de maíz, por lo que la materia prima (grano de maíz) se emplearía para el consumo humano (Bello-Pérez et al., 2000; Bello-Pérez et al., 2003; Sánchez-Hernández, 1999; Sánchez-Hernández, 2001).

En México, durante 1998, se produjo almidón (principalmente de maíz) para uso exclusivamente en alimentos (557,347 toneladas), mismo que se empleó de manera directa e indirecta, la primera como *almidón o fécula de maíz* en los procesos, la segunda a través de los productos obtenidos de su transformación como lo son: los jarabes de glucosa, de fructosa, dextrinas y maltodextrinas (INEGI, 1999).

Debido a lo anteriormente recabado, existe un mercado potencial y creciente de los almidones en México y en otros países del mundo, por lo que buscar procesos para la obtención de este polisacárido resulta económicamente viable.

Dentro de este estudio de mercado, también se debe considerar el costo de la materia prima a emplear para obtener el producto, en este caso el plátano de la variedad "macho". En lo que se refiere al costo de producción del plátano, de acuerdo a la información proporcionada por los productores de la región, el costo de venta de un kilo de plátano en racimo en el campo (antes de entrar a la empacadora) es de 3.6 a 5.4 centavos de dólar por kilo; estos costos implican establecimiento y mantenimiento de la huerta o finca y con sistema de riego (ASERCA, 1999). Datos recabados de dos de los principales estados productores de plátano en México muestran la evolución de los precios de venta, los cuales fluctúan dependiendo de la época del año, aunque en el año 2000, no se encontraron variaciones importantes en los precios de venta del plátano. Es importante mencionar que uno de los principales problemas de los agricultores con el plátano son los acaparadores o intermediarios, los cuales al final son los que fijan el precio al que tienen que vender los agricultores, estos últimos tienen que ceder a las presiones de los acaparadores del producto, ya que el plátano es un producto muy perecedero que sino es comercializado rápidamente, empieza su descomposición, trayendo todavía más pérdidas al agricultor, que prefiere vender su producto a bajo precio pero que no se pudra en las huertas o fincas. Es por eso que el principal ganador de este negocio son los acaparadores, por lo que buscar una alternativa de utilización del plátano "macho" podría ayudar a aliviar un poco los problemas que hay en el campo mexicano y en el de muchos países de América Latina.

La conclusión importante de toda esta información y de las estadísticas es que hay materia prima disponible para realizar el proceso, el precio es bajo, pero podría mejorarse para ganancia de los productores o ellos mismo al instalar una empresa que le de salida a sus frutos, por lo que se tienen las condiciones necesarias para desarrollar el proceso.

III. ESTUDIO TÉCNICO

La siguiente etapa del estudio es empezar a definir el proceso que se propondrá en base a sus características de cantidad de materia prima a procesar y producto a obtener, los cuales estarán basados en los estudios de mercado del producto a elaborar (almidón) y materia prima a emplear (plátano). Se define como tamaño de una planta industrial a la capacidad instalada de producción máxima de la misma, expresada en piezas obtenidas por unidad de tiempo (volumen, peso, valor o número de partes producidas en una hora, un turno, día, mes o año) o en función al volumen de materia prima que entra al proceso.

En este estudio, para poder acotar y definir un usuario potencial de este proceso, se determinó que la capacidad instalada está dada por la disponibilidad de materia prima por parte del grupo de ejidatarios interesados en el proceso, la cual es de 30 toneladas de plátano/dia ($\pm$ 6 toneladas de almidón por día, $\pm$ 2,160 toneladas/año de almidón). De acuerdo al interés manifestado por ejidatarios de la región, la planta se instalaría en el ejido "La Isla", municipio de Tuxtepec, en el norte del Estado de Oaxaca (en la cuenca del Río Papaloapan), lugar que se encuentra ubicado dentro de las principales zonas productoras; además se podrá contar con materia prima de los estados productores circunvecinos (Sur de Veracruz y Suroeste de Tabasco). Es importante en este estudio poder definir una zona, ciudad o población donde la planta industrial podría instalarse; para esto se pueden tomar dos criterios, el primero que esté instalada cerca del lugar o zona donde está la materia prima para disminuir los costos de transporte; el segundo que esté instalada cerca de los mercados donde el producto final vaya a ser comprado (INEGI, 1997). En este caso, debido a que el traslado de la materia prima ocasiona mayores costos, se decidió proponer el proceso cerca de las zonas productoras de plátano. Una vez definida la localización de la planta, se pasa a la siguiente fase del estudio.

La razón del estudio de ingeniería del proyecto es el de resolver todo lo concerniente a la instalación y funcionamiento de la planta, iniciando desde la descripción del proceso, equipos y maquinaria, la distribución adecuada de las áreas de la planta, hasta definir la estructura organizacional y jurídica que habrá de tener la planta industrial (Baca, 2001).

Con los datos obtenidos al desarrollar el proceso propuesto a escala planta piloto en 5 corridas con lotes de 100, 120 (2), 125 y 150kg de plátano cada una, se procedió a realizar el balance de materiales. En el siguiente paso se elaboró el diagrama de flujo (Figura 5), con el fin de establecer las operaciones a realizar en el proceso y poder dimensionar los equipos a emplear, y basándonos en ello, se realizó la evaluación de la prefactibilidad del proceso.

FIGURA 5. Diagrama de flujo del proceso de obtención de almidón a nivel planta piloto a partir de plátano "macho".

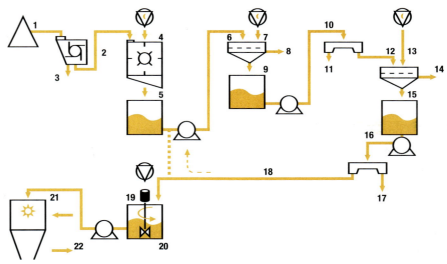

1 – Materia prima. 2 – Pelado del fruto. 3 – Eliminación de cáscara. 4 – Molienda (+ ácido cítrico). 5 – Pulpa en suspensión (Tanque). 6 – Tamizado. 7 – Lavado (+ ácido cítrico). 8 – Fibra (eliminación). 9 – Almidón (tanque). 10 – Centrifugado. 11 – Agua residual (empleada en el punto 13). 12 – Tamizado (almidón). 13 – Lavado (+ agua del punto 11). 14 – Eliminación de fibra. 15 – Almidón (tanque). 16 – Centrifugado. 17 – Agua residual. 18 – Almidón. Se inicia una segunda vuelta. 19 – Almidón (+agua). 20 – Homogeinización. 21 – Secado. 22 – Colecta del almidón y envasado.

Para determinar la capacidad de los equipos, se tomó en cuenta la cantidad de materia prima a procesar por día (30t), se realizó el balanceo de línea, para determinar la capacidad requerida para cada equipo, el tiempo de uso de cada uno y el personal necesario para cada operación (Cuadro 4).

CUADRO 4. Balanceo de líneas

	1	2	3	4	5	
Operación	Mat. prim.	Molienda	Cribado	Centrifug.	Secado	Total
Fibra	15,175	3,201	0	821	55	
Almidón	3,930	3,927	0	3,779	3,051	
Agua	10,894	40,722	74,619	104,408	10,648	
Ac. cítr. 0.3%	0	150	373	468	0	
Total día	30,000	48,000	74,992	109,477	13,754	
Horas uso / día	6	6	6	6	4	
kg / hora trab.	5,000	8,000	12,499	18,246	3,439	
Obreros por equipo						
Operadores / 1t	6	5	5	5	5	26
kg / hora / ob	833	1,600	2,500	3,649	688	
Obrero p/manto		1	1	1	1	4
Ob p/trat. desechos		1	1	1	1	4
Total						**34**

t = turno; ob. = obrero; trat. = tratamiento

La distribución de las diferentes áreas o secciones de una planta industrial integra una gran cantidad de variables independientes, por lo que se debe buscar una distribución que minimice en lo posible los costos no productivos, como el manejo y almacenamiento de materiales, que permita aprovechar al máximo la eficiencia de los trabajadores, todo esto basado en las Normas Oficiales de cada país, que señalan las condiciones de edificios, locales, instalaciones, de seguridad e higiene, los sistemas de protección y dispositivos para prevenir y proteger a los trabajadores contra los riesgos de trabajo que genere la operación y mantenimiento de la maquinaria y equipo, colores y señales de seguridad e higiene, e identificación de riesgos por fluidos conducidos en tuberías.

Una vez ya conocida la distribución de las diferentes secciones de la planta industrial y de los equipos que componen el proceso, es necesario describir las características de cada uno de los equipos mayores que lo integran, todo esto con la finalidad de obtener sus costos y poder elaborar el estudio de prefactibilidad económica.

La descripción de los equipos fue enviada a diferentes fabricantes y proveedores para seleccionar aquellos que ofrecieran mejores costos y servicios postventa. Los resultados de esta parte se muestran en el Cuadro 5, donde se describen las características principales y/o capacidades de los equipos mayores y sus costos.

CUADRO 5. Costos de los equipos mayores (en USD)

No.	Equipo	Costo equipo@	Instalación* %	Capacidad	Tiempo de uso (años)	Dimensiones**
1	Secador	19,965	3,993	5,000 L/h	4	70 m²
2	Mezclador	604	120	2,000 L/h	6	20 m²
3	Dosificador	3,978	795	800 kg/h	6	25 m²
4	Centrífuga	32,100	6,420	15,000 L/h	6	32 m²
5	Criba	8,275	1,655	10,000 L/h	6	33 m²
6	Molino	2,985	597	6,000 kg/h	6	45 m²
7	Recipientes	25,500	5,100	48 t		
Total		93,407	18,681	30 t		225 m²

@Cotizaciones de los distribuidores de equipos (fabricación nacional). *Incluye flete, instalación y seguro. **Incluye el espacio que requiere el equipo más un área segura alrededor de cada uno para tránsito de equipos, materiales y trabajadores.

Las áreas que se requieren para una operación adecuada de la planta son las siguientes: 1. Recepción de materia prima; 2. Almacén de insumos; 3. Tanque de solución de ácido cítrico; 4. Producción; 5. Cisterna; 6. Tratamiento de agua (área externa al edificio principal); 7. Tratamiento de sólidos; 8. Comedor; 9. Almacén de producto terminado; 10. Laboratorio de control de calidad; 11. Oficina; 12. Sanitarios; 13. Mantenimiento. La distribución de las mismas se observa en la Figura 6.

Una vez obtenida la distribución de la planta, se procede al cálculo de área necesaria que deberá ocupar cada departamento, lo cual se hace en base a las dimensiones de los equipos, las necesidades de espacio entre ellos, los servicios que requieren los equipos, materia prima, producto terminado, agua de desecho, material sólido de desecho, así como los servicios que se requieren y que no intervienen directamente en la línea de proceso, como son el comedor, la oficina, sanitarios, mantenimiento, tratamiento de aguas residuales, y la serie de accesos a la planta, tanto de personas como de vehículos, patio de maniobras y el estacionamiento.

Toda empresa necesita una organización para poder realizar sus funciones, y para el presente proyecto se plantea que esta deberá ser mediante un organigrama

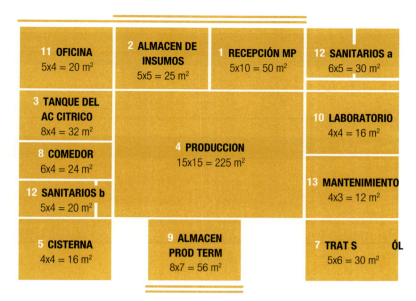

FIGURA 6. Distribución de las áreas para el proceso de obtención de almidón a escala industrial a partir de plátano "macho".

pequeño, mismo que permitirá una realización de tareas de manera eficiente y con costos bajos. Para esta planta se propone la organización mostrada en la Figura 7. Con esta organización, se diseñan los perfiles de cada uno de los trabajadores a contratar, por lo que en el Cuadro 6 se muestra el número y tipo de personal con que contará la empresa.

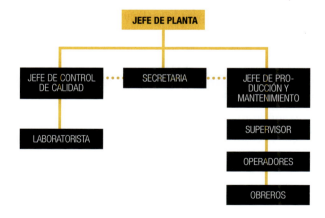

FIGURA 7. Organigrama de la planta.

CUADRO 6. Costos de mano de obra directa e indirecta (USD)

Función	No.	Turno / día	Salario / día*	Salario / año
Mano de obra directa				
Obrero	28	1	4.10	41,328.00
Operador	6	1	6.36	13,745.45
Laboratorista	1	1	7.27	2,618.18
Subtotal-1				**57,691.00**
Mano de obra indirecta				
Jefe de producción y mantenimiento	1	1	16.36	5,890.91
Supervisor	1	1	13.64	4,909.09
Vigilantes y velador	3	2	8.64	18,654.55
Subtotal-2				**29,454.00**

*Salario mínimo por zona económica en México, Zona C (2003).

Dentro de los aspectos legales, se incluyen las obligaciones que toda empresa tiene con sus obreros y trabajadores ante la Ley Nacional y/o local del trabajo, la seguridad social, con el Reglamento General de Seguridad e Higiene en el Trabajo, Ley de Protección al Consumidor, Leyes Fiscales, así como con la oficina de Normas de Productos Elaborados.

IV. ESTUDIO ECONÓMICO

El análisis económico tiene por objetivo determinar cuál es el monto de los recursos económicos necesarios para la realización del proyecto, cuál será el costo total de operación de la planta y así como otros indicadores que servirán de base para realizar la evaluación económica como parte final y definitiva del proyecto (Baca, 2001). Los costos de producción no son más que un reflejo de las actividades realizadas en el estudio técnico, por lo que el proceso de determinación de costos en producción es una actividad de ingeniería más que de contabilidad.

El cálculo de los costos de producción se inicia con la determinación de los costos de la materia prima. Se está considerando una planta con una capacidad de materia prima de ± 6 toneladas de almidón/día y 2,160 al año. El costo de la materia prima para el primer año será de $157,091.00 USD por 8,640 toneladas.

De los insumos que el proceso necesita está el ácido cítrico, bolsas de polietileno y bolsas de papel, rótulos para bultos 25kg c/u, lo que da un total de

$35,032.00 USD para el primer año. El gasto de la electricidad para la operación de la planta se calculó en base a la carga total conectada, tanto por los equipos, bombas, alumbrado y contactos. Determinando una carga total instalada de 668.20kW, con costo total de 42 centavos de dólar/kW* = $10,300 USD al año (CFE, 2002). Los costos de distribución y venta, considerando los insumos necesarios para operar un camión de carga propiedad de la empresa, el cual hará la entrega del producto en el mercado regional, con un consumo de $6,450.00 USD anual. En cuanto al uso de agua, se considerará que el suministro de agua en el área donde se instalará la planta tiene un valor bajo comparado con el costo en las ciudades, por lo que en este estudio se consideró en un estimado de $785.00 USD por año.

Como se mencionó en la sección anterior, según el organigrama propuesto, los salarios de los diferentes empleados de la planta industrial se muestran en el Cuadro 6. Esta cantidad de dinero es necesario antes de iniciar la operación de la planta y se considera como parte de la inversión inicial para asegurar, que durante el primer año se cubran los salarios del personal.

Los Costos Totales de Producción se dividen en costos directos de producción y gastos generales, estos se calculan de acuerdo a una base de producción, en este caso será "anual", debido a que suaviza los efectos de las variaciones estacionales. El factor de operación del equipo permite el cálculo del costo de operación más fácil cuando se trabaja debajo de la capacidad total y permite considerar costos grandes poco frecuentes, como puede ser la reparación total de la línea de producción (Cuadros 7-10).

CUADRO 7. Costos por administración y ventas (USD)

Función	No.	Turno / día	Salario / día*	Salario / año
Gastos administrativos				
Jefe de planta	1	1	18.18	6,545.45
Jefe de control de calidad	1	1	16.36	5,890.91
Secretaria	1	1	7.27	2,618.18
Ventas (chofer)	1	1	6.36	2,290.91
Subtotal-3				**17,345.45**
Subtotal gastos				104,491.64
30% prestaciones				31,347.49
Total				**135,839.13**

*Salario mínimo por zona económica en México, Zona C (2003).

CUADRO 8. Costos directos de producción (1er. año)

Concepto	Costo (USD)
Materia prima	157,091
Insumos	35,032
Mano de obra directa	57,692
Electricidad	10,300
Total	**260,114**

CUADRO 9. Costos indirectos de producción (1er. año)

Concepto	Costo (USD)
Mano de obra indirecta	29,455
Depreciación y amortización	34,231
Mantenimiento	16,199
Seguros e impuestos	2,885
Materiales y artículos de limpieza	3,636
Equipos de protección	4,546
Total	**90,950**

CUADRO 10. Presupuesto de los costos de producción

Concepto **Producción programada (toneladas)**	Primer año (USD) **8,640**
Materia prima	157,091
Insumos	35,031
Electricidad	10,300
Mano de obra directa	785
Costos variables	**203,208**
Mano de obra indirecta	29,455
Depreciación y amortización	34,231
Mantenimiento	16,198
Seguros e impuesto	2,885
Costos indirectos	82,769
Costos fijos	**208,855**
Costos totales	**412,063**
Costo producción almidón (USD/toneladas)	208.90
Costos producción almidón (USD/kg)	**0.208**
Precio de venta (USD/kg) (Junio del 2003)*	**0.30**
Ingressos por venta	552,803

* 10% menos que el precio del almidón de maíz.

La inversión inicial comprende la adquisición de todos los activos fijos y los gastos de supervisión o indirectos. Dentro de los fijos se encuentran las maquinarias y equipos, que están sujetos a depreciación y obsolescencia, y el terreno. En los de supervisión o indirectos, se encuentra la ingeniería del proyecto y la supervisión de la construcción.

De los activos fijos, el costo de maquinaria y equipo da un total de $114,267.00 USD. El costo de los equipos auxiliares incluye a los apagadores, contactos, lámparas, tuberías, protectores de carga e interruptores, dando un total de $10,147.00 USD. Del mobiliario y equipo auxiliar de oficina representa un monto de $15,218.00 USD. De la obra civil, se contempla el terreno, su preparación, la construcción de los edificios, los servicios auxiliares, recepción y embarque de materia prima y producto terminado, oficinas, estacionamiento, entre otros y se plantea un área de 572m². Los requerimientos de terreno son de acuerdo a lo determinado para la obra civil y multiplicándolo por cuatro, para así contar con el terreno necesario para la instalación de la planta y prever posibles ampliaciones a futuro (972m² × 4), la superficie de terreno requerida para esta propuesta es de: 3,388m², con un costo de $1.8 USD/m², dando un costo total de: $7,070 USD. El costo de construcción, de acuerdo a los costos de cada región o país, se considera en $91.00 por m² de construcción, dando un total de: 972m² × $91.00 = $88,364.00, obteniéndose un costo total de la obra civil: $95,432 USD.

La determinación del punto de equilibrio permite estudiar las relaciones entre los "costos de producción-capacidad de la planta-utilidad", en su representación gráfica se encuentra el punto de convergencia o "punto de equilibrio", que es la capacidad de producción de la planta a la cual no se tendrán ni pérdidas ni ganancias (Cuadro 11) (Baca, 2001; Peters & Thimmerhaus, 1981). Es la relación de los costos fijos con la diferencia entre las ventas netas menos los costos variables, por 100.

El costo del capital o Tasa Mínima Aceptable de Rendimiento (TMAR) se considera dentro del financiamiento del proyecto, y dependerá de la aportación del capital por los inversionistas y de créditos obtenidos por otras fuentes. La TMAR sin inflación es la tasa de ganancia anual que pueden obtener los inversionistas por llevar a cabo el proyecto; como no se considera la inflación, la TMAR es la tasa de crecimiento real de la empresa por arriba de la inflación, también es conocida como *premio al riesgo*, la cual refleja el riesgo que corre

CUADRO 11. Información de costos para la determinación del punto de equilibrio

Concepto	Monto (USD)
Materia prima	157,091
Insumos	35,031
Electricidad	10,300
Agua	785
Costos variables	**203,208**
Mano de obra directa	57,692
Mano de obra indirecta	29,455
Depreciación y amortización	34,231
Mantenimiento	16,198
Seguros e impuestos	2,885
Rentas	0
Gastos de ventas	10,655
Gastos de administración	17,345
Gastos financieros	40,395
Costos fijos	**208,855**
Costos totales	**412,063**
Ingresos	**552,803**
Punto de equilibrio (toneladas)	**940**

quién invierte en el proyecto de no obtener las ganancias pronosticadas y que eventualmente vaya a bancarrota. El valor asignado dependerá de tres parámetros: la estabilidad de la venta de productos similares, estabilidad de las condiciones macroeconómicas del país y de la competencia en el mercado. En el caso de México, dependerá de las tasas primarias de interés (Tasa de los Certificados de la Tesorería o CETES), que últimamente muestran una tendencia a la estabilidad en un solo dígito (6%). Finalmente la competencia en el mercado, donde existen algunas compañías que ofrecen el producto, se considera que vendría a satisfacer un mercado inicialmente pequeño, por lo que no habría una competencia fuerte que podría hacer que el almidón obtenido no se comercializara; tomando en cuenta este análisis, el riesgo se considera intermedio.

En el Cuadro 12 se observa el cálculo de los ingresos por ventas para los primeros cinco años en base a los pronósticos de producción que se han manejado para el proyecto.

Los resultados son estimados como el resultado de la operación prevista de la planta, con base en los presupuestos de ingresos y egresos, que reflejan la situación financiera que resultaría al final de los períodos anuales de operación de la planta. En los Cuadros 13 y 14, se presenta el estado de resultados considerando financiamiento de alguna institución crediticia o sin financiamiento, esto es cuando un industrial o un grupo aportan los recursos económicos para la inversión.

CUADRO 12. Presupuesto de ingresos por ventas

Año	Pronóstico de venta (toneladas)	Precio de venta (USD / toneladas)	Ingresos ventas / año (USD)
1	1,728	320	552,803
2	1,836	352	646,088
3	1,944	387	752,503
4	2,052	426	873,740
5	2,160	426	919,726

CUADRO 13. Estado de pérdidas y ganancias sin financiamiento

Años	0	1	2	3	4
Ventas (toneladas)	1,728	1,836	1,944	2,052	2,160
Ingresos / ventas	552,803	646,088	752,503	873,740	919,726
Costos de producción	343,668	373,797	406,448	441,817	480,114
Utilidad marginal	**209,135**	**272,291**	**346,055**	**833,574**	**439,612**
Costos generales	17,345	18,386	19,489	20,659	21,898
Utilidad bruta	**191,789**	**253,905**	**326,565**	**812,916**	**417,714**
I.S.R. 32 %	61,373	81,250	104,501	260,133	133,668
R.U.T 10 %	19,179	25,390	32,657	81,292	41,771
Utilidad neta	**111,238**	**147,265**	**189,408**	**471,491**	**242,274**
Depreciación y amortización	34,231	34,231	34,231	34,231	34,231
Flujo neto efectivo	**145,469**	**181,495**	**223,639**	**272,764**	**276,505**

CUADRO 14. Estados de resultados con financiamiento del 50% de activo fijo

Años	0	1	2	3	4
Ventas (toneladas)	1,728	1,836	1,944	2,052	2,160
Utilidad marginal	**209,135**	**272,291**	**346,055**	**833,574**	**439,612**
Costos financieros	444,340.21	444,340.21	398,480.20	338,368.15	259,217.83
Utilidad bruta	**191,789**	**253,905**	**326,565**	**812,916**	**812,916**
Utilidad neta	**111,238**	**147,265**	**189,408**	**471,491**	**471,491**
Depre. y amort.	3,112	3,112	3,112	3,112	3,112
Pago a principal	0	14,889.61	19,516.90	25,698.16	33,893.70
Flujo neto efectivo (CF)	**100,067**	**121,753**	**151,992**	**198,106**	**197,824**

V. EVALUACIÓN ECONÓMICA

En este momento el proyecto se encuentra en la fase final; una vez conocidas las utilidades probables del proyecto durante los primeros años de operación, es momento de demostrar que la inversión propuesta será económicamente rentable.

Para el cálculo del Valor Presente Neto (VPN) con flujos constantes y flujos inflados sin financiamiento, se tiene la inversión inicial en activo fijo que es de \$288,532 (Cuadro 13), la percepción esperada para el primer año es de \$145,468 y se tiene el valor de salvamento que es de \$171,156 al final del quinto año y con un valor de la TMAR que es del 22%, que es el % de la inflación más el premio al riesgo o interés por la inversión, con esto el calcula el VPN:

$$VPN = -288{,}532 + (145{,}468) \times \left(\frac{(1 + 0.22)^{5\text{-}1}}{0{,}1\,(1 + 0.22)^5} \right) + \left(\frac{171{,}156}{(1 + 0.22)^5} \right)$$

$$VPN = 191{,}363$$

Para el cálculo del VPN con flujos inflados sin financiamiento, y de acuerdo a las consideraciones anteriores se obtiene:

$$VPN = -288{,}532 + \frac{145{,}468}{(1 + 0.22)^1} + \frac{181{,}495}{(1 + 0.22)^2} + \frac{223{,}638}{(1 + 0.22)^3} + \frac{272{,}764}{(1 + 0.22)^4} + \frac{276{,}505}{(1 + 0.22)^5} + \frac{171{,}153}{(1 + 0.22)^5}$$

$$VPN = 397{,}608$$

Para el cálculo de la Tasa Interna de Rendimiento (TIR) con flujos constantes sin financiamiento, se obtiene:

$$288{,}532 = 145{,}468 \times \left(\frac{(1 + i)^{5\text{-}1}}{0{,}1\,(1 + i)^5} \right) - \left(\frac{171{,}153}{(1 + i)^5} \right)$$

$$TIR = 0.868\ (86.8\%)$$

Donde la "i" que satisface la ecuación es 0.868 o el 86.8%, que equivale a la TIR del proyecto y solamente corresponde al premio al riesgo, ya que con flujos constantes la inflación es cero.

Para el cálculo de la TIR con flujos inflados, se tiene que:

$$288{,}532 = \frac{145{,}468}{(1+i)^1} + \frac{181{,}495}{(1+i)^2} + \frac{223{,}638}{(1+i)^3} + \frac{272{,}764}{(1+i)^4} + \frac{276{,}505}{(1+i)^5} + \frac{171{,}153}{(1+i)^5}$$

TIR = 0.625 (62.5%)

La "i" que satisface la ecuación es **0.625** o **62.5%** y equivale a la TIR del proyecto.

La TMAR con el interés bancario se fija en el 28% (que incluye la inflación).

Para el cálculo del VPN y TIR con un financiamiento del 50% sobre el activo fijo, se toman en cuenta los flujos netos efectivos (FNE) del cuadro 18, una TMAR = 22%, por lo que el cálculo del VPN con financiamiento es:

$$\textbf{VPN} = -288{,}532 + \frac{100{,}066}{(1+i)^1} + \frac{121{,}752}{(1+i)^2} + \frac{151{,}992}{(1+i)^3} + \frac{198{,}105}{(1+i)^4} + \frac{197{,}824}{(1+i)^5} + \frac{171{,}153}{(1+i)^5}$$

VPN = 209,819

El cálculo de la TIR con financiamiento es como se muestra a continuación.

$$3{,}173{,}858 = \frac{100{,}066}{(1+i)^1} + \frac{121{,}752}{(1+i)^2} + \frac{151{,}992}{(1+i)^3} + \frac{198{,}105}{(1+i)^4} + \frac{197{,}824}{(1+i)^5} + \frac{171{,}153}{(1+i)^5}$$

TIR = 0.435 (43.5%)

Al final de este análisis económico se consideraron diferentes posibilidades, se tiene que el VPN resultó mayor que cero y la TIR del proyecto, cuando se considera financiamiento de alguna institución bancaria o crediticia o sin financiamiento, cuando un inversionista o industrial aporta el dinero, es mayor que la TMAR, por lo que en este momento se puede decir que el proyecto para la producción del almidón de plátano, instalando una pequeña planta con las consideraciones y apreciaciones sugeridas y tomadas en cuenta, resulta económicamente viable, debido a las ganancias que generaran y que para un inversionista es mejor que poner su dinero en la bolsa de valores o invertir en la compra de acciones de alguna empresa.

VI. CONCLUSIONES

El proceso de obtención de almidón a partir de plátano es factible técnicamente a escala planta piloto, con rendimiento promedio de 65% y una pureza mayor 95%.

El almidón obtenido reúne características fisicoquímicas y funcionales semejantes al obtenido a partir del maíz, por lo que se puede considerar adecuado para la industria en general.

El costo de producción de la obtención de almidón a partir de plátano está de manera competitiva con el obtenido a partir de maíz, por lo que puede competir en precios de venta.

Los costos empleados en general se han apegado los más posible a la realidad, por lo que se considera que el proyecto es viable tanto técnica como económicamente.

El análisis de la evaluación económica dio como resultado que el proyecto es rentable, ya que tanto el VPN es mayor que cero y la TIR mayor que la TMAR.

VII. RESUMEN

El almidón ha sido tradicionalmente utilizado en diversas industrias como la de alimentos, farmacéutica, textil, adhesivos y química en general, pero recientemente ha cobrado gran importancia por su utilización en el desarrollo de nuevos productos nutracéuticos, en la elaboración de películas y materiales biodegradables, así como materiales adsorbentes para el tratamiento de efluentes.

Tradicionalmente el almidón ha sido aislado de fuentes como el maíz, papa, yuca y arroz, pero debido a la gran demanda de este polisacárido, desde hace algunos años se están buscando fuentes alternativas para obtenerlo, las cuales por un lado sean mas económicas y por otro resulte un almidón con mejores propiedades, para desarrollar nuevas o mejores aplicaciones.

El plátano "macho" o "largo" (*Musa paradisiaca*), conocido en otros países de América Latina como plantain, en su estado verde o inmaduro presenta contenidos de almidón similares a las fuentes convencionales, por lo que en este trabajo se desarrolló un procedimiento a nivel de planta piloto y se llevó a cabo un estudio de prefactibilidad económica. A partir del proceso a escala planta piloto donde se obtuvo un 63-65% de rendimiento de almidón con una pureza del 95.5%.

En cuanto al análisis económico, de acuerdo a la materia prima disponible, se determinó que el tamaño de la planta será para procesar 30 toneladas al día. Una vez analizados los costos involucrados en el proceso, se obtuvo una Tasa Interna de Retorno (TIR) mayor que la Tasa Mínima Aceptable de Rendimiento (TMAR). Así como un Valor Presente Neto (VPN) mayor que cero, por lo que en estas condiciones el proyecto es viable económicamente.

VIII. REFERENCIAS BIBLIOGRÁFICAS

Alexander, R. J. (1999) Starches used in paper. *Cereal Foods World* **44**, 372-380.

Aparicio, S. A. (2001) Obtención de almidón de mango. Tesis de Licenciatura, Instituto Tecnológico de Acapulco, México.

ASERCA (1999) Dirección Regional de Apoyos y Servicios a la Comercialización Agropecuaria de Chiapas-Tabasco, al Distrito de Desarrollo Rural de la SAGARPA en Tapachula Chiapas y a la Asociación Agrícola de Productores de Plátano del Soconusco. *Claridades Agropecuarias*. México.

Baca, G. U. (2001) *Evaluación de Proyectos*. 4ª ed. Mc Graw Hill, México. 383p.

Bello-Pérez, L. A. & Paredes-López, O. (1999) El almidón, lo comemos pero no lo conocemos. *Ciencia* **50**(3), 29-33.

Bello-Pérez, L. A., Agama-Acevedo, E., Sáyago-Ayerdi, S., Moreno-Damián, E. & Figueroa, J. D. C. (2000) Some structural, physicochemical and functional studies of banana starches isolated from two varieties growing in Guerrero, Mexico. *Starch/Stärke* **52**, 68-73.

Bello-Pérez, L. A., Biliaderis, C. & Paredes-López, O. (2003) Traditional and novel starch sources - structural and functional studies: A review (en prensa).

Bergthaller, W., Witt, W. & Galdau, H. P. (1999) Potato starch technology. *Starch/ Stärke* **51**, 235-242.

Biliaderis, C. G. (1991) The structure and interactions of starch with food constituents. *Can. J. Physiol. Pharm.* **69**, 60-78.

Cámara Nacional del Maíz Industrializado (CaNaMI) (2003) Disponible en: http://www.cnmaiz.com.mx.

CFE (2002) Tarifa de media tensión de la región Sur. Disponible en: http://www.cfe.gob.mx/www2.

Chiang, B. H., Chu, W. C. & Chu, C. L. (1987) A pilot scale study for banana starch production. *Starch/Stärke* **39**, 5-8.

Flores-Gorozquiete, E., García-Suárez, F. J. L., Flores-Huicochea, E. & Bello-Pérez, L. A. (2004) Rendimiento del proceso de extracción de almidón a partir de frutos de plátano (*Musa paradisiaca* L.). Estudio en Planta Piloto. *Acta Cient. Venez.* **55**(1), 86-90.

González-Reyes, E. (2002) Caracterización química y funcional del almidón obtenido a partir de *Okenia hypogaea*. Tesis de Maestría, CeProBi-IPN.

Guilbot, A. & Mercier, C. (1985) Starch. In *the Polysaccharides*. ed. O. Aspinall, pp. 209-282. Academic Press, New York.

Guzmán-Maldonado, H., Paredes-López, O. & Domínguez, J. (1992) Optimization of an enzymatic procedure for the hydrolytic depolimerization of starch by response surface methodology. *Lebensm.-Wiss. Technol.* **26**, 28-32.

Guzmán-Maldonado, H. & Paredes-López, O. (1995) Amylolytic enzymes and products derived form starch: A review. *Crit. Rev. Food Sci. Nutri.* **35**, 373-403.

Instituto Nacional de Estadística, Geografía e Informática (INEGI) (1997) VII Censo Agropecuario: Cultivo Perénes de México: Plátano. pp. 293-297.

Instituto Nacional de Estadística, Geografía e Informática (INEGI) (1999) XV Censo Industrial. Censos Económico. Industrias Manufactureras Subsector 31. – Producción de Alimentos, Bebidas y Tabaco: Productos y Materias Primas. 139p.

Lewandowicz, G., Jankowski, T. & Fornal, J. (2000) Effect of microwave radiation on physicochemical properties and structure of cereal starches. *Carbohydrate Polymers* **42**, 193-199.

Marchal, L. (1997) Enzymatic starch conversion: Starches & Hydrolyzates: A Worldwide Review of Manufacturers & Production. Prairie Village, USA.

Norma Oficial Mexicana (NMX-F-382-1986) (1986) Almidón o fécula de maíz. SECOFIN. México.

Pérez-Sira, E. (1997) Characterization of starch isolated from plantain (*Musa paradisiaca normalis*). *Starch/Stärke* **49**, 45-46.

Peters, M. S. & Timmerhaus, K. D. (1981) Plant design and economical engineers. McGraw-Hill. Tokyo, Japan. 973p.

SAGARPA (2001) La producción de plátano en México, alcances y perspectivas. Revista *Claridades agropecuarias*. Disponible en: http://www.infoagro.com/frutas/frutas-tropicales/platanos.asp.

SAGPYA (2001) Proceso para la obtención de almidón de maíz. Disponible en: http://www.sagpya.mecon.gov.ar/agricu/publicaciones/aceite/proindus.html.

Salario Mínimo por Zona Económica. Zona C. (2003) Disponible en: http://www.yucatanindustrial-parks.com/Prof_minesp.html.

Sánchez-Hernández, L. (1999) Desarrollo de un procedimiento tecnológico para la producción de maltodextrinas a partir de almidón de plátano. Tesis de Licenciatura, Instituto Tecnológico de Acapulco, México.

Sánchez-Hernández, L. (2001) Aislamiento y caracterización química y funcional del almidón de *Okenia hypogaea*. Tesis de Maestría, CeProBi-IPN, México.

Serna-Saldivar, S. O. (1997) Refinación de almidón y producción de jarabes glucosados a partir de sorgo y maíz. Disponible en: http://www.mty.itesm.mx/die/ddre/transferencia/Transferencia42/eli-01.html.

Stark, D. M., Timmerman, K. P., Preiss, J. & Kishore, G. M. (1992) Regulation of the amount of starch in plant tissues by ADP glucose pyrophosphorylase. *Science* **258**, 287-292.

Wang, L. Z. & White, P. J. (1994) Structure and properties of amylose, amylopectin, and intermediate materials of oat starches. *Cereal Chemistry* **71**, 263-268.

CAPÍTULO 20

ALMIDONES MODIFICADOS DE TUBÉRCULOS TROPICALES. EXPERIENCIA DE VENEZUELA

Elevina E. Pérez Sira[1]
Emperatriz Pacheco de Delahaye[2]

I. INTRODUCCIÓN
1. PRINCIPIOS FÍSICOS DE MODIFICACIÓN DE ALMIDÓN
2. PRINCIPIOS QUÍMICOS DE MODIFICACIÓN DE ALMIDÓN
3. MODIFICACIÓN DE ALMIDONES DE TUBÉRCULOS

II. METODOLOGÍA UTILIZADA
1. MÉTODOS DE EXTRACCIÓN Y PURIFICACIÓN DE LOS ALMIDONES
2. MÉTODOS DE MODIFICACIÓN
    2.1. MODIFICACIÓN POR MICROONDAS
    2.2. MODIFICACIÓN POR DESHIDRATACIÓN CON DOBLE TAMBOR
    2.3. MODIFICACIÓN POR PIRODEXTRINIZACIÓN
    2.4. MODIFICACIÓN POR FOSFATACIÓN CON SALES INORGÁNICAS
3. MÉTODOS ANALÍTICOS

III. RESULTADOS

IV. CONCLUSIONES

V. REFERENCIAS BIBLIOGRÁFICAS

---

[1] *Instituto de Ciencia y Tecnología de Alimentos, Facultad de Ciencias, Universidad Central de Venezuela*
[2] *Instituto de Química, Facultad de Agronomía, Universidad Central de Venezuela*
E-mail: perezee@hotmail.com Teléfono +58-212.753.4403

I. INTRODUCCIÓN

Las raíces y tubérculos de plantas tropicales tales como: *Manihot*, *Canna*, *Maranta*, aroides, *Ipomoea* y *Dioscorea* son utilizadas como fuente alimenticia por las poblaciones del trópico, estas plantas están bien adaptadas a las condiciones agroclimáticas tropicales lo que permite su crecimiento en abundancia, sin embargo su cosecha se realiza de manera artesanal. Estos cultivos son eficientes y suministran las calorías esenciales en esas regiones, por lo que han sido considerados como la "quintaesencia" de los cultivos de subsistencia (FAO, 1998). Existen otros cultivos que también desarrollan raíces y tubérculos comestibles, que aún no han sido explotados y que se cultivan artesanalmente o crecen como plantas silvestres en las zonas andinas (Espinosa, 1997; Pérez et al., 1998a; Pérez et al., 1998b).

Se ha dado mayor énfasis a la investigación con relación a las propiedades genéticas y agronómicas de los cultivos tropicales, pero poco se ha estudiado sobre darles valor agregado; por ejemplo, la extracción de almidón, aspecto de importancia para su competitividad a escala internacional (Satín, 1999). Existe un alto potencial para el uso comercial y lucrativo de los almidones tropicales, sin embargo es necesario realizar una mayor investigación de sus propiedades funcionales y desarrollar nuevos tipos de productos para explotarlos apropiadamente (Pérez et al., 1998a; Pérez et al., 1998b; Cock, 1999; Satín, 1999).

La producción de almidones es una de las actividades agroindustriales más importantes en el ámbito mundial, su aplicación no solo se extiende a la industria de alimentos, sino también a otras industrias tales como textil, papel, fármacos, petróleo, etc. En la industria de alimentos el almidón es importante porque ofrece una amplia gama de propiedades funcionales que determinan la calidad del producto final (Pérez et al., 1999).

El sistema agrotecnológico de producción de almidones ya ha sido implementado por la industria internacional; esto significa que, si los almidones elaborados a partir de fuentes no convencionales no mantienen un nivel de calidad, funcionalidad y seguridad, ellos simplemente no sobrevivirán a ese mercado competitivo (Satín, 1999). Es necesario, por lo tanto, realizar investigación en la búsqueda de aquellas características que hacen al producto más conveniente para su procesamiento y distribución, realzando las propiedades físicas, químicas y funcionales según las necesidades del mercado (Cock, 1999; Satín, 1999). Por otro lado, para aquellos almidones que no tengan las características funcionales deseadas, se deberá hacer un esfuerzo adicional para darles valor agregado, de manera que puedan competir internacionalmente (Satín, 1999). El mercado a largo plazo requiere de una constante provisión del rubro, precios formales y calidad. Como las harinas y almidones obtenidos a partir de cultivos tropicales son productos pioneros y el mercado es difícil de convencer, los criterios anteriores deberán ser asegurados para lograr ganar este mercado. Asimismo, se necesita tiempo para chequear la respuesta de calidad de los productos a largo plazo (Cock, 1999).

Una vez que los factores antes mencionados hayan sido superados, la consideración más crítica es la elaboración del almidón modificado. En efecto, la pregunta que surge es ¿cómo se deberá elaborar el almidón? Esta elaboración debe enfocarse de manera que las características funcionales del almidón, se adecuen a una aplicación particular (Pérez, 1994; Thomas & Atwell, 1999; Satín, 1999).

Según el artículo de la FAO divulgado en su revista *Agriculture* del 21 de Octubre de 1998, titulado: "Los almidones tropicales no llegan al mercado" (FAO, 1998), solo un 12% de la investigación publicada sobre las diferentes fuentes amiláceas corresponden a almidones de tubérculos y raíces. Al realizar una revisión bibliográfica en un periodo de diez años, se pudo constatar que el almidón más estudiado, después de los almidones de papa y yuca, es el almidón de batata (Madhusudhan et al., 1992; García & Railegh, 1998; Ishiguro et al., 2000). Dentro de los almidones no convencionales estudiados, destacan las investigaciones realizadas por Valetudie et al. (1995), quienes determinaron la dinámica de gelatinización de almidones de tania y ñame por colorimetría de barrido diferencial (DSC) y microscopía electrónica de barrido (SEM); Lauzón et al. (1995) y Shirashi et al. (1995) estudiaron las propiedades fisicoquímicas de almidones extraídos de dos tipos de ocumo criollo (*cocoyam*) rojo y blanco, usando batata (*sweet potato*) como control; Wang et al. (1997) evaluaron las características del almidón extraído de taro de diferentes géneros; Pérez et al. (1997) caracterizaron las propiedades de almidones extraídos de los rizomas de sagú (*Canna edulis* Kerr) y zulú (*Maranta* sp.); Pérez et al. (1998a) y Pérez et al. (1998b) evaluaron los perfiles de gelatinización de los almidones de yuca, sagú, zulú, cocoyam, papa y apio (*Arracacia xanthorrhiza*), usando el calorímetro de barrido diferencial (DSC); Gebre & Schmidt (1998) reportaron las propiedades fisicoquímicas del almidón extraído de *Dioscorea* (ñame) cultivado en Etiopía; Farhat et al.

(1999) compararon las propiedades funcionales de los almidones extraídos de ñames cultivados en el este de África; Yu et al. (1999) estudiaron las propiedades fisicoquímicas del almidón de ñame (*Dioscorea alata*); Hoover (2001) realizó una revisión sobre la composición molecular, estructura, y propiedades fisicoquímicas de los almidones de raíces y tubérculos; Chiun-Chuang et al. (2001) estudiaron la composición del mucílago de taro y su efecto sobre las propiedades fisicoquímicas del almidón y la harina, así como los cambios en la composición y las propiedades fisicoquímicas del almidón durante el crecimiento del taro; Afoakwa & Sefa Dedeh (2002) analizaron y estudiaron las propiedades reológicas de almidón de ñame (*Dioscorea dumetorum*), después de la cosecha; Tovar et al. (2002) demostraron que la formación de almidón resistente no es paralela a la tendencia de sinéresis en geles de diferentes almidones; los autores evaluaron almidones de *Arracacia xanthorrhiza* B y *Lens culinaris*; Laurentín et al. (2003) prepararon pirodextrinas indigeribles de diferentes tipos de almidón, entre ellos, almidones de *Lens esculenta*, *Xanthosoma sagittifolium* y *Canna edulis*; Castillo & Castillo (2004) estudiaron los plastidios y almidones en aráceas comestibles de Venezuela, tales como: *Xanthosoma* sp., *Colocasia* sp., y *Dracontium* sp.; Schulz (2004) señala el contenido de amilosa del almidón de 13 cultivares de *Xanthosoma sagittifolium* cultivados en Venezuela; Pérez & Lares (2004) caracterizaron y compararon algunas propiedades de almidón aislado de *Xanthosoma sagittifolium* y *Colocasia esculenta*.

Los almidones nativos de cada planta presentan propiedades únicas y en lo posible estas características inherentes son explotadas por la industria de alimentos para necesidades específicas. Los almidones nativos, sin embargo, carecen de versatilidad para funcionar adecuadamente en los productos alimenticios, corrientemente encontrados en el mercado. Debido a que los almidones nativos presentan ciertas limitaciones de uso, tales como su intolerancia a un amplio rango de técnicas de procesamiento, manejo durante la distribución, almacenamiento y condiciones finales de preparación del alimento (Slattery et al., 2000), los almidones modificados han adquirido una importancia relevante para la industria, no solo de alimentos, sino también de otras (papel, textil, fármacos) (Rogols, 1986; Wurzburg, 1986). Aunque los almidones nativos han sido el pilar fundamental de estudio para los científicos de alimentos por muchos años, los almidones modificados presentan ilimitados aspectos a ser investigados. A medida que son desarrollados nuevos alimentos, se requieren nuevas modificaciones y nuevas técnicas para aplicar estas modificaciones (Rogols, 1986).

Se puede definir almidón modificado como cualquier producto derivado del almidón cuya preparación involucre la modificación de una o más propiedades del mismo, por la incorporación de un componente ajeno a su estructura básica (CFR, 1995). Rogols (1986) señala que la modificación de almidones nativos involucra un cambio en la forma física, una degradación controlada y/o la introducción de un grupo químico.

Según Thomas & Atwell (1999), los almidones se pueden modificar por las siguientes razones: 1. ellos proveen atributos funcionales a los productos donde son usados que no le son conferidos por los almidones nativos; 2. los almidones son abundantes y fácilmente disponibles; 3. por último son más económicos que las gomas. Los almidones pueden ser modificados por diferentes vías, bien sea físicas, químicas y biológicas (Rogols, 1986; Wurzburg, 1986; Whistler & BeMiller, 1997; Thomas & Atwell, 1999). Sin embargo, en la industria de alimentos los principales esquemas de modificación de almidones están fundamentados solo en los principios físicos y químicos.

1. PRINCIPIOS FÍSICOS DE MODIFICACIÓN DE ALMIDÓN

A través de la modificación física, se obtienen importantes propiedades funcionales en los almidones, lo que ha inducido a nuevas aplicaciones industriales de estos polímeros (Tovar et al., 1999). Para la producción de muchos almidones modificados, llamados pregeles o almidones instantáneos, el manufacturador de alimentos utiliza técnicas de procesamiento que gelatinizan el almidón y luego lo recuperan como un producto deshidratado. Los métodos de pregelatinización incluyen: *drum dryer* o deshidratación por tambor, *spray dryer* o rociado, extrusión, irradiación (gamma y microondas), pirodextrinización y acomplejamiento físico de la proteína, grasa y fosfatos con los gránulos (Thomas & Atwell, 1999). Estos métodos se fundamentan en el uso de calor seco o húmedo, con o sin acomplejamiento, a fin de producir cambios en los diferentes niveles de organización estructural del almidón (molecular, cristalino y granular), que modifiquen sus propiedades funcionales (Pérez, 1994; Pérez, 2000).

Pocos trabajos se han reportado en relación a la modificación del almidón por microondas; entre ellos se pueden mencionar los trabajos de Pérez (1994), en el cual se modificaron por irradiación microondas almidones de cereales (maíz, arroz, trigo y amaranto), leguminosas (lentejas y canavalia), raíces y tubérculos (yuca, zulú y sagú). Melito et al. (1998) elaboraron almidón resistente a partir de leguminosas, usando microondas. Lewandowicz et al. (2000), usando irradiación microondas, prepararon un almidón de papa fosfatado de grado alimenticio. Estos investigadores compararon el calentamiento convencional usado en la metodología para obtener almidón fosfatado y la irradiación microondas, encontrando que es factible y fácil de usar, pero induce a un cierto grado de degradación del almidón que debe ser mejorada. González & Pérez (2003) evaluaron las propiedades fisicoquímicas y funcionales de almidón de yuca pregelatinizado y calentado con microondas.

2. PRINCIPIOS QUÍMICOS DE MODIFICACIÓN DE ALMIDÓN

El tipo más común de modificación de almidón en los Estados Unidos es el tratamiento del almidón nativo con pequeñas cantidades de reactivos químicos aprobados por el Code of Federal Regulations (CFR, 1995). La modificación química cambia las propiedades funcionales del almidón. La química envuelta en este proceso es bien directa y envuelve primariamente reacciones asociadas con los grupos hidroxilos del polímero de almidón. Una cantidad significativa de los almidones comerciales es modificada por enlaces cruzados o reacciones de sustitución. Estos almidones se pueden obtener aplicando estos procesos separadamente o en combinación (Thomas & Atwell, 1999). La derivación vía formación de éter o éster (el tipo de modificación mas comúnmente usado es de enlaces cruzados), la oxidación de los grupos carbonilos o carboxílicos y la hidrólisis de los enlaces glucosídicos son algunos de los principales mecanismos de la modificación química (Rogols, 1986; Wurzburg, 1986; Thomas & Atwell, 1999).

La modificación química generalmente se realiza en un medio acuoso. Una suspensión de almidón, usualmente de 30-40% de sólidos, se trata con el reactivo químico bajo condiciones apropiadas de agitación, temperatura y pH. Cuando la reacción se completa, el almidón se lleva al pH deseado con un agente neutralizante, se purifica por subsecuentes lavados con agua y se seca hasta obtener el almidón deshidratado. La modificación del almidón generalmente es expresada por el grado de substitución (DS), que representa el grado en que el grupo sustituyente (por ejemplo, acetato o fosfato) reacciona con el grupo hidroxilo de la unidad de D-glucopiranosil. La sustitución molar (MS) se utiliza cuando el grupo sustituyente puede reaccionar con el reactivo para formar un sustituyente polimérico (Thomas & Atwell, 1999). Según estos autores, las modificaciones químicas pueden ser: monofuncionales (uso de anhídrido acético, enlaces éter, éster y óxido de propileno); polifuncionales (usando oxicloruro de fósforo, grupos éster, grupos éter y epiclorhidrina); doble derivación (usando como ejemplo anhídrido acético más oxicloruro de fósforo); oxidativas (oxidación con hipoclorito de sodio por formación de grupos carboxilos y carbonilos a expensas del OH); hidrolíticas (hidrólisis ácidas para el acortamiento de las cadenas).

Según Wurzburg (1986) y Thomas & Atwell (1999), las modificaciones químicas se dividen en: métodos de derivación (entrecruzamiento, estabilización y adición de grupos funcionales) y métodos de conversión (hidrólisis, oxidación, dextrinización y conversión enzimática).

Entre los más recientes estudios publicados sobre modificación química de almidones realizados en Venezuela en el área de almidones se encuentran los de Pérez (1996) y Pérez (2000), que estudiaron la producción de almidón modificado por métodos químicos sobre diferentes fuentes de almidones, tanto convencionales como no convencionales y evaluaron la correlación entre la concentración de fósforo y amilosa sobre los perfiles de gelatinización de los almidones extraídos de aroides y batata (*Ipomoea*). Matos & Pérez (2003) estudiaron la morfometría de los almidones de yuca, modificados por métodos químicos usando técnicas de microscopia electrónica de barrido (SEM) y Rayos X. Laurentín et al. (2003) produjeron pirodextrinas indigeribles de varios tipos de almidón, entre ellos de raíces tropicales. También se pueden mencionar los más recientes trabajos relacionados con almidones modificados extraídos de plantas tropicales en el área internacional, los de Raja & Prasanna-Sindhu (2000), quienes estudiaron el almidón extraído de arrowroot (*Maranta arundinacea*) tratado con vapor. Gunaratne & Hoover (2002) estudiaron el efecto del tratamiento con calor húmedo sobre la estructura y propiedades fisicoquímicas del almidón extraído de raíces y tubérculos. Takizawa et al. (2004) caracterizaron los almidones tropicales modificados con permanganato de potasio y ácido láctico.

3. MODIFICACIÓN DE ALMIDONES DE TUBÉRCULOS

A fin de medir el efecto del proceso de modificación sobre la composición química y propiedades funcionales de los almidones extraídos de algunas plantas tropicales, en el presente estudio se evaluó el efecto de la pirodextrinización, formación de enlaces cruzados, irradiación microondas y deshidratación con doble tambor, sobre las propiedades químicas, fisicoquímicas, reológicas y funcionales de almidones extraídos de los órganos de almacenamiento (tubérculos) de *Colocasia esculenta, Ipomoea batatas* y *Xanthosoma sagittifolium*, comparándolos con los almidones nativos respectivos de cada uno, usados como control.

II. METODOLOGÍA UTILIZADA

1. MÉTODOS DE EXTRACCIÓN Y PURIFICACIÓN DE LOS ALMIDONES

Los almidones se aislaron y purificaron de la parte comestible de cada tubérculo siguiendo el procedimiento reportado por Pérez et al. (1998a).

2. MÉTODOS DE MODIFICACIÓN

Los almidones aislados de la parte comestible de los tres tubérculos se modificaron por: 1) irradiación microondas según los parámetros descritos por Goebel et al. (1984) y Pérez (1996); 2) la deshidratación con doble tambor, siguiendo los parámetros descritos por Doublier et al. (1986) y Pérez (1996); 3) la modificación por pirodextrinización, realizada según el método descrito por Fisher et al. (1968); y 4) la modificación por fosfatación con sales inorgánicas, según metodología descrita por Whistler (1964).

2.1 MODIFICACIÓN POR MICROONDAS

La muestra del almidón nativo, con una granulometría de 60mesh, fue colocada en una bolsa de polietileno y acondicionada a 25% de humedad. La bolsa con la muestra se colocó en el horno microonda con la termocupla introducida en el interior de la bolsa, el almidón se irradió a una temperatura de 85°C (650Watt, 50% power) por 10 minutos. El almidón modificado fue almacenado en la misma bolsa plástica con cierre hermético para ser analizado posteriormente.

2.2. MODIFICACIÓN POR DESHIDRATACIÓN CON DOBLE TAMBOR

La muestra fue acondicionada con agua para formar una suspensión de almidón en una relación agua:almidón de 3:1. El deshidratador de doble tambor fue alimentado con la suspensión de almidón a una velocidad de tambor de 9rpm y una presión de vapor de 60psi, lo que equivale a 152,2°C (306°F). Las láminas de almidón obtenidas se pulverizaron hasta 60mesh, usando un molino de martillo y se empacaron en bolsas de polietileno con cierre hermético para ser analizado posteriormente.

2.3. MODIFICACIÓN POR PIRODEXTRINIZACIÓN

La muestra de almidón fue rociada con 7,5ml de HCl 2,2N y mezclada totalmente en un mortero, se dejó en reposo durante la noche. Trascurrido este tiempo, se colocó en la estufa a 140°C por 3h. El almidón modificado fue almacenado en bolsas plásticas con cierre hermético para ser analizado posteriormente.

2.4. MODIFICACIÓN POR FOSFATACIÓN CON SALES INORGÁNICAS

La muestra fue tratada con tripolifosfato de sodio (TPFS) en calor seco. El almidón modificado fue lavado y centrifugado varias veces y secado en estufa a 40°C durante 24 horas. El almidón modificado fue almacenado en bolsas plásticas con cierre hermético para ser analizado posteriormente.

3. MÉTODOS ANALÍTICOS

Tanto los almidones nativos como los modificados de cada uno de los tubérculos fueron analizados en sus características químicas, físicas, fisicoquímicas y morfométricas y sus propiedades reológicas y funcionales, siguiendo las metodologías descritas en la AACC (2000), AAOC (1998) y Whistler (1964).

III. RESULTADOS

Los Cuadros 1, 2 y 3 muestran el efecto del proceso de modificación sobre la composición química de los almidones extraídos de la parte comestible de *Colocasia esculenta, Ipomoea batatas* y *Xanthosoma sagittifolium*, respectivamente.

El valor de contenido de humedad expresado en porcentaje, disminuyó por efecto de la modificación al compararlos con sus respectivos controles (almidones nativos). Sin embargo, el efecto más drástico se observó en el almidón modificado por deshidratación con doble tambor. Asimismo, el contenido de humedad de todos los almidones cae dentro del rango de valores de humedad que generalmente se usan para un almacenamiento estable y seguro y que son típicos de los productos deshidratados (Swinkels, 1985 apud Pérez, 2000).

El contenido de proteína cruda también fue afectado por el proceso de modificación aplicado, pero en función al tipo de almidón. El contenido de proteína cruda en el almidón de *Colacasia esculenta* (Cuadro 1) disminuyó mas drásticamente cuando se aplicaron los procesos de modificación por pirodextrinización y fosfatación. Cuando se observa el Cuadro 2, además de los dos procesos de modificación mencionados anteriormente como causantes de la disminución de la proteína cruda, se adiciona el proceso de modificación por deshidratación con doble tambor como causante de la disminución del contenido de proteína

CUADRO 1. Efecto del tratamiento de modificación sobre la composición química porcentual (p/p) y en base seca (bs) de los almidones nativos y modificados de ocumo chino (*Colocasia esculenta*)

Parámetros	Nativo	Pirodextrinizado	Microondas	Deshidratado doble tambor	Fosfatado
Humedad	8,77a	7,80a	8,11a	3,79	7,99a
Proteína cruda	0,53a	0,17b	0,47a	0,50a	0,35c
Materia grasa	0,27a	0,25a	0,26a	0,23b	0,23b
Ceniza	0,34a	0,33a	0,32a	0,34a	5,26b
Azúcares tot.	0,04a	0,10b	0,04a	0,05c	0,03a
Azúcares red.	0,02a	0,09b	0,02a	0,01c	0,01c
Azúc. no red.	0,02a	0,01a	0,02a	0,04b	0,02a
Pureza	98,82a	99,15a	98,92a	98,88a	94,0b
Amilosa	16,30a	23,42b	30,45c	16,89a	18,75d
Amilopectina	83,70a	76,58b	69,55c	83,11a	81,25d
A/AP	0,19a	0,31b	0,44c	0,20a	0,20a
Fósforo	0,02a	0,02a	0,02a	0,02a	0,42b
GS	ND	ND	ND	ND	0,02

GS: Grado de sustitución en la fosforilación. **ND:** No determinado. Los valores promedios con la misma letra no son significativamente diferentes. Análisis de varianza y rango múltiple ($\alpha \leq 0{,}01$); n=3.

CUADRO 2. Efecto del tratamiento de modificación sobre la composición química porcentual (p/p) en base seca (bs) de los almidones nativos y modificados de batata (*Ipomoea batatas)*

Parámetros	Nativo	Pirodextrinizado	Microondas	Deshidratado doble tambor	Fosfatado
Humedad	10,31a	7,91b	10,18a	2,44c	8,39d
Proteína cruda	0,20a	0,16b	0,20a	0,15b	0,13c
Materia grasa	0,07a	0,12b	0,09a	0,11b	0,08a
Ceniza	0,39a	0,33a	0,29a	0,35a	4,92b
Azúcares tot.	0,08a	0,15b	0,07a	0,06c	0,04d
Azúcares red.	0,02a	0,13b	0,02a	0,03a	0,01a
Azúc. no red.	0,06a	0,02b	0,05a	0,03b	0,03b
Pureza	99,25a	99,23a	99,35a	96,89b	94,81c
Amilosa	16,40a	22,16b	33,99c	31,89c	18,43d
Amilopectina	83,6a	77,84b	66,01c	68,11c	81,57a
A/AP	0,20a	0,28b	0,51c	0,47d	0,23a
Fósforo	0,03a	0,03a	0,03a	0,02a	0,26b
GS	ND	ND	ND	ND	0,01

GS: Grado de sustitución en la fosforilacion. **ND:** No determinado. Los valores promedios con la misma letra no son significativamente diferentes. Análisis de varianza y rango múltiple ($\alpha \le 0,01$); n=3.

en el almidón extraído de *Ipomoea batatas*. El contenido de proteína cruda del almidón de *Xanthosoma sagittifolium* solo se vio afectado por el proceso de modificación por fosfatación. Como conclusión se puede inferir que el efecto en el contenido de proteína cruda es debido a la aplicación de un tratamiento térmico drástico, ya que la disminución fue más pronunciada en aquellos procesos de modificación donde se aplicó calor seco a altas temperaturas; por ejemplo, pirodextrinización (140°C) y fosfatación (155°C).

La materia grasa no fue afectada en los almidones extraídos de *Colocasia esculenta* e *Ipomoea batatas* (Cuadro 1 y 2) pero en el almidón de *Xanthosoma sagittifolium* (Cuadro 3), el contenido de materia grasa disminuyó ligeramente por efecto del tratamiento de modificación. Este evento podría explicarse en función del posible efecto que los tratamientos pueden tener sobre la polaridad o tal vez sobre los enlaces entre la grasa presente en este tipo de almidón, con sus componentes amiláceos u otro componente del mismo. Por lo que la materia grasa sería menos extraíble por los solventes orgánicos utilizados en el método de cuantificación.

El contenido de amilosa aumentó significativamente en los tres tipos de almidón por efecto del tratamiento de modificación (Cuadros 1, 2 y 3). El efecto del tratamiento se reflejó en la producción de reacciones de hidrólisis y despolimerización de la estructura de la amilopectina, lo que produjo un aumento en el el contenido de amilosa.

CUADRO 3. Efecto del tratamiento de modificación sobre la composición química en base seca, porcentual (p/p) en base seca (bs) de los almidones nativos y modificados de ocumo criollo (*Xanthosoma sagittifolium*)

Parámetros	Nativo	Pirodextrinizado	Microondas	Deshidratado doble tambor	Fosfatado
Humedad	10,62a	8,60b	9,26b	4,57c	8,65b
Proteína cruda	0,56a	0,43b	0,47b	0,42b	0,23c
Materia grasa	0,21a	0,10b	0,13c	0,18d	0,15c
Ceniza	0,32a	0,28a	0,20b	0,35a	4,75c
Azúcares tot.	0,08a	0,16b	0,04c	0,07a	0,04c
Azúcares red.	0,06a	0,14b	0,02c	0,03c	0,01c
Azúc. no red.	0,02a	0,02a	0,02a	0,04b	0,03b
Pureza	98,84a	99,02a	99,16a	98,98a	94,82b
Amilosa	16,64a	23,88b	28,12c	35,38d	18,68a
Amilopectina	83,36a	76,12b	71,88c	64,62d	81,32a
A/AP	0,20a	0,32b	0,39c	0,55d	0,23a
Fósforo	0,03a	0,03a	0,02a	0,03a	0,32b
GS	ND	ND	ND	ND	0,02

GS: Grado de sustitución en la fosforilación. **ND:** No determinado. Los valores promedios con la misma letra no son significativamente diferentes. Análisis de varianza y rango múltiple ($\alpha \leq 0,01$); n=3.

Los azúcares totales, más reflejados en los azúcares reductores, aumentaron significativamente en los tres tipos de almidón (Cuadros 1, 2 y 3) por efecto del tratamiento por pirodextrinización. El uso de calor seco (140°C) y ácido en este tratamiento de modificación induce al proceso de hidrólisis con la consecuente formación de azúcares del tipo mono, di y oligosacáridos reductores.

Los contenidos de ceniza y fósforo solo se vieron afectados (aumentaron) por el efecto del tratamiento de fosfatación (Cuadros 1, 2 y 3). Esto es obvio y es debido a la adición del reactivo tripolifosfato de sodio, con el objeto de lograr la formación de grupos mono y bifuncionales.

Las Figuras 1, 2 y 3 muestran el efecto del proceso de modificación sobre la digestibilidad *in vitro* del almidón de los tubérculos. Como se observa en las figuras, existe un aumento de la digestibilidad en el siguiente orden: gelatinizado > microondas > pirodextrinizado > nativo.

En el caso de los almidones de X*anthosoma sagittifolium* e *Ipomoea batatas* modificados por irradiación microondas, la curva de amilólisis muestra dos *plateau*, lo cual no fue observado en los otros; por lo que se podrían asumir diferencias estructurales en los almidones. El proceso de fosfatación también altera la digestibilidad y esto es producto de la presencia de los grupos mono o bifuncionales formados en este proceso, que impiden el ataque enzimático. Así mismo, se observan diferencias varietales en la sensibilidad al ataque enzimático. En la Figura 2, se observa cierta dificultad para que la enzima digiera el almidón en los primeros 60 minutos y este efecto es menos conspicuo en el almidón fosfatado de *Ipomoea batatas*.

En general, se considera que la cocción en los almidones mejora la tasa de amilólisis, porque el proceso de gelatinización permite un ataque más rápido de las enzimas digestivas (Thomas & Atwell, 1999). Laurentín et al. (2003) señalan que la pirodextrinización en almidones de yuca y sorgo incrementó notablemente la velocidad de la amilólisis con respecto al almidón nativo.

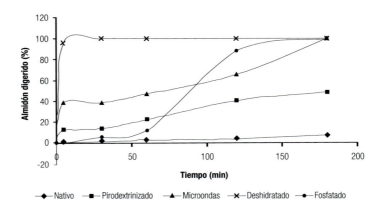

FIGURA 1. Efecto del tratamiento de modificación química y física sobre la tasa de amilólisis *in vitro* del almidón extraído de *Colocasia esculenta*.

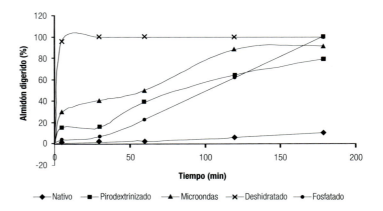

FIGURA 2. Efecto del tratamiento de modificación química y física sobre la tasa de amilólisis *in vitro* del almidón extraído de *Ipomoea batatas*.

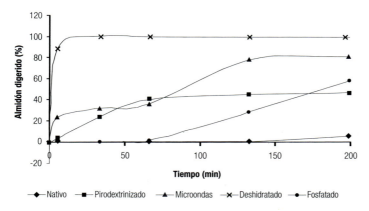

FIGURA 3 Efecto del tratamiento de modificación química y física sobre la tasa de amilólisis *in vitro* del almidón extraído de *Xanthosoma sagittifolium*.

Los valores de pH muestran diferencias por efecto de los tratamientos de pirodextrinización (disminución por el uso de ácido) y fosfatación (aumento por efecto de la neutralización) en los tres tipos de almidón analizados (Cuadros 4, 5 y 6).

La acidez titulable aumentó por efecto de la pirodextrinización y deshidratación con doble tambor en los almidones de *Colocasia esculenta* e *Ipomoea batatas*. Los valores de acidez titulable solo se vieron afectados (aumento) en el almidón de *Xanthosoma sagittifolium* debido al tratamiento de pirodextrinización.

CUADRO 4. Efecto el tratamiento de modificación sobre las propiedades físicas del almidón extraído de ocumo chino (*Colocasia esculenta*)

Parámetros	Nativo	Pirodextrinizado	Microondas	Deshidratado doble tambor	Fosfatado
pH	5,0a	3,7b	5,0a	5,4a	7,0c
Acidez[1]	0,029a	0,095b	0,030a	0,067b	ND
Densidad[2]	1,519a	1,673b	1,356c	0,879d	1,353c
Color L	91,11a	89,87b	90,15a	80,46c	84,62d
A	1,81a	0,44b	2,33c	1,12d	0,77e
b	2,50a	5,31b	2,95a	9,32c	7,02d
ΔE	4,59a	5,74a	5,72a	15,95b	11,04c
Consistencia[3]	107,67a	120,00b	122,0b	111,0c	124,0d

1: Acidez titulable (%); 2: Densidad relativa (g/ml; 30°C); 3: Consistencia (mm). ND: No determinado. Los valores promedios con la misma letra no son significativamente diferentes. Análisis de varianza y rango múltiple ($\alpha \leq 0,01$); n=3.

CUADRO 5. Efecto del tratamiento de modificación sobre las propiedades físicas del almidón extraído de batata (*Ipomoea batatas*)

Parámetros	Nativo	Pirodextrinizado	Microondas	Deshidratado doble tambor	Fosfatado
pH	5,5a	3,5b	5,5a	5,5a	7,0c
Acidez[1]	0,045a	0,099b	0,042a	0,052c	ND
Densidad[2]	1,53a	1,35b	1,50a	0,80c	1,07d
Color L	92,36a	90,47b	92,14a	87,23c	87,00c
A	0,77a	0,87b	0,72a	-0,90c	-0,27d
b	2,37a	4,88b	2,36a	6,22c	8,76d
ΔE	2,97a	4,87b	3,17a	8,33d	10,01e
Consistencia[3]	42,0a	125,0b	125,0b	125,0b	125,0b

1: Acidez titulable (%); 2: Densidad relativa (g/ml; 30°C); 3: Consistencia (mm). ND: No determinado. Los valores promedios con la misma letra no son significativamente diferentes. Análisis de varianza y rango múltiple ($\alpha \leq 0,01$); n=3.

CUADRO 6. Efecto del tratamiento de modificación sobre las propiedades físicas del almidón extraído de ocumo criollo (*Xanthosoma sagittifolium*)

Parámetros	Nativo	Pirodextrinizado	Microondas	Deshidratado doble tambor	Fosfatado
pH	5,6a	4,2b	5,6a	5,6a	7,0b
Acidez[1]	0,033a	0,085b	0,036a	0,032a	ND
Densidad[2]	1,56a	1,65b	1,55a	1,01b	1,57a
Color L	91,90a	92,63a	93,24a	86,10b	88,82b
A	1,21a	-0,27b	1,05c	-0,21b	-0,8d
b	2,17a	4,55b	1,96a	5,24c	7,62d
ΔE	3,63a	2,17b	4,92c	9,04d	4,92c
Consistencia[3]	125,0a	125,0a	125,0a	125,0a	125,0a

1: Acidez titulable (%); 2: Densidad relativa (g/ml; 30°C); 3: Consistencia (mm). ND: No determinado. Los valores promedios con la misma letra no son significativamente diferentes. Análisis de varianza y rango múltiple ($\alpha \leq 0,01$); n=3.

Esto se explica, porque en el proceso de pirodextrinización y en menor grado en la deshidratación con doble tambor se producen reacciones de despolimerización y de hidrólisis que conllevan a la formación de grupos carboxilos en la molécula de los componentes amiláceos.

Los valores de la densidad fueron afectados en los tres tipos de almidón, solo por el tratamiento de deshidratación con doble tambor. Con este tratamiento, se produce una desintegración total de la estructura granular y aparecen muchos espacios con aire ocluido, por lo que se obtiene un mayor volumen por unidad de peso.

En cuanto al color del almidón de *Colocasia esculenta* (Cuadro 4), se puede decir que la luminosidad (L) disminuyó por efecto del tratamiento de modificación, siendo más relevante en la modificación con doble tambor. El matiz rojo (parámetro +a) del almidón nativo disminuyó, excepto por el tratamiento de irradiación microondas, en el cual aumentó. Para el caso del matiz amarillo (parámetro +b), este parámetro aumentó por efecto de los procesos de modificación. Esto significa que los almidones se oscurecieron por efecto del tratamiento como se observa en los valores de ΔE obtenidos. El almidón más oscuro fue el almidón tratado con deshidratación por doble tambor. Con respecto al almidón de *Ipomoea batatas* (Cuadro 5), la luminosidad también disminuyó por efecto de los tratamientos de modificación y el matiz rojo varió hacia verde, por efecto de los tratamientos de deshidratación con doble tambor y fosfatación. El matiz amarillo y el cambio total de color o ΔE incrementaron notablemente por efecto de los tratamientos. El almidón más oscuro en este caso fue el almidón fosfatado. Para el almidón de *Xanthosoma sagittifolium* (Cuadro 6), la luminosidad disminuyó por efecto de la deshidratación con doble tambor y por la fosfatación. El matiz rojizo del nativo cambió a matiz verde por efecto de la pirodextrinización, deshidratación con doble tambor y fosfatación. El matiz amarillo incrementó con los tratamientos, excepto en el almidón tratado con microondas. El almidón más oscuro, en este caso, fue el almidón tratado con deshidratación de doble tambor.

La consistencia no fue significativamente modificada por los procesos de modificación en el almidón de *Xanthosoma sagittifolium*, sin embargo aumentó drásticamente por efecto de los tratamientos en los otros dos almidones (Cuadros 4, 5 y 6).

La estructura, las propiedades de hinchamiento y la estabilidad de las pastas son importantes para determinar su funcionalidad durante el procesamiento de los alimentos. La Figura 4 muestra el efecto de la modificación sobre el patrón de absorción de agua de los almidones de *Colocasia esculenta* (A); *Ipomoea batatas* (B) y *Xanthosoma sagittifolium* (C) como se puede observar, el patrón de comportamiento es similar en los tres almidones; en la primera fase la absorción es lenta y alrededor de los 70°C se aumenta drásticamente y finalmente entre 80 y 85°C, se observó un ligero aumento progresivo, alcanzando valores de 20g de agua por g de muestra a los 95°C. Se puede inferir, por lo tanto, que presentan la misma estructura amorfa y cristalina.

Alguna variación se observa por efecto de los procesos de modificación de fosfatación y pirodextrinización, especialmente en los almidones de *Colocasia esculenta* e *Ipomoea batatas*. Sin embargo, en la Figura 5, se observa que el patrón de lixiviación de sólidos solubles, se ve afectado por el proceso de modificación y es función del tipo de tubérculo. Con esto inferimos que las fuerzas de enlaces de las moléculas de amilosa y amilopectina dependen del tipo de almidón. En este caso son diferentes entre los tres almidones estudiados.

El almidón de *Colocasia esculenta* aparentemente es más afectado por los procesos por pirodextrinización y fosfatación. En la Figura 5A, se observa que la tendencia de las curvas es similar a los otros dos almidones (5B y C), sin embargo éstas se encuentran más separadas entre sí. Las Figuras 6 A, B y C muestran el patrón de hinchamiento de los almidones de cada tubérculo y de cada modificación. Este patrón de hinchamiento es similar entre los tres almidones, notándose, sin embargo, que el almidón pirodextrinizado presenta menor patrón de hinchamiento, aunque con la misma tendencia. Esta disminución del poder de hinchamiento de los almidones pirodextrinizados puede atribuirse a la formación de nuevos enlaces por transglucidación, como ya ha sido reportado para este proceso (Wurzburg, 1986; Thomas & Atwell, 1999). Zheng et al. (1999) señalan que el entrecruzamiento inhibe el hinchamiento granular y hace el gránulo hinchado más resistente a la degradación.

Liu et al. (1999a) señalan que el grado de entrecruzamiento puede ser suficiente para prevenir la disrupción del gránulo, pero no tan grande para restringir el hinchamiento. Liu et al. (1999b) concluyen que la fosfatación con tripolisfosfato incrementa el poder de hinchamiento en algunos almidones, presentando un máximo hinchamiento cuando se fosfatan a pH 8 y un mínimo cuando se fosfatan a pH 10. Han sido reportados dos tipos de reacciones, cuando se fosfatan los almidones: una de entrecruzamiento y otra de sustitución. Lim & Sieb (1993a) señalan que cuando la fosfatación se produce a pH menores de 10, la reacción no es uniforme y el grado de entrecruzamiento es inadecuado. Lim & Seib (1993b) reportan que incrementa la reactividad en los grupos hidroxilos en la fosfatación con tripolisfosfato de sodio, realizada con calor seco, y ácido. Por los resultados obtenidos en este estudio se infiere que el tratamiento con tripolisfosfato induce a reacciones de esterificación, más que de entrecruzamiento como tal, porque no se ha inhibido totalmente el hinchamiento granular por el proceso de fosfatación.

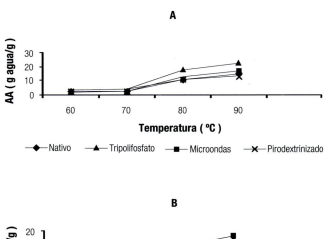

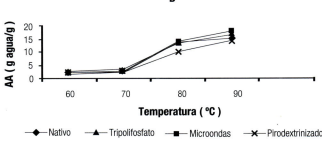

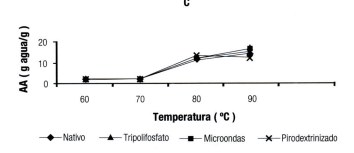

FIGURA 4. Efecto de la modificación sobre la absorción de agua AA (gramos de agua por gramos de muestra) de los almidones de los tres tubérculos evaluados. A: Ocumo chino (*Colocasia esculenta*) B: Batata (*Ipomoea batatas*) y C: Ocumo criollo (*Xanthosoma sagittifolium*).

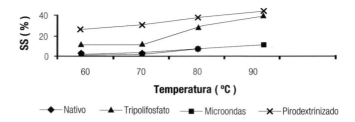

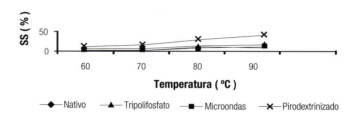

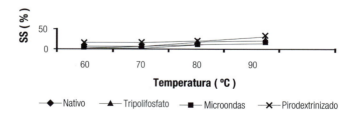

FIGURA 5. Efecto de la modificación sobre la solubilidad SS (% de Sólidos Solubles lixiviados) de los almidones de los tres tubérculos evaluados. A: Ocumo chino (*Colocasia esculenta*) B: Batata (*Ipomoea batatas*) y C: Ocumo criollo (*Xanthosoma sagittifolium*).

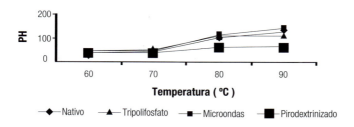

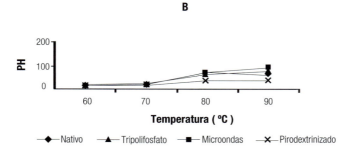

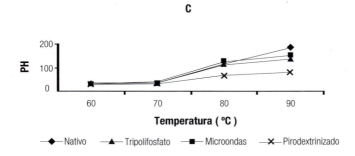

FIGURA 6. Efecto de la modificación sobre el poder de hinchamiento × 10³ (PH) de los almidones de los tres tubérculos evaluados. A: Ocumo chino (*Colocasia esculenta*) B: Batata (*Ipomoea batatas*) y C: Ocumo criollo (*Xanthosoma sagittifolium*).

Como se observa en las Figuras 7, 8 y 9 (A y B), la viscosidad de los almidones disminuye con la fuerza de corte, lo que es característico de los fluidos no newtonianos pseudoplásticos. Asimismo, la viscosidad es mayor a menor temperatura en todos los almidones evaluados y disminuye notablemente por efecto del procesamiento y del tipo de almidón.

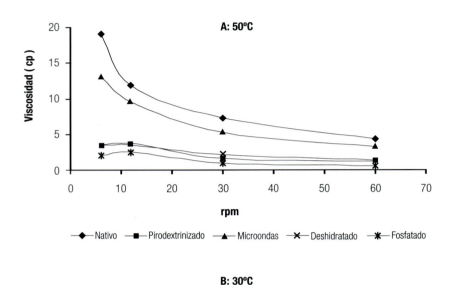

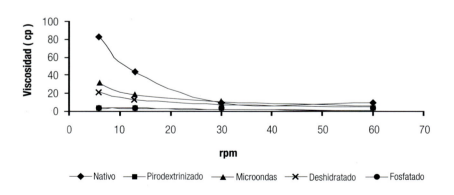

FIGURA 7. Efecto de la modificación química y física sobre la viscosidad de los almidones de *Colocasia esculenta* a 50°C (A) y 30°C (B).

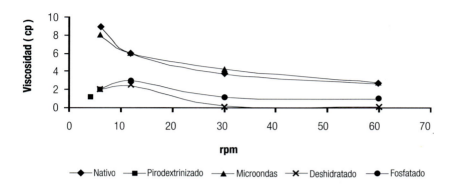

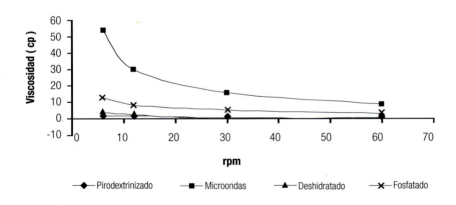

FIGURA 8. Efecto de la modificación química y física sobre la viscosidad de los almidones de *Ipomoea batatas* a 50ºC (A) y 30ºC (B).

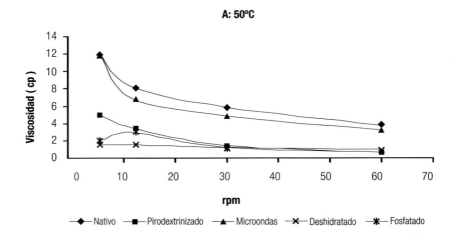

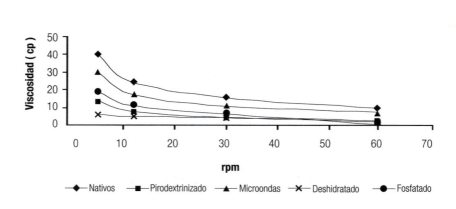

FIGURA 9. Efecto de la modificación química y física sobre la viscosidad de los almidones de *Xanthosoma sagittifolium* a 50ºC (A) y 30ºC (B).

El Cuadro 7 muestra el efecto del tratamiento de modificación sobre el perfil amilográfico de los almidones de *Colocasia esculenta*. Se observa el desarrollo de viscosidad inicial por efecto de los tratamientos con irradiación microondas y deshidratación con doble tambor. La temperatura inicial de gelatinización (TGI) fue modificada por los tratamientos de deshidratación con doble tambor (en donde esta temperatura no se evidencia) y pirodextrinización (en donde ésta disminuye). La viscosidad máxima disminuye por efecto de los tratamientos de fosfatación y pirodextrinización y aumenta por efecto del tratamiento de deshidratación con doble tambor. La resistencia de los gránulos a la fuerza de agitación y a la temperatura (estabilidad) es afectada por todos los tratamientos; diminuyendo por efecto de la fosfatación y deshidratación con doble tambor y aumentando por efecto de los tratamientos de irradiación microondas y pirodextrinización. La consistencia y la tendencia a retrogradar disminuyen por efecto de los tratamientos de modificación.

CUADRO 7. Efecto del tratamiento de modificación sobre el perfil amilográfico de los almidones de *Colocasia esculenta*

Parámetros	Nativo	Pirodextrinizado	Microondas	Deshidratado doble tambor	Fosfatado
Viscosidad inicial	0	0	2	500	0
TIG	85,5	75	85,5	0	86,0
Viscosidad máxima	390	15	340	560	190
Viscosidad. (95°C)	250	15	250	280	100
Visc. (95°C;30 min)	380	20	340	220	100
Viscosidad (50°C)	420	15	360	220	100
Visc. (50°C;30 min)	520	60	420	220	100
Estabilidad	10	-5	0	340	90
Consistencia	30	0	20	-340	-90
Retrogradación	40	5	20	0	0

TIG: Temperatura inicial de gelatinización.

El Cuadro 8 muestra el efecto del tratamiento de modificación sobre el perfil amilográfico de los almidones de *Ipomoea batatas*. Los tratamientos de irradiación microondas y deshidratación con doble tambor inducen a un cierto grado de modificación por lo que estos almidones desarrollan viscosidad inicial.

La TGI es afectada ligeramente por el tratamiento de irradiación microondas y severamente por los tratamientos de deshidratación con doble tambor y pirodextrinización, donde ésta no se evidencia. La viscosidad máxima disminuye por efecto del tratamiento de fosfatación y no se evidencia en los perfiles de los almidones tratados por deshidratación con doble tambor y pirodextrinización. La fragilidad de los gránulos en general incrementa con los tratamientos, mientras que la consistencia y la tendencia a retrogradar disminuyen.

Cuadro 8. Efecto del tratamiento de modificación sobre el perfil amilográfico de los almidones de *Ipomoea batatas*

Parámetros	Nativo	Pirodextrinizado	Microondas	Deshidratado doble tambor	Fosfatado
Viscosidad inicial	0	10	10	60	0
TIG	83.5	0	85,5	0	82,5
Viscosidad máxima	290	0	300	0	190
Viscosidad. (95°C)	280	10	300	40	140
Visc. (95°C;30 min)	320	10	315	40	140
Viscosidad (50°C)	380	10	360	50	140
Visc. (50°C;30 min)	420	10	400	60	140
Estabilidad	-30	-10	-15	-40	50
Consistencia	90	10	60	50	-50
Retrogradación	60	0	0	10	0

TIG: Temperatura inicial de gelatinización.

El Cuadro 9 muestra el efecto del tratamiento de modificación sobre el perfil amilográfico de los almidones de *Xanthosoma sagittifolium*. Solo se observa el desarrollo de viscosidad inicial por efecto del tratamiento de deshidratación con doble tambor. La temperatura inicial de gelatinización fue ligeramente aumentada por el tratamiento de irradiación microondas. El pico de viscosidad disminuyó a casi la mitad, y fue eliminado por los tratamientos de deshidratación con doble tambor y pirodextrinización. Se aumentó la estabilidad y se disminuyó la tendencia a retrogradar por efecto de los tratamientos de modificación.

CUADRO 9. Efecto del tratamiento de modificación sobre el perfil amilográfico de los almidones de *Xanthosoma sagittifolium*

Parámetros	Nativo	Pirodextrinizado	Microondas	Deshidratado doble tambor	Fosfatado
Viscosidad inicial	0	0	0	280	0
TIG	84,5	72	85,5	0	87,0
Viscosidad máxima	300	80	225	0	190
Viscosidad. (95°C)	300	60	230	80	130
Visc. (95°C;30 min)	360	60	270	80	130
Viscosidad (50°C)	490	80	350	85	130
Visc. (50°C;30 min)	600	95	470	85	130
Estabilidad	-60	20	-45	-80	60
Consistencia	190	0	125	85	-60
Retrogradación	130	20	80	5	0

TIG: Temperatura inicial de gelatinización.

IV. CONCLUSIONES

Se aislaron y modificaron almidones por métodos físicos y químicos. Cada uno de los almidones modificados mostró características funcionales aplicables a diferentes productos en el área de desarrollo de nuevos productos. Los almidones tratados con irradiación microondas en su composición química son similares a su contraparte nativa, sin embargo al analizar sus propiedades funcionales y la tasa de amilólisis se concluye que pueden existir cambios estructurales en los componentes amiláceos por efecto del tratamiento que induce a los cambios en sus propiedades funcionales y de resistencia al ataque enzimático. Al analizar las propiedades de los almidones fosfatados, se concluye que se produjo más que una sustitución, un entrecruzamiento en los mismos; así que estos almidones son aplicables a alimentos donde las condiciones del procesamiento son drásticas. Los almidones deshidratados por doble tambor se gelatinizaron totalmente por el proceso. Los almidones pirodextrinizados desarrollan muy poca viscosidad y presentaron un contenido de azúcares totales y reductores relativamente alto.

V. REFERENCIAS BIBLIOGRÁFICAS

American Association of Cereal Chemists (AACC) (2000) Cereal Laboratory Methods. St. Paul, Minnesota, USA.

Association of Official Analytical Chemists (AOAC) (1998) Official Methods of Analysis of the Association of Official Analytical Chemists. 13th ed. Washington D.C.

Afoakwa, E. O. & Sefa Dedeh, S. (2002) Changes in rheological properties and amylase activities of trifoliate yam, *Dioscorea dumetorum*, starch after harvest. *Food Chem.* 77, 285-291.

Castillo, J. J. & Castillo, M. A. (2004) Plastidios y almidones en aráceas comestibles de Venezuela (*Xanthosoma sp., Colocasia spo. y Dracontium spo.*) In *Las araceas comestibles: Ocumo y Taro*, ed OPSU, pp. 153-162. Caracas, Venezuela.

Code of Federal Regulations (CFR) (1995) Food starch-modified. In *Food additives permitted in food human consumption*. Title 21. Chapter 1, part 172, Sect 172, 892. U.S. Gob. Washington D.C.

Chiun-Chuang, R. W., Shan-Ping, W. & Lih-Shiuh, L. (2001) The composition of taro mucilage and its effect on the physicochemical properties of taro flour and starch. *Taiwanese J. Agric. Food Chem.* 39, 291-297.

Cock, J. (1999) Entrevista en *Agriculture 21*. Disponible en: http://www.fao.org, pp. 1-3.

Doublier, J. L., Colonna, P. & Mercier, C. (1986) Extrusion cooking and drum drying wheat starch. Rheological characterization of starch pastes. *Cereal Chem.* 63, 240-243.

Espinosa, A. (1997) *Volvamos a nuestras raíces. Recetario de raíces y tubérculos andinos.* Abya-Yala. Quito, Ecuador, pp. 1.

Farhat, I. A., Oguntona, T. & Neale, R. J. (1999) Characterisation of starches from West African yams. *J. of the Sci. of Food and Agric.* 79, 2105-2112.

Fisher, M. H., Ghali, Y. & Smith, F. (1968) The constitution of a starch-galactose codextrin. *Cereal Chem.* 45, 421-431.

Food Administration Organization of the United Nation (FAO) (1998) Spotlight: Tropical starch misses market. *Agriculture* 21, 1-4.

García, A. & Raleigh, W. (1998) Physicochemical characterization of starch from Peruvian sweet potato selections. *Starch/ Stärke* 50, 331-337.

Gebre, M. T. & Schmidt, P. C. (1998) Some physico-chemical properties of dioscorea starch from Ethiopia. *Starch/Stärke* 50, 241-246.

González, Z. & Pérez, E. (2003) Evaluación fisicoquímica y funcional de almidones de yuca (*Manihot esculenta* Crantz) pregelatinizados y calentados con microondas. *Acta Cien. Venez.* 54, 127-137.

Goebel, N., Grider, J., Davis, E. & Gordon, J. (1984) The effects on microwave energy and convention heating on wheat starch granule transformation. *Food Microstruc.* 3, 73-72.

Gunaratne, A. & Hoover, R. (2002) Effect of heat-moisture treatment on the structure and physico-chemical properties of tuber and root starches. *Carbohydr. Polym.* 49, 425-437.

Hoover, R. (2001) Composition, molecular structure, and physicochemical properties of tubers and root starches: A review. *Carbohydr. Polym.* 45, 253-267.

Ishiguro, K., Noda, T., Kitahara, K. & Yamakawa, O. (2000) Retrogradation of sweet potato starch. *Starch/Stärke* 52, 13-17.

Laurentín, A., Cárdenas, M., Ruales, J., Pérez, E. & Tovar, J. (2003) Indigestible pyrodextrin production from different starch sources. *J. Agric. Food Chem.* **51**, 5510-5515.

Lauzon, R., Shiraishi, K., Yamazaki, M., Sugiyama, N. & Kawabata, A. (1995) Physicochemical properties of cocoyam starch. *Food Hydrocol.* **9**, 77-81.

Lewandowicz, G., Szymanska, G., Voelkel, E. & Walkowski, A. (2000) Food grade starch phosphates obtained by microwave radiation: Structure and functionality. *Polish J. of Food and Nutr. Sci.* **9**, 31-37.

Lim, S. Y. & Seib, P. A. (1993a) Preparations and properties of wheat and corn starches phosphates. *Cereal Chem.* **70**, 137-144.

Lim, S. & Seib, P. A. (1993b) Location of phosphates esters in a wheat starch phosphate by 31 P-Nuclear Magnetic Resonance Spectroscopy. *Cereal Chem.* **70**, 145-152.

Liu, H., Ramsden, L. & Corke, H. (1999a) Physical properties of cross-linked and acetylated normal and waxy rice starch. *Starch/ Stärke* **51**, 249-252.

Liu, H., Ramsden, L. & Corke, H. (1999b) Physical properties and enzymatic digestibility of phosphorylated ae, wx, and normal maize starch prepared at different pH levels. *Cereal Chem.* **76**, 938-943.

Madhusudhan, B., Susheelamma, S. & Tharanathan, R. (1992) Studies on sweet potato. *Starch/ Stärke* **44**, 163-166.

Matos, M. E. & Pérez, E. (2003) Characterization of native and modified cassava starches. I. Ultrastructural study by scanning electron microscopy and X-ray diffraction techniques. *CFW* **48**, 78-81.

Melito, C., Pérez, E. & Tovar, J. (1998) Potencial del almidón de *Canavalia ensiformis* como sustrato para la producción de almidón resistente. In *Temas en Tecnología de Alimentos.* eds. F. M. Lajolo, E. W. Menezes, pp. 239-244, Vol.2. CYTED, Mexico, Brazil.

Pérez, E. (1994) *Caracterización de las propiedades funcionales de los almidones nativos y modificados: I. Métodos físicos de extrusión, deshidratación con doble tambor e irradiación gamma y microondas.* Trabajo de Ascenso. Instituto de Ciencia y Tecnología de Alimentos de la Facultad de Ciencias, Universidad Central de Venezuela.

Pérez, E. (1996) Algunas experiencias sobre la modificación de almidón, realizadas en Venezuela. In *Memorias de Conferencia Internacional: almidón. Propiedades Físicoquímicas, Funcionales y Nutricionales,* ed. Escuela Politécnica Nacional del Ecuador, pp. 129-148. Quito, Ecuador.

Pérez, E., Lares, M. & González, Z. (1997) Some characteristics of sagu (*Canna edulis* Kerr) and zulu (*Maranta* sp.) rhizomes. *J. of Agric. and Food Chem.* **45**, 2546-2549.

Pérez, E., Breene, W. & Bahanasey, Y. (1998a) Gelatinization profiles of Peruvian carrot, cocoyam and potato starches a measured with Brabender Viscoamylograph, Rapid Viscoanalyzer and Differential Scanning Calorimeter. *Starch/Stärke* **50**, 14-16.

Pérez, E., Breene, W. & Bahanasey, Y. (1998b) Variation in the gelatinization profiles of cassava, sagu and arrowroot native starches as measured by different thermal and mechanical methods. *Starch/Stärke* **50**, 70-72.

Pérez, E. E., Borneo, R., Melito, C. & Tovar, J. (1999) Chemical, physical, and morphometric properties of peruvian carrot (*Arracacia xanthorrhiza* B.) Starch. *Acta Cien. Venez.* **50**, 240-244.

Pérez, E. (2000) Determination of the correlation between amylose and phosphorous content and gelatinization profile of starches and flours obtained from edible tropical tubers using differential scanning calorimeter and atomic absorption spectroscopy. Thesis of the requirement for the degree of Master in Science with a major in: Food and Nutritional Science of the Graduate College University of Wisconsin-Stout U.S.A.

Pérez, E. & Lares, M. (2004) Scale laboratory method for isolation of starch from pigmented sorghum. *J. Food Eng.* **64**, 515-519.

Raja, M. & Prasanna-Sindhu, K. C. (2000) Properties of steam-treated arrowroot (*Maranta arundinacea*) starch. *Starch/Stärke* **52**, 471-476.

Rogols, S. (1986) Starch modifications: a view into the future. *CFW* **31**, 869-874.

Satin, M. (1999) Functional properties of starches. Disponible en: http://www.fao.org, pp. 1-12.

Shirashi, K., Lauzon, R., Yamazaki, M., Sugiyama, N. & Kawabata, A. (1995) Rheological properties of cocoyam starch pasta and gel. *Food Hydrocol.* **9**, 69-75.

Schulz, Y. (2004) Composición química y valor nutricional del ocumo. In *Las aráceas comestibles: Ocumo y Taro*. ed. OPSU, pp. 135-151. Caracas, Venezuela.

Slattery, C. J., Kavakii, H. I. & Okiro, T. W. (2000) Engineering starch for increases quantity and quality. *Trends in Plant Sci.* **5**, 291-298

Takizawa, F. F., De Oliveira, G., Konkel, F. E. & Demiate, I. M. (2004) Characterization of tropical starches modified with potasium permanganate and lactic acid. *Brazilian Arch. of Biol. and Tech.* **47**, 921-931.

Thomas, D. J. & Atwell, W. A. (1999) *Starches. Practical guide for the food industry*. Eagan Press Handbook Series. St. Paul, Minnesota, USA.

Tovar, J., Herrera, E., Laurentín, A., Melito, C. & Pérez, E. (1999) In vitro digestibility of modified starches. Recent Res. Devel. *Agric. Food Chem.* **3**, 1-10.

Tovar, J., Melito, C., Herrera, E., Rascón, A. & Pérez, E. (2002) Resistant starch does not parallel syneresis tendency in different starch gels. *Food Chem.* **76**, 451-459.

Valetudie, J., Colonna, P., Bouchet, B. & Gallant, D. (1995) Gelatinization of sweet potato, tania, and yam tuber starches. *Starch/Stärke* **47**, 298-306.

Yu, B., Satoshi, F. & Kishihara, S. (1999) Physicochemical properties of huaishan (rhizoma *Dioscorea*) and matai (*Eleocharis dulcis*) starches. *Starch/Stärke* **51**, 5-10.

Wang, C. C. R., Wang, C. W. & Yung, H. C. (1997) Study of physicochemical properties of taro starch from different genera. *Food Sci. Taiwan* **24**, 282-294.

Whistler, R. L. & BeMiller, J. N. (1997) *Carbohydrate Chemistry for Food Scientists*. American Association of Cereal Chemists (AACC). St Paul, Minnesota, USA.

Whistler, R. (1964) *Methods in carbohydrates chemistry*. IV. *Starch*. Academic Press, New York, USA.

Wurzburg, O.B. (1986) *Modified starches: Properties and Uses*. pp 3-53. CRC, Press., Boca Ratón, Florida.

Zheng, G. H., Han, H. L. & Bhatty, R. S. (1999) Functional properties of cross-linked and hidroxypropylated waxy hull-less barley starches. *Cereal Chem.* **76**, 182-188.

CAPÍTULO 21

PROPIEDADES FISICOQUÍMICAS DE ALMIDONES DE LEGUMINOSAS TROPICALES. EXPERIENCIA DE MÉXICO

Luis Chel-Guerrero

David Betancur-Ancona

I. INTRODUCCIÓN

II. TAMAÑO Y FORMA DE LOS GRÁNULOS

III. CARACTERÍSTICAS QUÍMICAS
1. COMPOSICIÓN PROXIMAL
2. CONTENIDO DE FÓSFORO
3. CONTENIDO DE AMILOSA Y AMILOPECTINA

IV. CARACTERÍSTICAS MOLECULARES

V. PROPIEDADES FUNCIONALES
1. GELATINIZACIÓN
2. ABSORCIÓN DE AGUA, SOLUBILIDAD Y PODER DE HINCHAMIENTO
3. RETROGRADACIÓN
4. PROPIEDADES DE PASTIFICACIÓN
5. CLARIDAD DE LAS PASTAS
6. FIRMEZA DE LOS GELES
7. ESTABILIDAD AL ALMACENAMIENTO

VI. CONCLUSIONES

VII. REFERENCIAS BIBLIOGRÁFICAS

Facultad de Ingeniería Química, Universidad Autónoma de Yucatán.
Av. Juárez No. 421 Cd. Industrial, Apdo. Postal 26 Suc. Las Fuentes. Mérida, Yucatán, México.
E-mail: bancona@tunku.uady.mx

I. INTRODUCCIÓN

La producción mundial de granos de leguminosas, con excepción de la soya, fue de 54,4 millones de ton estimada en el año 2002, de las cuales solamente el 11% fue producido en los países de Latinoamérica y el Caribe, cerca del 12% en Europa, correspondiendo a los países en desarrollo aproximadamente el 76%. Sin embargo, estas cifras están basadas en cultivos de garbanzo, lentejas, diversas variedades de frijol común, chícharos y lupino principalmente, lo cual representa una muy pequeña cantidad de especies de leguminosas potencialmente cultivables en las diversas regiones del mundo, ya que esta familia tiene de 16 a 19 mil especies pertenecientes a casi 750 géneros y es la segunda en importancia económica después de las gramíneas (Barret, 1990). La principal importancia de los granos de las leguminosas radica en su aporte de proteína que oscila del 20 al 27%, contribuyendo con cerca del 10% del requerimiento de este nutrimento en la dieta humana, sobre todo en los países en vía de desarrollo. Adicionalmente son una buena fuente de energía, proviniendo ésta en su mayor parte de su contenido de almidón, por lo que su utilidad puede ser incrementada, sobre todo en los casos de aquellas que no son explotadas en forma extensiva dada la gran utilidad que tiene este hidrocoloide como elemento funcional en la industria de alimentos. Entonces las leguminosas pueden presentarse como una alternativa a las fuentes botánicas de almidón más comunes como el maíz, la papa, el trigo, la tapioca y el arroz, que mayormente son cosechadas en los Estados Unidos, China, Rusia y varios países Europeos, pudiendo contemplarse además como agentes de importancia para la agricultura sustentable en los países con menor desarrollo, a diferencia de aquellas fuentes tradicionales que agotan la fertilidad del suelo en que crecen.

Alimentos como bebidas, productos cárnicos, sopas, cremas, purés, productos de confitería, ensaladas, productos de panadería y snacks, entre otros varios, requieren de alguna o varias características funcionales del almidón que se incorpore en su formulación, para proporcionar, según el caso, textura, firmeza, suspensión de sólidos, consistencia, humedad, estabilidad al almacenamiento, apariencia y otros atributos sensoriales. Las diversas propiedades físicas, químicas y moleculares del gránulo de almidón pueden proporcionar esas características en diferente medida, por lo que se hace importante conocerlas para definir la posibilidad de su uso y de ser necesario proceder a la modificación.

Por lo anteriormente mencionado, el objetivo de esta investigación fue caracterizar fisicoquímica y funcionalmente los almidones obtenidos a través de un proceso integral, que implica además el aprovechamiento de las fracciones de proteína de los granos de las leguminosas *Phaseolus lunatus*, *Mucuna pruriens*, *Canavalia ensiformis* y *Vigna unguiculata*, que se cultivan en el sureste de México y no son aprovechadas extensivamente, como etapa preliminar a la generación de un paquete tecnológico, con la finalidad de incrementar el valor agregado de las mismas.

II. TAMAÑO Y FORMA DE LOS GRÁNULOS

Los almidones del frijol lima (*Phaseolus lunatus*), el frijol terciopelo (*Mucuna pruriens*), haba blanca (*Canavalia ensiformis*) y frijol espelón (*Vigna unguiculata*) presentan gránulos con formas ovales y esféricas (Figura 1), semejantes a las reportadas para los almidones de frijoles pinto, navy y chícharo de campo (Gujska et al., 1994) y para los almidones de garbanzo y chícharos (Otto et al., 1997). El tamaño de los gránulos es heterogéneo con valores promedio de 31,5; 23,6; 20,5; y 11,6µm, para C. *ensiformis*, P. *lunatus*, M. *pruriens*, y V. *unguiculata*, respectivamente. Esta característica fue similar al de algunas leguminosas (20,9-22,9µm) presentadas en la Tabla 1 y al de otras reportadas por Sadrach & Oyebiodun (1999) en almidones aislados de *Vigna unguiculata*, *Cajanus cajan* y *Sphenostylis stenocarpa*, con tamaños comprendidos entre 5 y 57,5µm. Como es de esperar, los diámetros cuantificados fueron diferentes a los de gránulos de almidones de otras fuentes botánicas, siendo menores al reportado para almidón nativo de papa (33µm), pero mayores al de maíz (15µm) (Swinkels, 1985) (Tabla 1).

Los estudios de microscopía electrónica de barrido (Figura 1) muestran la presencia de pequeños poros cerca de la región ecuatorial de los gránulos nativos de P. *lunatus*, M. *pruriens* y C. *ensiformis*, observando una densidad mediana y bajo nivel de empaquetamiento. Los diámetros de los poros fueron estimados en aproximadamente 2µm. Un arreglo similar de estos poros ha sido observado en gránulos de almidones de maíz, sorgo, trigo, arroz y cebada por Fannon et al. (1992). Estos autores plantean que los posibles orígenes de la formación de estos poros son: 1) se producen por secado del grano; 2) por el secado del almidón des-

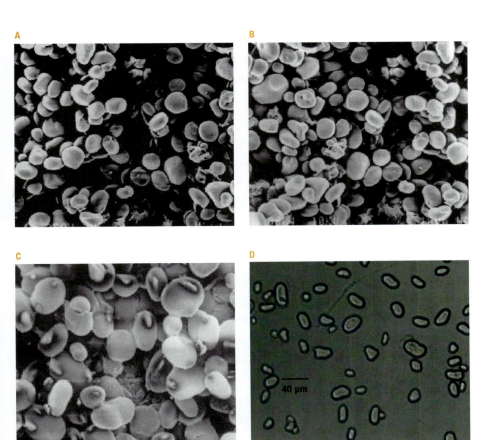

FIGURA 1. Microscopía electrónica de barrido de los gránulos de almidón de leguminosas tropicales: A) *P. lunatus*, B) *M. pruriens* y C) *C. ensiformis* y microfotografía de: D) *V. unguiculata* (400X).

TABLA 1. Tamaño y forma de gránulos de almidón de diferentes fuentes

Almidón	Promedio (µm)	Intervalo (µm)	Forma
P. lunatus	23,6	12-45	Oval, esférica
M. pruriens	20,5	10-38	Oval, esférica
C. ensiformis	31,5	15-60	Oval, esférica
V. unguiculata	11,6	4-28	Oval. esférica
Frijol pinto[1]	21,9	14-40	Oval, truncada
Frijol navy[1]	20,9	12-32	Oval, esférica
Chícharo[2]	22,9	18-35	Oval, esférica
Maíz[3]	15	3-26	Poligonal
Papa[3]	33	5-100	Oval, esférica
Arroz[3]	5	3-8	Poligonal, angular
Yuca[3]	20	4-35	Oval, truncada

[1] Gujska et al. (1994); [2] Gálvez & Resurrección (1993); [3] Swinkels (1985).

pués del aislamiento; 3) por la acción de las amilasas liberadas durante la molienda; 4) debido a artefactos durante las preparaciones de las muestras para microscopía; 5) se presentan de manera natural en la estructura de los gránulos, por vía genética.

Sin embargo, Huber & BeMiller (1997), por estudios realizados con almidón de maíz y sorgo, rechazaron algunos de estos planteamientos e indicaron que los poros se producen durante la formación de los gránulos. También plantean que facilitan el ataque inicial de enzimas durante el proceso de la germinación y señalan una relación directa entre la presencia de los poros y la susceptibilidad a la digestión del almidón, siendo estos sitios donde las enzimas penetran de manera directa al interior del gránulo. Por consiguiente la presencia de estos poros tiene influencia sobre las características nutrimentales y propiedades funcionales de los almidones que los contengan, ya que, por ejemplo, los gránulos de almidón de maíz son más digeribles que los gránulos de almidón de papa que no tienen poros. Desde el punto de vista fisicoquímico, la heterogeneidad de los diámetros del tamaño granular y la presencia de estos poros confieren una alta reactividad a los gránulos de estos almidones, permitiendo la penetración del agua a su interior y facilitando el proceso de gelatinización.

Otros factores que tienen influencia sobre las características nutrimentales y funcionales de los almidones son el tamaño de los gránulos, su densidad y su posible empaquetamiento. Tian et al. (1991) encontraron que mientras más pequeños son los gránulos, presentan mayor digestibilidad. De manera general, se considera que los gránulos más grandes gelatinizan primero y los pequeños después, aunque éste no es un patrón universal (Whistler & Daniel, 1990). Se ha reportado que los gránulos pequeños tienen una mayor solubilidad y capacidad de absorción de agua que los gránulos de mayor tamaño (Singhal & Kukarni, 1988). Por su parte, Gujska et al. (1994) reportan que, mientras exista mayor densidad de los gránulos, el hinchamiento es menor debido a la presencia de una estructura más asociada. También indican que, mientras menos empaquetados estén los gránulos, tendrán mayor superficie de contacto y la solubilidad tiende a ser mayor. En este sentido, comparados con el gránulo de maíz, los gránulos de los almidones de las leguminosas presentan gránulos de mayor tamaño, con una densidad similar y un pobre empaquetamiento, lo cual sugiere que tendrían temperatura de gelatinización más elevada, mayor hinchamiento y solubilidad, así como una menor digestibilidad.

III. CARACTERÍSTICAS QUÍMICAS

1. COMPOSICIÓN PROXIMAL

El contenido de proteína presente en los almidones nativos de las leguminosas fue menor al 0,8% (Tabla 2), lo cual hace factible su utilización en la industria de elaboración de jarabes con alto contenido en glucosa. Este nivel de proteína es el valor permitido por la FDA en almidones de maíz, para evitar la formación de los indeseables jarabes oscuros, como resultado de las reacciones de Maillard que se puedan presentar durante el proceso. Los valores obtenidos son semejantes a los reportados por Gujska et al. (1994) y Czuchajowska et al. (1998) para el almidón de garbanzo y chícharo rugoso variedad Scout, cuyos contenidos de proteínas están entre 0,17 y 0,96%, respectivamente, y entre 0,01 y 0,31% para los almidones de chícharo liso variedad Latah y chícharo rugoso variedad Scout, respectivamente.

TABLA 2. Composición química de almidones de leguminosas tropicales y maíz

Componente	*Phaseolus lunatus*	*Mucuna pruriens*	*Canavalia ensiformis*	*Vigna unguiculata*	*Zea mays*[1]
Humedad (%)	(10,16)[a]	(9,82)[a]	(9,26)[b]	(9,02)[b]	(9,9)[a]
Proteína (%)	0,12[c]	0,71[a]	0,34[b]	0,11[c]	0,10[c]
Grasa (%)	0,54[a]	0,40[b]	0,14[c]	0,17[c]	0,35[b]
Cenizas (%)	0,14[c]	0,28[b]	0,40[a]	0,23[b]	0,06[d]
E.L.N. (%)	98,63[a]	98,06[a]	99,01[a]	98,94[a]	98,93[a]
Fósforo (%)	0,013[a]	0,015[a]	0,014[a]	0,015[a]	0,02[b]
Amilosa (%)	32,7[c]	39,2[a]	37,5[b]	23,5[e]	28,3[d]
Amilopectina (%)	67,3[c]	60,8[e]	62,5[d]	76,5[a]	71,7[b]

[1] Swinkels (1985). Letras diferentes en la misma fila indican diferencia estadística (P<0,05).

2. CONTENIDO DE FÓSFORO

La concentración de fósforo encontrada en los almidones de leguminosas es de 0,013 a 0,015% (Tabla 2). Este nivel resulta bajo comparado con el almidón de papa (0,08%), aunque semejante al encontrado en almidones de leguminosas como *Vigna radiata* con 0,014% (Gálvez & Resurrección, 1993), cereales como arroz con 0,02 a 0,03% y maíz con 0,02% (Jane et al., 1996). La importancia del fósforo presente en los almidones radica en que influye en sus propiedades fisicoquímicas y/o funcionales, pudiendo encontrarse principalmente en dos formas: como parte de los fosfolípidos que favorecen la formación de complejos amilosa-lípidos, provocando un incremento de la temperatura de pastificación, una disminución del poder de hinchamiento y una disminución de la firmeza del gel. El fósforo también puede presentarse en forma de grupos fosfatos esterificados a los grupos hidroxilo de las moléculas de glucosa, tal como se ha reportado en el almidón de papa (Whistler & Daniel, 1990), lo cual provoca una modificación del comportamiento viscoso de sus pastas, incrementando la estabilidad de sus dispersiones coloidales, disminuyendo la retrogradación y la sinéresis e incrementando la claridad de sus pastas. Cabe mencionar que, debido a los bajos niveles de fósforo encontrados en los almidones de las leguminosas, este componente tendría muy poca influencia sobre las propiedades funcionales que desarrollen estos polisacáridos.

3. CONTENIDO DE AMILOSA Y AMILOPECTINA

De manera general, el nivel de amilosa aparente de los almidones de las leguminosas tropicales (Tabla 2) resulta ser elevado comparando con el de los almidones nativos de cereales y tubérculos más comunes como los de maíz (28,6%) y trigo (27,5%) (Quian et al., 1998), avena (22,7%), arroz (29,4%) (Hoover et al., 1996) y similares a los indicados por Gujska et al. (1994), para otras leguminosas como frijol pinto (32,2%), frijol navy (32,1%) y chícharo de campo (34,2%) (Vasanthan & Bathy, 1998). Biliaderis et al. (1981) reportan valores de amilosa comprendidos entre 55 y 65% en almidones de leguminosas como *Pisum sativum* L. cv. Trapper, *Pisum sativum* L. cv. Venus, *Phaseolus chrysanthus*, *Cicer arietenium*, *Vigna radiata*, *Lens culinares*, *Phaseolus vulgaris* y *Vicia faba* L. cv. Diana. Por lo anterior, los almidones de las leguminosas presentan menores valores de amilopectina cuando se comparan con los de otras fuentes como cereales y tubérculos. Cabe destacar que el contenido de amilosa encontrado en el frijol espelón tiene una cantidad diferente al reportado para otras leguminosas, así como para el hallado en el haba blanca, el frijol lima y el frijol terciopelo, lo cual será determinante en las propiedades funcionales que desarrolle.

IV. CARACTERÍSTICAS MOLECULARES

En este estudio se analizaron los almidones aislados de las leguminosas *P. lunatus, M. pruriens, C. ensiformis* y *V. unguiculata,* así como el almidón comercial de maíz; han sido analizados por dispersión dinámica de luz para obtener sus pesos moleculares y radios hidrodinámicos (R_H), así como estimar sus radios de giro (R_G). Estos análisis permitirán conocer su comportamiento en solución. El almidón del frijol espelón (*Vigna unguiculata*) presenta el mayor peso molecular ($6,23 \times 10^6$ g/mol) comparado con el frijol lima (*Phaseolus lunatus*) ($4,92 \times 10^6$ g/mol) y maíz ($4,19 \times 10^6$ g/mol), pero mayores al almidón del frijol terciopelo (*Mucuna pruriens*) ($3,04 \times 10^6$ g/mol) (Tabla 3).

TABLA 3. Peso molecular (PM), radio hidrodinámico (R_H), radio de giro (R_G) y polidispersidad (%) de almidones de leguminosas y maíz

Almidón	Peso molecular $\times 10^6$ (g/mol)	Radio hidrodinámico (nm)	Radio de giro (nm)	Polidispersidad
P. lunatus	4,92[b]	55,0[b]	82,5[b]	3,09[a]
M. pruriens	3,04[b]	45,1[c]	67,7[d]	2,56[b]
C. ensiformis	2,97[b]	41,8[c]	62,9[d]	2,65[b]
V. unguiculata	6,23[a]	67,3[a]	101,2[a]	3,13[a]
Z. mays	4,19[b]	51,6[b]	77,4[c]	2,96[a]

Letras diferentes en la misma columna indican diferencia estadística (P<0.05).

Bello-Pérez et al. (1998) reportan valores de pesos moleculares menores para almidones de maíz ($1,6 \times 10^6$ g/mol), trigo ($0,19 \times 10^6$ g/mol) y papa ($0,47 \times 10^6$ g/mol).

De manera similar al peso molecular, el R_H fue mayor en el almidón de *V. unguiculata* (67,3nm) y *P. lunatus* (55,0nm) con respecto al almidón de maíz (51,6nm) y ambos resultaron ser mayores al almidón de *M. pruriens* con 45,1nm. Estos datos indican que los almidones del espelón (*Vigna unguiculata*) y frijol lima (*Phaseolus lunatus*) presentan una estructura más ramificada con respecto al frijol terciopelo (*Mucuna pruriens*) pero similar al maíz. Esto también sugiere que los almidones con mayor R_H ocuparán un mayor volumen cuando estén en medios acuosos y por lo tanto tenderán a desarrollar mayores niveles de viscosidad y poder de hinchamiento.

En contraste, el R_G es menor para el almidón de *C. ensiformis* (62,9nm), cercano al de *M. pruriens* (67,7nm), lo que indica que presentan una estructura más lineal o degradada con respecto a las moléculas de los otros almidones. Esto ha sido relacionado con su mayor contenido de amilosa (37,5 a 39,2%), con los estudios de cromatografía de permeación en gel y longitud de onda de máxima absorción en el almidón de *M. pruriens*, que indicaron un menor tamaño molecular y una estructura menos ramificada con respecto a los almidones de maíz y *P. lunatus*. La polidispersidad, indicativo de la distribución homogénea de tamaños de las moléculas de los almidones, en forma general fue similar para todas las leguminosas y se encuentra entre los valores obtenidos normalmente para almidones de 1,3 a 5,8% (Betancur-Ancona, 2001).

V. PROPIEDADES FUNCIONALES

Las propiedades funcionales más importantes de los almidones nativos de las leguminosas comparadas con el almidón de otras fuentes son discutidas a continuación.

1. GELATINIZACIÓN

Los valores de temperatura inicial, de pico y final obtenidos con la técnica de calorimetría diferencial de barrido (CDB), que se considera más exacta y objetiva (Reid et al., 1993), ya que su principio se basa en la absorción del calor necesario para lograr la gelatinización de los gránulos de almidón, son de 75,2, 80,2 y 87,6°C para *P. lunatus*; 69,4, 74,8 y 81,3°C para *M. pruriens*; 69,6, 75,1 y 80,7°C para *C. ensiformis* y 72,6, 78,2 y 84,8°C para *V. unguiculata* (Tabla 4). Estos rangos de temperatura de gelatinización son mayores a los obtenidos para el almidón de maíz (62-73°C) y a otros de uso común en alimentos, como el de papa (56-67°C), trigo (58-64°C) y arroz (68-78°C) (Swinkels, 1985); pero similares a algunos almidones de leguminosas como el frijol lima variedad grande (large lima bean) con 70-80°C y la soya (*Glicine max*) con 73-81°C (Hoover et al.; 1991).

TABLA 4. Gelatinización de almidones de leguminosas comparados con otras fuentes botánicas

Almidón	Ti (°C)	Tp (°C)	Tf (°C)	ΔH (J/g)
P. lunatus	75,2	80,2a	87,6	10,4b
M. pruriens	69,4	74,8c	81,3	10,7b
C. ensiformis	69,6	75,1c	80,7	10,9b
V. unguiculata	72,6	78,2b	84,8	12,4a
Maíz[1]	62,3	66,3	72,9	10,3
Plátano macho[2]	69,6	74,5	81,6	13,0
Plátano criollo[2]	71,4	75,0	80,4	14,8
Yuca[3]	62,4	69,3	84,1	4,8
Cocoyam[3]	74,0	78,0	87,0	3,9
Peruvian[3]	56,0	60,0	73,0	4,2
Papa[3]	60,0	69,0	80,0	4,6

Ti, Tp, Tf: son las temperaturas de gelatinización de inicio, pico y final, respectivamente y ΔH es la entalpía de gelatinización. [1] Betancur-Ancona (2001); [2] Bello-Pérez et al. (2000); [3] Pérez et al. (1998). Letras diferentes en la misma columna indican diferencia estadística (P<0,05).

La mayor temperatura de gelatinización de los gránulos de los almidones de las leguminosas se debe al empaque supramolecular (evidenciado por un patrón de difracción tipo C) más complejo que presentan y que da lugar a un arreglo cristalino en forma de malla hexagonal que requiere de mayores temperaturas para su fusión (Yuan et al., 1993).

El hecho que los almidones de las leguminosas tengan una mayor temperatura de gelatinización con respecto a los cereales y tubérculos puede deberse a la presencia de cadenas de mayor longitud y más ramificadas, particularmente su molécula de amilopectina, aún cuando ésta esté en menor cantidad (Aberle et al., 1994). También ha sido reportado (Betancur-Ancona, 2001) que la presencia de cadenas cortas al ser sometidas a un calentamiento presentan mayor movilidad y el fenómeno de gelatinización se inicia a temperaturas menores, lo cual pudo ocurrir en el almidón del frijol terciopelo y en el del haba blanca. Las temperaturas y entalpías de gelatinización de almidones de fuentes no convencionales son muy variables. Por ejemplo, los almidones de amaranto, plátano "criollo" y plátano "macho" (Bello-Pérez et al., 2000) tienen valores similares al del frijol terciopelo, en tanto que los gránulos de cocoyam (Pérez et al., 1998) gelatinizan a temperaturas similares al almidón del frijol lima. Otros almidones, provenientes de la quinoa (*Chenopodium quinoa willd*), peruvian (*Arracacia xanthorrhiza*), yuca (*Manihot esculenta*) y sagú (*Marantha arundinacea*) (Pérez et al., 1998; Quian & Kuhn, 1999), tienen temperaturas de gelatinización más bajas que las de los almidones de fuentes tradicionales como el maíz y de las leguminosas estudiadas.

Las elevadas temperaturas de gelatinización de los almidones de las leguminosas inducirían al uso de temperaturas mayores a las utilizadas para otros almidones comunes, durante los procesos térmicos a que son sometidos los alimentos, para poder lograr una gelatinización completa y asegurar su efecto espesante. Esta característica hace factible su inclusión en productos que son sometidos a altas temperaturas de procesamiento, como los productos enlatados. Las entalpías de transición resultaron ser similares para los almidones de *M. pruriens*, *P. lunatus*, *C. ensiformis* y maíz, lo cual diverge con lo reportado por Czuchajowska et al. (1998), quienes indican que valores menores de entalpía de gelatinización están relacionadas con mayores niveles de amilosa. Sin embargo, en el presente estudio este componente se encontró en mayor proporción en los almidones de las leguminosas con respecto al de maíz y no se encontraron diferencias en la energía necesaria para la gelatinización. También puede apreciarse que la entalpía del almidón de plátanos de dos variedades fue mayor en comparación con las leguminosas en estudio, cuyos gránulos requieren mucho más energía para gelatinizar.

2. ABSORCIÓN DE AGUA, SOLUBILIDAD Y PODER DE HINCHAMIENTO

La absorción de agua, la solubilidad y el poder de hinchamiento se correlacionan de manera directa con el incremento de la temperatura a que fueron procesados los almidones. Los patrones de absorción de agua (Figura 2) y de hinchamiento (Figura 3) de los almidones de las leguminosas muestran que, a temperaturas menores de 70°C, los gránulos se resisten al hinchamiento y la absorción de agua es menor, debido esto a su alta temperatura inicial de gelatinización (70 a 75°C).

En el rango comprendido entre 70 y 90°C, los gránulos se hinchan gradualmente a medida que se aumenta la temperatura, como resultado de la ruptura de los puentes de hidrógeno intermoleculares de las zonas amorfas, que permiten una absorción irreversible y progresiva de agua (Swinkels, 1985). Gujska et al. (1994) indican la misma respuesta para almidones de frijol pinto y frijol navy: un rápido incremento en el hinchamiento a partir de los 70°C.

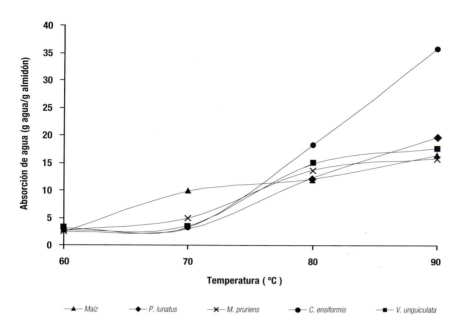

FIGURA 2. Absorción de agua (g de agua/g de almidón) de almidones nativos de leguminosas y maíz.

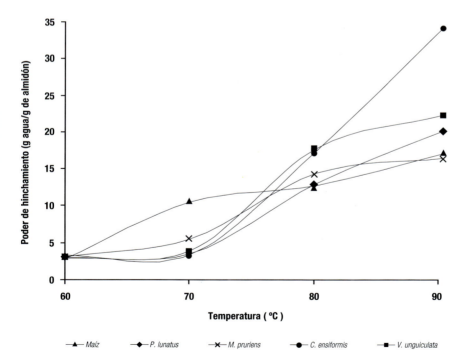

FIGURA 3. Poder de hinchamiento (g de agua/g de almidón) de almidones nativos de leguminosas y maíz.

Comparando estos valores con lo reportado para el almidón de maíz, se observa que el incremento para éste fue paulatino y ocurre a partir de los 60°C. Sin embargo, su poder de hinchamiento a 90°C (16,7g de agua/g de almidón) fue ligeramente menor al obtenido para los almidones de las leguminosas, excepto para el valor obtenido de M. *pruriens*. Schoch & Maywald (1968) reportan hinchamientos a 95°C de 29 y 33g de agua/g de almidón para almidones de frijol lima y frijol mungo, respectivamente, que son similares a los obtenidos para el almidón de haba blanca (*C. ensiformis*), que es el que presentó mayor poder de hinchamiento. Sin embargo, otros valores de esta característica reportados por El-Tinay et al. (1983), para almidones de frijol alado (18,5g de agua/g de almidón a 100°C), garbanzo (17,0g de agua/g de almidón a 95°C) y chícharo (18,5g de agua/g de almidón a 95°C), son inferiores. Estos datos indican que el elevado poder de hinchamiento que presentaron los gránulos de almidones de leguminosas es una propiedad particular de ellos, que depende de la estructura micelar interna de los gránulos.

Este fenómeno se debió a que existe una relación positiva entre el diámetro y la distribución de los gránulos de almidón con el hinchamiento, la temperatura de gelatinización, y la distribución de la longitud de cadena de la amilopectina; así como una relación negativa con el contenido de amilosa (Yuan et al., 1993). Por otra parte, los gránulos del almidón de menor tamaño no tienden a retener el agua absorbida a diferencia de los gránulos de almidón de mayor tamaño, los cuales absorben agua y se hinchan al aumentar la temperatura (Yuan et al., 1993). Este comportamiento también fue observado, ya que los gránulos del almidón que presentaron mayor absorción de agua e hinchamiento fueron los de *C. ensiformis*, que a su vez tuvieron un mayor tamaño. Puede considerarse que el poder de hinchamiento de los almidones es una propiedad de su contenido de amilopectina, siendo la amilosa un diluyente e inhibidor del hinchamiento.

Los valores elevados de hinchamiento y de absorción de agua, presentados por los almidones de las leguminosas, hacen posible considerarlos en su incorporación a productos cárnicos embutidos, en los cuales estas propiedades son esenciales para proporcionarles la textura característica (Ruales et al., 1996).

Los patrones de solubilidad (Figura 4) exhibieron un comportamiento similar al observado para la absorción de agua y el poder de hinchamiento, esto es, la solubilidad aumenta conforme se incrementa la temperatura a la que se somete el almidón. Gujska et al. (1994) indican que un incremento elevado en la

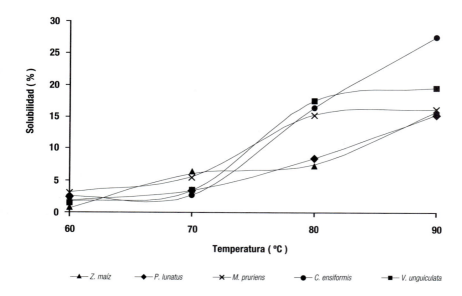

FIGURA 4. Solubilidad (%) de almidones nativos de leguminosas y maíz.

solubilidad de almidones de frijol pinto, frijol navy y chícharo de campo, a partir de los 70°C, se debe a la exudación de la amilosa.

Los valores de solubilidad resultan comparables con las reportadas por Abbas (1986) para almidones de frijol alado (15,4%) y frijol Tepary (17,9%). Comparativamente, el almidón de maíz presenta un moderado incremento en su solubilidad a medida que la temperatura aumenta. Sin embargo, el valor a 90°C (17,8%) es similar al alcanzado por los almidones de las leguminosas con excepción de la *C. ensiformis*, que es la que contiene más amilosa (Tabla 2), aunque menor peso molecular (Tabla 3), lo cual permite mejor penetración del disolvente, asociado a una mayor cantidad de amilosa que pueda difundir al medio. De acuerdo con estos valores se tendría una adecuada dispersión del almidón en soluciones acuosas y una mayor captación y retención de agua en las preparaciones alimenticias en que sea incorporado.

3. RETROGRADACIÓN

La retrogradación del almidón, medida en función a la sinéresis y expresada como la cantidad de agua separada del gel formado a 4°C y almacenado 24h a esta temperatura, indica una dependencia directa de este fenómeno con la concentración de las pastas y geles elaborados con almidones de leguminosas (Figura 5), a mayores concentraciones, menor grado de sinéresis. Los niveles de sinéresis resultan elevados aún a altas concentraciones, siendo mayores para los almidones de leguminosas comparados con el almidon de maíz, pero similares a los reportados para almidón del frijol Adzuki, por Tjahjadi y Breene (1984), de 11,3mL/50g, para geles formados a 4°C con concentraciones del 7%. Este mayor grado de sinéresis en almidones de leguminosas se explica en función de su alto contenido de amilosa, la cual es inestable en agua, ya que precipita rápidamente al inicio de la gelificación y favorece el desarrollo de rigidez cuando los geles son enfriados o envejecidos, tal como lo reporta Biliaderis et al. (1981), quienes encontraron patrones similares en diversos almidones extraídos de leguminosas. Sin embargo, Bello-Pérez (1995), en estudios realizados con almidones y amilopectinas de maíz y amaranto, señaló que las moléculas de amilopectina juegan un papel determinante en el fenómeno de retrogradación, siendo la longitud y el tamaño de las cadenas factores importantes a considerar.

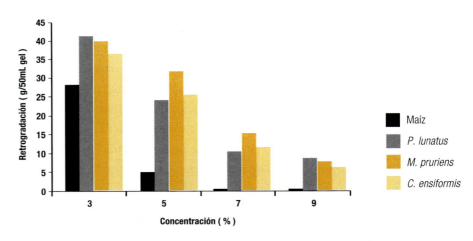

FIGURA 5. Retrogradación (g/50mL) de almidones nativos de leguminosas y maíz.

Desde el punto de vista de las estructuras cristalinas, se ha reportado (Karim et al., 2000) que sin importar el patrón de difracción del cual provenga el almidón nativo, de manera general los almidones retrogradados regresan a un patrón de difracción del tipo B que presenta un arreglo cristalino más complejo que hacen que estos almidones presenten una menor digestibilidad a las enzimas del tracto digestivo de los humanos. Por lo tanto, los almidones de las leguminosas por presentar mayores tendencias a la retrogradación podrían ser considerados como una materia prima con potencial para la obtención de almidón resistente.

4. PROPIEDADES DE PASTIFICACIÓN

Los almidones de las leguminosas desarrollan viscosidades que se mantienen prácticamente constantes a lo largo de los períodos de calentamiento y enfriamiento con esfuerzo cortante constante, destacando una alta viscosidad, medida con viscoamilógrafo Brabender, que presentaron las pastas al 6% de los almidones de *P. lunatus* y *V. unguiculata*. En estos almidones, una vez iniciada la pastificación, se da un rápido incremento de la viscosidad en comparación con los almidones de maíz, *M. pruriens* y *C. ensiformis* cuyo incremento fue de manera más lenta. Por el contrario el espesamiento del almidón de maíz aumenta considerablemente durante la fase de enfriamiento, haciendo de éste un almidón poco estable en su espesamiento durante los procesos de calentamiento-enfriamiento, lo cual resulta una desventaja, cuando se compara con los almidones de leguminosas.

Estos comportamientos coinciden con los reportados por Czuchajowska et al. (1998) para los almidones de garbanzo y chícharo, siendo menor el debilitamiento durante el enfriamiento, puesto que sus gránulos no se hinchan excesivamente para llegar a ser frágiles. Uriyapongson & Rayas-Duarte (1994) reportan amilogramas de almidones de amaranto, papa, trigo, con temperaturas de pastificación (67-71°C) menores a las de las leguminosas. Estos valores indican una mayor facilidad a la cocción de esos almidones, siendo el almidón de papa el que requiere menor temperatura para iniciar su pastificación.

El valor de fragilidad negativo obtenido para el almidón de *M. pruriens* indica que su viscosidad aumenta ligeramente durante el calentamiento constante. Los valores de fragilidad y asentamiento menores en los almidones de leguminosas, exceptuando el de *P. lunatus*, con respecto al almidón de maíz sugieren una mayor estabilidad a los procesos de calentamiento y enfriamiento (Tabla 5). De manera similar a los almidones de las leguminosas estudiadas, los gránulos de amaranto y trigo tienen una pequeña reducción de la viscosidad, lo cual sugiere una alta estabilidad de sus pastas a los esfuerzos mecánicos.

TABLA 5. Propiedades de pastificación de almidones nativos de leguminosas y maíz

Parámetro	Almidón				
	Phaseolus lunatus	*Mucuna pruriens*	*Canavalia ensiformis*	*Vigna unguiculata*	Maíz[1]
Temperatura inicial de gelatinización (ºC)	87	81	82	76,5	79,5
Viscosidad máxima (UB)	680	256	260	480	252
Viscosidad a 95ºC (UB)	680	220	240	470	244
Temperatura de máxima viscosidad (ºC)	95	93	95	94	91,5
Viscosidad a 95ºC por 15 min (UB)	650	276	260	478	230
Viscosidad a 50ºC (UB)	800	350	354	708	534
Viscosidad a 50ºC por 15 min (UB)	840	350	364	860	520
Fragilidad (Breakdown)	30	-20	0	2	22
Consistencia	150	74	94	228	304
Asentamiento (Setback)	120	94	94	230	282

[1] Betancur-Ancona (2001).

Las características de pastificación están influenciadas por un gran número de factores, entre los cuales destacan el tamaño de los gránulos, la relación amilosa/amilopectina, sus características moleculares y las condiciones de los procesos térmicos usados para lograr la gelatinización. De manera similar a lo reportado por Zhou et al. (1998) para almidones de avena y cebada, los gránulos de almidón de las leguminosas, a pesar de tener una distribución heterogénea de sus tamaños, no exhibieron un comportamiento bimodal con gránulos grandes o tipo B y gránulos pequeños (<10µm) o tipo A que han sido reportados por Mc Donald & Stark (1998) como determinantes en las características de las pastas resultantes de la cocción de los almidones. Esto indica que las diferencias en las propiedades de pastificación (principalmente en la viscosidad alcanzada) por los almidones de las leguminosas no se debió a esa característica, si no al mayor contenido de amilopectina del almidón de V. *unguiculata* y P. *lunatus* y muy particularmente a su estructura más ramificada, tal como indicaron los resultados de los estudios de dispersión de luz.

La alta estabilidad al proceso de calentamiento y enfriamiento con esfuerzo cortante continuo presentada por los almidones de la mayoría de las leguminosas, reflejado por los valores de fragilidad y asentamiento (Tabla 5), indica su posible empleo en productos que requieran de esterilización, como los alimentos para bebés, ya que la mayoría de los almidones comerciales nativos presentan una alta disminución de su viscosidad en este tipo de proceso, como es el caso del almidón de yuca, el cual ya se emplea comercialmente en América Latina y Asia (Dufour & Hurtado, 1996).

5. CLARIDAD DE LAS PASTAS

Los valores de trasmitancia (%T) para los geles de diversos almidones se indican en la Tabla 6. Como puede observarse, los almidones de C. *ensiformis* y P. *lunatus* fueron más translúcidos que los almidones de M. *pruriens* y maíz. El grado de claridad que presentan los geles de almidones está influenciado directamente por el grado de hinchamiento (Figura 2) y el tamaño del gránulo (Tabla 1), lo cual concuerda con lo obtenido en este estudio, ya que los almidones del haba blanca (*Canavalia ensiformis*) y del frijol lima (*Phaseolus lunatus*) presentaron mayor poder de hinchamiento y claridad con respecto a los almidones de frijol terciopelo (*Mucuna pruriens*) y maíz, que presentaron trasmitancias similares, ya que sus patrones de hinchamiento fueron muy parecidos. Sin embargo, todos presentaron valores mayores a los reportados para almidones de plátano y amaranto, pero menores al almidón de maíz ceroso que tiene una mayor claridad (Bello-Pérez, 1995).

La claridad del almidón de maíz se debe a una alta reflección, ya que las moléculas tienen una conformación característica por la asociación de sus cadenas que reduce la intensidad de la luz transmitida a través del gel (Craig et al., 1989). Este concepto pudiera ser aplicable a los almidones de las leguminosas evaluadas, que, como se ha demostrado con los estudios de difracción de luz, cromatografía de permeación en gel y dispersión de luz, presentaron estructuras bastante similares.

TABLA 6. Trasmitancia (%) de geles de almidón de diversas fuentes

Almidón	Trasmitancia (%) a 650 nm
P. lunatus	25,3a
M. pruriens	22,1b
C. ensiformis	26,9a
V. unguiculata	22,4b
Maíz comercial (Maizena [MR])	22,4
Maíz ceroso[1]	51,2
Maíz normal[1]	22,6
Amaranto[1]	5,2
Plátano criollo[2]	11,2
Plátano macho[2]	12,0

[1] Bello-Pérez et al. (1995); [2] Bello-Pérez et al. (2000). Letras diferentes en la misma columna indican diferencia estadística (P<0,05).

Debido a que la claridad de los geles de almidón es uno de sus atributos importantes y ha sido reportado como uno de los parámetros claves en su calidad, en función de los resultados obtenidos y considerando el nivel de transparencia u opacidad presentado, los cuales influyen directamente sobre las características de brillantez y opacidad del color de los productos en los que se empleen como espesantes, los almidones de las leguminosas podrían ser incorporados a sistemas alimenticios como, por ejemplo, mermeladas, pastas de frutas, rellenos para pasteles etc.

6. FIRMEZA DE LOS GELES

Los geles formados a 4°C con pastas de almidón nativo de *P. lunatus* y *M. pruriens* a concentraciones del 7% (p/p) presentan una textura más firme (12,75 y 14,95mm de penetración, respectivamente) que los elaborados con almidón de maíz (17,2mm de penetración) determinada bajo las mismas condiciones experimentales (geles de aproximadamente 3cm de altura y 4cm de diámetro comprimidos en una máquina universal Instron, a una velocidad de 10mm/seg con una probeta de 5mm de diámetro y celda de carga de 5kgf, Figura 6). Estos resultados son similares a los reportados por Chel-Guerrero & Betancur-Ancona (1998) para el almidón de *C. ensiformis* (14,75mm de penetración). El incremento en la firmeza de los geles generalmente está asociado con el aumento de la re-

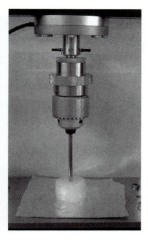

FIGURA 6. Ilustración del método para la medición de firmeza de geles en la máquina Universal Instron 4411.

cristalización de las moléculas y la retrogradación de los almidones, lo cual se observa en los almidones de las leguminosas, ya que a mayor retrogradación se obtuvieron geles más firmes. Zhou et al. (1998) indican que, durante el enfriamiento de las pastas de almidones, la amilopectina es el componente principal que da lugar a una estructura en forma de una densa red que contribuye a dar firmeza a los geles obtenidos. Estos autores señalan que los gránulos que presentan un mayor hinchamiento como el caso de los almidones de avena y cebada, los geles que producen son más deformables que los geles obtenidos de gránulos con menor hinchamiento, como es el caso de los almidones de maíz y trigo. Esta capacidad de deformación afecta a la firmeza de los geles, encontrándose que los gránulos menos hinchados desarrollan geles más firmes. Sin embargo, esto no siempre es así, ya que se ha reportado una gran dependencia de esta propiedad en función de las condiciones de gelatinización y gelificación (Hoover & Vasanthan, 1992). También se han reportado correlaciones positivas de la firmeza de los geles del almidón con las propiedades estructurales de sus moléculas de amilopectina, particularmente con la presencia de una mayor proporción de moléculas de bajo peso molecular; así como con el grado de ramificación de las mismas, ya que mientras más ramificadas estén, mayor será la firmeza del gel formado (Wang & White, 1994). Esto último podría explicar porque el almidón de frijol lima (*Phaseolus lunatus*) presenta un gel más firme que los almidones de frijol terciopelo (*Mucuna pruriens*) y haba blanca (*Canavalia ensiformis*), ya que tiene mayor cantidad de amilopectina y mayor R_G (Tablas 2 y 3).

7. ESTABILIDAD AL ALMACENAMIENTO

Los geles de almidones de *P. lunatus* y *M. pruriens* presentaron muy elevados grados de sinéresis cuando se sometieron a ciclos de refrigeración, en comparación del almidón de *V. unguiculata* y maíz, en el que la separación del agua se presentó en los últimos ciclos (Figura 7). Esto confirma la baja estabilidad de los almidones de leguminosas durante su almacenamiento en refrigeración que se había observado al obtener los patrones de retrogradación. La cantidad de agua separada de los geles del almidón de *M. pruriens* fue mayor comparativamente con los geles de *P. lunatus* y maíz que presentaron una estabilidad a la congelación-descongelación similar (Figura 8).

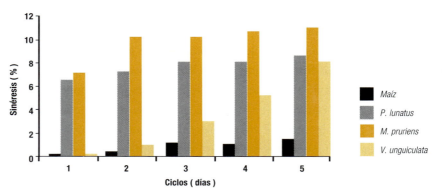

FIGURA 7. Estabilidad de las pastas de almidones nativos de leguminosas y maíz a temperatura de refrigeración.

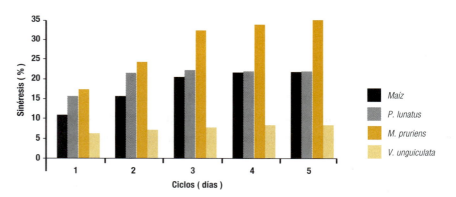

FIGURA 8. Estabilidad de las pastas de almidones nativos de leguminosas y maíz a temperatura de congelación.

Cuando los almidones se someten a sucesivos ciclos de congelación-descongelación, la estructura se ve afectada, ya que se presenta una redistribución y dilución de las pastas del almidón por el crecimiento y disolución de los cristales de hielo. Probablemente esto sucede con los almidones de leguminosas, ya que el agua retenida fue expelida de las asociaciones inter e intramoleculares resultando en una separación de fases: una rica en los polímeros (gel) y otra deficiente en ellos (parte líquida). Estos comportamientos han sido reportados para almidones de maíz por Baker & Rayas-Duarte (1998), quienes indicaron una baja estabilidad a la congelación-descongelación de geles de almidón de maíz normal y de amaranto. Al igual que estos investigadores, los resultados obtenidos sugieren que los almidones de las leguminosas en estudio no son adecuados para utilizarse en alimentos que van a tener un proceso de congelación. Es destacable el comportamiento inusual presentado por el almidón de *V. unguiculata*; la buena estabilidad al almacenamiento del almidón de este frijol es un caso particular entre las leguminosas, cuyas propiedades funcionales salieron del patrón característico para estas fuentes vegetales. Esto pudo deberse a su menor contenido de amilosa y mayor peso molecular y alta viscosidad.

VI. CONCLUSIONES

Se ha proporcionado información de las características físicas, químicas y propiedades funcionales de almidones obtenidos de fuentes no convencionales como son las leguminosas. Esto permite establecer relaciones entre estas características y propiedades, con lo cual se podría inferir los posibles usos en la industria alimentaria, así como posibles efectos benéficos de su consumo. En este sentido, se puede concluir que los gránulos de los almidones de las leguminosas son ovales y con un tamaño intermedio que osciló de 11,6 a 31,5µm, lo cual confirma el patrón común de la forma oval a esférica que se presenta usualmente en los almidones aislados de las leguminosas. Aunque presentaron una distribución de tamaños heterogénea, no se observa el característico patrón bimodal que se obtiene en otros tipos de almidones como la avena. Estos almidones no presentan un empaquetamiento de sus gránulos, como se ha encontrado en fuentes no convencionales como amaranto y quinoa.

Los contenidos de fósforo fueron muy bajos, por lo que su presencia ya sea en forma de ésteres de fosfato o como parte de los fosfolípidos dentro de las moléculas de los almidones de leguminosas no es un parámetro decisivo en las propiedades funcionales desarrolladas.

Los contenidos de amilosa en los almidones de *P. lunatus*, *M. pruriens* y *C. ensiformis* son mayores al convencional almidón de maíz, a diferencia del almidón de *V. unguiculata* que tiene una cantidad menor de este componente.

Desde el punto de vista molecular, los mayores pesos son los del almidón de *V. unguiculata* ($6,93 \times 10^6$ g/mol) y *P. lunatus* ($4,92 \times 10^6$ g/mol), presentando los mayores radios hidrodinámicos por lo cual sus pastas presentaron mayores niveles de espesamiento.

Debido a la heterogeneidad de los gránulos, no se observó la relación esperada entre la solubilidad y capacidad de absorción de agua, ya que los gránulos más pequeños usualmente presentan mayor nivel de ambas características. Sin embargo, el almidón de *C. ensiformis*, con mayor tamaño de gránulo, presentó los mayores niveles de esas características, lo cual tiene como consecuencia la obtención de geles más traslúcidos.

Los almidones de las leguminosas tienen altas temperaturas de gelatinización con respecto al almidón de maíz y no se encontró diferencias en la cantidad de energía necesaria para gelatinizarlos. Con respecto al maíz, los almidones de las leguminosas en estudio presentan una elevada tendencia a la retrogradación aún a altas concentraciones del gel debido a su mayor contenido de amilosa, lo cual sugiere que tendrían la posibilidad de ser una buena materia prima para la obtención de almidón resistente tipo III.

Estas características físicas, aunadas a su composición química y estructura molecular, son determinantes para las propiedades funcionales específicas que presentan, en particular el almidón de *V. unguiculata*. Aunque en forma general, todos los almidones nativos de las leguminosas son en algunos casos mejores a los tradicionales almidones de maíz, por lo que presentan amplias posibilidades de uso como ingrediente funcional en sistemas alimenticios y otras aplicaciones industriales. Sus altas temperaturas de gelatinización, en conjunto con la solubilidad y su gran capacidad de absorción de agua y poder de hinchamiento, permiten sugerir su incorporación en embutidos, productos de panificación, productos enlatados, salsas, aderezos y en la elaboración de jaleas, caramelos comprimidos, productos gomosos, etc. Sin embargo, en alimentos congelados o refrigerados su uso estará limitado debido a los problemas de sinéresis que presentan. Para eliminar estas limitaciones y optimizar las propiedades funcionales, se sugiere someter a los almidones nativos de leguminosas a modificaciones físicas, químicas y/o enzimáticas con la finalidad de estabilizar sus propiedades y hacerlos ingredientes con mayor versatilidad.

VII. REFERENCIAS BIBLIOGRÁFICAS

Abbas, I. R., Scheerens, J. C., Tinsley, A. M. & Berry, J. W. (1986) Tepary bean starch. II. Rheological properties and suitability for use in foods. *Starch/Stärke*. **38**, 351-354.

Aberle, Th., Burchard, W., Vorwerg, W. & Radosta, S. (1994) Conformational contributions of amylose and amylopectin to the structural properties of starches from various sources. *Starch/Stärke* **46**, 329-335.

Baker, L. A. & Rayas-Duarte, P. (1998) Freeze-thaw stability of amaranth starch and the effects of salts and sugars. *Cereal Chem.* **75**, 301-307.

Barret, R. P. (1990) Legume species as leafs vegetables. In *Advances in new crops*. eds. J. Janick, J. E. Simon, pp. 391-396. Portland, OR, USA.

Bello-Pérez, L. A. (1995) Amilopectina: Caracterización molecular y funcional. Tesis de Doctorado, Centro de Investigación y Estudios Avanzados del IPN. Irapuato, Guanajuato, México.

Bello-Pérez, L. A., Roger, P., Baud, B. & Colonna, P. (1998) Macromolecular features of starches determined by aqueous high-performance size exclusion chromatography. *J. Cereal Sci.* **27**, 267-278.

Bello-Pérez, L. A., Agama-Acevedo, E., Sayago-Ayerdi, S., Moreno-Damian, E. & Figueroa, J. D. C. (2000) Some structural, physicochemical and functional studies of banana starches isolated from two varieties growing in Guerrero, México. *Starch/Stärke* **52**, 68-73.

Betancur-Ancona, D. (2001) Caracterización molecular, nutricia y funcional de almidones de *Phaseolus lunatus* y *Mucuna pruriens*. Tesis de Doctorado, Escuela Nacional de Ciencias Biológicas del IPN, México, D.F.

Biliaderis, C. G., Grant, D. R. & Vose, J. R. (1981) Structural characterization of legume starch. I. Studies on amylose, amilopectin and beta limit dextrin. *Cereal Chem.* **58**, 496-502.

Chel-Guerrero, L. & Betancur-Ancona, D. (1998) Cross-linkage of *Canavalia ensiformis* starch with adipic acid: Chemical and functional properties. *J. Agric. Food Chem.* **46**, 2087-2091.

Craig, S. A., Maningat, C. C., Seib, P. A. & Hoseney, R. C. (1989) Starch paste clarity. *Cereal Chem.* **66**, 173-182.

Czuchajowska, Z., Otto, T., Paszczynska, B. & Baik, B. (1998) Composition, thermal behavior, and gel texture of prime and tailings starches from garbanzo beans and peas. *Cereal Chem.* **75**, 466-472.

Dufour, D. & Hurtado, J. (1996) Perspectiva del uso de almidones nativos de raíces y tubérculos en relación con sus propiedades específicas. In *Conferencia Internacional: Almidón, propiedades fisicoquímicas, funcionales, nutricionales y usos*. pp. 149-158. Quito, Ecuador.

El-Tinay, A. H., El-Hardalou, S. B. & Nour, A. M. (1983) Comparative study of three legume starches. *J. Food Tech.* **18**, 1-9.

Fannon, J. E., Hauber, R. J. & BeMiller, J. N. (1992) Surface pores of starch granules. *Cereal Chem.* **69**, 284-288.

Gálvez, F. & Resurrección, A. (1993). The effects of descortication and method of extraction on the physical and chemical properties of starch from Mungbean (*Vigna radiata* L. Wilczec). *J. Food Proces. Preserv.* **17**, 93-107.

Gujska, E., Reinhard, W. D. & Khan, K. (1994) Physicochemical properties of field pea, pinto and navy bean starches. *J. Food Sci.* **59**, 634-636.

Hoover, R. & Vasanthan, T. (1992) Effect of defatting on starch structure and physicochemical properties. *Food Chem.* **45**, 337-347.

Hoover, R., Rorke, S. & Martin, A. (1991) Isolation and characterization of lima bean (*Phaseolus lunatus*) starch. *J. Food Biochem.* **15**, 117-136.

Hoover, R., Sailaja, Y. & Sosulski, F. (1996) Characterization of starches from wild and long grain brown rice. *Food Research International* **29**(2), 99-107.

Huber, K. C. & BeMiller, J. N. (1997) Visualization of channels and cavities of corn and sorghum starch granules. *Cereal Chem.* **74**, 537-541.

Jane, J., Kasensuwan, T., Cheng, J. F. & Juliano, O. B. (1996) Phosphorus in rice and other starches. *Cereal Foods World* **41**, 827-838.

Karim, A. A., Norziah, M. H. & Seow, C. C. (2000) Methods for the study of starch retrogradation. *Food Chem.* **71**, 9-36.

Mc Donald, R. & Stark, R. (1998) A critical review examination of procedures for the isolation of barley starch. *J. Intern. Brewers* **94**, 125-132.

Otto, T., Baik, B. & Czuchajowska, Z. (1997) Wet fractionation of garbanzo bean and pea flours. *Cereal Chem.* **74**, 141-146.

Pérez, E. E., Breene, W. M. & Bahnassey, Y. A. (1998) Gelatinization profiles of peruvian carrot, cocoyam and potato as measured with Brabender viscoamilograph, rapid viscoanalyzer and differential scanning calorimeter. *Starch/Stärke* **50**, 14-16.

Quian, J., Rayas-Duarte, P. & Grant, L. (1998) Partial characterization of buckwheat (*Fagopyrum esculentum*) starch. *Cereal Chem.* **75**, 365-373.

Quian, J. & Kuhn, M. (1999) Characterization of *Amaranthus cruentus* and *Chenopodium quinoa* starches. *Starch/Stärke* **51**, 116-120.

Reid, D. S., Hsu, J. & Kerr, W. (1993) Calorimetry. In *The Glassy State in Foods*. eds. J. M. Blanshard, P. J. Lilliford, pp. 123-132. Nottingham University Press,UK.

Ruales, J., Toledo, V. & Moulies, C. (1996) Desarrollo de productos cárnicos en base de harina y almidón de yuca. In *Conferencia Internacional: Almidón: propiedades fisicoquímicas, funcionales, nutricionales y usos*. pp. 185-196. Quito, Ecuador.

Sadrach, A. O. & Oyebiodun, L. G. (1999) The physico-functional characteristics of starches from cowpea (*Vigna unguiculata*), pigeon pea (*Cajanus cajan*) and yambean (*Sphenostylis stenocarpa*). *Food Chem.* **65**, 469-474.

Schoch, T. J. & Maywald, E. C. (1968) Preparation and properties of various legume starches.

Cereal Chem. 45, 564-573.

Singhal, R. S. & Kukarni, P. R. (1988) Review: Amaranths an underutilized resource. *Intern. J. Food Sci.Tech.* 23, 125-139.

Swinkels, J. J. M. (1985) Sources of starch, its chemistry and physics. In *Starch Conversion Technology.* eds. G. M. Van Beynum, J. A. Roel, pp. 15-46. Marcel Dekker Inc., U.S.A.

Tian, S. J., Rickard, J. E. & Blanshard, J. M. V. (1991) Physicochemical properties of sweet potato starch. *J. Sci. Food Agric.* 57, 459-491.

Tjahjadi, C. & Breene, W. M. (1984) Isolation and characterization of adzuki bean (*Vigna angularis cv. takara*) starch. *J. Food Sci.* 49, 558-562.

Uriyapongson, J. & Rayas-Duarte, P. (1994) Comparison of yield and properties of amaranth starches using wet and dry-wet milling processes. *Cereal Chem.* 71, 571-577.

Vasanthan, T. & Bathy, R. S. (1998) Enhancement of resistant starch (RS3) in amylomaize, barley and field pea and lentil starches. *Starch/Stärke* 50, 286-291.

Wang, L. Z. & White, P. J. (1994a) Structure and Physicochemical Properties of Starches from Oats with Different Lipid Content. *Cereal Chem.* 71(5), 443-450.

Whistler, R. & Daniel, R. (1990) Function of polysaccharides. In *Food Additives.* ed. Marcel Dekker, pp. 399-406. New York, U.S.A.

Yuan, R. C., Thompson, D. B. & Boyer, C. D. (1993) Fine structure of amylopectin in relation to gelatiniztion and retrogradation behavior of maize starches from three Wx-containing genotypes in two inbred lines. *Cereal Chem.* 70(1), 81-89.

Zhou, M., Robards, K., Glennie-Holmes, M. & Helliwell, S. (1998) Structure and pasting properties of oat starch. *Cereal Chem.* 75, 273-281.

CAPÍTULO 22

OBTENCIÓN Y APLICACIÓN DE INULINA A PARTIR DEL MAGUEY PULQUERO (*Agave atrovirens*). EXPERIENCIA DE MÉXICO Y CUBA

Diana Nuevo Rosas[1]
Yoja Gallardo Navarro[1]
Haydee Hernández Unzón[1]
Lourdes Valdés Fraga[2]
Sarah Gutiérrez Rodríguez[2]
Tamara Rodríguez Herrera[2]

I. INTRODUCCIÓN

II. CONSIDERACIONES A CERCA DE LA INULINA
1. DEFINICIÓN DE LA INULINA
2. EFECTOS DE LA INULINA EN LA SALUD
3. USOS FUNCIONALES DE LA INULINA
4. CONSUMO DE INULINA

III. LA INULINA PROVENIENTE DEL MAGUEY PULQUERO (*Agave atrovirens*)
1. OBTENCIÓN A ESCALA PILOTO DEL PRODUCTO MAYFOS
2. PROPIEDADES FUNCIONALES
3. APLICACIONES. EXPERIENCIA MÉXICO-CUBA
    3.1. MAYFOS EN MEZCLA BASE PARA HELADO
    3.2. MAYFOS EN HELADO
    3.3. MAYFOS EN PANIFICACIÓN

IV. CONCLUSIONES

V. REFERENCIAS BIBLIOGRÁFICAS

---

[1] *Escuela Nacional de Ciencias Biológicas-IPN. Prolongación de Carpio y Plan de Ayala S/N C.P. 11340 – México, D.F. E-mail: ygallard@encb.ipn.mx*
[2] *Instituto de Investigaciones para la Industria Alimenticia. Carretera del Guatao km 3.5, La Lisa C.P. 19200, Ciudad de La Habana, Cuba. E-mail: lvaldes@iiia.edu.cu*

I. INTRODUCCIÓN

La inulina pertenece a la familia de las fructanas y después del almidón es uno de los polisacáridos no estructurales más abundantes encontrados en la naturaleza. La misma ha sido consumida desde siglos por el hombre a través de fuentes vegetales, pudiéndose extraer en forma purificada y concentrada para su uso, lo que incrementa las propiedades nutricionales y tecnológicas de los alimentos. Lo anterior ha conllevado a un mayor interés en el estudio y uso de la inulina en diferentes sistemas alimentarios en las últimas dos décadas.

II. CONSIDERACIONES A CERCA DE LA INULINA

1. DEFINICIÓN DE LA INULINA

Según Pontis & del Campillo (1985), se ha propuesto el término de fructanas para designar a los polímeros de D-fructosa debido a su similitud con los polímeros de D-glucosa denominados glucanas y en él se agrupa un conjunto de compuestos muy difundidos en el reino vegetal, presentes en monocotiledóneas y dicotiledóneas. Todos estos polímeros son similares en cuanto a que contienen D-fructosa, pero presentan diferencias en la estructura molecular y en su peso. Se clasifican en tres tipos principales: el grupo de la inulina o aquellos con enlaces glicosídicos β (2-1), el grupo de las fleínas con enlaces β (2-6) y el grupo de los ramificados, que contienen ambos tipos de enlaces; su grado de polimerización varía con la especie de planta y su ciclo de vida, encontrándose en un intervalo de 10 a 260 unidades.

La inulina fue la primera fructana descubierta, se aisló por primera vez a principios del siglo XVIII a partir de rizomas de *Inula helenium* y de ahí proviene su nombre. La inulina es un polímero constituido por unidades de fructosa (2-60), unidas por enlaces β (2-1) y en cuyo extremo se encuentra una molécula de glucosa mediante una unión del tipo α (1-2), que cuando se hidroliza, produce oligómeros del tipo GF n-m y Fm denominados fructooligosacáridos (FOS).

Algunas fuentes comunes de inulina son cebolla (2-6%), ajo (9-16%), poro (3-10%), plátano (0,3-0,7%), espárrago (10-15%), alcachofa de Jerusalén (15-20%), y achicoria (13-20%) (Quemener et al., 1994).

La inulina y los FOS están siendo incluidos hoy en numerosos productos alimentarios humanos y animales por su efecto positivo como prebiótico, estimulante del crecimiento de la flora intestinal no patógena. Ha encontrado aplicación en alimentos nutracéuticos o dietéticos (Kaur & Gupta, 2002), productos lácteos, alimentos para mascotas y en menor medida en la alimentación durante la producción de animales (Berry, 2002).

La inulina puede ser precipitada en soluciones etanol-agua. Es hidrolizable en medio ácido a alta temperatura (70-80°C) (Vandamme & Derycke, 1983). Es insoluble en agua fría y muestra su más alta solubilidad a 60°C; por encima de esta temperatura la cadena sufre modificaciones, e incluso hidrólisis específica. A 60°C se obtiene la mayor relación entre solubilidad considerable y poca hidrólisis. Con el tiempo (3-5 días) la inulina precipita (Phelps, 1965). La solubilidad de la inulina varía también con la longitud de la cadena: entre más corta, la solubilidad es mayor (Fleming & GrootWassink, 1979).

2. EFECTOS DE LA INULINA EN LA SALUD

Los enlaces β1-2, hacen a la molécula de inulina resistente a las enzimas digestivas, consecuentemente la inulina llega intacta al intestino donde es fermentada por la microflora, produciendo ácidos grasos de cadena corta y gases, incluyendo hidrógeno, dióxido de carbono y metano; además, ayuda a promover el desarrollo de las bifidobacterias, inhibe el crecimiento de bacterias perjudiciales y aumenta la masa fecal. Debido a que comparte muchas propiedades comunes de las fibras dietarias solubles, se ha comprobado que ayuda a disminuir el colesterol en suero de la sangre, y a controlar su contenido de glucosa (Causey et al., 2000).

A la inulina se le atribuyen los siguientes aspectos en la salud:

- una reducción en el pH, por la liberación de ácidos, que impide el crecimiento de microorganismos patógenos y putrefactos (Causey et al., 2000);
- es usada en una prueba para ayudar a diagnosticar problemas o deficiencias del riñón. Esta prueba determina que también están trabajando los riñones (Kaur & Gupta, 2002);
- facilita el metabolismo de la glucosa.

Se ha estudiado la toxicidad de los frutooligosacáridos demostrándose su inocuidad, aunque dosis masivas de FOS o inulina pueden producir, al igual que otros oligosacáridos, procesos diarreicos. También se ha observado un aumento en la absorción de cationes, de calcio y de magnesio, aumento de la excreción de azufre y una disminución de la urimia (Berry, 2000). La inulina puede ser tratada térmicamente hasta 140°C y pH 3. Contribuye aproximadamente con 1,5 kilocalorías por gramo (Sambucetti, 2001).

3. USOS FUNCIONALES DE LA INULINA

La inulina se emplea en alimentos como sustituto de grasas y modificante de la textura. En concentraciones bajas las soluciones de inulina son viscosas, mientras que al 30% forman un gel consistente, similar a los observados en alginatos, carragenatos, etc. Las características del gel son dependientes de la temperatura, agitación, longitud de la cadena y concentración de inulina.

Los usos industriales en alimentación humana y nutrición han demostrado sus posibilidades para sustituir las grasas ("mayonesas lights", quesos "bajos en calorías"), reducir el contenido calórico (sucedáneos de chocolate), aumentar la retención de agua (pastelería, panificación, embutidos), evitar la formación de cristales (heladería), emulsionar (margarinas) y en general para modificar la textura o cremosidad de algunos alimentos (Kaur & Gupta, 2002).

4. CONSUMO DE INULINA

La inulina es producida naturalmente en más de 36000 plantas en todo el mundo. Ha sido estimado que aproximadamente la tercera parte de la vegetación total del mundo contiene este carbohidrato. La inulina tiene un extensivo historial de uso y consumo humano a través de plantas y frutas comestibles, a saber:

- los australianos aborígenes del siglo XIX consumían 200-300g de inulina al día a través de la planta murnong (*Microseris lanceolata*) (Roberfroid, 1993);
- en la Europa Occidental del siglo XVI se consumía 35g de inulina al día, por medio del consumo de alcachofa de Jerusalén (*Microseris lanceolata*), ensalada de achicoria (*Microseris lanceolata*), raíz de achicoria asada y como sustituto de café (Van Loo et al., 1995);
- Centro y Sudamérica consumían de 50 a 100 gramos por día. Los aztecas por

medio de la planta de Dalia (*Dalhia* sp.) y las culturas indígenas de Sudamérica por medio de la alcachofa;

- los japoneses la consumían por medio de la planta yacón (*Smallanthus sonchifolius*).

Actualmente los norteamericanos tienen un consumo promedio de inulina de 2,6 g/día (http:/isullc.com/whatis.htm).

III. LA INULINA PROVENIENTE DEL MAGUEY PULQUERO (*Agave atrovirens*)

Los usos del maguey, sus benéficos y su aprovechamiento por el hombre han cambiado con el transcurso del tiempo. La transformación ha sido radical, en el sentido de que, conforme apareció y se desarrolló la civilización mesoamericana, se descubrieron nuevas propiedades de la planta, nuevas formas de utilizarlas en diferentes renglones de la producción o de las necesidades humanas, hasta llegar a un aprovechamiento integral de cada una de sus partes (Marroquín & Hope, 1953). Actualmente se ha descubierto a la planta del maguey (*Agave atrovirens*) como una fuente importante de inulina, lo cual fundamentó una investigación conjunta entre investigadores mexicanos y cubanos para su obtención y cuyos resultados fundamentales se representan a continuación.

1. OBTENCIÓN A ESCALA PILOTO DEL PRODUCTO MAYFOS

El proceso tecnológico definido a escala piloto en el Instituto de Investigaciones para la Industria Alimenticia (IIIA), a partir de la experiencia del Departamento de Graduados e Investigación en Alimentos de la Escuela Nacional de Ciencias Biológicas (DGIA) del Instituto Politécnico Nacional de México (Gallardo et al., 2002) se muestra en la Figura 1.

Los resultados más significativos de la tecnología propuesta fueron los siguientes:
- la proporción de maltodextrina empleada fue de 15,5% por cada kg de extracto a 20°Brix;
- la composición del producto final en polvo "MayFos" obtenido fue 70% de FOS y 30% Maltodextrina10 DE;

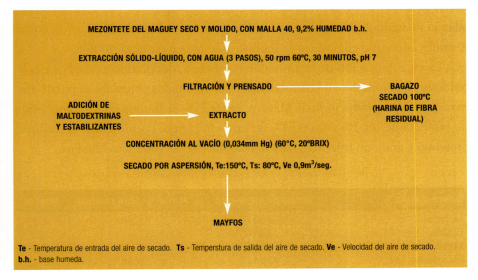

FIGURA 1. Proceso de obtención del producto MayFos a nivel piloto a partir del maguey pulquero (*Agave atrovirens*) (Gallardo et al., 2002).

- por cada kilogramo de producto en polvo se obtuvo 700g de FOS;
- el rendimiento en producto final (FOS más maltodextrina) en base al total de mezontete (centro del maguey pulquero al que se le han cortado las hojas o pencas) fresco fue de un 23%.

En estudios previos (Ramírez-García, 2002), se estableció que el peso promedio del mezontete fue de 19kg, a partir de este se obtiene un 73% de jugo. El contenido de sólidos totales fue de 5,5%, la sacarosa en el jugo fue de 0,26%, de azúcares reductores 0,4% y la inulina que se extrajo en el proceso fue de 5,31%: estos se determinaron por el método de Ting (1956). Este método consiste en: determinar el contenido de glucosa y fructosa libres; después se trata con invertasa para degradar la sacarosa presente y se vuelve a cuantificar la glucosa y fructosa – esta diferencia se reporta como sacarosa; después se siguen dos vías, se trata con las enzimas endo y exoinulinasas y se vuelve a medir el contenido de fructosa y glucosa, siendo la diferencia la inulina presente. Si no se tienen las enzimas, se efectúa una hidrólisis ácida en caliente para degradar a la inulina y se procede a cuantificar nuevamente el contenido de glucosa y fructosa, por diferencia se calcula a inulina.

En el proceso de obtención del producto MayFos, durante la evaporación se alcanza un 19,3% de inulina. Con este extracto previamente conocido más la adición de maltodextrinas y estabilizantes se obtiene el producto MayFos; consideramos adecuado cuantificar la inulina presente como fibra soluble.

La caracterización de la harina de mezontete, del producto MayFos y la fibra residuo se muestra en la Tabla 1. Con los resultados obtenidos se puede afirmar que, en el producto final MayFos, el 69,23% es inulina con un contenido de proteína de un 2% y un 0,54% de extracto etéreo. La presencia de cenizas, proteínas y grasa no interfiere para la elaboración del producto MayFos.

TABLA 1. Caracterización del mezontete, del producto MayFos y harina de fibra residual

Determinación %	Harina de mezontete	Harina de fibra residual	MayFos
Humedad	9,20	5,60	5,30
Cenizas	3,59	-	3,55
Extracto etéreo	0,38	-	0,54
Fibra dietaria total	47,54	94,15	69,23
Fibra insoluble	33,99	-	16,81
Fibra soluble	13,55	-	52,40
Proteínas	3,28	-	2,00
Extracto no nitrogenado	70,38	0,24	88,61

(Gallardo et al., 2002).

Con el proceso propuesto se puede extraer la inulina del maguey pulquero de manera efectiva. Es un proceso sencillo y limpio ya que no utiliza disolventes que pueden ser dañinos para la salud y el medio ambiente.

2. PROPIEDADES FUNCIONALES

Debido a que la inulina se comporta como fibra soluble y comparte sus propiedades, se realizaron las determinaciones de las propiedades funcionales del producto denominado como MayFos y de la fibra residual remanente del proceso de extracción de inulina a partir de maguey pulquero, determinando la capacidad de retención de agua (CRA), capacidad de hidratación (CH) y capacidad de absorción de moléculas orgánicas (CAMO). Además se incluyeron otros materiales para hacer las comparaciones pertinentes, lo que se muestra en la Tabla 2.

Los resultados anteriores demuestran que el producto MayFos presenta propiedades como fibra soluble, comparable con la de la harina de avena, el bagazo de zanahoria y la cascarilla de trigo. En cuanto a la fibra del maguey, sus valores altos permiten calificarla como una excelente fuente de fibra.

TABLA 2. Propiedades funcionales del producto MayFos, harina de fibra residual, harina de avena, bagazo de zanahoria e cascarilla de trigo

Material	CRA (g agua/g muestra seca)	CH	CAMO
MayFos	2,30 ± 0,7	0,90	1,20 ± 0,7
Harina de fibra residual	7,70 ± 0,2	5,00	5,90 ± 0,3
Harina de avena	1,37 ± 0,12	1,42 ± 0,14	1,76
Bagazo de zanahoria	5,04 ± 0,68	6,36 ± 0,87	2,66
Cascarilla de trigo	2,48 ± 0,27	2,69 ± 0,32	1,89

CRA = capacidad de retención de agua, CAMO = capacidad de absorción de moléculas orgánicas, CH = capacidade de hidratación (Gallardo et al., 2002).

3. APLICACIONES. EXPERIENCIA MÉXICO-CUBA

Las propiedades funcionales ya referidas propiciaron su empleo en diversos sistemas alimentarios. A continuación se exponen algunas experiencias llevadas a cabo por el IIIA de Cuba y el DGIA-IPN de México.

3.1. MAYFOS EN MEZCLA BASE PARA HELADO

En la elaboración de las mezclas base para helado se emplearon el producto MayFos obtenido a escala piloto en el IIIA y una inulina comercial de la firma Orafti de México. La mezcla control sin inulina y con incorporación de grasa contenía un 9% de grasa vegetal y un 12,3% de sólidos no grasos de leche, mientras que las mezclas con ambas inulinas contenían 7,9% del producto MayFos o inulina, sin adición de grasa y con la misma proporción de sólidos no grasos que la mezcla control.

Las mezclas fueron evaluadas desde el punto de vista fisicoquímico, a través de su contenido de grasa, contenido de sólidos totales, acidez y densidad. Viscosimétricamente mediante tres técnicas diferentes:

- caracterización reológica, mediante un reoviscosímetro Haake Rotovisko RV20 completamente computarizado, en el intervalo de velocidades de deformación de $0\text{-}500s^{-1}$. Se obtuvieron los reogramas de esfuerzo (σ) vs. velocidad de deformación (γ), así como los de viscosidad aparente (η) vs. (σ) y se ajustó la ley de potencia para calcular los parámetros: índice de consistencia(K), índice de comportamiento de flujo (n), y la viscosidad aparente a $\gamma = 100s^{-1}$;
- determinación de la viscosidad aparente (ηB) utilizando un viscosímetro Brookfield LVT a 30 rpm;

- determinación del tiempo de (t_f) con una copa de Ford y orificio de 4mm de diámetro.

Sensorialmente las mezclas elaboradas con este ingrediente fueron sometidas a una prueba de perfil de sabor (Torricella & Zamora, 1989), en la que se evaluó sabor, astringencia, atipicidad y dulzor, utilizando un grupo de ocho jueces cubanos entrenados y especializados.

En la Tabla 3 se reportan los resultados de las características fisicoquímicas de las mezclas; las elaboradas con las dos inulinas, comercial y la obtenida a partir de maguey, comparándolas con la mezcla base. El contenido de grasa, sólidos totales y densidad de las mezclas resultaron acordes con la composición de los ingredientes utilizados en sus formulaciones. No se presentó variación en cuanto a la acidez.

TABLA 3. Resultados de las características físicas y químicas de las mezclas base para helados

| | Mezclas | | | | | |
| | Base | | Inulina comercial | | Produto MayFos | |
Determinaciones	$\overline{X}$	S	$\overline{X}$	S	$\overline{X}$	S
Grasa (%)	8,90	0,2	-	-	-	-
Sólidos totales (%)	32,65	0,05	32,80	0,02	32,70	0,02
Acidez (%)	0,11	0,00	0,11	0,00	0,11	0,00
Densidad (g/mL)	1,097	0,00	1,108	0,00	1,126	0,00

(Rodríguez et al., 2002).

En la Figura 2 se presentan las curvas de σ vs. γ para las tres mezclas. Se aprecia que todas parten del origen de coordenadas y que son prácticamente lineales tanto en el ascenso como en el descenso. La tixotropía puede considerarse nula, pues en cada caso las curvas ascendentes llevan la misma trayectoria. La mezcla del producto MayFos obtenido a escala piloto presenta una curva reológica situada muy por encima de las otras dos, le sigue la mezcla base y a continuación la elaborada con la inulina comercial.

En la Figura 3 se presentan las curvas de η vs. σ donde se observa la misma ubicación de las curvas, presentando el producto MayFos las viscosidades más elevadas. Esto puede deberse a que en el producto MayFos se encuentran presentes sustancias tales como la maltodextrina que ofrecen dispersiones más viscosas.

Como un exceso de viscosidad en las mezclas base para helados puede limitar la incorporación de aire durante el proceso de batimiento previo a la congelación y afectar el rendimiento del helado (Marshall & Arbuckle,1996), la

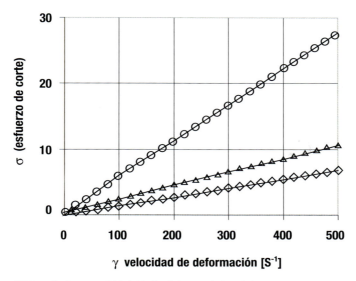

Temperatura 25°C, con inulina comercial (◇), MayFos (○), y mezcla base (▲).

FIGURA 2. Caracterización reológica de mezclas base para helados (Rodríguez et al., 2002).

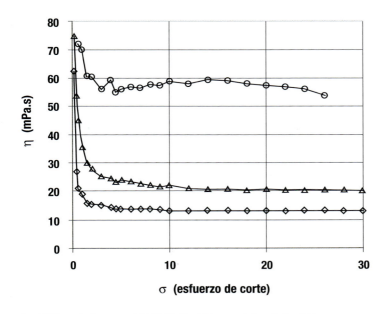

Temperatura 25°C, con inulina comercial (◇), MayFos (○), y mezcla base testigo (▲).

FIGURA 3. Reogramas de las mezclas base para helados.

cantidad de inulina puede ser reducida; en ensayos posteriores la dosis del producto MayFos e inulina comercial utilizada fue la necesaria para reducir la grasa solo un 70% y así lograr características de flujo similares a las de referencia.

En la Tabla 4 se presentan los resultados de los análisis viscosimétricos. En todos los casos, las viscosidades obtenidas por el Rotovisko y Brookfield así como el tiempo de flujo son superiores para la mezcla elaborada con el producto MayFos, por lo que se corrobora lo indicado anteriormente. Por otro lado, el valor del índice de consistencia calculado a través de la ley de potencia es también el más elevado.

TABLA 4. Resultados de los análisis viscosimétricos de las mezclas base para helado

Determinaciones	Viscosidad aparente η(mPa.s)	Índice de consistencia K(Pa.s^n)	Índice de comportamiento de flujo n	η_B(mPa.s)	Tiempo de caída t_f (s)
Mezcla base	25,0	0,071	0,79	46,0	16,0
Inulina comercial	16,0	0,041	0,80	18,0	14,0
Producto MayFos	57,0	0,098	0,90	151,0	23,0

(Rodríguez et al., 2002).

En cuanto al valor de "n", en todos los casos indica que se trata de fluidos de naturaleza reológica pseudoplástica (n < 1), cuyo comportamiento es característico de las mezclas para helados, por ser estos sistemas complejos en los cuales algunos componentes se encuentran en dispersión, otros coloidalmente dispersados y otros están en solución (Marshall & Arbuckle,1996).

En la Tabla 5 se presentan los resultados del perfil de sabor de las mezclas. Se observa que las elaboradas con la inulina comercial presentaron una mejor calificación en la intensidad de la percepción de las características evaluadas. En las mezclas elaboradas con el producto MayFos, los panelistas percibieron

TABLA 5. Resultados del perfil de sabor en mezclas base de sabor caramelo elaboradas con las fuentes de inulina

	Mezclas					
	Inulina comercial			Produto MayFos		
Característica	$\bar{X}$	S	Calificación	$\bar{X}$	S	Calificación
Sabor típico	3,0	0,2	Aceptable	3,5	0,3	Aceptable-Fuerte
Astringencia	1,0	0,4	Imperceptible	3,3	0,2	Moderada
Amargor	1,0	0,2	Imperceptible	3,0	0,2	Moderada
Dulzor	3,0	0,2	Aceptable	3,1	0,3	Aceptable
Outro sabor no identificado	1,0	0,2	Imperceptible	2,1	0,2	Ligero

(Gallardo et al., 2002).

cierta astringencia y amargor y un ligero sabor no identificado. Estos defectos detectados pudieran en el helado lograr atenuarse, ya que se le incorpora aire a la mezcla previo a la congelación, con lo que se mejoraría sensorialmente su calidad global. También podría lograrse una mayor aceptación reduciendo el contenido del producto MayFos.

3.2. MAYFOS EN HELADO

Se realizó la producción de helado de chocolate a escala industrial en México, sustituyendo un 70% de la grasa normal de la base de helado por adición de MayFos, aprovechando sus propiedades funcionales como fibra dietaria soluble y el valor agregado que proporciona al producto como prebiótico. La formulación que se empleó en el helado contenía MayFos 50% (obtenida a partir de maguey del pulquero, mezcla de inulina con fructooligosacáridos), maltodextrina 20% y 30% otros componentes como: grasa vegetal (Chantilly), leche en polvo (Nutrileche), leche líquida (Fortileche), azúcar refinada (Great Value), alta fructosa 55 (Arancia cpc), chocolate en polvo (Chocomilk), y estabilizador integrado (Frimulsión de la firma Máster & Máster, Italia).

El grado de aceptación del producto obtenido se evaluó sensorialmente en México con una escala hedónica de nueve puntos, donde participaron 80 jueces no entrenados. El Cuadro 1 muestra el modelo de evaluación sensorial aplicado.

CUADRO 1. Modelo de evaluación sensorial aplicado al helado de chocolate

```
NOMBRE. _____              FECHA: _____
PRODUCTO: HELADO DE CHOCOLATE.

PRUEBE LA MUESTRA QUE SE LE PRESENTA E INDIQUE SEGÚN LA ESCALA SU OPINIÓN.

"ESCALA"
ME GUSTA MUCHO                    _____
ME GUSTA                          _____
ME GUSTA LIGERAMENTE              _____
NI ME GUSTA NI ME DISGUSTA        _____
ME DISGUSTA LIGERAMENTE           _____
ME DISGUSTA                       _____
ME DISGUSTA MUCHO                 _____
```

(Gallardo et al., 2002).

En la Tabla 6 se encuentran los resultados de la evaluación sensorial. Como puede observarse, casi un 50% de la población expresó que el helado les gustaba y un 33% que les gustaba mucho.

TABLA 6. Resultado de la evaluación sensorial de aceptación del helado de chocolate conteniendo el producto MayFos

Calificación	% aciertos
Me gusta mucho	33,33
Me gusta	46,65
Me gusta ligeramente	15,55
Ni me gusta ni me disgusta	0
Me disgusta ligeramente	4,44
Me disgusta	0
Me disgusta mucho	0

(Gallardo et al., 2002).

3.3. MAYFOS EN PANIFICACIÓN

Para la evaluación del producto MayFos se elaboró pan blanco sin adición de grasa vegetal, se obtuvieron además un pan blanco con inulina comercial de la firma Orafti de México, sin grasa vegetal, y un pan blanco control sin inulina y con grasa vegetal.

El método de panificación utilizado es el de esponja y masa, con una formulación en base al total de harina de trigo de panificación de 54% de agua; 2,2% de sal; 2,3% de grasa (en pan control); 1% de levadura; 1% de azúcar; 0,108% de conservador y 5,7% de inulina, tanto el producto MayFos como de inulina comercial.

Los panes obtenidos se evaluaron sensorialmente con cinco jueces entrenados, mediante un procedimiento analítico de evaluación sensorial establecido en el IIIA para productos de panificación, el cual se basa en la evaluación de los defectos de cada uno de los atributos que conforman cada una de las características organolépticas, mediante escalas estructuradas de cinco puntos.

Los defectos son clasificados considerando el grado de afectación que producen a una intensidad prefijada. Para llevar la puntuación al sistema de 20 puntos se utilizan factores de conversión para cada una de las características organolépticas. La puntuación promedio más baja obtenida por algún atributo influirá decisivamente en la calificación final. Los atributos sensoriales de los panes ensayados se muestran en la Tabla 7.

TABLA 7. Atributos sensoriales del pan blanco control, con inulina comercial y com MayFos

Atributos	Calificación del pan testigo	Calificación de pan con inulina comercial	Calificación de pan con MayFos
1.1 Desarrollo	4	4	
1.2 Color	5	5	5
1.3 Forma y superficie	5	4	
2.1 Poros y espacios vacíos	5	5	5
2.2 Color de la miga	5	5	5
3.1 Tipicidad del olor (calidad e int.)	5	5	5
4.1 Tipicidad del sabor (calidad e int.)	5	5	5
5.1 Crujencia de la corteza	5	5	5
5.2 Dureza de la corteza y de miga	5	5	5
5.3 Cohesividad y elasticidad	5	5	5
5.4 Humedad	5	5	5
5.5 Adherencia al paladar	5	5	5
5.5 Gomosidad y masticación	5	5	5

(Gallardo et al., 2002).

De acuerdo a la metodología establecida y considerando las calificaciones de los atributos del pan en cada variante se obtuvieron los siguientes resultados:

• pan Blanco con FOS del maguey: Evaluación Cualitativa: Excelente;

• puntuación Total: 20;

• pan Blanco con FOS comercial: Evaluación Cualitativa: Muy buena;

• puntuación total: 18,9;

• pan Blanco Control: Evaluación Cualitativa: Excelente;

• puntuación Total: 19,7.

Se concluye que el producto obtenido en polvo MayFos (con inulina del maguey), al ser incorporado al pan blanco, como sustituto de grasa, no le afecta sus características organolépticas, por lo que es una alternativa viable para la industria en la actualidad, por la importancia nutricional que esto conlleva en un alimento de amplio consumo popular.

IV. CONCLUSIONES

El MayFos obtenido con la tecnología propuesta contiene un 70% de fructooligosacáridos. El rendimiento obtenido de MayFos a partir de mezontete fresco es del 23%. Las propiedades funcionales de MayFos son comparables con las de fibra de zanahoria, salvado de trigo y cascarilla de avena.

Las bases para helado formuladas con "MayFos", así como con inulina comercial, presentaron un comportamiento de flujo pseudoplástico al igual que el control. Con el nivel utilizado de sustitución de grasa en las mezclas de base para helado de un 100%, se obtuvieron viscosidades muy superiores a las mezclas de referencia.

Desde el punto de vista sensorial se estableció utilizar en la base para helado una disminución de grasa del 70% con "MayFos" y utilizar el sabor chocolate, con lo cual se obtiene un helado con menor contenido de grasa que los existentes comercialmente (Svelty). La mezcla base para helado como el helado elaborado presentan características fisicoquímicas y organolépticas aceptables.

Para el pan de caja adicionado con "MayFos" teniendo las pruebas de volumen específico y dureza, se puede decir que no se encontró diferencia significativa en los valores entre el testigo, inulina comercial y el producto MayFos. En cuanto a la evaluación sensorial, podemos decir que el pan de caja elaborado con MayFos tuvo una calificación de excelente, comparado con las otras dos corridas. Se pudo comprobar que el producto obtenido en polvo MayFos (inulina de maguey), al ser incorporado al pan, no le afecta sus características físicas y organolépticas.

V. REFERENCIAS BIBLIOGRÁFICAS

Berry, D. (2000) Adding Inulin to Dairy Food. *Dairy Foods* **101**(1), 8-33.

Berry, D. (2002) Healthful ingredients sell dairy foods: adding better-for-you components to dairy foods makes them more attractive to consumers, even at a premium. Ingredient Technology. *Dairy Foods* **103**(13), 54-56.

Causey, J. L., Feirtag, J., Gallaher, D. D. & Tungland, B. C (2000) Effects of dietary inulin on serum lipids, blood glucose and the gastrointestinal environment in hipercholesterolemic men. *Nutrition Research* **20**, 191-201.

Fleming, S. E. & GrootWassink, J. W. D. (1979) Preparation of high fructose syrup from the tubers of the Jerusalem artichoke (*Helianthus tuberosus* L.), *CRC Crit. Rev. Food Sci. Nutr.* **12**, 1-28.

Gallardo, Y., Nuevo, D. & Hernández, H. (2002) Informe Técnico del Departamento de Graduados e Investigación en Alimentos de la Escuela Nacional de Ciencia Biológicas. Obtención de inulina a partir del maguey pulquero como fuente de fibra y probiótico. México D.F. ENCB. IPN. 70p.

Kaur, N. & Gupta, A. K. (2002) Applications of inulin and oligofructose in health and nutrition. *J. Biosci.* **27**(7), 703-714.

Marroquín, A. S. & Hope, P. H. (1953) Fermentation and chemical composition studies of some species of agave juice. *J. Agric. Food Chem.* **1**(3), 246-249.

Marshall, R.T. & Arbuckle, W.S. (1996) *Ice cream*. 5a edición. Chapman y Hall, New York. 425p.

Phelps, C. F. (1965). The physical properties of inulin solution. *Biochem. J.* **95**, 41-47.

Pontis, H. & del Campillo, L. (1985) Fructans. In *Biochemistry of storage carbohydrates in green plants*. eds. P. Dey, E. Dixion, pp. 205-227. Dixon, Academic Press, USA.

Quemener, B., Thibault, J. F. & Coussement, P. (1994) Determination of inulin and oligofructose in food products, and integration in the AOAC Method for measurement of total dietary fiber. *Lebensm.-Wiss. Technol.* **27**, 125-132.

Ramírez-García, M. E. (2002) Utilización de la inulina de maguey (*Agave atrovirens* Karw) en el desarrollo de un alimento funcional. Tesis de Maestría. Escuela Nacional de Ciencias Biológicas del IPN. México.

Roberfroid, M. (1993) Dietary fiber, inulin and oligofructose: a review comparing their physiological effects. *Crit. Rev. Food Sci. Nutr.* **33**(2), 103-148.

Rodríguez, T., De Hombre, R., Camejo, J. & Valdés, L. (2002) *Informe técnico del IIIA. Evaluación de fibra dietética en mezcla base para helados*. La Habana, Cuba.

Sambucetti, Z. (2001) Inulin determination for food labeling. *J. Agric. Food Chem.* **49**, 4570-4572.

Ting, S. V. (1956) Rapid colorimetric method for simultaneous determination of reducing sugar and fructose in citrus juices. *J. Agric. Food Chem.* **4**, 263-266.

Torricella, R. & Zamora, E (1989) *Evaluación sensorial en la Industria Alimentaria*. Centro de Documentación del IIIA. La Habana, Cuba. 65p.

Van Loo, J., Coussement, P., De Leenheer, L., Hoebregs, H. & Smits, G. (1995) On the presence of inulin and oligofructose as natural ingredient in the western diet. *CRC Crit. Rev. Food Sci. Nutr.* **35**(6), 525-552.

Vandamme, E. J. & Derycke, D. G. (1983) Microbial inulinases: fermentation process, properties and application. In *Advances in Applied Microbiology*, 29. ed. A. P. Laskin, pp. 139-176. Academic Press, New York.

CAPÍTULO 23

APLICACIÓN DE FRUCTANOS EN PRODUCTOS: DESARROLLO Y EVALUACIÓN SENSORIAL. EXPERIENCIA DE CHILE

Emma Wittig de Penna
Delia Soto

I. INTRODUCCIÓN

II. DESARROLLO DE ALIMENTOS ADICIONADOS DE FRUCTANOS PARA ADULTOS MAYORES
1. ETAPAS DEL DESARROLLO Y EVALUACIÓN DE LOS PRODUCTOS
2. LA EVALUACIÓN SENSORIAL EN EL DESARROLLO DE PRODUCTOS CON FIBRA SOLUBLE

III. CONCLUSIONES

IV. REFERENCIAS BIBLIOGRÁFICAS

Facultad de Ciencias Químicas y Farmacéuticas. Universidad de Chile.
E-mail: ewitting@uchile.cl

I. INTRODUCCIÓN

La industria de alimentos ha acusado recibo de los cambios que se generan en un proceso de globalización en el cual la dinámica de ofrecer nuevos productos al mercado cobra especial relevancia si se desea mantener la imagen de calidad vinculada a su presencia en el mercado de alimentos, que está continuamente exigiendo de nuevos productos.

Es así como han aparecido nuevos ingredientes, cuya funcionalidad asegura el éxito de su aplicación, puesto que deben cumplir además del rol nutricional el de ofrecer algún beneficio, debidamente comprobado, a la salud física y mental del consumidor.

Actualmente han aparecido en el comercio aplicaciones de estos ingredientes. Se han generado los alimentos funcionales que constituyen el nuevo desafío para la industria de alimentos, ya que se trata de alimentos que incluyen ingredientes funcionales en su formulación, los que deben ofrecer un efecto comprobado sobre la salud del usuario.

Entre la gran variedad de ingredientes funcionales que ofrece el mercado, son de especial interés los fructanos que corresponden a una mezcla heterogénea de polímeros de glicósidos, que se caracterizan por tener enlaces glicosídicos del tipo fructosil-fructosa (Roberfroid, 2000). Constituyen una reserva de energía para unas 35 000 especies del reino vegetal. Están presentes en una gran cantidad de vegetales como alcachofas, achicoria, topinambur, puerros, bananos, miel, cebollas, ajos e incluso en el trigo, avena y otros cereales. Corresponden a cadenas lineares de polímeros de estructura glucosil (1-2)(fructosil)n(2-1) fructosa, con grado de polimerización entre 2 y 70. De esta forma se tiene las oligofructosas o fructoligosacáridos (FOS) con grado de polimerización entre 2 y 10 y promedio 4 y la inulina que corresponde a una mezcla de unidades de polisacáridos con grado de polimerización 9 a 20.

Los FOS se obtienen industrialmente por dos vías: a partir de sacarosa y una fructosiltransferasa fúngica (ACTILIGHT, Béghin Meiji Industries, Francia) o por hidrólisis parcial de inulina con endoglicosidasa (Orafti, 1998; Bornet, 2000; Orafti, 2000) (Orafti FTI, Bélgica).

La elaboración industrial de inulina se realiza generalmente a partir de una compuesta, la achicoria (*Cichorium intybus*) (de Bruyn et al., 1992; Roberfroid, 2000).

Los FOS obtenidos de sacarosa son sólo compuestos de glucosil (1-2)(fructosil)n (2-1)fructosa, siendo n=1 a 3. Los frutanos de inulina en cambio son una mezcla de glucosil (1-2)(fructosil)n (2-1)fructosa, siendo n = 1 a 6, con (fructosil)(2-1)(fructosil)n (2-1)fructosa, en que n = 2 a 7. El perfil del gusto de los FOS es similar al de la sacarosa, presentando un 30% del dulzor, sin la sensación de frío. Debido al alto grado de polimerización, la inulina no tiene propiedades edulcorantes. La retención de agua de los FOS es mayor que la de la sacarosa. Al no ser carbohidratos reductores, no presentan reacción de Maillard. Son estables a pH sobre 3 y a temperaturas hasta 130°C (Bornet, 2000; Franck, 2002).

Existen métodos analíticos descritos en la AOAC para cuantificar inulina y FOS en plantas y en alimentos elaborados (Hoebregs, 1997). También han sido propuestos métodos más simples para ser implementados en laboratorios de análisis de rutina (Zuleta & Sambucetti, 2001).

Tanto la inulina como los FOS han sido reconocidos oficialmente como ingredientes naturales en Europa y clasificados como fibra dietética en la mayoría de los países de la Comunidad Europea. El consumo diario se estima en 1 a 4g en USA y entre 3 y 12g en Europa. Ambos han sido usados con éxito en la elaboración de galletas, biscochuelos, cereales para desayuno, helados, yogurt y leche (Orafti, 1998; Bornet, 2000; Roberfroid, 2002).

El consumo de fructanos induce interesantes efectos fisiológicos y nutricionales. No son digeridos a su paso por el sistema digestivo, hasta alcanzar el intestino grueso donde son totalmente fermentados en el colon, principalmente a lactato, ácidos grasos de cadena corta (acético, propiónico y butírico), H_2 y CO_2. Como consecuencia de su fermentación y la absorción de ácidos orgánicos, el valor calórico alcanza a 2kcal/g para los FOS de cadena corta y a 1kcal/g para inulina. Se ha comprobado que mejoran la biodisponibilidad del calcio, reducen el riesgo de desarrollar cáncer de colon, reducen los triglicéridos y la producción de insulina, favorecen el transporte de colesterol y reducen las glicemias postprandiales. También tienen efecto sobre la evacuación intestinal, ya que, debido a su fermentación en el intestino grueso, incrementan la biomasa bacteriana y con ello el número y cantidad de evacuaciones diarias, llegando a 1,5-2g/g de inulina o FOS ingerido, igualando así al efecto conseguido con hidrocoloides, como pectina o goma guar. Del punto de vista nutricional son considerados prebióticos porque estimulan selectivamente el crecimiento de Bifidobacterias, impidiendo el crecimiento de microorganismos patógenos en el colon, como *Clostridium perfringens, Salmonella, E. coli.*

Ambos corresponden a la definición de fibra dietética propuesta: "La fibra dietética es el remanente de las partes comestibles de los vegetales que son resistentes a la digestión y absorción en el intestino delgado y tiene una fermentación parcial o completa en el intestino grueso. La fibra dietética incluye polisacáridos, oligosacáridos, lignina y otras sustancias asociadas a las plantas. La fibra dietética promueve efectos fisiológicos, tales como efecto laxante, disminución del colesterol sanguíneo, disminución de la glicemia" (Prosky, 2001).

FOS e inulina son ingredientes funcionales, ya que cumplen con las siguientes características especificadas por consenso de la CE (Diplock et al., 1999): ser parte de alimentos convencionales o de uso diario; ser consumidos como parte de la dieta habitual o normal; estar constituidos por componentes que se encuentran en el alimento, sea en concentraciones mayores que las aportadas por él o como un compuesto no presente en el alimento; tener un efecto positivo en una función fisiológica determinada, más allá del valor nutricional básico; tener efecto en el bienestar o en la salud o reducir el riesgo de alguna patología específica.

De acuerdo a estos puntos, al revisar la literatura sobre el tema se comprueba que la inulina y los FOS están presentes en forma natural en plantas comestibles (Tomomatsu, 1994; Bornet, 2000; Roberfroid, 2000; Hidaka et al., 2001); pueden ser adicionados a alimentos habituales (Spiegel et al., 1994; Diplock et al., 1999); modulan funciones fisiológicas clave (Molis et al.,1996; Kleessen et al., 1997; Cummings & Mac Farlane, 2002); modulan la absorción del calcio (van den Heuvel et al., 1999); modulan el metabolismo de lípidos (Hata & Oikawa, 1983); regulan la composición de la flora microbiana intestinal por su efecto probiótico (Mitsuoka et al., 1987; Gibson et al., 1995; Roberfroid et al., 1998); y reducen el riesgo de cáncer al colon (Tomomatsu, 1994; Hidaka et al., 2001).

Todos estos antecedentes constituyen evidencias suficientes para considerarlos ingredientes funcionales.

II. DESARROLLO DE ALIMENTOS ADICIONADOS DE FRUCTANOS PARA ADULTOS MAYORES

El envejecimiento está asociado a factores relacionados con el estilo de vida, incluyendo las prácticas dietéticas, en que se reflejan los patrones alimentarios tradicionales.

La alimentación para una persona anciana en buen estado de salud no difiere significativamente de la de los individuos más jóvenes. Sin embargo, la frecuente existencia de diversas alteraciones metabólicas y funcionales hace necesario efectuar algunas adaptaciones en cuanto al suministro y prácticas dietéticas. El objetivo de la dietoterapia en el senescente, al igual que en cualquier grupo, debe ser conservar o recuperar el estado nutricional normal. La buena nutrición del anciano depende de una ingesta de nutrientes adecuada a sus necesidades reales, debiendo considerarse además una serie de limitaciones tanto fisiológicas como físicas que tiene este grupo etáreo (Soto et al., 2002).

Estudios anteriores realizados con adultos mayores chilenos han demostrado que la ingesta de fibra es insuficiente y los problemas de constipación y estitiquez aparecen frecuentemente, además de obesidad o sobrepeso, diabetes y patologías cardiovasculares (Soto et al., 2002). Las encuestas alimentarias han revelado que acusan dificultades para adquirir frutas y hortalizas, porque demanda un esfuerzo físico el llevarlas a casa, o si ya las han adquirido, están presentes los problemas en la dotación dentaria (Soto et al., 1996), como falta de piezas dentales o prótesis dañadas o que ajustan mal, dificultando la masticación y con ello el consumo de alimentos crudos.

Como una alternativa de solución a esta realidad se desarrollaron alimentos enriquecidos con fibra dietética (salvado de trigo, avena, lupino), los que fueron optimizados en su calidad. Entre otros, se elaboraron galletas de diferentes tipos, pan blanco e integral, queques individuales, biscochuelos, fideos. Al realizar las pruebas con adultos mayores para evaluar su efecto, aceptabilidad y tolerancia, se detectó que algunos adultos mayores percibían en algunos de nuestros productos una textura áspera y la presencia de restos de fibra que les costaba eliminar de los dientes y alvéolos, a pesar de calificar muy positivamente la aceptabilidad.

Haciendo eco de esta falencia, es que decidimos realizar nuevos desarrollos empleando fibra soluble, en forma de Raftilina® y Raftilosa® (Orafti, Bélgica). Se presentan los aspectos metodológicos y resultados de las siguientes productos: postres tipo mouse (Chuaqui et al., 2004; Wittig de Penna et al., 2004), galletas (Hechenleitner, 2004), helados (Caballero, 2004).

1. ETAPAS DEL DESARROLLO Y EVALUACIÓN DE LOS PRODUCTOS

Todos los productos cumplieron las mismas etapas durante su desarrollo (Wittig de Penna, 1998). Se señalan con un asterisco (*) las etapas en que se aplica la evaluación sensorial, sea con paneles entrenados o con consumidores, en este caso, adultos mayores.

Diseño de las diferentes alternativas de productos – Se elaboraron diferentes formulaciones tomadas de la literatura para dos tipos de mousse, diferentes tipos de galletas de miel y helados crema de fresa.

Selección de materias primas – El criterio de selección empleado fue según el aporte de nutrientes y las propiedades funcionales. Se seleccionaron mezclas de vitaminas y de minerales, de acuerdo a las ingestas diarias recomendadas para senescentes (NRC, 1989). Para las galletas se evaluó el reemplazo de sacarosa por sucralosa, determinando su poder edulcorante (Wittig de Penna, 1981b) en los tipos de formulaciones elegidas. También se definieron los aditivos respectivos.

Ensayos preliminares de elaboración – En esta etapa se definieron los ingredientes y el rango de concentraciones a ensayar de cada uno de ellos, como así también las etapas de los procesos de elaboración de cada uno de los productos.

*Selección de las formulaciones de mejor calidad** – En esta etapa se pretende seleccionar uno o dos prototipos que sean los más promisorios para optimizar su calidad. Para este fin se debe contar con un panel entrenado en los tests de calidad y en el tipo de producto que se evaluará (Wittig de Penna, 1981b; Jellinek, 1985; Meilgaard et al., 1991).

*Optimización de la calidad de las formulaciones seleccionadas** – La optimización puede hacerse empleando diferentes metodologías. Los resultados que se presentan han aplicado metodología de superficie de respuesta (Giovanni, 1983), diseños ortogonales de Taguchi (Taguchi & Konishi, 1987), o el método de mezclas de Hare (Hare, 1974). Cualquiera de ellos conduce a buenos resultados, se trata de ahorrar tiempo y dinero disminuyendo el número de formulaciones que se ensayan. La decisión de cuál emplear viene como respuesta a cuántas variables independientes se quiere ensayar. Las formulaciones se seleccionan combinando diferentes niveles de cada uno de los ingredientes que interesa explorar. El efecto se mide sobre la calidad del producto final, por lo que es necesario contar con un panel altamente entrenado en el producto, en el uso de escalas y el test que se usará. Otros autores optimizan de acuerdo a la aceptabilidad que tendrá el producto, pero en este caso se requiere un mayor número de personas que evalúen los productos, lo que encarece la prueba (Villarroel et al., 1996).

*Elaboración a escala piloto para optimizar y establecer las variables del proceso** – Esta etapa es muy necesaria por cuanto permitirá especificar las variables de las etapas del proceso de elaboración, lo que se reflejará en una calidad uniforme de los diferentes lotes de producción.

*Controles de calidad** química, física, sensorial* y microbiológica* – Estos resultados informan acerca de las características del producto y permite verificar si se cumple con la calidad establecida en el diseño y con los aspectos reglamentarios del producto. A veces estos resultados permiten tomar acciones correctivas respecto de la dosificación de alguna materia prima, que haya sufrido mermas o deterioro por efecto del proceso.

*Selección de sistemas de envase y condiciones de almacenamiento. Estudios de vida útil** – La buena calidad del producto final debe protegerse eligiendo un envase apropiado que posea barreras a eventuales agentes perjudiciales, como oxígeno, luz, temperatura, humedad etc. Un determinado envase puede dar muy buena protección al producto en un ambiente específico, o para un clima determinado, pero si éste cambia, o el producto se destina a otro país de diferente latitud, deberán estudiarse cuáles serán los sistemas de envase para las nuevas condiciones de almacenamiento. Una vez definidos el sistema de envase y las condiciones de almacenamiento y/o comercialización, es imprescindible realizar un estudio de vida útil, para asegurarse que el producto mantendrá una calidad aceptable hasta llegar a manos del consumidor. En estos estudios deben simularse las mismas condiciones a que estará sometido el producto en el almacenamiento y lugares de expendio, realizando controles de todas las variables críticas del producto, de acuerdo a un programa prefijado de controles. Actualmente se han propuesto nuevos métodos que consideran además la aceptabilidad del consumidor (Gacula, 1975; Meilgaard et al., 1991; Schmidt & Bruma, 1992; Hough et al., 2002; Hough et al., 2003).

*Evaluación de aceptabilidad**, preferencia* y tolerancia* – En el desarrollo de todo producto es imprescindible conocer el impacto que éste tendrá en el mercado objetivo. Para este fin se usan grupos de consumidores representativos del grupo al cual está destinado el producto. Así, si se trata de un alimento para deportistas deberá probarse con personas que realicen deportes; si es un alimento para escolares, elegir grupos de ambos sexos y diferentes edades; si es un alimento infantil, evaluarlo con las madres, ya que serán ellas las que decidan cuál elegir para su bebé. Y si se trata de adultos mayores se puede concurrir a lugares en que éstos vivan, como hogares, o lugares en que se reúnan para algún evento social o cultural, con el fin de conocer su opinión sobre la aceptabilidad o las preferencias por los nuevos productos. Es importante que estas pruebas se realicen con el mayor número posible de participantes, en un ambiente que les sea familiar o habitual.

Estudio de prefactibilidad técnico-económica – Este aspecto permite saber si resulta rentable llevar a escala industrial la producción y comercialización del producto que se ha optimizado (Sapag & Sapag, 1989).

Evaluación del impacto nutricional sobre el grupo objetivo – Este es otro aspecto de especial relevancia para los alimentos funcionales. Es importante verificar que el alimento cumpla con su objetivo. Si hemos adicionado fibra soluble con el fin de combatir la constipación, se debe comprobar con un grupo de pacientes que padecen de esta patología, que efectivamente el alimento desarrollado mejora la frecuencia, cantidad y características de las heces. Si es un alimento para diabéticos, evaluar el efecto postprandial sobre los niveles de insulinemia y glicemia, en comparación con el mismo alimento elaborado con sacarosa, empleando pacientes diabéticos controlados clínica y nutricionalmente (Wittig de Penna et al., 1987).

2. LA EVALUACIÓN SENSORIAL EN EL DESARROLLO DE PRODUCTOS CON FIBRA SOLUBLE

Entre las metodologías sensoriales que se dispone para llevar a buen término las etapas señaladas anteriormente, están las siguientes:

Test de ranking – Esta prueba (diseñada por Tompkins & Pratt, 1959) permite hacer ordenamientos de las diferentes muestras de acuerdo a alguna característica. La aplicación en el desarrollo de productos es el "ordenamiento de acuerdo a las preferencias por calidad" de los productos obtenidos en los ensayos preliminares de elaboración. Este test permite seleccionar rápidamente los productos que son más promisorios y descartar los malos o deficientes. Se realiza con paneles semientrenados o sin entrenamiento previo, ya que interesa la respuesta espontánea frente a los productos alternativos. Los resultados se evalúan estadísticamente usando las Tablas de Newell y Mac Farlane o calculando el valor F de Friedmann comparándolo con valores límites teóricos.

Test de Karlsruhe – Esta metodología permite evaluar los diferentes parámetros de la calidad sensorial: apariencia, forma, color, olor, sabor, textura, consistencia etc (Wittig de Penna, 1981a). Este test fue desarrollado por el *Bundesforschunginstitut für Ernährung de Karlsruhe*, Alemania (Paulus et al., 1979), constituye la norma DIN 10952. Se emplea con bastante éxito para la optimización de las formulaciones y para evaluar calidad sensorial en los estudios de vida útil. Los resultados se evalúan estadísticamente por análisis de varianza y test de comparaciones múltiples de Duncan.

Test de perfil – Fue desarrollado por Cairncross y Sjöstrom en los años 50. Se basa en las evaluaciones de un grupo de jueces altamente entrenados en análisis descriptivos, donde se les capacita en la generación de descriptores, el uso de escalas de calificación y técnicas de olfacción y degustación. Los jueces deben evaluar los componentes del sabor, de la textura y de otros parámetros de calidad que interesen del producto. De esta forma se tiene una completa caracterización de los componentes de calidad de los diferentes parámetros. Se puede emplear para ver el efecto de ingredientes, cambios de componentes del parámetro durante el almacenamiento etc. Los resultados se pueden representar en gráficas polares que permiten comparar las áreas obtenidas al unir los vectores que representan a cada uno de los diferentes componentes evaluados.

Test de aparición de olores/sabores extraños – Se usa para estudios de vida útil, para estimar el efecto de diferentes sistemas de envase, de las condiciones de almacenamiento etc. Generalmente se aplica en combinación con el test de Karlsruhe, ya que es muy probable que durante el estudio la calidad descienda y la intensidad de olores/sabores extraños vaya en aumento.

Test de escala hedónica – Es una metodología para evaluar aceptabilidad con consumidores. Es importante que sean representativos del grupo objetivo. La escala original ha sido formulada en nueve categorías que señalan igual número de respuestas diferentes de agrado y desagrado en torno a un valor central que representa la neutralidad, o sea, el producto ni agrada ni desagrada. Es importante el número de personas que participen en esta prueba, debe ser al menos 100 a 200 personas de ambos sexos. A veces es necesario segmentar a los consumidores, de acuerdo a alguna otra variable, como escolaridad, edad, nivel de ingresos, lugar de residencia etc. y deberán tomarse muestras equivalentes en número de cada segmento. Los resultados se expresan como cómputos totales para las diferentes categorías de la escala, o como el promedio aritmético de las respuestas, con su desviación estándar.

Test de comparación pareada para preferencia – Muchas veces es necesario establecer cuál de los dos productos que han sido igualmente aceptados es preferido por una muestra de consumidores; o se desea conocer la preferencia en comparación con un producto de la competencia, o uno que se vende bien, etc. Para ello se toma una muestra de unos 100 a 200 consumidores representativos del grupo al que está dedicado el producto y se les presentan pares constituidos por los dos productos, en dos repeticiones para evaluar cuál, dentro de cada par, prefieren. El hacer repeticiones permite medir la consistencia de las respuestas y disminuir el error. Los resultados se evalúan estadísticamente por chi cuadrado.

En los productos que desarrollamos, por ejemplo, este test se planteó para definir la concentración de edulcorante de las galletas de miel, ya que el producto en una etapa anterior había sido optimizado con un panel entrenado, constituido por adultos normales y la percepción de los gustos básicos en el senescente está bastante disminuida (Valiente et al., 1989) por lo que interesaba definir la concentración de sucralosa en el producto, de acuerdo a la percepción del dulzor que tiene el adulto mayor y que le resulte más preferida.

Test de ranking de preferencia con consumidores – Este test se usa para evaluar preferencias cuando son tres o más las alternativas que tuvieron buena aceptabilidad y se desea saber cuál o cuáles serían las preferidas. Pueden ser alternativas de productos, o bien puede ser un símil del mercado o un producto de importación, o uno que se desea imitar. El test usa consumidores que deben ordenar según su preferencia en general, colocando en primer lugar el producto más preferido, luego en segundo lugar el que le sigue en preferencia y así sucesivamente hasta dejar en último lugar el menos preferido.

Los resultados se evalúan aplicando estadística no paramétrica.

Empleando las metodologías expuestas, se desarrollaron los productos que se presentan en el Cuadro 1, los cuales están en la etapa de controlar el efecto fisiológico y/o clínico en adultos mayores. Para este fin se empleará la metodología presentada en un trabajo anterior, en vista de los buenos resultados obtenidos (Soto et al., 1998) (Wittig de Penna, 2001).

El Cuadro 2 presenta un listado de los productos con fructoligosacáridos que se comercializan actualmente en Chile.

CUADRO 1. Alimentos con fructoligosacáridos (FOS) y inulina desarrollados por los autores

Alimento	Humedad	Lipidos	Proteinas	FOS / Inulina	ENN	Fibra dietética	kcal / 100g	Acepta-bilidad	Vida Util
Mousse naranja (a)	4,7	11,6	15,1	13,11 / 1,42	61,8	< 0,1	412	> 90%	> 180 días
Id. menta / choco-late (a)	4,57	6,72	14,15	3,75 / 3,72	68,57	0,03	391,4	> 95%	> 180 días
Galletas de miel (a)	10,2	7,8	5,6	12,05 / 8,04	74	< 0,1	388,4	> 96%	< 90 días

(a) Vitaminas: A, B_1, B_2, B_3, B_6, B_9, B_{12}, C, D_3, E. Minerales: Ca, Fe, Zn, Mg. Edulcorante: sucralosa 0,125%.

CUADRO 2. Alimentos con fructoligosacáridos (FOS) comercializados actualmente en Chile

Alimento	Marca	Fibra soluble	Ubicación supermercado
Nestum trigo y frutas	Nestlé	Oligosacáridos 1,9%	Alimentos infantiles
Nestum avena	Nestlé	Oligosacáridos 1,9%	Alimentos infantiles
Nestum miel	Nestlé	Oligosacáridos 1,9%	Alimentos infantiles
Nestum maíz	Nestlé	Oligosacáridos 1,9%	Alimentos infantiles
Nestum 5 cereales	Nestlé	Oligosacáridos 1,9%	Alimentos infantiles
Cerelac	Nestlé	Oligosacáridos 1,9%	Alimentos infantiles
Multicereal	Nestlé	Oligosacáridos 1,9%	Alimentos infantiles
Vienesa	La Preferida	Raftilina GR no declara %	Cecinas especiales
Helado Svelty	Nestlé	no declara %	Postres congelados
Leche Nido crecimiento	Nestlé	Oligosacáridos 3%	Alimentos infantiles
Yogurt con fibras	Parmalat	Raftilosa P 95	Postres refrigerados
Yogurt Svelty	Nestlé	Oligosacáridos 0,5%	Postres refrigerados
Blevit 5 cereales	Ordesa	FOS 1%	Alimentos infantiles
Blevit avena	Ordesa	FOS 1%	Alimentos infantiles
Blevit integral	Ordesa	FOS 1%	Alimentos infantiles
Cápsulas para adelgazar	By Diet	ausente	–
Galletas	Nutrafood	ausente	Alimentos dietéticos

Fuente: Empresas elaboradores de los productos.

III. CONCLUSIONES

Los productos desarrollados constituyen una oferta de alternativas de alimentos para el adulto mayor que le proporcionarán una nutrición sana y equilibrada en aras de una mejor calidad de vida.

De acuerdo a los resultados obtenidos, resulta altamente recomendable aplicar el programa de etapas señalado para el desarrollo de nuevos alimentos.

La medida del éxito es una resultante de la composición del equipo multidisciplinario que intervenga en la realización de las diferentes etapas.

Es deseable que estos alimentos pasen a conformar parte de los Programas de Alimentación Años Dorados, iniciados por el Ministerio de Salud de Chile.

IV. REFERENCIAS BIBLIOGRÁFICAS

Bornet, F. R. J. (2000) *Fructoligosacharides and other fructans. Chemistry, structure, nutrition and regulatory aspects.* Dietary Fiber. Dublin, Ireland. 11-36, 47-60, 191-199.

Caballero, C. (2004) Desarrollo de helados crema adicionados de fructoligosacáridos y vitaminas antioxidantes, como ingredientes funcionales, para el adulto mayor. Tesis para optar al título de Ingeniero de Alimentos. Pontificia Universidad Católica de Valparaíso, Valparaíso, Chile.

Cummings, J. H. & Mac Farlane, V. (2002) Gastrointestinal effects of prebiotics. *British J. Nutr.* 87(2S), S145-S151.

Chuaqui, P., Wittig de Penna, E., Soto, D. & Villarroel, M. (2004) Método de Taguchi para optimizar calidad de postres funcionales destinados al adulto mayor y estudio de prefactibilidad técnico-económica. *Rev. Chil. Nutr.* 31(2), 118-127.

De Bruyn, A., Alvarez, A. P., Sandra, P. & de Leenheer, L. (1992) Isolation and identification of fructofuranosyl (2-1)-D-fructose. A product of the enzymic hydrolysis of the inulin from *Cichorium intybus. Carbohydrate Res.* 235, 303-308.

Diplock, A. T., Aggett, P. J., Ashwell, M., Bornet, F., Fern, E. B. & Roberfroid, M. B. (1999) Scientific concepts of functional foods in Europe: Consensus document. *Br. J. Nutr.* 81(1), S1-S28.

Franck, A. (2002) Technological functionality of inulin and oligofructose. *Br. J. Nutr.* 87, S287-S291.

Gacula, M. C. (1975) The design of experiments for shelf life study. *J. Food Sci.* 40, 399-403, 404-409.

Gibson, G. R., Beatty, E. R., Wang, X. & Cummings, J. H. (1995) Selective stimulation of bifidobacteria in the human colon by oligofructose and inulin. *Gastroenterology* 108, 975-982.

Giovanni, M. (1983) Response surface methodology and product optimization. *Food Technol.* 37(11), 41-45.

Hare, L. B. (1974) Mixture design applied to food formulation. *Food Technol.* 28(3), 50-62.

Hata, Y. & Oikawa, T. (1983) The effect of FOS against hyperlipidemia. *Geriatric Medicine* 21, 156-167.

Hechenleitner, M. (2004) Optimización de galletas fortificadas con fructooligosacáridos, vitaminas y minerales para el adulto mayor. Memoria para optar al título de Ingeniero en Alimentos, Universidad de Chile.

Hidaka, H., Takashi, A. & Masao, H. (2001) Development and beneficial effects of fructo-oligosacharides (neosugar). En *Advanced Dietary Fibre Technology*. eds. B. C. Mc Cleary, L. Prosky, pp. 471-479. Blackwell Science, UK.

Hoebregs, H. (1997) Fructans in foods and food products. Ion-exchange chromatographic method: Collaborative study. *J. Assoc. of Anal. Chem. Int.* 80, 1029-1037.

Hough, G., Sánchez, R. H., Garbarini de Pablo, G., Sánchez, R. G., Calderón Villaplana, S., Giménez, A. M. & Gámbaro, A. (2002) Consumer acceptability versus trained sensory panel scores of powdered milk shelf-life defects. *J. Dairy Sci.* 85, 2075-2080.

Hough, G., Langohr, K., Gomez, G. & Curia, A. (2003) Survival analysis applied to sensory shelf life of foods. *J. Food Science* 68(1), 359-362.

Jellinek, G. (1985) *Sensory evaluation of food. Theory and praxis.* pp. 184-248, 252-288. Ellis Horwood Ltd. Chichester, England.

Kleessen, B., Sykura, B., Zunft, H. J. & Blaut, M. (1997) Effect of inulin and lactose in fecal microflora, microbial activity and bowel habit in elderly constipated persons. *Am. J. Clin. Nutr.* 65, 1397-1402.

Meilgaard, M., Civille, V. C. & Carr, V. T. (1991) *Sensory Evaluation Techniques.* pp. 198-199, 222-225. CRC Press Inc., Florida, USA.

Mitsuoka, T., Hidaka, H. & Eida, T. (1987) Effects of FOS on intestinal microflora. *Die Nahrung* 31(5-6), 427-436.

Molis, C., Flourie, B. & Ouarne, F. (1996) Digestion, excretion and energy value of FOS in healthy humans. *Am. J. Clin. Nutr.* 64, 324-328.

National Research Council (NRC) (1989) *Recommended Dietary Allowances.* 10th ed. National Academy Press, Washington D.C. USA.

Orafti (1998) Active Food Ingredients – Nutritional Properties of Inulin and Oligofructose, pp. 3-42.

Orafti (2000) Active Food Ingredients – Description, Production, Natural Occurrence and History of Inulin and Oligofructose. Información Técnica.

Paulus, K., Zacharias R., Robinson L. & Geidel H. (1979) Kritische Betrachtungen zur "Bewertenden Prüfung mit Skale" als einem wesentlichen Verfahren der sensorischen Analyse. *Lebesm. Wissensch. u. Technol.* 12.

Prosky, L. (2001) What is dietary fibre? A new look at the definition. En *Advanced Dietary Fibre Technology.* eds. B. C. Mc Cleary, L. Prosky, pp. 65-76. Blackwell Science, UK.

Roberfroid, M. B. (2000) *Inulin and Oligofructose: Dietary Fiber and functional ingredients,* Dietary Fiber. Dublin, Ireland. 11-29.

Roberfroid, M. B. (2002) Functional foods. Concepts and application to inulin and oligofructose. *Bri. J. Nutr.* 87(2S), S139-S143.

Roberfroid, M. B., van Loo, J. A. E. & Gibson, G. R. (1998) The bifidogenic nature of chicory inulin and its hydrolysis products. *J. Nutr.* 128, 11-19.

Sapag, N. & Sapag R. (1989) *Preparación y evaluación de proyectos.* Mc Graw Hill Interamericana de México S.A. México.

Schmidt, K. & Bruma, J. (1992) Estimating shelf life of cottage cheese using hazard análisis.

J. Dairy Sci. **75**, 2922-2927.

Soto, D., Wittig de Penna, E., Orellana, J., Soto, R., Bunger, A. & Hernández, N. (1996) Salud bucal y nutricional de adultos mayores. *Rev. Chil. Nutrición*, 74-76.

Soto, D., Wittig de Penna, E., Bunger, A., Hernández, N., Cariaga, L. & Gaete, M. C. (1998) Aceptabilidad y efectos de alimentos enriquecidos con fibra dietética en adultos mayores. *Rev. Chil. Nutrición* **25**(39), 30-38.

Soto, D., Bunger, A., Gaete, M. C. & Wittig de Penna, E. (2002) *Nutrición y Ejercicio. Psicogeriatría. Bases Conceptuales. Clínica y Terapéutica Integral.* Ediciones de la Sociedad de Neurología, Psiquiatría y Neurocirugía. Santiago, Chile.

Spiegel, S. J. E., Rose, R., Karabell, P., Frankos, V. H. & Schmitt, D. F. (1994) Safety and benefits of FOS as food ingredients. *Food Technol.* **48**(1), 85-89.

Taguchi, G. & Konishi, S. (1987) *Orthogonal arrays and linear graphs. Tools for quality engineering.* pp. 101-183. American Suplier Institute Inc. Dearborn, Michigan, USA.

Tomomatsu, H. (1994) Health effects of oligosacharides. *Food Techn.* **65**(10), 61-65.

Tompkins, M. D. & Pratt, G. B. (1959) Comparison of flavor evaluation methods for frozen citrus concentrates. *Food Techn.* **13**, 149-156.

Valiente, G., Soto, D. & Cariaga, L. (1989) Factor condicionante del estado nutricional de senescentes. Sensibilidad gustativa. *Rev. Chil. Nutrición* **17**(1), 52-59.

van den Heuvel, E., Muys, T., Van Dokkum, W. & Schaafsman, G. (1999) Oligofructose stimulates calcium absorption in adolescents. *J. Am. Clin. Nutr.* **69**, 544-548.

Villarroel, M., Biolley, E., Miranda, H., Wittig de Penna, E. & Catalán, M. (1996) Caracterización sensorial del budín de lupino utilizando la metodología de superficie de respuesta. *Arch. Latinoam. Nutr.* **46**(3), 230-233.

Wittig de Penna, E. (1981a) Evaluación de la calidad mediante el test de valoración con escala de Karlsruhe. *Alimentos* **6**(1), 25-31.

Wittig de Penna, E. (1981b) *Evaluación Sensorial, una metodología actual para tecnología de alimentos.* pp. 75-77, 112-116. Talleres Gráficos USACH, Santiago, Chile.

Wittig de Penna, E., Araya, V., Craddock, M., Arteaga, A. & Carrasco, E. (1987) Desarrollo de productos para diabéticos. Elaboración y control de una galleta de masa corta moldeada. *Rev. Chil. Nutrición* **15**(3), 153-162.

Wittig de Penna, E. (1998) Desarrollo de Productos. Curso de Postgrado. Universidad del Valle. Guatemala.

Wittig de Penna, E. (2001) Elaboración de productos alimenticios con fibra. La experiencia en Chile. En *Fibra dietética en Iberoamérica: Tecnología y salud. Obtención, caracterización, efecto fisiológico y aplicación en alimentos.* eds. F. M. Lajolo, F. Saura-Calixto, E. Wittig de Penna, E. W. Menezes, pp. 255-262. CYTED/CNPQ/Varela, Sao Paulo.

Wittig de Penna, E., Garrido, F., Chuaqui, P., Soto, D., Jacir, P. & Villarroel, M. (2004) Aplicación de oligofructanos en alimentos funcionales para el adulto mayor en Chile. En *Aplicación de ingredientes funcionales en alimentación infantil y para adultos.* eds. M. Rivero, A. Santamaría. Gispert, Barcelona, España.

Zuleta, A. & Sambucetti, M. E. (2001) Inulin determination for food labeling. *J. Agric. Food. Chem.* **49**, 4570-4572.

CAPÍTULO 24

APLICACIÓN DE POLISACÁRIDOS FUNCIONALES COMO INGREDIENTE. EXPERIENCIA DE CUBA

José Luis Rodríguez Sánchez
Marilis Fernández Pérez
Roger de Hombre Morgado
Juan González Ríos
María A. Guerra Álvarez
Marta Álvarez González

I. LAS GOMAS O HIDROCOLOIDES. APLICACIONES
1. INTRODUCCIÓN
2. EMPLEO DE MEZCLAS DE GOMAS EN LA ELABORACIÓN DE SALSA MAYONESA
2.1. ESTUDIO DE LA COMBINACIÓN DE GOMAS: GUAR-XANTANO-GARROFÍN
2.2. APLICACIÓN DEL ESTABILIZADOR G2X EN LA PRODUCCIÓN DE MAYONESA

II. CONCENTRADOS DE FIBRA DIETÉTICA. APLICACIONES
1. INTRODUCCIÓN
2. APROVECHAMIENTO DE LOS RESIDUOS DE LA INDUSTRIA CITRÍCOLA
2.1. OBTENCIÓN Y CARACTERÍSTICAS QUÍMICAS Y FÍSICAS DE LOS CONCENTRADOS DE FIBRA DE NARANJA, TORONJA Y PIÑA
2.2. FORMULACIÓN DE GALLETAS DULCES EMPLEANDO LOS CONCENTRADOS DE FIBRA CÍTRICA
3. EMPLEO DEL AFRECHO DE MALTA Y LA CÁSCARA DEL FRIJOL DE SOYA COMO FUENTES DE FIBRA DIETÉTICA
3.1. OBTENCIÓN Y CARACTERÍSTICAS QUÍMICAS Y FÍSICAS
3.2. FORMULACIÓN DE PRODUCTOS HORNEADOS
4. UTILIZACIÓN DE CONCENTRADOS DE FIBRA DIETÉTICA EN PRODUCTOS CÁRNICOS
5. EMPLEO EN LA INDUSTRIA FARMACÉUTICA

III. RESUMEN

IV. REFERENCIAS BIBLIOGRÁFICAS

Instituto de Investigaciones para la Industria Alimenticia
Carretera del Guatao Km 3$^{1/2}$, La Lisa. C.P. 19200, La Habana, Cuba
E-mail: agu@iiia.edu.cu

I. LAS GOMAS O HIDROCOLOIDES. APLICACIONES

1. INTRODUCCIÓN

Las gomas o hidrocoloides son sustancias de alto peso molecular, ampliamente distribuidas en el reino vegetal. Están constituidas básicamente por polisacáridos hidrofílicos o sus derivados y se caracterizan por su dispersión en agua fría o caliente, que conduce a la producción de soluciones o dispersiones viscosas y, en ciertos casos, a la formación de geles.

Las gomas se utilizan ampliamente en la industria alimentaria, principalmente como modificadoras de la textura, dada su capacidad de formar sistemas macromoleculares complejos en presencia de agua, azúcares y proteína. Es por esto que los estudios reológicos resultan de gran interés práctico, si se tiene en consideración que, en numerosas ocasiones, dos o más gomas, al intervenir en la formulación de un producto, se logran nuevas propiedades que no se obtienen cuando se emplean individualmente (Urlacher & Noble, 1996); por tal motivo, las combinaciones de hidrocoloides son muy utilizadas en la tecnología de alimentos.

A continuación, se describirán los principales resultados de algunos estudios efectuados relacionados con los efectos de interacción entre mezclas de gomas y su aplicación en la formulación de productos como la salsa mayonesa.

2. EMPLEO DE MEZCLAS DE GOMAS EN LA ELABORACIÓN DE SALSA MAYONESA

2.1. ESTUDIO DE LA COMBINACIÓN DE GOMAS: GUAR-XANTANO-GARROFÍN

A fin de conocer la influencia sobre la viscosidad de sistemas acuosos que puede provocar estas tres gomas utilizadas en diferentes proporciones, se realizó un diseño de mezcla, en el que cada componente varió entre un mínimo de 10 y máximo del 80% de la mezcla total. La matriz del diseño de mezcla se presenta en la Tabla 1.

Se prepararon dispersiones a la concentración de 0,2% ^{m}/m de cada una de las mezclas de goma en agua destilada, con ayuda de agitación (1800rpm) y calentamiento a 80°C durante 5min. El agua evaporada fue restituida y se dejó la dispersión en reposo por espacio de 24 horas. Las mediciones de la viscosidad se realizaron con un viscosímetro Brookfield LVT.

TABLA 1. Matriz del diseño de mezcla de gomas

Variante	Guar (%)	Garrofín (%)	Xantano (%)
1	80	10	10
2	57	33	10
3	10	80	10
4	33	57	10
5	22	57	22
6	57	22	22
7	33	33	33
8	10	57	33
9	10	80	10
10	80	10	10
11	57	10	33
12	10	33	57
13	22	22	57
14	10	10	80
15	10	10	80
16	33	10	57
17	33	33	33

(González & De Hombre, 2002).

De acuerdo con los resultados experimentales, el modelo de mejor ajuste ($r^2 = 0,94$) evidencia que la goma xantano es la que más contribuye a la viscosidad de la dispersión, y en el menor extensión las gomas garrofín y guar, en ese orden (Tabla 2). El valor tan elevado del término cúbico manifiesta la aparición de un marcado sinergismo entre las tres gomas. Este fenómeno puede ser aprovechado en la industria para obtener ciertas características de textura en la formulación de alimentos.

TABLA 2. Parámetros de modelo de mejor ajuste para la combinación de gomas

Goma	Coeficiente codificado
Guar	74,2
Garrofín	178,2
Xantano	1648,2
Guar-Garrofín-Xantano	10113,7

(González & De Hombre, 2002).

Por tanto, se procedió a realizar una optimización de esta mezcla mediante la metodología de superficie de respuesta teniendo como restricciones: viscosidad de la dispersión (> 750cP) y el costo de la mezcla de gomas (< 10USD/kg).

Los resultados de la optimización se exponen en la Tabla 3. Se observa que solamente seis variantes cumplieron los requisitos impuestos. Se aprecia que las proporciones correspondientes a cada goma se encuentran todas en un margen muy estrecho, de 45 a 49% para la goma guar, entre 19 y 26% para la garrofín y de 29 a 32% para la xantano.

También las viscosidades y los costos son muy parecidos, por lo que desde el punto de vista práctico se seleccionó la siguiente combinación: guar = 45%; garrofín = 25% y xantano = 30% (se denominará G2X) a la hora de preparar una mezcla de estas tres gomas para su utilización industrial.

TABLA 3. Resultados de la optimización de las mezclas de gomas en cuanto a viscosidad y costo

Soluciones	Guar (%)	Garrofín (%)	Xantano (%)	Viscosidad η (mPa.s)	Costo (USD/kg)
1	45	26	29	781,8	9,94
2	49	19	32	750,7	9,77
3	48	21	31	764,2	9,8
4	47	24	30	765,9	9,81
5	46	22	32	793,3	9,95
6	45	25	30	783,3	9,92

(González & De Hombre, 2002).

2.2. APLICACIÓN DEL ESTABILIZADOR G2X EN LA PRODUCCIÓN DE MAYONESA

Se realizaron tres formulaciones de una salsa tipo mayonesa a nivel de Planta Piloto, usando el estabilizador G2X en tres dosis (0,2; 0,4 y 0,6%) combinado con un almidón pregelatinizado de maíz.

Para la elaboración de la salsa tipo mayonesa se partió de la formulación que se resume en la Tabla 4. Los productos elaborados se analizaron recién producidos para la determinación de sus índices fisicoquímicos establecidos en las normas de calidad (pH, % acidez, % de aceite y evaluación sensorial).

Además, se incluyeron las determinaciones de:
- consistencia medida instrumentalmente por el método de la plomada (método de penetración) (De Hombre & Rodríguez, 1990);

- estabilidad de la emulsión por el método acelerado de ciclos de congelación-descongelación y el análisis visual de la muestra (Seyfried, 1994).

TABLA 4. Formulación de mayonesa

Ingredientes	% m/m
Azúcar	2
Sal	1,6
Mostaza	0,2
Sorbato de potasio	0,1
Huevo deshidratado	4
Vinagre	12
Aceite	30
Estabilizador G2X	0,2 - 0,4 - 0,6
Almidón pregelatinizado de maíz	2
Agua	c. s.

(González et al., 2003).

Las diferentes variantes recién elaboradas cumplieron con las normas de calidad establecidas en Cuba. En cuanto a la evaluación sensorial, todas recibieron calificación de Bueno a Excelente. Las diferencias sensoriales entre fórmulas se deben únicamente a variaciones en la consistencia, causadas por las distintas dosis ensayadas del estabilizador objeto de estudio (Tabla 5).

TABLA 5. Influencia de los niveles del estabilizador G2X en la evaluación sensorial y la consistencia de la mayonesa

	Dosis de G2X		
	0.20%	0.40%	0.60%
Evaluación sensorial; puntos	14,8	18,2	19
Consistencia (método plomada); cm	7	6,5	5

La estabilidad de las tres formulaciones se informa a continuación (Tabla 6).

TABLA 6. Estabilidad de las emulsiones (prueba congelación-descongelación)

	Dosis de G2X		
	0.20%	0.40%	0.60%
Estabilidad	−	+	+

− significa inestable (separación de aceite); + significa estable (no hay separación de aceite). (González et al., 2003).

Las formulaciones con dosis ≥ 0,4% se consideran estables por más de seis meses de vida de anaquel, de acuerdo con los resultados de la prueba de congelación-descongelación (Seyfried, 1994). El tratamiento acelerado que informa el autor para mayonesas que utilizan como estabilizador almidones demuestra, a través de mediciones reológicas, que al ocurrir la separación de fases, la cual es apreciada visualmente, disminuye notablemente la viscosidad y la curva de flujo se acerca más al comportamiento newtoniano. El método es además capaz de estimar la vida de anaquel del producto por encima o por debajo de los 6 meses, según las pruebas de almacenamiento realizadas por el propio autor.

Como conclusión de este estudio, se puede afirmar que el estabilizador G2X es apropiado para su empleo en la producción de mayonesa, ya que el mismo permite la reducción del contenido de aceite desde un 50% hasta un 30% con una estabilidad del producto final de hasta 6 meses como mínimo.

II. CONCENTRADOS DE FIBRA DIETÉTICA. APLICACIONES

1. INTRODUCCIÓN

La necesidad que tiene el ser humano de alimentarse, junto a la relevancia alcanzada por los temas relacionados con la salud, ha llevado a un primer plano el interés de la sociedad por los efectos saludables de los alimentos.

En este sentido se han puesto de relieve los beneficios de diversos componentes naturales, capaces de desempeñar un papel importante en la prevención, e incluso en el tratamiento de determinadas enfermedades. Un ejemplo lo constituye la fibra dietética o alimentaria.

Por tal razón, en Cuba se recomienda la ingestión de 25 a 30g/día de fibra dietética (Porrata et al., 1996), la que puede ser alcanzada aumentando el consumo de frutas, vegetales, leguminosas y cereales integrales, así como el de alimentos enriquecidos con fibra.

Esta segunda vía ha llevado a la industria alimentaria hacia el aprovechamiento de los subproductos de origen vegetal, ya que son especialmente ricos en fibra dietética, los que una vez procesados pueden ser empleados con fines industriales en la formulación de nuevos alimentos.

En las siguientes secciones se presenta una reseña acerca de las investigaciones realizadas en esta temática.

2. APROVECHAMIENTO DE LOS RESIDUOS DE LA INDUSTRIA CITRÍCOLA

2.1. OBTENCIÓN Y CARACTERÍSTICAS QUÍMICAS Y FÍSICAS DE LOS CONCENTRADOS DE FIBRA DE NARANJA, TORONJA Y PIÑA

Los hollejos de naranja (*Citrus sinensis*, var. Valencia) y de toronja (*Citrus paradisi*, var. Marsh) y cáscaras de piña (*Ananas comosus*) fueron procesados según se describe a continuación.

Inicialmente se trituran, después se lavan con agua y seguidamente se secan hasta que alcancen un contenido de humedad máximo del 8,0%. Los concentrados de fibra así obtenidos se someten a una segunda molienda, a fin de que el 80% de las partículas pasen a través de una malla de 0,5 mm.

Los datos correspondientes a los principales componentes de los concentrados de fibra se informan en la Tabla 7.

En general, todos los concentrados muestran elevados contenidos de fibra alimentaria y bajas concentraciones de los restantes constituyentes. La proporción

TABLA 7. Composición química de los concentrados de fibra cítrica

	Naranja	Toronja	Piña
Proteína (%)	5,0 ± 0,2	4,6 ± 0,1	1,5 ± 0,1
Extracto etéreo (%)	0,7 ± 0,1	0,7 ± 0,3	n. d. [a]
Cenizas (%)	3,0 ± 0,3	2,8 ± 0,1	2,0 ± 0,3
Fibra dietética total (%)	70,0 ± 1,5	68,6 ± 1,1	85,0 ± 1,1
Fibra dietética soluble (%)	24,6 ± 1,1	23,8 ± 0,8	3,5 ± 0,3

Los valores vienen expresados como media y desviación estándar (n = 3). [a] no detectable. (Rodríguez et al., 2000).

de fibra soluble es notablemente mayor en los concentrados de naranja y de toronja, debido a la presencia de sustancias pécticas.

Respecto a las propiedades físicas de interés tecnológico de estos concentrados (Tabla 8), no se observan grandes diferencias en la densidad aparente, sin embargo la capacidad de retención de agua del concentrado de piña resultó ser aproximadamente la mitad de los restantes, comportamiento que está asociado con la baja proporción de fibra soluble que posee.

TABLA 8. Principales propiedades físicas de los concentrados de fibra cítrica

	Naranja	Toronja	Piña
Densidad aparente, g/mL	$0,446 \pm 0,008$	$0,457 \pm 0,006$	$0,430 \pm 0,007$
Capacidad de retención de agua, g H_2O/ g base seca	$10,0 \pm 0,5$	$9,7 \pm 0,8$	$5,5 \pm 0,3$

Los valores vienen expresados como media y desviación estándar (n = 3). (Rodríguez et al., 2000).

En cuanto a las características organolépticas, los concentrados de fibra de naranja y de toronja son polvos de color amarillo claro y de sabor ligeramente amargo, posiblemente debido a la presencia de flavonoides, mientras el concentrado de fibra de piña es un polvo de color castaño claro y de sabor neutro.

2.2. FORMULACIÓN DE GALLETAS DULCES EMPLEANDO LOS CONCENTRADOS DE FIBRA CÍTRICA

Las galletas dulces fueron elaboradas con cada uno de los concentrados de fibra, sustituyendo el 15% de la harina de trigo de la fórmula base. Esta formulación se informa en la Tabla 9.

La evaluación sensorial de las galletas dulces enriquecidas con los concentrados de fibra cítrica se llevó a efecto por un grupo de ocho jueces entrenados, los que valoraron los atributos de apariencia, color, olor, sabor, textura y aceptación general, utilizando una escala lineal de 1 a 5 puntos, donde 1 = malo; 2 = regular; 3 = bueno; 4 = muy bueno; 5 = excelente. Los resultados de la misma se resumen en el Cuadro 1.

En la Tabla 10 se observa que el contenido de fibra dietética de las galletas elaboradas con los distintos tipos de concentrados de fibra fue aproximadamente del 10%, comparable al de otros productos comerciales también incluidos en la misma tabla.

TABLA 9. Fórmula base de las galletas dulces

Ingredientes	% m/m base harina de trigo
Harina de trigo	100,0
Grasa hidrogenada	26,2
Azúcar	23,8
Leche entera en polvo	4,8
Mantequilla	3,8
Bicarbonatos	1,6
Sal	1,0
Lecitina	0,1
Saboreador	0,1 - 0,2
Agua	14,0

(Rodríguez et al., 2000).

CUADRO 1. Resultados de la evaluación sensorial de las galletas dulces enriquecidas con fibra cítrica

Apariencia	En todas las variantes fue calificada de muy buena
Color	Las galletas preparadas con el concentrado de piña recibieron puntuaciones algo inferiores (3,3 puntos) por exhibir una coloración más oscura
Olor	La incorporación de los concentrados de fibra no afectó el olor de las galletas, ya que los mismos poseen un delicado aroma frutal
Sabor	Aunque este atributo fue calificado en general de muy bueno (4,1 puntos), los jueces detectaron un ligero sabor amargo en las galletas enriquecidas con fibra de naranja y de toronja
Textura	En todas las variantes la textura fue similar, mostrando una dureza y fragilidad adecuada para este tipo de producto
Aceptación general	Todas las variantes fueron aceptadas con puntuaciones superiores a 3,6 puntos

(Rodríguez et al., 2000).

TABLA 10. Composición nutricional resumida (% m/m) de galletas enriquecidas con distintos concentrados de fibra dietética

Galletas	Proteína	Grasa	Fibra dietética total	Valor calórico (kcal/100 g)
Galleta con fibra de naranja [a]	11,5	16,6	9,9	414
Galleta con fibra de toronja [a]	11,1	16,4	10,1	411
Galleta con fibra de piña [a]	10,8	16,0	12,0	400
Galleta *Sanavit* [b]	10,0	21,1	12,5	–
Galleta *Fibrodiet* [b]	11,5	12,5	13,0	–
Galleta *Fibretten* [b]	9,0	14,8	11,0	–

[a] (Rodríguez et al., 2000). [b] (Pedraza & Goñi, 1998).

3. EMPLEO DEL AFRECHO DE MALTA Y LA CÁSCARA DEL FRIJOL DE SOYA COMO FUENTES DE FIBRA DIETÉTICA

3.1. OBTENCIÓN Y CARACTERÍSTICAS QUÍMICAS Y FÍSICAS

El concentrado de fibra de malta se obtiene a partir del afrecho de cebada malteada (*Hordeum vulgare*), subproducto principal de la industria cervecera, mediante secado hasta humedad inferior a 8% (temperatura < 60°C) y molienda.

La fibra de soya se obtiene al moler la cáscara, la cual es el residuo del proceso de descascarado del frijol de soya (*Glycine max*).

La composición química de estos concentrados se presenta en la Tabla 11. Ambos exhiben un elevado contenido de fibra dietética, aunque la fibra de malta también muestra una concentración apreciable de proteína lo cual hace que sea un ingrediente atractivo para la formulación de alimentos enriquecidos en fibra.

En cuanto a las propiedades físicas de interés tecnológico de ambos concentrados (Tabla 12), fue en la capacidad de retención de agua donde se apreció diferencia, atribuible a los tamaños de partículas desiguales, pues estos concentrados de fibra tienen proporciones similares de fibra soluble e insoluble.

Acerca de sus características organolépticas, el concentrado de fibra de malta es un polvo de color castaño claro y sabor neutro, mientras la fibra de soya es de color amarillo claro y sabor neutro.

TABLA 11. Composición química promedio de los concentrados de fibra de malta y de soya

	Fibra de malta [a]	Fibra de soya [b]
Proteína (%)	18,6	12,4
Extracto etéreo (%)	6,8	2,7
Fibra dietética total (%)	70,3	71,7

[a] (Rodríguez, 2000). [b] (Fernández, 2002).

TABLA 12. Propiedades físicas de los concentrados de fibra de malta y de soya

	Fibra de malta [a]	Fibra de soya [b, c]
Densidad aparente, g/mL	0,415 ± 0,008	0,423 ± 0,009
Capacidad de retención de agua, g H_2O / g base seca	3,4 ± 0,1	4,9 ± 0,2
Tamaño promedio de partícula, μ	450	800

Los valores están expresados como media y desviación estándar (n = 3). [a] (Rodríguez, 2000). [b] (Fernández & Rodríguez, 2001). [c] (Fernández, 2002).

3.2. FORMULACIÓN DE PRODUCTOS HORNEADOS

Con estos concentrados se prepararon galletas dulces, sustituyendo parcialmente la harina de trigo de la formulación base (Tabla 9) hasta porcentajes del 15% ^{m}/m. De acuerdo con los resultados de la evaluación sensorial, se comprobó que el 10% de sustitución era el más adecuado en ambos tipos de fibra para la granulometría ensayada, ya que porcentajes más elevados se afectan los atributos de textura, en particular la dureza y la fragilidad. El valor nutricional de estas formulaciones se informa en la Tabla 13.

TABLA 13. Composición nutricional (% m/m) de las galletas dulces con concentrados de fibra de malta y de soya

	Con fibra de malta [a]	Con fibra de soya [b]
Proteína	10,1 ± 0,2	7,5 ± 0,1
Grasa	15,3 ± 0,2	15,1 ± 0,2
Hidratos de carbono asimilables	59,6 ± 1,5	61,4 ± 1,1
Fibra dietética total	7,1 ± 0,4	7,3 ± 0,3

Los valores vienen expresados como media y desviación estándar (n = 3). [a](Rodríguez, 2000). [b](Álvarez et al., 2003).

También se realizaron ensayos utilizando la fibra de malta en la elaboración de panes de corteza suave variando la incorporación de esta fibra hasta 10% de sustitución de la harina de trigo. Estas experiencias permitieron constatar que se modifica el comportamiento funcional de la harina, incrementando el tiempo de desarrollo y de la estabilidad mecánica de la masa. El pan, a diferencia de las galletas, es menos tolerante a la adición de fibra de malta en la formulación, pues se afectan principalmente la apariencia externa e interna y la textura. Niveles de sustitución por encima del 5% de fibra de malta con esta granulometría no fueron aceptados por los jueces.

4. UTILIZACIÓN DE CONCENTRADOS DE FIBRA DIETÉTICA EN PRODUCTOS CÁRNICOS

La fibra dietética no solo es deseable por sus propiedades nutricionales sino también por sus propiedades funcionales y tecnológicas. En la literatura especializada se encuentran numerosas investigaciones sobre el empleo de la fibra dietética en productos horneados; en cambio, no abundan los estudios relacionados con su utilización en productos cárnicos. No obstante, los concentrados de fibra pueden emplearse en productos cárnicos cocinados (emulsiones cárnicas, pates, salchichas) para aumentar el rendimiento durante la cocción, debido a sus propiedades de retención de agua y de la grasa y mejorar la textura (Thebaudin et al., 1997).

Siguiendo esta línea de investigación, se estudió la influencia de la adición y granulometría de la fibra de soya sobre el rendimiento y calidad de la mortadella. Los experimentos se realizaron según un diseño factorial 3^2 teniendo como factores:

- X_1: porcentaje de adición de fibra (0%; 1,5% y 3,0%);
- X_2: tamaño de partícula (0,37mm; 0,57mm y 0,95mm).

Las formulaciones de mortadella se hicieron para un producto de bajo contenido de grasa (~16%) y se siguió el procedimiento tecnológico establecido para este tipo de producto. Los análisis realizados fueron: porcentaje de pérdidas por cocción, evaluación sensorial y perfil de textura, éste último mediante una prueba de compresión doble en un texturómetro INSTRON.

El análisis estadístico arrojó que solamente fueron significativos los modelos lineales para las pérdidas por cocción y el atributo sensorial "Aspecto" (Tabla 14). En el primer caso, un mayor porcentaje de fibra en la fórmula, disminuye la pérdida por cocción, independientemente de la granulometría de la fibra. El atributo sensorial "Aspecto" es el único que se ve afectado tanto por la adición de fibra como por la granulometría de la misma.

La textura (dureza y elasticidad), medida instrumentalmente, no varió significativamente bajo las condiciones experimentales, y el resto de los atributos sensoriales (color, sabor y textura), para todas las variantes, fueron calificados de "bueno" y "muy bueno".

TABLA 14. Modelos de regresión significativos

Variable respuesta	Modelo	
Pérdidas en la cocción (%)	$6,73 - 0,92\ X_1$	$r^2 = 0,81$
Atributo "Aspecto"	$5,16 - 0,20\ X_1 - 0,32\ X_2$	$r^2 = 0,79$

(Guerra et al., 2002).

5. EMPLEO EN LA INDUSTRIA FARMACÉUTICA

Dada la propiedad laxante que posee la fibra dietética, se formuló una bebida laxante con fibra de soya de granulometría fina (0,37mm), mezclada con azúcar, ácido cítrico, gomas, sabor artificial y colorante alimentario, para ser envasada en sobres de 12g de capacidad. La misma fue ajustada mediante los criterios emitidos por los jueces durante la evaluación sensorial, a fin de que su aspecto y sabor fueran agradables. Respecto a los resultados que se alcanzaron, en la Tabla 15 se dan los datos del producto en polvo y de la suspensión lista para ingerir.

TABLA 15. Características químicas y físicas de la bebida laxante conteniendo fibra de soya

Característica	Fórmula elaborada	Metamucil (Procter & Gamble)
	Producto en polvo	Producto en polvo
Fibra dietética total (%)	27,3	26,9
Fibra dietética soluble (%)	5,7	-
Humedad (%)	4,4	5,0
Aporte calórico (kcal/12g)	31	45
	Suspensiones acuosas	Suspensiones acuosas
pH	3,8	3,9
Sólidos solubles (°Brix)	4,6	4,5
Acidez (%)	0,14	0,8

(Fernández, 2002).

También se estudió la viscosidad de estas suspensiones en función del tiempo, teniendo en consideración que los organismos de Salud Pública solicitan que se informe acerca de la preparación de estas bebidas laxantes y todo lo concerniente a precauciones y advertencias que se consideren pertinentes. Los resultados de este estudio se informan en la Tabla 16. En la misma se observa que

TABLA 16. Comportamiento reológico en el tiempo de las bebidas laxantes después de agitadas un minuto

	Viscosidad (mPa.s)		
	Recién preparada	Después 15 minutos	Después 30 minutos
Bebida con fibra de soya	15	58	89
Metamucil	75	195	235

(Fernández, 2002).

la viscosidad aumenta con el tiempo en ambos productos, aunque para el Metamucil la viscosidad de la suspensión es considerablemente superior a la bebida formulada con fibra de soya.

III. RESUMEN

Si bien la utilización de gomas en la formulación de alimentos ha sido una práctica habitual de la tecnología alimentaria con el fin de mejorar la calidad, los estudios reológicos de mezclas de gomas no es un tema profundamente tratado en la literatura especializada. En este capítulo se brinda, de forma resumida, la información sobre el comportamiento reológico de la mezcla de tres gomas (guar, xantano, garrofín) en un sistema modelo sencillo y la aplicación de los resultados de esta investigación en la formulación de un producto emulsionado: salsa mayonesa. Todo lo anterior constituye una de las líneas de trabajo del grupo de Propiedades Físicas del IIIA relacionada con el uso de combinaciones de gomas como estabilizadores integrados y su empleo en mermeladas, helados, embutidos y otros productos alimenticios. También en este capítulo se trata de algunas de la investigaciones realizadas por el grupo de Fibra Alimentaria acerca de la obtención de concentrados de fibra dietética a partir de subproductos industriales (cítricos, afrecho de malta y cáscara de soya) y la elaboración de varios productos alimenticios, tales como: galletas, pan, embutidos cárnicos, todos con resultados satisfactorios, al igual que la formulación de una bebida rica en fibra dietética con propiedades laxantes (aplicación farmacéutica). Dentro de los planes futuros de trabajo de este grupo se encuentran los estudios relacionados con la molienda de los concentrados de fibra y su relación con los cambios estructurales y propiedades físicas; asimismo se ampliará el campo de aplicación en productos alimenticios y farmacéuticos y en el conocimiento de su efecto fisiológico mediante ensayos clínicos.

IV. REFERENCIAS BIBLIOGRÁFICAS

Álvarez, M., Suárez, J. M., Blanco, G., Fernández, M., Duarte, C., Carrasco, M. & Rosa, B. (2003) Desarrollo de una galleta dulce con fibra de soya. *Alimentaria* **346**, 107-110.

De Hombre, R. & Rodríguez, J. L. (1990) Método de control de la consistencia de la mayonesa. En

2º Congreso Internacional de Ciencia y Tecnología de Alimentos, La Habana, Cuba. 120p.

Fernández, M. (2002) Desarrollo de productos enriquecidos con fibra de soya. En *Seminario Iberoamericano del Proyecto CYTED XI.18/CNPq* "Aspectos tecnológicos y fisiológicos de carbohidratos en alimentos regionales", São Paulo, versión electrónica en CD.

Fernández, M. & Rodríguez, J. L. (2001) Tecnología para la obtención de fibra dietética a partir de materias primas regionales. La experiencia en Cuba. En *Fibra Dietética en Iberoamérica: Tecnología y salud. Obtención, caracterización, efecto fisiológico y aplicación en alimentos*, eds. F. M. Lajolo, F. Saura-Calixto, E. Wittig de Penna, E. W. Menezes, pp. 211-236. Proyecto CYTED XI.6/CNPq/Varela, São Paulo.

González, J. & De Hombre, R. (2002) Estudio reológico de la mezcla de gomas guar, garrofín y xantano. *Informe Técnico IIIA*, 1 - 8. La Habana, Cuba.

González, J., De Hombre, R., Córdoba, A. & Pérez, J. (2003) Aplicación del estabilizante G2X en la elaboración de mayonesa. *Informe Técnico IIIA*, 1 - 9. La Habana, Cuba.

Guerra, M. A., Fernández, M., Pérez, D., Núñez de Villavicencio, M., González, J. & García, R.. (2003) Efecto de la fibra de soya sobre la calidad de los productos emulsificados. En *Avances sobre el uso y las propiedades de los carbohidratos de los alimentos regionales*, eds. E. W. Menezes, F. M. Lajolo, pp. 123-134, São Paulo.

Pedraza, L. A. & Goñi, I. (1998) Consideraciones sobre el consumo de preparados comerciales de fibra alimentaria. *Alimentaria* **289**, 35-39.

Porrata, C., Hernández, M. & Argüelles, J. M. (1996) *Recomendaciones nutricionales y guías de alimentación para la población cubana*. Editorial Pueblo y Educación, La Habana, Cuba.

Rodríguez, J. L. (2000) Caracterización del afrecho de malta y su empleo en productos horneados. Tesis de Doctorado, Dpto. Tecnología de Alimentos, Universidad Politécnica de Valencia.

Rodríguez, J. L., Fernández, M. Hernández, A. M., García, T. & Zerquera, O. (2000) Dietary fiber obtained from citrus husks and pineapple peel. En *Annals of the 23rd IFU Symposium*, Havana, pp. 140-146. International Federation of Fruit Juice Producers, Paris.

Seyfried, R. (1994) Efecto del almidón sobre el proceso de envejecimiento y las propiedades reológicas de la mayonesa. *Alimentaria* **258**, 43-46.

Thebaudin, J. Y., Lefevre, A. C., Harrington, M. & Bourgeois, C. M. (1997) Dietary fibres: Nutritional and technological interest. *Trends in Food Sci. Technol.* 8, 41-48.

Urlacher, B. & Noble, O. (1996) *Thickening and Gelling Agent for Food*, pp. 122-145. Pergamon Press, New York.

CAPÍTULO 25

ALMIDÓN Y FIBRA DIETÉTICA EN ALIMENTOS. EXPERIENCIA DE PERÚ

Patricia Glorio Paulet
Ritva Repo Carrasco
Carmen Velezmoro Sánchez

I. PRINCIPALES FUENTES DE ALMIDÓN PERUANOS

II. EXTRACCIÓN Y CARACTERIZACIÓN DEL ALMIDÓN A PARTIR DE CULTIVOS PERUANOS

1. ALMIDÓN DE MACA
2. ALMIDÓN DE UMARÍ
3. ALMIDÓN DE CAMOTE
4. ALMIDÓN DE ACHIRA
5. ALMIDÓN DE PIJUAYO
6. ALMIDÓN DE ARRACACHA
7. ALMIDÓN DE OCA

III. CONTENIDO DE FIBRA DIETÉTICA EN ALGUNOS ALIMENTOS DE ORIGEN PERUANO

IV. CONCLUSIONES

V. REFERENCIAS BIBLIOGRÁFICAS

Facultad de Industrias Alimentarias. Universidad Nacional Agraria La Molina. Lima. Perú.
e-mail: cevs@lamolina.edu.pe pgp@lamolina.edu.pe / ritva@lamolina.edu.pe

I. PRINCIPALES FUENTES DE ALMIDÓN PERUANOS

En el Perú existen diversos vegetales que pueden ser fuentes potenciales para la obtención de almidón. Sin embargo la mayor producción a nivel industrial está centralizada en la obtención de almidón de maíz, desde 1965. Al almidón de maíz le siguen en importancia el almidón de papa, el almidón de camote y el almidón de yuca, en ese orden.

El maíz, principal fuente de almidón, se cultiva en todos los departamentos del país hasta los 3900msnm (metros sobre el nivel del mar). Existen diversas variedades, las que se diferencian por la relación amilosa/amilopectina en el almidón que contienen. Las más utilizadas para la obtención de almidón son las del tipo duro que se cultivan en la costa peruana, sin embargo las variedades blandas que presentan un mayor contenido de amilosa, con características que podrían ser de importancia industrial y que son cultivadas en las zonas andinas, no se han explotado desde este punto de vista. El uso de este almidón en polvo (Maizena) está muy difundido en el país y la principal empresa productora (Derivados del Maíz S.A.) se ubica en la capital. Desde el año 1999 al 2002 se han incrementado las exportaciones de almidón de maíz hasta alcanzar un valor $US 1,2 millones. Las principales formas del almidón de maíz exportado fueron como almidón en polvo, almidón regular, almidón catiónico y pregelatinizado.

Otra fuente importante para la producción de almidón en el Perú es la papa. Este cultivo se produce fundamentalmente en las zonas de la costa y sierra, aunque el 85% de la producción se encuentra en la sierra. La producción de almidón de papa ha ido en aumento desde el año 68 hasta la fecha. El almidón de papa, o harina de chuño, comúnmente conocido como chuño ingles en los mercados municipales de Lima, es un producto que se destina tanto al consumo humano como al intermedio y al industrial (cocina y repostería, pastelería, alimentos procesados, textiles, productos farmacéuticos, pinturas y gomas). Las variedades de papa recomendadas para la producción de almidón por su alto contenido de materia seca son: yungay, mariva y las papas amargas. Dentro de estas variedades pueden utilizarse, en general, papas de cuarta categoría con un adecuado proceso de rectificado. Se estima que la capacidad instalada para la producción de almidón de papa es de 2000TM (toneladas métricas) anuales, de las que sólo se emplea el 60% debido a factores como la estacionalidad y los precios.

La yuca es otra fuente de almidón que tiene importancia en el Perú, ya que esta raíz se cultiva fácilmente en la costa y selva principalmente. Sin embargo en cuanto a la obtención de almidón, el proceso se realiza de manera artesanal y no se ha tecnificado o diversificado como ha sucedido en otros países de la región. Se han realizado algunos trabajos de investigación sobre la caracterización del almidón de yuca en variedades peruanas en los años 70 a 80. Pero a la fecha no se cuenta con información sobre los usos o niveles de producción de este almidón.

En cuanto a otras fuentes potenciales para la producción de almidón, se tienen una gran diversidad de raíces y tubérculos como el yacón, arracacha, mashua, maca, achira, ahipa, camote, oca, olluco, que se cultivan en la costa o región andina del Perú. Así como algunos frutos de palmeras, entre ellos el pijuayo y umarí, de la amazonía peruana.

II. EXTRACCIÓN Y CARACTERIZACIÓN DEL ALMIDÓN A PARTIR DE CULTIVOS PERUANOS

A partir de los años 90 se viene investigando en el Perú el empleo de fuentes no tradicionales para la obtención de almidón con diferentes características. Para lo cual el proceso de extracción del almidón se ha modificado y adaptado dependiendo de la fuente de obtención.

1. ALMIDÓN DE MACA

Aliaga-Cárdenas (1990) obtuvo almidón pregelatinizado de maca (*Lipidium meyenii* Walp). Esta planta es un cultivo andino, poco conocido, que se siembra en lugares que se encuentran a más de 3500msnm. Sus raíces son comestibles y presentan un contenido aproximado de 20% de almidón. La obtención del almidón de maca se realizó a nivel de laboratorio, a partir de la variedad "clara", procedente de la localidad de Huayre, departamento de Junín. El flujo de operaciones seguido para extraer el almidón consistió principalmente de una molienda húmeda, tamizado, tres lavados, centrifugado y posterior secado, molienda, tamizado y envasado. Los lavados se hicieron con la finalidad de eliminar las proteínas solubles. En los dos primeros se empleó solamente agua y en el tercero una solución salina (10°Baumé) y tolueno en proporción de 8:1. El secado se realizó a 50°C en aire caliente. El análisis proximal del almidón obtenido de esta manera se muestra en el Cuadro 1. Para la pregelatinización se realizó una dispersión del almidón en agua a concentraciones entre 6 y 10%, para luego someterla a cocimiento por 15 minutos a una temperatura de 92°C. El proceso posterior de separación por centrifugación, secado, molienda y tamizado fue semejante al de obtención del almidón: secado en cabina a 50°C con velocidad del aire de 4m/s (2 horas) seguido de una molienda y tamizado en malla n°100.

CUADRO 1. Análisis proximal del almidón de maca

Análisis	Base húmeda (%)
Humedad	9,53
Ceniza	0,20
Proteína	0,67
Grasa	2,30
Fibra	0,03

(Aliaga-Cárdenas, 1990).

El tamaño del gránulo del almidón pregelatinizado evaluado microscópicamente mostró encontrarse en un rango promedio de 2,5 a 30 micras, con un tamaño promedio de 9,32 micras. El porcentaje de gránulos dañados fue de 2%. Suspensiones de este almidón en concentraciones iniciales del 6, 8 y 10% mostraron viscosidades aparentes de 12,0; 10,5 y 10,3cps e índices reológicos de 0,65; 0,57 y 0,76, respectivamente, en lecturas realizadas a 60rpm en un viscosímetro Brookfield RTV. Se observó además un comportamiento seudoplástico. Cuando se evaluó la viscosidad de la pasta (almidón en el cual la mayoría de los gránulos han gelatinizado y aumentado la viscosidad), se observó una temperatura de pastosidad de 86°C, presentando además un ligero pico de viscosidad (480UB), extrema estabilidad del gránulo y baja retrogradación. El almidón obtenido mostró también poca solubilidad, como se observa en el Cuadro 2.

2. ALMIDÓN DE UMARÍ

El fruto del umarí (*Poraqueiba sericeae* Tulasne), árbol originario de la Ama-

CUADRO 2. Caracterización del almidón pregelatinizado de maca

Análisis fisicoquímico	Muestra patrón	Almidón pregelatinizado
Humedad (% en base húmeda)	9,53	7,38
Cenizas (% en base húmeda)	2,30	1,79
Solubilidad (%)	45,00	27,60
Color (% de transmitancia)	100,00	99,10
pH	6,50	5,00
Índice de consistencia (Dinas-s/cm)	0,24	0,13
Índice reológico (sin dimensión)	0,86	0,51

(Aliaga-Cárdenas, 1990).

zonía, posee una semilla que ocupa la mayor parte del fruto, la que contiene almidón en una proporción aproximada del 60% de la semilla sin cáscara (en base seca). Aguirre (1992) obtuvo almidón de umarí como materia prima para la obtención de jarabe de glucosa por vía enzimática.

El flujo de procesamiento para la obtención del almidón de umarí se muestra en la Figura 1. Es importante notar que fue necesaria la inmersión de la semilla en una solución de bisulfito de sodio al 0,1%, para evitar el empardeamiento. La molienda se realizó empleando un molino coloidal con una relación de materia prima:agua de 1:7 respectivamente. Para la separación del almidón se empleó la sedimentación, realizando lavados en forma alternada para su purificación. El secado se realizó a temperatura ambiente (32°C) durante 2 días, para su posterior molienda y envasado. El rendimiento de almidón, en base seca, a partir de la materia prima (semilla del fruto de umarí) fue de 27% en promedio.

3. ALMIDÓN DE CAMOTE

El camote (*Ipomoea batatas* L. Lam) es también una fuente tradicional para la obtención de almidón en el Perú, se ha investigado en su obtención a nivel de laboratorio e industrial, a partir de diferentes clones, con la finalidad de determinar su potencial de utilización. En la Figura 2 se muestra el procedimiento seguido para su obtención a nivel industrial. En el refinado y la separación se empleó agua para lavar las proteínas solubles. Este proceso se realizó en una planta industrial situada en el valle de Cañete en Lima. Se emplearon seis clones de camote y una variedad comercial, seleccionados en el mismo valle, los que presentaron diferentes tonalidades en el color de la cáscara y de la pulpa.

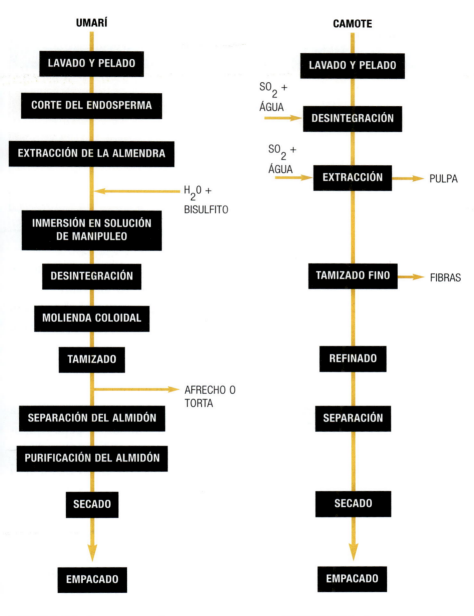

FIGURA 1. Flujo de proceso para la obtención de almidón a partir de semilla de umarí en laboratorio

FIGURA 2. Flujo de proceso para la obtención de almidón a partir de camote en planta industrial

En el Cuadro 3 se muestran los resultados de rendimiento encontrados para las diferentes muestras (Tarazona, 1995).

CUADRO 3. Rendimiento en la extracción de almidón de camote

Muestra	Cor de la pulpa	Rendimiento (%) Extracción Laboratorio	Rendimiento (%) Extracción Industrial
SR90.021	Crema	11,58	16,25
MC89.016	Amarillo pálido	12,12	8,00
YM89.052	Crema	15,00	11,70
YM89.133	Amarillo pálido	6,60	7,80
YM89.232	Amarillo pálido	7,50	11,30
YM89.259	Crema	8,00	13,10
JONATHAN	Naranja intermedio	7,60	16,10

(Tarazona, 1995).

Así mismo Tarazona (1995) reportó que los gránulos de almidón de camote tienen una característica forma redonda y poligonal con tamaño promedio de 12,82 micras en los que el mayor tamaño correspondió al clon YM89.133 (14,80 micras) y el menor tamaño al clon YM89.259 (12,83 micras). Los porcentajes de materia seca de los clones estudiados variaron de 25,73 a 32,90%. En el Cuadro 4 se observa el análisis fisicoquímico realizado para el almidón obtenido de los diferentes clones. En cuanto a la temperatura de formación de pasta de los almidones de camote, se encontró que fluctúa dentro del rango de 67 a 68°C, mientras que para el almidón de papa comercial es de 62,2°C. Se encontró también que para el caso del almidón de camote el hinchamiento y la solubilidad no tienen relación estadística con el contenido de amilosa, pero sí con el tamaño de los gránulos. Las temperaturas medias de gelatinización (50% de gránulos) estuvieron entre los 61,4 a 73°C, siendo éstas mayores a las de los almidones de papa (63,3°C). Los almidones de camote presentaron viscosidades (UB) inferiores a los del almidón de papa. Los valores más altos de viscosidad a 90°C variaron en un rango de 342 a 405UB; el valor más alto lo presentó el clon SR90.021 y el menor valor el clon YM89.052. Los valores de digestibilidad expresados como extracto libre de nitrógeno (ELN) (%) fueron de 93,39%; 95,72%; 95,08% y 93,02% para los clones YM89.259, SR90.021, papa y maíz respectivamente.

CUADRO 4. Análisis fisicoquímico del almidón de camote, comparado con muestra referencial de papa

Muestra	SR90,021	MC88,016	YM89,052	YM89,133	YM89,232	YM89,259	JONHATAN	PAPA
Almidón %bs (Tub)	56,76	58,10	55,78	48,11	50,72	53,31	47,87	
Rendimiento (Ins)	16,25	8,00	11,70	7,80	11,30	13,10	16,10	
% Humedad (al)	12,79	10,82	12,68	12,35	13,44	15,36	11,73	17,5
Materia seca (al)	87,21	89,18	87,32	87,65	86,56	84,64	88,27	82,4
Proteína (al)	0,02	0,08	0,08	0,08	0,08	0,07	0,02	0,04
N.T. (al)	0,0032	0,0128	0,0128	0,0128	0,0128	0,0112	0,0032	0,04
Cenizas (al)	0,08	0,09	0,37	0,04	0,05	0,11	0,32	0,41
Grasa (al)	0,07	0,10	0,04	0,08	0,09	0,04	0,06	0,05
Pureza (al)	99,69	99,87	99,14	99,12	99,40	99,04	99,58	99,32
Anhid.sulfuroso (al)	9,12	8,8	12,32	12.96	10,88	10,4	9,44	14,4
Sólidos solubles (al)	0,11	0,07	0,44	0,61	0,60	0,74	0,63	0,57
pH (al)	4,7	5,5	4,6	5,0	4,2	4,7	4,5	6,2
% Amilosa	20,45	21,54	21,44	21,17	22,57	22,05	20,69	37,5
% Amilopectina	79,55	78,46	78,56	78,83	77,43	77,94	79,31	62,4
Temp. de gelatinización (98%)	77,5	76,3	76,6	71,4	77,2	69,1	74	68,7

(Tarazona, 1995).

4. ALMIDÓN DE ACHIRA

Un cultivo subvalorado en el Perú es la achira (*Canna indica* L.) el cual se considera prácticamente de autoconsumo. No existen por lo tanto estadísticas sobre niveles de producción y áreas cultivadas a pesar de que en los últimos años se ha descubierto la importancia de la cantidad y calidad del almidón que contiene en los rizomas. En el Perú éstos tienen dos usos: según Hermann (1994) el más importante es el de la extracción del almidón en forma artesanal para el autoconsumo y venta en los mercados regionales. La otra forma de uso es para comerlo horneado en hoyos confeccionados en la tierra con este fin (huatia). Cenzano (1996) empleó dos métodos a nivel de laboratorio para la extracción de almidón de tres clones de achira. En la Figura 3 se muestran ambos métodos, de los cuales el método II resultó ser el mejor.

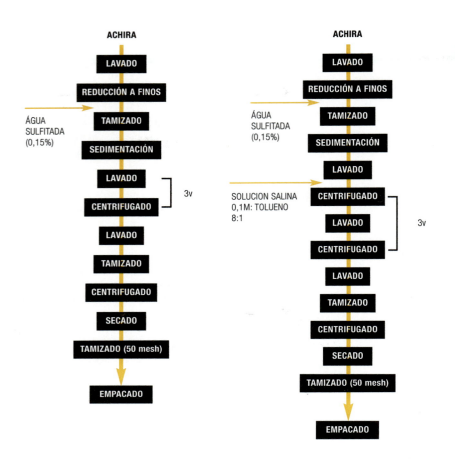

FIGURA 3. Métodos ensayados para la obtención de almidón de achira a nivel de laboratorio (Cenzano, 1996).

El rendimiento obtenido en la extracción fue bajo para los clones INIA-2 y ARB-5123, 4,5 y 5,6% respectivamente, sin embargo el clon INIA-1 presentó un rendimiento de 11,5%, superior inclusive al de la papa (10%) de la variedad Tomasa.

El tamaño de partícula de los gránulos de almidón de achira resultó en promedio 1,66 veces más grande que el de los gránulos de almidón de papa (valor promedio para la achira de 47,55 micras, mientras que para papa se obtuvo un valor de 26,61 micras). En el Cuadro 5 se observan los resultados encontrados de la caracterización del almidón de achira proveniente de diferentes clones, en comparación con el almidón de papa.

CUADRO 5. Caracterización del almidón de achira

Determinación analítica de los almidones (%)	INIA -1 (achira)	INIA-2 (achira)	ARB-5123 (achira)	papa tomasa
Humedad	17,39	12,83	15,43	18,9
Materia seca	82,61	87,17	84,57	81,1
Proteína	0,03	0,06	0,04	0,04
Cenizas	0,12	0,18	0,12	0,21
Grasa	0,05	0,13	0,15	0,13
%Amilosa (bs)	45,64	43,11	38,73	38,22
%Amilopectina (bs)	54,36	56,89	61,27	61,78
Temp. gelatinización en un 98%	74,0	70,6	68,3	71,5

(Cenzano, 1996).

Se reportó así mismo que el almidón de achira proveniente de clones del INIA (Cuadro 5) mostró moderado hinchamiento en comparación con el almidón de papa Tomasa. A temperatura de 95°C el clon INIA-1 es el que presentó el mayor % de hinchamiento con 31,9%. Estudiando las curvas de viscosidad Bravender se encontró que tanto el almidón de papa como el de achira aumentan en viscosidad bruscamente alrededor de 30 minutos de cocción; durante ésta los almidones INIA-1 y ARB-5123 alcanzaron una temperatura de 73°C, INIA-2 71,5°C y Almidón de Papa 67°C. La viscosidad máxima durante el calentamiento osciló entre 115UB y 390UB para las muestras de almidón de achira, mientras que las muestras de almidón de papa llegaron hasta 600UB. Sin embargo la viscosidad para el almidón de achira seguía en aumento después de una temperatura constante a 93°C, mientras que para el almidón de papa ésta disminuyó, no obstante durante el enfriamiento las viscosidades de ambos achira y papa aumentaron. Al final del enfriamiento la viscosidad del almidón INIA-1 se alejó del resto, alcanzando un valor de 870UB.

5. ALMIDÓN DE PIJUAYO

Se ha obtenido también a nivel de laboratorio el almidón proveniente del fruto del pijuayo (*Guilielma gasipaes* H. B. K. Bailey). El cual proviene de una palmera de origen sudamericano que crece en la selva peruana y en otros países como Brasil, Colombia, Ecuador y Venezuela; también en algunos países de Centro América donde se ha adaptado muy bien. El fruto se consume en forma directa o se elaboran harinas para su uso en panificación. Carrera (1996) realizó la extracción del almidón a partir de seis fenotipos de pijuayo, dos provenientes de Iquitos y cuatro de Pucallpa, en la Amazonía Peruana. El procedimiento seguido para la extracción, a nivel de laboratorio, consistió de un licuado y tamizado, empleando una solución de hidróxido de sodio 0,2% y bisulfito de sodio, en un volumen igual a dos veces el volumen de pulpa. La centrifugación y el lavado se realizaron varias veces, empleando una mezcla de solución de NaCl al 0,2% y tolueno en proporción 1/8 (v/v). Para la purificación se realizaron lavados sucesivos hasta que el agua del sobrenadante dio una reacción neutra con el indicador rojo de fenolftaleína. El secado se realizó a temperatura ambiente y se pulverizó en mortero. En el Cuadro 6 se muestra el contenido de almidón de los fenotipos estudiados, el cual se determinó por hidrólisis hasta glucosa y posterior determinación de glucosa empleando el ácido dinitrosalicílico. No se encontró diferencia significativa en el contenido de almidón entre los diferentes fenotipos.

CUADRO 6. Contenido de almidón de la pulpa de pijuayo

Fenotipo	Base húmeda (%)
Rojo liso chico	6,40
Rojo liso mediano	6,90
Amarillo rayado	6,97
Amarillo liso	6,71
Verde-rojo-verde	6,70
Pucallpa	
Verde-rojo-verde	7,01
Iquitos	

(Carrera, 1996).

Se determinó que el almidón constituye la mayor parte de materia seca de la pulpa de pijuayo (67%) y además que su contenido es mayor al de muchas fuentes comerciales de este componente. En cuanto a la temperatura de gelatinización, se encontró más baja que la de otros almidones comerciales (52 a 58°C) y el tamaño del gránulo fue de 1,4 a 14,5 micras. Los almidones de los fenotipos de pijuayo estudiados presentaron un bajo poder de hinchamiento (13,16 a 90°C) a pesar de tener en su composición un mayor contenido de amilopectina (72 a 88%). Las pastas de almidón presentaron temperaturas elevadas de formación (65 a 88°C) con cierta tendencia a la estabilidad y poca retrogradación (Carrera, 1996).

6. ALMIDÓN DE ARRACACHA

Otra potencial fuente de almidón es la arracacha, raíz originaria de los Andes. El cultivo de la arracacha en el Perú es considerado como un cultivo secundario, a pesar de su importancia como fuente nutritiva y de su disponibilidad para ser cultivada a alturas mayores a los 1000msnm. González (2002) realizó la extracción de almidón a nivel de laboratorio a partir de arracacha variedad blanca, proveniente de la provincia de Chota, Cajamarca (2500msnm), cosechada a los ocho meses de desarrollo vegetativo. La extracción del almidón se realizó empleando dos métodos. En el primero se utilizó agua destilada para el lavado del almidón y en el segundo se empleó una solución salina 0,1M y tolueno en relación de 8:1 seguido de agua destilada. En el Cuadro 7 se indican la composición del almidón y el rendimiento obtenidos por ambos métodos.

CUADRO 7. Rendimiento en la extracción y análisis químico del almidón de arracacha

Determinación	Método I (%)	Método II (%)
Humedad	12,00	13,50
Proteínas	0,10	0,09
Solubles	0,70	0,41
Grasa	0,16	0,16
Cenizas	0,13	0,18
Rendimiento	23,00	14,67

(González, 2002).

El estudio fisicoquímico describió a los gránulos de almidón de arracacha como polimorfo: poliédrico, triangular, romboidal, trapezoidal, con hilo poco manifiesto y excéntrico cuyo tamaño oscila entre 2 y 32μm medido con un ocular micrométrico. Se encontró que los gránulos presentaron 20% de contenido de amilosa y 80% de contenido de amilopectina: estos valores según González (2002) se acercan a los reportados anteriormente por Villacrés & Espín (1999) de 20,61% de amilosa (valor encontrado en seis clones de arracacha), o de 14% de amilosa para arracacha ecuatoriana, valor último reportado por Carpio & Ruales (1993). Estas variaciones se deben probablemente a las diferentes variedades y los diferentes métodos utilizados. Los almidones de alto contenido de amilosa son resistentes a la cocción en razón a su naturaleza cristalina, sin aumentos significativos de viscosidad. El almidón de arracacha presentó un elevado poder de hinchamiento (31,11% a 60°C y 69,82% a los 90°C). Valores superiores a los reportados para el almidón de maíz, trigo, haba y camote, aproximándose más a los del almidón de papa de acuerdo con lo reportado por Tarazona (1995) de 58,09% a 90°C. Según González (2002), la solubilidad se relaciona directamente con el hinchamiento, a mayor hinchamiento mayor solubilidad, la que se debe principalmente a que el gránulo hinchado permite la solubilización de la amilosa. Durante las estimaciones de la viscosidad de los gránulos utilizando un viscosímetro Brookfield Cilindro RVT5 se observó un comportamiento reológico de tipo seudoplástico (5% almidón de arracacha), el índice reológico encontrado fue de 0,41.

González (2002) encontró que la curva de viscosidad Bravender de este almidón mostró una elevada viscosidad pico, baja estabilidad y ausencia de retrogradación. La viscosidad del almidón de arracacha disminuyó con la esterilización y acidez. La congelación no afectó significativamente la viscosidad pero hubo inducción a sinéresis en almacenamientos posteriores a una semana. Se recomendó la modificación del almidón de arracacha para aumentar su estabilidad durante el almacenamiento (Cuadro 8).

CUADRO 8. Viscosidad del almidón de arracacha en el viscoamilógrafo Brabender

Determinación	Cantidad
Concentración	30g/460mL
Tiempo inicial de gelatinización (Mg)	24 minutos
Temperatura inicial de gelatinización (Tg)	61°C
Etapa de calentamiento	
Tiempo de velocidad máxima	40 minutos
Temperatura de viscosidad máxima	85°C
Viscosidad máxima (Vm)	870UB
Etapa de temperatura constante	
Temperatura constante	91,75°C
Viscosidad máxima (Vr)	730UB
Etapa de enfriamiento	
Temperatura de viscosidad máxima	25°C
Viscosidad máxima (Ve)	440UB

(González, 2002).

7. ALMIDÓN DE OCA

Glorio et al. (2003), trabajando con almidón extraído de tubérculos de oca de 18 entradas seleccionadas de diferentes zonas del territorio peruano por el Centro Internacional de la papa de Lima-Perú, pudo determinar el contenido de amilosa y temperatura de gelatinización utilizando un calorímetro diferencial de barrido (DSC). Se observó en las 18 entradas un contenido alto de amilosa si al compararlos con valores reportados anteriormente por Paredes (2001) para variedades ecuatorianas de ocas y algunos otros tubérculos. Solo la entrada 0-030-83 presentó un bajo valor (12,67), incluso menor que el encontrado en ocas ecuatorianas (Cuadro 9).

CUADRO 9. Contenido de amilosa y temperatura de gelatinización para almidón de ocas peruanas

Oca	Entrada	Delta H (J/g)	Amilosa (%)	Delta H (J/g)	Temperatura gelatinización (ºC)
1	AVM 5543	4,703	21,688	9,731	59,75
2	0-125-84	4,258	20,110	10,872	59,00
3	AGM 5080	4,462	20,783	8,455	59,75
4	0-277-85	4,638	21,641	7,806	58,00
5	0-030-83	2,763	12,672	10,334	59,75
6	0-060-83	3,707	17,158	10,071	60,25
7	0-252-85	3,790	17,547	9,363	60,00
8	AMM 5172	3,550	16,453	9,973	58,50
9	GOM 105	*	*	10,786	58,50
10	0-029-83	*	*	9,606	58,00
11	ARB 5049	3,542	16,427	12,778	58,50
12	AMM 5144	3,557	16,657	10,902	59,50
13	0-131-84	4,589	21,223	9,380	59,50
14	AGM 5093	3,991	18,533	10,285	59,25
15	AMM 5165	3,809	17,635	12,168	57,75
16	OCA 037	3,664	17,014	10,706	60,50
17	AMM 5140	4,091	19,491	10,987	59,25
18	AJA 5270	3,840	17,970	11,407	60,75

* Valores que no se encuentran disponibles (Glorio et al., 2003).

También se han determinado datos de viscosidad empleando el rapid visco analyzer (RVA), así como los valores de facilidad de cocción, inestabilidad del gel e índice de gelificación. Los resultados obtenidos discreparon ligeramente de los reportados para las ocas ecuatorianas, presentando las peruanas temperatura de gelatinización algo menores y mayor facilidad de cocción (Cuadro 10).

CUADRO 10. Análisis amilográfico en 18 entradas del almidón de oca peruana

Entrada	Temperatura gelatinización (°C)	Viscosidad máxima (RVU)	Facilidad de cocción (min.)	Inestabilidad del gel (RVU)	Indice de gelificación (RVU)	Viscosidad final (RVU)
M 5543	57,90	215,6	3,91	120,3	9,1	105,2
0-125-84	56,95	238,6	3,55	142,3	2,0	98,2
AGM 5080	57,93	213,1	3,77	119,3	2,4	95,8
0-277-85	57,05	222,7	4,35	128,8	7,0	101,3
0-030-83	57,55	227,3	1,87	141,3	3,1	88,4
0-060-83	57,83	283,4	1,94	190,2	-1,7	91,1
0-252-85	57,68	291,1	2,20	189,5	2,8	104,0
AMM 5172	57,80	253,3	3,11	161,8	2,7	93,2
GOM 105	58,25	208,3	2,84	128,6	3,5	83,1
0-029-83	56,48	245,8	3,05	157,9	2,7	90,5
ARB 5049	57,93	216,2	2,98	133,8	4,1	86,4
AMM 5144	58,25	179,6	4,14	92,8	7,8	94,2
0-131-84	56,75	208,5	4,03	118,3	2,4	92,4
AGM 5093	58,00	202,9	4,03	110,1	1,3	93,9
AMM 5165	55,40	243,1	2,92	156,1	-0,3	87,1
OCA 037	58,20	295,1	2,31	197,3	0,3	97,6
AMM 5140	56,63	237,3	3,52	145,4	2,3	93,8
AJA 5270	58,05	227,3	3,10	142,0	3,4	88,3

(Glorio et al., 2003).

III. CONTENIDO DE FIBRA DIETÉTICA EN ALGUNOS ALIMENTOS DE ORIGEN PERUANO

La alta incidencia de enfermedades cardiacas ha conducido la tendencia de consumo de alimentos hacia los productos naturales, ricos en fibra. Estos ayudan a disminuir la absorción de sustancias que contribuyen al aumento de factores de riesgo, como, por ejemplo, el colesterol, triglicéridos, entre otros. El concepto de fibra bruta que se tenía en cuenta hasta hace algunos años ha cambiado por el concepto de fibra dietaria o dietética. Por lo tanto, el contenido de fibra dietética de los alimentos ha tomado importancia y ha sido analizado desde el punto de vista de fibra soluble e insoluble en el agua, las dos fracciones de la fibra con propiedades benéficas a la salud, cuando se consumen en cantidades apropiadas. Así investigadores de algunos países de América Latina (Chile, Brasil, Colombia, Cuba, Venezuela) se han preocupado por establecer información acerca del contenido de fibra (soluble e insoluble) en los alimentos consumidos por la población. Esto tiene la finalidad de establecer dietas adecuadas para combatir las dolencias derivadas de su bajo o excesivo consumo. En el Perú se tiene una gran variedad de cultivos autóctonos, que han sido cultivados durante miles de años tanto en el Perú como en otros países andinos. En tiempos antiguos constituían la base de la dieta de estas regiones. Al llegar a América, los europeos trajeron consigo nuevas plantas alimenticias que, en muchos casos, desplazaron o sustituyeron las tradicionalmente empleadas por la población local. Sin embargo, los granos andinos han sido y siguen siendo cultivados en ciertas áreas de la sierra. Hoy en día, el interés hacia estas plantas tradicionales ha aumentado porque se ha reconocido su elevado potencial nutricional. Aparentemente tendrían un aporte benéfico a la salud, debido a las proteínas, vitaminas y minerales que contienen. Existen muchos estudios sobre el valor nutricional de las proteínas de los granos andinos, especialmente de la quinua. Se ha encontrado que el valor nutricional de las proteínas de la quinua es parecido al valor nutricional de la caseína, proteína de la leche. Tiene todos los aminoácidos esenciales en proporciones adecuadas. También se ha estudiado el contenido de micronutrientes en granos andinos y se ha encontrado que tiene alto contenido de calcio y hierro. Los cereales son buenas fuentes de fibra dietética y los granos andinos pueden aportar también con este componente en la dieta del poblador de la región andina. Sin embargo no se tiene información exacta de este componente en los alimentos peruanos. Solo existen datos sobre fibra cruda en la tabla de composición de los alimentos peruanos (Collazos et al., 1993). En el Cuadro 11 se muestran datos sobre el contenido de la fibra dietética en algunos alimentos autóctonos según las investigaciones ejecutadas en la Universidad Nacional Agraria La Molina en el 2004.

En 1992 Repo-Carrasco (1992) analizó la fibra dietética en tres granos andinos: quinua (*Chenopodium quinoa*), kañiwa (*Chenopodium pallidicaule*) y kiwicha (*Amaranthus caudatus*) (Figuras 4, 5 y 6). Se encontraron los resultados que se presentan en el Cuadro 12.

En el Cuadro 12 se puede ver que la kañiwa tiene un alto contenido de fibra dietética y especialmente de fibra insoluble, casi 13%. La kiwicha y la quinua contienen más o menos la misma proporción de fibra dietética total y sus diferentes fracciones. El contenido de la fibra soluble en los tres granos varia entre 2,49 y 3,49g/100g, siendo la kañiwa la que tiene mayor contenido. Se sabe que la fibra soluble de avena tiene propiedades beneficiosas al disminuir el nivel de colesterol en la sangre. El contenido de la fibra soluble en los granos andinos es

CUADRO 11. Contenido de fibra dietética en los alimentos peruanos

Producto	Humedad (%)	Fibra dietética total (% b.h.)
Oleaginosas		
Castaña	3,02	37,29
Maní	6,30	18,69
Ajonjolí	5,40	21,02
Pecana	5,60	30,76
Cereales		
Quinua: Sajama	11,27	15,92
Kiwicha:Centenario	8,86	14,92
Kañiwa:Cupi	12,05	24,21
Leguminosas		
Fríjol Caraotas negra	10,84	31,16
Fríjol Canario	10,79	26,51
Fríjol Caballero	11,15	26,53
Fríjol Red kidney	9,90	25,32
Fríjol de palo	9,38	17,85
Tarwi	7,55	30,34
Pallar	9,41	13,43
Garbanzo	9,36	12,14
Lenteja	9,01	15,13
Raíces y tubérculos		
Oca GOM 105	11,75	7,19
Olluco	10,85	9,10
Mashua	15,82	12,13
Arracacha	14,65	6,82
Zanahoria	11,07	37,09
Maca	5,09	20,86
Camote:		
Jewell	2,84	7,70
199047.1	1,30	7,91
INIA100INIA	7,32	8,51
Huambachero	3,95	6,10
Frutas		
Lúcuma de seda	68,85	3,21
Papaya	90,13	1,83
Plátano palillo	70,00	2,77
Plátano de la isla	74,00	2,19
Chirimoya	71,20	4,77

CUADRO 12. Contenido de la fibra dietética insoluble, soluble y total en tres granos andinos (g/100g base seca)

Muestra	Fibra dietética insoluble	Fibra dietética soluble	Fibra dietética total
Kiwicha	5,76	3,19	8,95
Kañiwa	12,92	3,49	16,41
Quinua	5,31	2,49	7,80

(Repo-Carrasco, 1992).

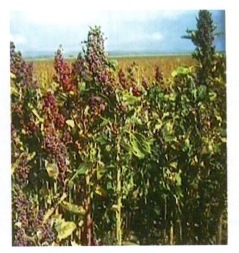

FIGURA 4. Quinua (*Chenopodium quinoa*).

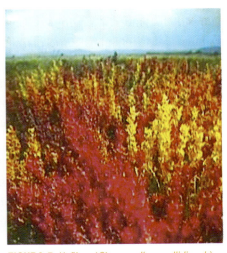

FIGURA 5. Kañiwa (*Chenopodium pallidicaule*).

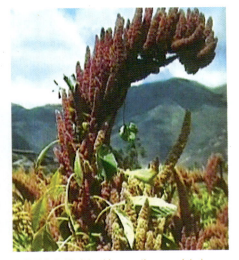

FIGURA 6. Kiwicha (*Amaranthus caudatus*).

similar del contenido de la misma en las hojuelas de avena, y puede sugerir que la fibra de los granos andinos podría tener efectos similares en el nivel del colesterol.

Actualmente se están realizando análisis de fibra dietética en algunos alimentos peruanos en la Universidad Nacional Agraria La Molina, Perú, trabajo que se está desarrollando dentro del proyecto CYTED XI.18 sobre carbohidratos. A continuación se describen algunos avances encontrados:

Se ha trabajado con seis variedades de quinua, tres variedades de kañiwa y dos variedades de kiwicha. Estos cereales son cultivos muy antiguos de los pobladores de los Andes. La quinua (*Chenopodium quinoa*) tiene una antigüedad por lo menos de 5000 años como planta cultivada. Antes de la llegada de los europeos la quinua se cultivaba ampliamente en todo el imperio incaico: en el Perú actual, en Bolivia, Ecuador, Chile, Argentina y Colombia. La quinua era considerada un alimento sagrado, siendo empleada además para usos medicinales. En la actualidad la quinua se cultiva en el Perú y Bolivia en algunas zonas de Colombia, Ecuador, Chile y Argentina.

La quinua pertenece a la familia *Chenopodiaceae*. Es una planta anual de tamaño entre 1 y 3,5 metros. La panoja tiene entre 15 y 70cm y puede llegar a un rendimiento de 200g de granos por panoja. Las semillas pueden ser blancas, cafés, amarillas, grises, rosadas, rojas o negras y se clasifican según su tamaño en grandes (2,2-2,6mm), medianas (1,8-2,1mm) y pequeñas (menos de 1,8mm). En la semilla el pericarpio tiene la saponina, una sustancia amarga. El contenido de la saponina en la quinua es de entre 0 y 6% dependiendo de la variedad. Las saponinas de quinua son de estructura triterpenoide. Las saponinas demuestran actividad antilipémica y pueden bajar los niveles de colesterol en el suero sanguíneo. En el Cuadro 13 se presentan los resultados de análisis de la fibra dietaria en seis variedades de quinua.

El contenido de la fibra dietética total en las seis variedades se encontró entre 15,77 y 23,26%. La variedad La Molina 89 tuvo el mayor valor y la variedad Sajama, el menor. La variedad Blanca de Juli tuvo el mayor valor para la fibra soluble (3,96%). Cabe mencionar que estas muestras fueron analizadas sin eliminar las saponinas y por esta razón el contenido de fibra es mayor que en la muestra analizada anteriormente (Repo-Carrasco, 1992). El proceso del lavado de la saponina probablemente elimina una parte de la fibra dietética.

La kiwicha (*Amaranthus caudatus*) es una planta comúnmente cultivada durante del tiempo de los incas y otras culturas anteriores en el Perú. En México

CUADRO 13. Contenido de fibra dietaria en seis variedades de quinua

Variedad	Fibra	FDI* o FDS** (g/100g base seca)	FDT*** (g/100g base seca)
Pasancalla	FDI*	16,09	
	FDS**	1,85	17,94
Salcedo INIA	FDI*	13,96	
	FDS**	2,82	16,78
Blanca de Juli	FDI*	15,51	
	FDS**	3,96	19,47
Kancolla	FDI*	15,76	
	FDS**	3,00	18,76
La Molina 89	FDI*	20,61	
	FDS**	2,65	23,26
Sajama	FDI*	12,51	
	FDS**	3,26	15,77

*Fibra dietética insoluble. **Fibra dietética soluble. ***Fibra dietética total.

los aztecas cultivaron otro amaranto, el *Amaranthus cruentus*. Se consumían y siguen consumiendo los granos, las hojas tiernas y también las variedades coloradas como colorante en las bebidas. Se han encontrado semillas de la kiwicha en tumbas andinas que tienen una antigüedad de más de 4000 años.

La kiwicha es una planta anual que puede alcanzar una altura de 2-2,5 metros. Las semillas son pequeñas, 1-1,5mm de diámetro. El color de las semillas varía de negro hasta rojo, siendo más comúnmente blanco o marfil. El valor nutricional tanto de la kiwicha como también de la quinua es excepcional. Especialmente destacan sus proteínas de alto valor biológico, pero también poseen un contenido relativamente alto de aceite de buenas características nutricionales. Son también importantes fuentes de micronutrientes como calcio y hierro. En el Cuadro 14 se presenta el contenido de fibra dietética en dos variedades de kiwicha.

CUADRO 14. Contenido de fibra dietética en dos variedades de kiwicha

Variedad	Fibra	FDI* o FDS** (g/100g base seca)	FTD*** (g/100g base seca)
Centenario	FDI*	12,69	
	FDS**	2,23	14,92
Oscar Blanco	FDI*	11,1	
	FDS**	1,51	12,61

*Fibra dietética insoluble. **Fibra dietética soluble. ***Fibra dietética total.

La variedad Centenario desarrollada en la Universidad Nacional Agraria La Molina presenta un contenido mayor de fibra dietética que la variedad comercial Oscar Blanco. Tosi et al. (2001) analizaron el contenido de la fibra dietética en el grano entero y las diferentes fracciones de molienda en *Amaranthus cruentus*. El grano entero tenía 14,2g/100g de fibra dietética total. El contenido de la fibra insoluble y soluble fue 8,1 y 6,1g/100g, respectivamente. Ellos obtuvieron una fracción de alto contenido de fibra dietética, con más 30% de fibra dietética total.

Los efectos beneficiosos de la fibra del amaranto (A. *cruentus*) han sido estudiados por Grajeta (1999). En este estudio se encontró que el salvado del amaranto tuvo efectos similares en la reducción del nivel de colesterol en ratas experimentales que el salvado de avena. Este autor recomienda el uso del salvado de amaranto en profilaxis y tratamiento de arteriosclerosis. Plate & Areas (2002) estudiaron el efecto del amaranto (A. *caudatus*) extruido en el nivel de colesterol en conejos hipercolesterolémicos. Ellos encontraron que el amaranto extruido reducía el colesterol LDL y total, por lo que recomendaron el amaranto como una opción para prevenir enfermedades coronarias.

Aparte de la determinación de la fibra dietética, se está haciendo también análisis de compuestos bioactivos y capacidad antioxidante en los cereales andinos. Los compuestos bioactivos responsables de la capacidad antioxidante son principalmente polifenoles, carotenoides y fitoesteroles. Los polifenoles de los cereales están unidos a los componentes de fibra dietaria y algunos investigadores consideran que son parte de la fibra dietaria (Saura-Calixto, 1998).

El método utilizado para analizar la capacidad antioxidante es el que emplea el DPPH (Brand-Williams et al., 1995). Este método utiliza un radical estable para medir el efecto antioxidante de un extracto de la muestra. Para el análisis de los polifenoles se utilizó el método de Folin-Ciocalteau (Emmons & Petersen, 1999). Este método cuantifica el contenido de compuestos fenólicos totales como ácido gállico. En el Cuadro 15 se presentan los resultados de capacidad antioxidante de diferentes variedades de quinua y kiwicha y en el Cuadro 16 el contenido de compuestos fenólicos.

Entre las muestras de quinua, la variedad La Molina tuvo la mayor capacidad antioxidante y también el mayor contenido de polifenoles. En el caso de la kiwicha no se encontró relación entre el contenido de los polifenoles y la capacidad antioxidante.

CUADRO 15. Capacidad antioxidante en kiwicha y quinua determinada con el método DPPH

Variedad	Kiwicha		Quinua					
	Centenario	Oscar Blanco	La Molina	Salcedo INIA	Pasancalla	Kancolla	Sajama	Blanca de Juli
µg Trolox/g de muestra	373,86	230,79	2065,20	983,30	840,60	617,00	291,70	539,20

CUADRO 16. Contenido de compuestos fenólicos en quinua y kiwicha

Variedad	Kiwicha		Quinua					
	Centenario	Oscar Blanco	La Molina	Salcedo INIA	Pasancalla	Kancolla	Sajama	Blanca de Juli
mg ácido gállico/100g	40,00	103,00	286,90	230,80	235,80	227,70	223,60	218,10

Se ha trabajado también con tres variedades de kañiwa (*Chenopodium pallidicaule*): Cupi, LP-1 y Ramis. La kañiwa es una planta menos conocida y difundida que la quinua. No obstante, la kañiwa ha contribuido a la sobrevivencia de los pobladores andinos durante cientos de años, creciendo en condiciones climáticas y ecológicas consideradas entre las más difíciles del mundo. Su cultivo no está mayormente difundido fuera de la zona del altiplano peruano-boliviano y de las serranías de Cochabamba. La kañiwa es menos exigente que la quinua a la calidad del suelo. Además puede crecer sobre 4000msnm.

Las muestras de kañiwa fueron molidas con un molino Tecator y clasificadas con tamices. El salvado fue separado. En los Cuadros 17 y 18 se presentan los resultados obtenidos para las três variedades de kañiwa.

CUADRO 17. Capacidad de retención de agua (CRA) de salvado de kañiwa

Muestra	Malla	CRA (g água/g muestra base seca)
Cupi	+40	5,42
	-40+70	3,52
LP-1	+40	3,27
	-40+70	2,97
Ramis	+40	4,66
	-40+70	3,30

La capacidad de retención de agua fluctuó entre 2,97 y 5,42g agua/g de muestra. Grigelmo-Miguel et al. (1999) reportan valores de CRA entre 6,6 y 10g de agua/g muestra para salvado de trigo y 5,5g de agua/g muestra para salvado de avena.

CUADRO 18. Capacidad de retención de aceite (CRAc) del salvado de kañiwa

Muestra	Malla	CRAc (g aceite/g muestra base seca)
Cupi	+40	3,94
	-40+70	2,04
LP-1	+40	2,36
	-40+70	2,03
Ramis	+40	3,74
	-40+70	2,01

La capacidad de retención de aceite de las muestras varió entre 2,01 y 3,94g aceite/g de muestra. Estos valores son mayores a los obtenidos por Fernández & Rodríguez (2001) para el salvado de cebada (1,12 a 2,00g aceite /g de muestra). En el Cuadro 19 se observan los resultados de la capacidad antioxidante para el salvado de kañiwa.

CUADRO 19. Capacidad antioxidante (CA) y fenoles totales del salvado de kañiwa

Muestra	CA (µg Trolox/g de muestra)	Fenoles totales mg ácido gállico/100g de muestra
Cupi	1350,5	234,5
LP-1	1329,0	221,4
Ramis	1345,8	312,6

Las variedades de kañiwa no demostraron diferencias significativas en la capacidad antioxidante, sin embargo la variedad Ramis tuvo mayor contenido de compuestos fenólicos totales.

Los resultados obtenidos hasta la fecha indican que los productos peruanos estudiados son buenas fuentes de fibra dietaria, tanto insoluble como soluble. Además contienen compuestos bioactivos relacionados con la fibra dietaria, lo que indica que podrían tener un potencial como alimentos funcionales.

IV. CONCLUSIONES

En los últimos 15 años se han realizado en el Perú estudios de extracción del almidón de diversas fuentes no tradicionales de origen peruano, como son: raíces y tubérculos (maca, achira, arracacha, camote y oca) y frutos de palmeras de la Amazonía (semilla de umarí y pijuayo). Se han encontrado contenidos de almidón que varían entre el 20 g/100g materia seca (maca) y 60 g/100g materia seca (semilla de umarí) con rendimientos variables de acuerdo a la fuente de extracción. Se han caracterizado también dichos almidones, reportando sus propiedades en la formación de geles, como temperatura de gelatinización, viscosidad del gel, contenido de amilosa, amilopectina, etc. Resultados que son importantes para la toma de decisiones en cuanto a la explotación de estos recursos como futuras fuentes de almidón que puedan ser empleados en la elaboración de nuevos productos para el mercado. Por lo tanto un siguiente paso en la investigación debe ser la utilización de estos almidones con ese fin.

Así mismo en recientes investigaciones se ha determinado el contenido de fibra dietética total, soluble e insoluble en alimentos peruanos (oleaginosas, cereales, leguminosas, frutas, raíces y tubérculos), contribuyendo así con información valiosa a la Tabla de Composición de Alimentos Peruanos, que permitirá hacer estimaciones más acertadas sobre los niveles de ingesta de fibra dietética por parte de los consumidores. Los métodos para la determinación empleados fueron el de la AOAC y AACC. Todos los productos estudiados presentaron un contenido de la fibra dietética considerable, destacando las oleaginosas, leguminosas y cereales andinos. La quinua y kañiwa además tuvieron un alto contenido de polifenoles totales y una capacidad antioxidante bastante buena.

V. REFERENCIAS BIBLIOGRAFICAS

Aguirre, E. (1992) Obtención de jarabe de glucosa por vía enzimática a partir de almidón de Umarí (*Poraqueiba sericeae* Tulasne). Tesis de Magister Sc. en Tecnología de alimentos, Universidad Nacional Agraria La Molina, Lima, Perú.

Aliaga-Cárdenas, J. P. (1990) Obtención y caracterización de almidón pre-gelatinizado a partir de maca (*Lipidium meyenii* Walp). Tesis de Ingeniero en Industrias Alimentarias, Universidad Nacional Agraria La Molina, Lima, Perú.

Brand-Williams, W., Cuvelier, M. & Berset, C. (1995) Use of free radical method to evaluate antioxidant activity. *Lebensm.-Wiss. Technol.* **28**, 25-30.

Carpio, C. & Ruales, J. (1993) *Caracterización físico-química del almidón de zanahoria blanca (Arracaccia xanthorrhiza)*. Instituto de Investigación Tecnológica, Quito. Ecuador, 108p.

Carrera, L. E. (1996) Obtención y caracterización del almidón de pijuayo (*Guilielma gasipaes* HBK Bailey). Tesis de Ingeniero en Industrias Alimentarias, Universidad Nacional Agraria La Molina, Lima, Perú.

Cenzano, E. J. (1996) Extracción y caracterización de los almidones de achira (*Canna indica* L.). Tesis de Ingeniero en Industrias Alimentarias, Universidad Nacional Agraria La Molina, Lima, Perú.

Collazos, C., White, P., White, H., Viñas, E., Alvistur, E., Urquieta, R., Vásquez, J., Dias, C., Quiroz, A., Roca, A., Hegsted, M., Bradfield, R., Herrera, N., Faching, A., Robles, N., Hernández, E. & Arias, M. (1993) *La Composición de alimentos de mayor consumo en el Perú*, 6. edición, Ministerio de Salud, Instituto Nacional de Nutrición, Lima, Perú.

Emmons, C. & Petersen, D. (1999) Antioxidant activity and phenolic contents of oat groats and hulls. *Cereal Chem.* 76, 902-906.

Fernández, M. & Rodríguez, J. (2001) Tecnología para la obtención de fibra dietética a partir de materias primas regionales. La experiencia en Cuba. In *Fibra dietetica en Iberoamerica: Tecnología y salud. Obtención, caracterización, efecto fisiológico y aplicación en alimentos*. eds. F. M. Lajolo, F. Saura-Calixto, E. Witting de Penna, E. W. Menezes, pp. 211-236 Proyecto CYTED XI.6/ CNPq. Varela, São Paulo.

Glorio, P., Barrientos, E. B., Ruales, J. & Sánchez, C.V. (2003) Caracterización física del almidón en 18 entradas de oca peruanas. In *Avances sobre el uso y las propiedades de los carbohidratos de alimentos regionales*. eds. E. W. Menezes, F. M. Lajolo, pp. 139-152. Proyecto CTED XI.18/CNPq. JK, São Paulo.

González, G. S. (2002) Extracción y caracterización del almidón de arracacha (*Arracacia xanthorrhiza* Bancroft) y su resistencia a tratamientos tecnológicos. Tesis de Magister Sc. en Tecnología de alimentos, Universidad Nacional Agraria La Molina, Lima, Perú.

Grajeta, H. (1999) Effect of amaranth and oat bran on blood serum and liver lipids in rat depending the kind of dietary fats. *Nahrung.* 43, 114-117.

Grigelmo-Miguel, N., Gorinstein, S. & Martín-Belloso, O. (1999) Characterization of peach dietary fiber concentrate as a food ingredient. *Food Chem.* 65, 175-181.

Hermann, M. (1994) La achira y la arracacha: procesamiento y desarrollo de productos. *Circular CIP (Perú)* 20(3), 10-12.

Paredes, M. (2001) Estudio del efecto de la interacción almidón-lípido temperatura y pH en la retrogradación de almidones de *Arracacha xanthorriza, Oxalis tuberosa, Canna edulis* e *Ipomoea batatas*. Tesis de Ingeniero Químico, Escuela Politécnica Nacional, Quito, Ecuador.

Plate, A. & Areas, J. (2002) Cholesterol lowering effect of extruded amaranth (*Amaranthus caudatus* L.) in hypercholesterolemic rabbits. *Food Chemistry* 76, 1-6.

Repo-Carrasco, R. (1992) *Cultivos andinos y la alimentación infantil*. Serie: Investigaciones n° 1. Comisión de Coordinación de Tecnología Andina CCTA/ Lima, Perú.

Saura-Calixto, F. (1998) Antioxidant dietary fiber product: a new concept and a potential food ingredient. *J. Agric. Food Chem.* 46, 4303-4306.

Saura-Calixto, F. & Jimenez-Escrig, A. (2001) Compuestos bioactivos asociados a la fibra dietética. In *Fibra dietetica en Iberoamerica: Tecnología y salud. Obtención, caracterización, efecto fisiológico y aplicación en alimentos*. eds. F. M. Lajolo, F. Saura-Calixto, E. Witting de Penna, E. W. Menezes, pp. 103-126 Proyecto CYTED XI.6/ CNPq. Varela, São Paulo.

Tarazona, G. M. (1995) Características físico-químicas y nutricionales de los almidones de seis clones de camote. Tesis de Magister Sc. en Tecnología de alimentos, Universidad Nacional Agraria La Molina, Lima, Perú.

Tosi, E., Ré, E., Lucero, H. & Masciarelli, R. (2001) Dietary fiber content from amaranth (*Amaranthus cruentus*) grain by differential milling. *Food Chemistry* **73**, 441-443.

Villacrés, F. & Espín, S. (1999) Evaluación del rendimiento, características y propiedades del almidón de algunas raíces y tubérculos andinos. In *Raíces y Tubérculos andinos. Avances de Investigación I*. eds. T. Fairlie, M. Morales, M. Holle, pp. 24-36. Centro Internacional de la papa (CIP), Lima, Perú.

CAPÍTULO 26

ELABORACIÓN DE BEBIDA LÁCTEA CON PECTINA. EXPERIENCIA DE COLOMBIA

Ana Silvia Bermúdez Pinilla
Gina Alejandra Montoya Parra
Liliana Lisset Valderrama Sánchez

I. INTRODUCCIÓN

II. PECTINAS
1. GENERALIDADES
2. CLASES DE PECTINAS
3. CARACTERÍSTICAS FUNCIONALES DE LAS PECTINAS
4. UTILIZACIÓN DE LAS PECTINAS EN LA INDUSTRIA DE ALIMENTOS

III. RESUMEN

IV. REFERENCIAS BIBLIOGRÁFICAS

*Especialización en Ciencia y Tecnología de Alimentos,
Universidad Nacional de Colombia, Bogotá, Colombia
E-mail: asbermudezp@unal.edu.co*

I. INTRODUCCIÓN

Las características sensoriales y/o la densidad energética de diversos tipos de alimentos depende en muchos casos de la inclusión de hidrocoloides como las pectinas, las cuales se encuentran disponibles en el mercado internacional con una amplia gama de características y por lo tanto de usos en la industria alimenticia.

Una de las características de estos hidrocoloides es que no son hidrolizados por las enzimas del tracto gastrointestinal humano (Saris et al., 1998), o sea, que pueden ser considerados como componentes de la fibra dietaria, lo que ha incrementado su utilización con miras a desarrollar productos alimenticios que induzcan los beneficios fisiológicos asociados al consumo de fibra dietaria (Baker, 1984).

II. PECTINAS

1. GENERALIDADES

Las pectinas son los constituyentes mayoritarios de la lámina intermedia de los tejidos de las plantas, químicamente son polímeros de ácido D-galacturónico unidos por enlaces glícosídicos α1-4. Dependiendo de la fuente vegetal y de las condiciones de extracción se dispone de pectinas cuyos grupos carboxílicos presentan diferentes grados de esterificación (GE) con grupos metilo, además algunos de los grupos hidroxilo pueden estar acetilados. A manera de ejemplo, en el Cuadro 1, se muestra la composición de las pectinas de remolacha azucarera y de manzana, dónde se observa además que contienen otros monosacáridos como ramnosa, arabinosa y galactosa, que usualmente forman parte de cadenas laterales unidas por enlaces glicosídicos al ácido galacturónico (Rolin, 1993; Hoejgaard, 2002).

Las fuentes industriales de pectina son especialmente los residuos de la industria de jugos de cítricos y de manzana, sin embargo diversos investigadores han propuesto otras fuentes alternativas como: el nopal, la toronja, el melocotón, el limón, el maracuyá, la mora, el mango, la ciruela y la uchuva, entre otros (Camejo et al., 1996; Goycoolea & Cárdenas, 2001).

CUADRO 1. Composición de pectinas extraídas de pulpa de manzana y de residuos de remolacha azucarera

	Pectina extraída de	
	Remolacha azucarera %	Manzana %
Ramnosa	2,3	0,9
Arabinosa	10,0	2,4
Galactosa	5,9	5,5
Xilosa	0,2	3,0
Manosa	0,1	0,1
Glucosa	0,4	3,2
Acido galacturónico	65,1	80,0
Acido ferúlico	0,6	0,0
Grado de mutilación	62,0	75,0
Grado de acetilación	35,0	3,0
Masa molecular (aprox)	42800	70000

(Thibault & Colonna, 1988).

2. CLASES DE PECTINAS

El proceso de extracción de pectina se esquematiza en la Figura 1. Dependiendo de la fuente botánica utilizada para extraer la pectina y de las condiciones de procesamiento: pH de extracción, relación materia prima:solución extractora, tiempo y temperatura de extracción y tratamientos posteriores, se pueden obtener compuestos que difieren en composición y propiedades funcionales (Hwang et al., 1992; Hwang et al., 1998; Voragen et al.,1995).

Cuando se utilizan como materias primas residuos de frutas con un alto contenido de azúcares reductores (por ejemplo glucosa y/o fructosa), es necesario asegurase de reducirlo al mínimo con el fin de evitar el desarrollo de reacciones de pardeamiento durante la fase de secado, lo cual se logra mediante el lavado del material con agua antes de iniciar las etapas de extracción de la pectina.

La separación o recuperación de la pectina del filtrado se realiza usualmente mediante la adición de alcohol (etanol o isopropanol). Las pectinas precipitan a concentraciones de alcohol mayores al 45% (p/v). Por lo tanto, para utilizar la mínima cantidad posible de alcohol, el filtrado se concentra previamente en evaporadores.

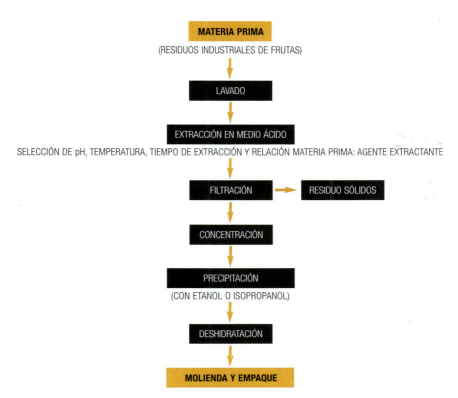

FIGURA 1. Línea tecnológica general para la extracción de pectina a partir de subproductos agroindustriales.

En estos procesos se pueden obtener pectinas, en las cuales el grupo carboxilo del ácido galacturónico se puede encontrar esterificado como: - $COOCH_3$, en forma libre - $COOH$ o formando sales con iones como el sodio: - $COO\text{-}Na^+$ o, con otros iones como el potasio, el calcio, o el amonio (-$CONH_2$).

En general se habla de tres grupos de pectinas:

Pectinas de alto metoxilo, cuando el contenido de grupos carboxilo esterificados es mayor de 55%. Estas pectinas se extraen a un pH alrededor de 2,5 y temperaturas de tratamiento entre 60 y 100°C, durante tiempos comprendidos entre 45 minutos y 4 horas. En los procesos en que se utilizan tiempos cortos y temperaturas altas, se obtienen las pectinas con contenidos de metoxilo superior al 70%.

Pectinas de bajo metoxilo, cuando el contenido de grupos carboxilo esterificados es menor de 55%. Para la obtención de este tipo de pectinas, el proceso se realiza a temperaturas alrededor de 50°C y, una vez alcanzado el grado de metoxilación deseado, el proceso de desesterificación se interrumpe mediante el ajuste del pH a 4.

Pectinas amidadas, con un nivel entre 15 y 25% de grupos carboxamida ($-CONH_2$). Las pectinas amidadas se obtienen tratando las pectinas de bajo metoxilo con una solución de amoníaco disuelta en metanol, manteniendo la temperatura de tratamiento por debajo de 10°C con el fin de impedir la degradación de las pectinas.

3. CARACTERÍSTICAS FUNCIONALES DE LAS PECTINAS

La inclusión de las pectinas en productos alimenticios depende del grado de esterificación y de polimerización, lo que determina las condiciones en que la pectina gelifica y por lo tanto su utilización.

Las pectinas de alto metoxilo para formar geles requieren un medio con una baja actividad acuosa (Aw), la presencia de sacarosa y un pH en el rango entre 2,0 y 3,5. Estas características se alcanzan usualmente con un contenido de sólidos solubles entre 55 y 85%, de los cuales el 60% debe ser sacarosa. En estas condiciones se logra que los grupos carboxilo de la pectina no se disocien y se reduzcan las interacciones por repulsión de cargas, además se minimizan las interacciones pectina solvente y se favorece la formación de puentes de hidrógeno entre la sacarosa y la pectina. Este grupo de hidrocoloides se subdivide en pectinas de gelificación rápida, que son aquellas con un grado de esterificación mayor de 68%, que solidifican a temperaturas alrededor de 80°C en un tiempo menor de 5 minutos; y pectinas de gelificación lenta, las cuales tienen un grado de esterificación menor de 68% y que gelifican a temperaturas menores de 60°C pero requieren tiempos más largos, cercanos a 30 minutos.

La formación de geles con pectinas de bajo metoxilo se puede alcanzar en sistemas cuyo pH se encuentre en un rango entre 1,0 y 7,0; sin que se requiera la presencia de sacarosa y el rango de sólidos solubles puede estar entre 0 y 80%, pero es necesario adicionar iones polivalentes como el Ca^{+2}. El nivel de calcio requerido depende del porcentaje de grupos carboxilo disponibles (libres) para formar enlaces con el calcio. Las pectinas con un alto nivel de grupos carboxilo libres requieren menor cantidad de calcio; cuando el nivel de grupos carboxilo libres disminuye, se requiere un mayor nivel de calcio. Algunos investigadores clasifican a estas pectinas de acuerdo a la "reactividad" con el calcio y, por lo tanto, se habla de pectinas de alta reactividad, que son aquellas que requieren bajos niveles de calcio, y en consecuencia las de baja reactividad requieren un mayor nivel de calcio. Adicionalmente, el nivel de calcio que es necesario utilizar también depende del contenido de sólidos solubles, encontrándose en general que a medida que el contenido de sólidos solubles se incrementa en una formulación alimenticia el requerimiento de calcio para formar un gel estable disminuye. Usualmente se utilizan pectinas de alta reactividad en los productos con un bajo contenido de sólidos solubles (Hoejgaard, 2002).

Las pectinas amidadas gelifican en condiciones similares a las de las pectinas de bajo metoxilo, pero se diferencian en la temperatura a la cual se forma el gel. Las de bajo metoxilo gelifican a temperaturas entre 40 y 100°C, mientras que los geles preparados con pectinas amidadas se estabilizan entre 30 y 70°C y son reversibles térmicamente, lo que significa que estos geles fluidifican a temperaturas alrededor de 70°C; los geles preparados con pectinas de bajo metoxilo fluidifican a temperaturas cercanas a 150°C, mientras que los que se preparan con pectinas de alto metoxilo son irreversibles (no fluidifican).

Otras características de las pectinas como la solubilidad y la viscosidad de sus soluciones dependen de su grado de polimerización (longitud de la cadena).

4. UTILIZACIÓN DE LAS PECTINAS EN LA INDUSTRIA DE ALIMENTOS

La inclusión de pectinas de alto metoxilo como ingrediente alimentario incluye la formulación de jaleas y mermeladas y la estabilización de frutas en conserva. El nivel de inclusión en este tipo de productos es generalmente entre 0,3 y 0,5%, aunque se prefiere utilizar las de gelificación lenta en la preparación de jaleas con el fin de evitar que en el producto queden atrapadas burbujas de aire que reducen la aceptabilidad (Hoejgaard, 2002).

Las bebidas lácteas acidificadas, bien sea por la acción de cultivos lácticos o por adición de jugos ácidos como el de naranja, se estabilizan con la inclusión de pectinas, obteniéndose mejores resultados para las bebidas acidificadas directamente con la utilización de productos de alto metoxilo.

El desarrollo de jaleas y mermeladas hipocalóricas requiere la utilización de pectinas de bajo metoxilo con alta reactividad al calcio, ya que el contenido de sólidos solubles en este tipo de alimentos es menor del 50%, lo que indica que al incluir pectinas de alto metoxilo se obtendrán productos que no melifican (Guichard et al., 1991). Para la elaboración de frutas en conserva se recomienda el empleo de una mezcla en partes iguales de pectinas de bajo metoxilo y pectinas amidadas.

La utilización de pectinas de bajo metoxilo a un nivel entre el 0,3 y 1,0%, en productos a base de tomate en especial en salsas como la salsa *barbecue*, ha dado buenos resultados como una alternativa a la utilización de almidones modificados.

Las características de viscosidad y textura en bebidas hipocalóricas, donde se reemplazan los azúcares por edulcorantes no calóricos, se logran mediante la adición de pectinas de alto metoxilo en niveles cercanos al 0,1%.

Además de utilizar las pectinas como ingrediente que contribuyan a la calidad organoléptica y a la estabilidad de los productos alimenticios, se han propuesto como ingredientes que contribuyan al desarrollo de alimentos de bajo índice glicémico o que contribuyan al bajo índice glicémico de una comida (Carranza et al., 2004). En estos casos es necesario adicionar pectinas en suficiente cantidad al alimento para que se puedan considerar como fuente de fibra dietaria.

Con este objetivo se decidió desarrollar una bebida hipocalórica tipo leche, saborizada con pectina como fuente de fibra; en este estudio se seleccionó el tipo de pectina, el máximo nivel de adición y la forma de adición para obtener una bebida sensorialmente agradable.

Los resultados mostraron que la pectina cítrica de alto metoxilo (grado de esterificación de 55 a 62%) es la más apropiada para este producto, la cual se debe dispersar en un medio acuoso a una temperatura aproximada de 65°C, por lo que se decidió utilizar una mezcla de leche en polvo descremada y leche líquida descremada, utilizando el agua de reconstitución de la leche en polvo como medio dispersante. El sabor residual de la pectina se disminuye al incluir en la formulación inulina y ácido cítrico. Para la dispersión de la pectina se realizó una mezcla previa de los sólidos (leche en polvo, pectina, edulcorante e inulina) y posteriormente se adicionó el agua a 65°C, luego de la homogenización se adicionó la leche líquida y el producto se pasterizó.

Al adicionar pectina al 2% se obtuvo una bebida con características sensoriales agradables y una viscosidad de 500cp; sin embargo, durante el almacenamiento en refrigeración, se aumentó considerablemente la viscosidad, por lo cual se seleccionó como el nivel más adecuado de inclusión de pectina 1,6%. Los ingredientes y niveles de adición empleados en la formulación final de la bebida se registran en la Tabla 1.

TABLA1. Formulación seleccionada para la elaboración de la bebida hipocalórica tipo leche saborizada con adición de pectina

Materia prima / aditivo	Nivel de adición (%)
Leche en polvo reconstituida	30
Leche líquida descremada	70
Pectina cítrica de alto metoxilo	1,6
Inulina	1,0
Edulcorante (mezcla de Acesulfame K y aspartame)	1,0
Acido cítrico	0,4
Saborizante	0,5 - 1,0
Colorante	0,05 - 0,10

Los resultados de la evaluación sensorial, realizado por un panel entrenado de 9 personas, mostraron que el sabor más adecuado para las características de la bebida obtenida es el de banano.

La evaluación de las características microbiológicas y fisicoquímicas del producto elaborado mostró que cumple con las normas de calidad establecidas en la legislación colombiana. La viscosidad, evaluada en un viscosímetro Brookfield, mostró que la adición de pectina en el nivel seleccionado a la leche saborizada le confiere una viscosidad final de 290 centipoises. El índice de aceptabilidad de este producto evaluada por un panel de consumidores fue del 83%.

Los resultados de este trabajo muestran que el nivel de inclusión de hidrocoloides como pectina de alto metoxilo en bebidas tipo leche saborizada se pueden incrementar con la inclusión de ingredientes que enmascaren su sabor residual como son el ácido cítrico y la inulina, lo que permite preparar bebidas que de acuerdo a la legislación vigente pueden ser consideradas como fuente de fibra dietaria.

III. RESUMEN

Las características de las diferentes pectinas que se encuentran en el mercado permiten incluirlas no solamente en diverso tipo de alimentos sino también a diferentes niveles, constituyéndose en una opción para el desarrollo de alimentos que puedan ser considerados como fuentes de fibra dietaria, los cuales pueden además ser alimentos con un bajo índice glicémico o contribuir a reducir la respuesta glicémica.

IV. REFERENCIAS BIBLIOGRÁFICAS

Baker, R. A. (1984) Potential dietary benefits of citrus pectin and fibre. *Food Technol.* **11**, 133-139.

Camejo, A. C., Ferrer, A., Ferrer, B., Peña, J. & Cedeño, M. (1996) Extracción y caracterización de pectina en toronjas de la región Zuliana. *Rev. Fac. Agron. (LUZ)* **13**, 647-652.

Carranza, C., Herrera, S. L., Ospina, A. C., Rodríguez, A. E. & Bermúdez, A. S. (2004) Efecto de la composición de la bebida ingerida sobre el índice glicémico de una torta comercial. En *Proyecto CYTED XI.19 Aplicación de ingredientes funcionales en alimentación infantil y para adultos: resultados y conclusiones.* eds. M. Riveros, A. Santamaría, pp 87-92. Gráphiques Gispert S.A., Barcelona.

Goycoolea, F. & Cárdenas, A. (2001) Propiedades gelificantes de la pectina del Nopal. XXV Premio Nacional de Ciencia y Tecnología de Alimentos 2001, auspiciado por la Industria Mexicana de Coca Cola y el CONACYT.

Guichard, E., Issanchow, S., Descouvieres, A. & Etievant, P. (1991) Pectin concentration, molecular weight and degree of esterification: influence on volatile composition and sensory characteristics of strawberry jam. *J. of Food Sci.* **56**, 1621-1627.

Hoejgaard, S. (2002) *Pectin: chemistry, functionality & applications.* Obipektin publication, Bischofszell(Switzerland). 35p.

Hwang, J., Roshdy, T. K., Kontominas, M & Kokinis, L. (1992) Comparison of dyalisis and metal precipitation effects on apple pectins. *J. Food Sci.* **57**, 1180-1184.

Hwang, J., Kim, C. J. & Kim, C. T. (1998) Extrusion of apple pomace facilitates pectin extraction. *J. Food Sci.* **63**, 841-844.

Rolin, C. (1993) Pectin. En *Industrial Gums.* eds. R. L. Whistler, J. N. BeMiller, pp. 257-293. Academic Press, San Diego.

Saris, W. H. M., Asp, N. G. L., Bjorck, I., Blaak, E., Bornet, F., Brouns, F., Frayn, K. N., Furst, P., Riccardi, G., Roberfroid, M. & Vogel, M. (1998) Functional food science and substrate metabolism. *Br. J. Nutr.* **80**(1S), S47-S75.

Thibault, J. F. & Colonna, P. (1988) Propriétés functionnelles: pectines et amidon. En *Propriétés functionnelles des macromolecules alimentaires.* eds. D. Lorient, B. Colas, M. Le Meste, pp. 157-171. Les cahiers de LÉNS.BANA. Dijon, France.

Voragen, A. G. L., Pilnilk, W., Thibault, J. E., Axelos, M. V. & Rwenaud, C. M. (1995) Pectins. En *Food polysaccharides and their applications.* ed. A. M. Stephen, pp. 287-340. Marcel Dekker Inc, New York.

Título	Carbohidratos en Alimentos Regionales Iberoamericanos
Autores	Franco Maria Lajolo | Elizabete Wenzel de Menezes
Produção	Silvana Biral
Projeto Gráfico	Imageria Estúdio
Capa	Imageria Estúdio
Editoração Eletrônica	Imageria Estúdio
Editoração de Texto	Elizabete Wenzel de Menezes
Revisão de Provas	Elizabete Wenzel de Menezes
Revisão de Formatação	Yona Hopkins do Carmo Fonseca
Divulgação	Regina Brandão
	Bárbara Borges
	Taciana Vaz
Secretaria Editorial	Eliane dos Santos
Formato	16 x 23 cm
Tipologia	Electra | Helvetica Neue
Papel	Cartão Supremo 250 g/m^2 (capa)
	Couché Fosco 90/m^2 (miolo)
Número de Páginas	648
Tiragem	2 000
Impressão e Acabamento	Lis Gráfica